普通高等教育中医药类"十三五"规划教材
全国普通高等教育中医药类精编教材

中医骨伤科学

（第 2 版）

（供中医学、中西医临床医学等专业用）

主 编

赵文海　詹红生

副主编

王　平　冷向阳　宋　敏　张　俐

陈　锋　童培建　樊效鸿

主 审

石印玉　孙树椿　施　杞

上海科学技术出版社

图书在版编目（ＣＩＰ）数据

中医骨伤科学 ／ 赵文海,詹红生主编. — 2 版. —
上海：上海科学技术出版社,2020.1(2023.4 重印)
　普通高等教育中医药类"十三五"规划教材　全国普
通高等教育中医药类精编教材
　ISBN 978 – 7 – 5478 – 4683 – 4

　Ⅰ.①中… Ⅱ.①赵… ②詹… Ⅲ.①中医伤科学 –
高等学校 – 教材　Ⅳ.①R274

中国版本图书馆 CIP 数据核字（2019）第 250006 号

中医骨伤科学（第 2 版）
　主编　赵文海　詹红生

上海世纪出版（集团）有限公司
上 海 科 学 技 术 出 版 社　出版、发行
（上海市闵行区号景路 159 弄 A 座 9F – 10F）
邮政编码 201101　　www.sstp.cn
常熟市兴达印刷有限公司印刷
开本 787×1092　1/16　印张 25.75
字数 500 千字
2011 年 7 月第 1 版
2020 年 1 月第 2 版　2023 年 4 月第 5 次印刷
ISBN 978 – 7 – 5478 – 4683 – 4/R · 1974
定价：48.00 元

本书如有缺页、错装或坏损等严重质量问题,请向工厂联系调换

普通高等教育中医药类"十三五"规划教材
全国普通高等教育中医药类精编教材

（以姓氏笔画为序）

王　平	王　键	王占波	王瑞辉	方剑乔	石　岩
冯卫生	刘　文	刘旭光	严世芸	李灿东	李金田
肖鲁伟	吴勉华	何清湖	谷晓红	宋柏林	陈　勃
周仲瑛	胡鸿毅	高秀梅	高树中	郭宏伟	唐　农
梁沛华	熊　磊	冀来喜			

专家指导委员会名单

普通高等教育中医药类"十三五"规划教材
全国普通高等教育中医药类精编教材

编审委员会名单

名誉主任委员 洪 净

主 任 委 员 胡鸿毅

委 员 (以姓氏笔画为序)

王 飞 王庆领 李铁浪 吴启南

何文忠 张文风 张宁苏 张艳军

徐竹林 唐梅文 梁沛华 蒋希成

编委会名单

主　编

赵文海　（长春中医药大学）　　詹红生　（上海中医药大学）

副主编　（以姓氏笔画为序）

王　平　（天津中医药大学）　　冷向阳　（长春中医药大学）

宋　敏　（甘肃中医药大学）　　张　俐　（厦门医学院）

陈　锋　（广西中医药大学）　　童培建　（浙江中医药大学）

樊效鸿　（成都中医药大学）

编　委　（以姓氏笔画为序）

于　栋　（北京中医药大学）　　马　勇　（南京中医药大学）

王　琦　（云南中医药大学）　　王建伟　（南京中医药大学）

韦　坚　（广西中医药大学）　　毕荣修　（山东中医药大学）

李　沛　（河南中医药大学）　　张　琥　（上海中医药大学）

张开伟　（贵州中医药大学）　　林定坤　（广州中医药大学）

杨利学　（陕西中医药大学）　　姚啸生　（辽宁中医药大学）

唐　瑞　（黑龙江中医药大学）

秘　书　（以姓氏笔画为序）

李振华　（长春中医药大学）　　熊轶喆　（上海中医药大学）

主　审　（以姓氏笔画为序）

石印玉　（上海中医药大学）　　孙树椿　（中国中医科学院）

施　杞　（上海中医药大学）

普通高等教育中医药类"十三五"规划教材

全国普通高等教育中医药类精编教材

新中国高等中医药教育开创至今历六十年。一甲子朝花夕拾，六十年砥砺前行，实现了长足发展，不仅健全了中医药高等教育体系，创新了中医药高等教育模式，也培养了一大批中医药人才，履行了人才培养、科技创新、社会服务、文化传承的职能和使命。高等中医药院校的教材作为中医药知识传播的重要载体，也伴随着中医药高等教育改革发展的进程，从少到多，从粗到精，一纲多本，形式多样，始终发挥着至关重要的作用。

上海科学技术出版社于 1964 年受国家卫生部委托出版全国中医院校试用教材迄今，肩负了半个多世纪的中医院校教材建设和出版的重任，产生了一大批学术深厚、内涵丰富、文辞隽永、具有重要影响力的优秀教材。尤其是 1985 年出版的全国统编高等医学院校中医教材(第五版)，至今仍被誉为中医教材之经典而蜚声海内外。

2006 年，上海科学技术出版社在全国中医药高等教育学会教学管理研究会的精心指导下，在全国各中医药院校的积极参与下，组织出版了供中医药院校本科生使用的"全国普通高等教育中医药类精编教材"(以下简称"精编教材")，并于 2011 年进行了修订和完善。这套教材融汇了历版优秀教材之精华，遵循"三基""五性""三特定"的教材编写原则，同时高度契合国家执业医师考核制度改革和国家创新型人才培养战略的要求，在组织策划、编写和出版过程中，反复论证，层层把关，使"精编教材"在内容编写、版式设计和质量控制等方面均达到了预期的要求，凸显了"精炼、创新、适用"的编写初衷，获得了全国中医药院校师生的一致好评。

2016 年 8 月，党中央、国务院召开了新世纪以来第一次全国卫生与健康大会，印发实施《"健康中国 2030"规划纲要》，并颁布了《中医药法》和《〈中国的中医药〉白皮书》，把发展中医药事业作为打造健康中国的重要内容。实施创新驱动发展、文化强国、"走出去"战略和"一带一路"倡议，推动经济转型升级，都需要中医药发挥资源优势和核心作用。面对新时期中医药"创造性转化，创新性发展"的总体要求，中医药高等教育必须牢牢把握经济社会发展的大势，更加主动地服务和融入国家发展战略。为此，精编教材的编写将继续秉持"为院校提供服务、为行业打造精品"的工作要旨，

前言

在全国中医院校中广泛征求意见，多方听取要求，全面汲取经验，经过近一年的精心准备工作，在"十三五"开局之年启动了第三版的修订工作。

本次修订和完善将在保持"精编教材"原有特色和优势的基础上，进一步突出"经典、精炼、新颖、实用"的特点，并将贯彻习近平总书记在全国卫生与健康大会、全国高校思想政治工作会议等系列讲话精神，以及《国家中长期教育改革和发展规划纲要(2010—2020)》《中医药发展战略规划纲要(2016—2030年)》和《关于医教协同深化中医药教育改革与发展的指导意见》等文件要求，坚持高等教育立德树人这一根本任务，立足中医药教育改革发展要求，遵循我国中医药事业发展规律和中医药教育规律，深化中医药特色的人文素养和思想情操教育，从而达到以文化人、以文育人的效果。

同时，全国中医药高等教育学会教学管理研究会和上海科学技术出版社将不断深化高等中医药教材研究，在新版精编教材的编写组织中，努力将教材的编写出版工作与中医药发展的现实目标及未来方向紧密联系在一起，促进中医药人才培养与"健康中国"战略紧密结合起来，实现全程育人、全方位育人，不断完善高等中医药教材体系和丰富教材品种，创新、拓展相关课程教材，以更好地适应"十三五"时期及今后高等中医药院校的教学实践要求，从而进一步地提高我国高等中医药人才的培养能力，为建设健康中国贡献力量！

教材的编写出版需要在实践检验中不断完善，诚恳地希望广大中医药院校师生和读者在教学实践或使用中对本套教材提出宝贵意见，以敦促我们不断提高。

全国中医药高等教育学会常务理事、教学管理研究会理事长

胡鸿毅

2016 年 12 月

根据新时期高等中医药院校的教学需要,普通高等教育中医药类"十三五"规划教材、全国普通高等教育中医药类精编系列教材之一《中医骨伤科学》由来自全国 17 所高等中医药院校的编委参加修订。

中医骨伤科学是中医学的重要组成部分,主要是研究人体筋骨系统生理、病理及其损伤防治的学科。它有悠久的历史、系统完备的理论和技术体系,是中医临床专业主干课程之一。随着经济高速发展,人们的工作、生活发生急骤变化,疾病谱与治疗方法同样在不断改变。就骨伤科学范畴而言,日常生活中单一因素的损伤明显减少,而严重的交通伤、复合伤增多;另一个显著特点是,社会人口老龄化甚至高龄化,加之急性损伤失治误治,生活和工作方式改变引起的慢性筋骨损伤加剧,使慢性筋骨病损急剧增多。即使损伤,老龄者的损伤也有其鲜明的临床特点和诊治规律。另外,人们对治疗的要求也在改变。

考虑到上述已发生改变的现实情况,骨伤科学的教材有必要做相应的变化。本版教材的修订,重点介绍了中医骨伤科学的基本理论和常见骨伤科疾病的诊治方法,突出了中医骨伤科学的学科特色,同时又将现代解剖学和骨科学知识融入其中,使教材具有很强的实用性。在教材编写过程中,尽量体现"精编"两字的含义,删除已经不用的定义和诊疗方法,添加了最近几年来学科内统一认可的一些新定义、新技术、新方法,使本教材的内容保持在学科前沿水平。

本教材编写分工如下:上篇由詹红生、宋敏、李沛、张琥、林定坤负责,中篇由赵文海、王平、冷向阳、樊效鸿、王琦、毕荣修、杨利学、姚啸生负责,下篇由陈锋、张俐、于栋、马勇、王建伟、韦坚、张开伟、唐瑞负责。全书由詹红生、赵文海教授统稿,由石印玉、孙树椿、施杞教授担任主审。

《中医骨伤科学》编委会

2019 年 6 月

编
写
说
明

中篇　筋骨损伤

下篇　筋骨病损

上　篇

总　论

第一章　中医骨伤科学的发展简史

导学　　**掌握**骨伤科学代表性专著的学术成就和相关内容;**熟悉**中医学经典著作和各个时期代表性著作中关于骨伤科病症诊治的记载;**了解**骨伤科学的发展概况和世界之最。

中医骨伤科学是研究筋骨系统生理、病理及其防治规律的一门学科,属中医学的分支学科。从中医学整体观出发,当筋骨系统发生病损时,气血、脏腑、经络、皮肉等也会受到不同程度的影响。历史上曾称谓"疡医""接骨""正体""正骨""骨伤"等,是中华各族人民长期与损伤及筋骨疾患作斗争的经验总结,具有丰富的学术内容和卓著的医疗成就,对中华民族的繁衍昌盛和世界医学的发展产生了深远的影响。

早在 170 万年前,"元谋猿人"就在我国西南地区的土地上生息繁衍;60 多万年前,"北京猿人"已能制造粗糙的石器和原始骨器工具,已学会用火;20 万年前,"河套人"时期的石器有了很大进步,并已发明了人工取火。古代人在烘火取暖和烤炙食物的基础上,发现热物贴身可以解除某些病痛,产生了原始的热熨疗法;在损伤处抚摸、按压以减轻疼痛,长期实践摸索出一些简易的理伤按摩手法;在创伤伤口用树叶、草茎及矿石粉等裹敷,逐渐发现具有止血、止痛、消肿、排脓、生肌、敛疮作用的外用药物,这便是外治法的起源。在旧石器时代晚期和新石器时代,古代人已经能够制作一些较精细的工具,如砭刀、骨针、石镰等。这种石镰,外形似近代的镰刀,可以砭刺、切割。《史记·扁鹊仓公列传》记载:"上古之时,医有俞跗,治病不以汤液醴洒,镵石、挢引、案抏、毒熨,一拨见病之应,因五脏之输,乃割皮解肌、诀脉、结筋。"这说明新石器时代外科手术器械——砭镰已产生,并出现了外伤科名医俞跗。中医骨伤科就这样孕育出来了,而后从萌芽、形成、进步、兴盛、危机到新生,经历了极其漫长的各个历史时期,逐渐形成了一门具有鲜明特点的独立学科,成为中医学重要的组成部分。

一、中医骨伤科学的萌芽时期(公元前 21 世纪—公元前 476 年)

我国原始社会到夏代已解体,奴隶社会经历了夏、商、周三代。奴隶社会较之原始社会在生产力、文化等方面都有了发展,促进了医学的进步,中医骨伤科开始萌芽,出现了"疡医"。夏代的生产工具主要是石器,用以治病的针是石针、骨针。考古工作者在龙山文化遗址发现了很多陶制的酒器,据《战国策》"仪狄作酒"的记载分析,夏代已发明了酿酒。酒对治疗创伤疾病很有意义,酒可以通血脉、行药势,也可以止痛、消毒,酒逐渐用于治病而称为"醪醴"。商代的冶炼技术已有很大发展,已达到青铜器的全盛时期。由于青铜器的广泛使用,医疗工具也有了改进和提高,砭石逐渐被金属的刀针所代替。据《韩非子》记载,古人"以刀刺骨",说明"刀"当时已经作为骨伤疾患的手术工具。商代后期,我国汉字发展已基本成熟,从甲骨卜辞和器物铭文中发现记载的疾病有几十种,其中伤科有疾手、疾肘、疾胫、疾止、疾骨等,反映了商代对骨伤病的认识。相传商初伊尹发明"汤液",《甲乙经·序》曰:"伊尹……撰用神农本草以为汤液。"考古发现藁城台西商代遗址有30多种药用种仁,其中有活血化瘀的桃仁等。《神农本草经》曰:"桃仁主瘀。"由此可知,商代已应用活血药内服治疗跌打损伤。

西周、春秋时期,已是农业较繁盛的奴隶社会,政治、经济、科技、文化有了新的发展。人们对自然界的认识逐渐趋向唯物观,产生八卦学说和五行学说,阴阳学说也开始萌芽。这种哲学观念指导了人们的实践活动,医学水平也有了明显的提高并形成理论,有了医政的设制和医疗的分科。据《周礼·天官·冢宰》记载:"医师掌医之政令,聚毒药以共(供)医事。"医生分为"食医""疾医""疡医"和"兽医"。其中疡医"掌肿疡、溃疡、金疡、折疡之祝药、劀杀之齐。凡疗疡以五毒攻之,以五气养之,以五药疗之,以五味节之。""疡"字即伤字之义(郑玄注:"身伤曰疡"),疡医就是外伤科医师,这已与一般疮疡外科有了比较明确的区别,这些说明在对骨伤病的认识方面,已达到相当的程度,骨伤科已经初见雏形。《礼记·月令孟秋》载:"命理瞻伤、察创、视折、审断,决狱讼必端平。"蔡邕注:"皮曰伤,肉曰创,骨曰折,骨肉皆绝曰断。"说明当时已把损伤分成四种不同类型,同时采用"瞻""察""视""审"四种诊断方法,这既是法医学起源的记述,又是古代骨伤科诊断水平的标志。

二、中医骨伤科学基础理论的形成时期(公元前476—公元220年)

春秋时期奴隶制开始衰落,封建制开始萌芽。战国、秦汉时期进入封建社会,其政治、经济、文化都有了显著的进步,学术思想十分活跃,出现"诸子蜂起,百家争鸣"的局面,从临床实践提高到理论方面的总结,促进了医学的发展,骨伤科基础理论亦初步形成。湖南长沙马王堆三号汉墓出土的《足臂十一脉灸经》《阴阳十一脉灸经》《阴阳脉死候》《五十二病方》和《帛画导引图》等医学帛书,据专家们考证是战国时期的文献,保存了当时诊治骨折、创伤及骨病的丰富经验,包括手术、练功及方药等方面内容,反映了春秋战国的骨伤科诊疗技术水平。《五十二病方》其中有"诸伤""胅伤""骨疽""骨瘤"等骨伤科病症,以及止痛、止血、洗涤伤口、防止创伤瘢痕的治法与方药,其中水银膏治疗外伤感染,是世界上应用水银于外伤科的最早记载,同时还描述了"伤痉"的临床表现:"痉者,伤,风入伤,身信(伸)而不能诎(屈)。"这是对创伤后严重并发症"破伤风"的最早记载。《帛画导引图》绘有导引练功图谱与治疗伤科疾患的文字注释。

秦汉时期,《内经》《难经》《神农本草经》和《伤寒杂病论》这四部经典医著的问世,奠定了中医学术理论体系的基础,也确定了骨伤科的基础理论。

《内经》是我国最早的一部医学典籍,其内容十分丰富,包括天地阴阳、人与自然、解剖生理、脏腑经络、病因病机、诊法治则、方药腧穴等各个方面,亦不乏骨伤科的基本理论知识。《内经》已有尸体解剖观念,以获得人体解剖知识,如《灵枢·骨度》对人体骨骼系统的大体结构和形态,脊柱及四肢骨的长短,关节、筋、肌肉等都有相当的载述;对人体的骨、脉、筋、肉及气血的生理功能都有精辟的论述,如《灵枢·经脉》曰:"骨为干,脉为营,筋为刚,肉为墙。"《灵枢·邪客》曰:"营气者,泌其津液,注之于脉,化以为血,以荣四末,内注五藏六府,以应刻数焉。"阐发的肝主筋、肾主骨、肺主皮毛、脾主肌肉、心主血脉及气伤痛、形伤肿等基础理论,一直指导着骨伤科的临床实践;还阐述骨病的病因病机,如《灵枢·刺节真邪》曰:"热胜其寒,则烂肉腐肌为脓,内伤骨,内伤骨为骨蚀……有所结,深中骨,气因于骨,骨与气并,日以益大,则为骨疽。"《素问·痹论》曰:"风寒湿三气杂至,合而为痹也。"《素问·生气通天论》曰:"因于湿,首如裹,湿热不攘,大筋软短,小筋弛长,短为拘,弛长为痿。"《素问·痿论》还将痿证分为痿躄、脉痿、筋痿、肉痿、骨痿等五痿分别加以论述。

《神农本草经》成书于东汉时期,载有中药365种,其中应用于骨伤科的药物有百余种。

《伤寒杂病论》是我国第一部中医临床医学巨著,是东汉末年杰出医学家张仲景总结了前人的医疗成就,并结合自己的临床经验著成。张仲景在《内经》《难经》的理论基础上,以六经论伤寒,以脏腑论杂病,创立了理、法、方、药结合的辨证论治方法。书中记载的攻下逐瘀方药,如大承气汤、大黄牡丹汤、桃仁承气汤、大黄䗪虫丸和下瘀血汤等,至今仍被骨伤科医家所推崇。书中还记载了人工呼吸、胸外心脏按摩等创伤复苏术。

汉代著名的外伤科医家华佗精通方药、针灸、养生,更擅长外伤科手术,代表了汉代最高的水平,他发明了麻沸散施行于剖腹术和刮骨术,他所创的"五禽戏"对后世产生了相当大的影响。

三、中医骨伤科学诊疗技术的进步时期(220—960年)

三国、两晋、南北朝是我国历史上战乱频繁时期,骨伤科疾患更为多见,实践医学使骨伤科在创伤、骨病的临证经验方面得到积累和发展。隋唐时期社会处于空前的鼎盛时期,经济、文化得到了迅速的发展,骨伤科也随着前人丰富的实践经验而促进了诊疗技术的进步。晋代葛洪对骨伤科作出了卓著的贡献,开拓了对危重创伤诊断和救治的方法,被称为创伤骨伤科的创始人之一,所著的《肘后救卒方》,是世界上最早记载颞下颌关节脱臼口内复位方法;首次记载用竹片夹板固定骨折(图1-1);首创以口对口吹气法抢救猝死病人的复苏术;论述早期处理伤口的重要性;对腹部创伤肠断裂采用桑白皮线进行肠缝合术;记载了颅脑损伤的诊断、对血管损伤的记录、对危重创伤早期处理的方法,危重创伤的致死部位、抢救方法及烧灼止血法等。晋代龚庆宣整理的《刘涓子鬼遗方》为我国现存最早的外科专著,较详尽地论述了金疮和痈疽的诊治,并收载了34首治疗伤科疾患的方剂。对创口感染、骨关节化脓性疾病采用外消、内托、排脓、生肌、灭瘢等治法;运用虫类活血药治疗金疮;提出骨肿瘤的诊断和预后;记述了"阴疽"(似髋关节结核)、"筋疽"(似脊柱结核)的证候。隋代巢元方曾任太医博士,主持编辑的《诸病源候论》是我国现存的第一部病因证候学专著,载录证候1 720条,其中有"金疮病诸候"23论、"腕伤病诸候"(泛指骨折、扭伤等)9论,还有痹痛、腰腿痛、痈、疽等证候的论述;还载述了内伤惊悸、烦热、咳嗽、口渴、吐血、腹胀、孕伤等证候及内伤气血、津液、五脏的病机,对骨折创伤及其并发症的病源和证候有较深入的论述,对骨折的处理提出了很

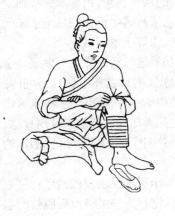
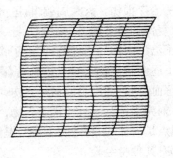
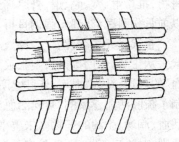

图1-1　竹夹板固定骨折

多合理的治疗方法。"金疮病诸候"精辟论述了金疮化脓感染的病因病理,提出清创要早、要彻底、要正确分层缝合、要正确包扎的四要点,为后世清创手术奠定了理论基础;"箭簇金刃入肉及骨不出候""金疮久不瘥候"对创口不愈合的病因病理有了较深刻的认识,强调了去碎骨和清除异物的重要性;"中风候"和"金创中风痉候"对破伤风的症状描写得非常详细,提出它是创伤后的并发症;"金疮伤筋断骨候""金疮筋急相引痛不得屈伸候""腕折破骨伤筋候"等论述了"伤筋"的证候、治疗方法及其预后,指出筋断"可连续";"附骨疽候"指出成人的髋关节、膝关节与儿童的脊椎、膝关节是附骨疽的好发部位;"金疮肠断候""被打头破脑出候"记载了肠断裂、颅脑损伤的症状和手术缝合治疗方法。

唐代孙思邈著《备急千金要方》,其中载有被打伤方 50 方、金疮方 48 方、痈疽方 75 方;记载了颞颌关节脱位整复后应采用蜡疗和热敷,以助关节功能的恢复;采用热敷和热熨治疗损伤瘀肿。唐代蔺道人著《仙授理伤续断秘方》,是我国现存最早的一部很有科学价值的骨伤科专书,充分体现了蔺氏治病的整体观念和辨证思想,反映了当时骨伤科治疗已达到较为先进的水平。蔺氏对于创伤首先提出了一整套比较科学而系统的诊治方法,阐述了麻醉、清创、复位、固定、练功和用药的方法及开放性骨折的治疗处理方法。骨折复位前要先用手摸伤处,以识别骨折移位情况,采用拔伸、捺正等方法复位;用适合肢体外形的杉树皮夹板固定;固定后的肢体要进行适当的活动,固定与活动相结合的理论较前人有了进一步发挥。首次描绘了髋关节脱位分为前脱位和后脱位两种类型,后脱位采用"手牵足蹬法"整复;肩关节脱位利用杠杆的原理采用"椅背复位法"整复。还重点介绍了骨折损伤的内外用药的方药和方法,对内伤症提出了"七步"治疗法,体现了骨伤科内外兼治的整体观,为骨伤科辨证、立法、处方奠定了良好的基础。

四、中医骨伤科学的发展时期(960—1368 年)

宋、金、辽、元的 400 年间,医学在隋唐五代的基础上,各临床学科迅速发展。宋代"太医局"设立了"疮肿兼折疡科";元代"太医院"设十三科,其中包括"正骨科"和"金镞兼疮肿科"。各医家的学术争鸣局面,特别是解剖学的进步、气血学说的发挥、肝肾学说的发展,促进了骨伤科医学的发展,在基础理论和临证诊疗方面都取得了重要成就,出现不少著名医学家,他们从各自角度总结论述了自己的医学理论和临证经验。

宋代宋慈著《洗冤集录》,是我国现存最早的法医学专著,对全身骨骼、关节结构描述较详细,同时还记载了人体各部位损伤的致伤原因、症状及检查方法。宋代王怀隐等编著《太平圣惠方》,其中"折伤""金疮"属骨伤科范畴,对骨折提出了"补筋骨,益精髓,通血脉"的治疗思想,用柳木夹板固定骨折,推广淋、熨、贴、熁、膏摩等外治法治疗损伤。太医局编辑《圣济总录》,其中折伤门总结了宋代以前骨伤科医疗经验,强调骨折、脱位复位的重要性,记载用刀、针、钩、镊等手术器械。

金代张元素著《医学启源》,总结了治疗内伤的引经药,促进了骨伤科理气活血疗法的发展。金代张从正著《儒门事亲》,主张采用攻下逐瘀法治伤。金代李杲著《医学发明》,发挥了《内经》"肝藏血"的理论,认为"血者,皆肝之所主,恶血必归于肝,不问何经之伤,必留于胁下,盖肝主血故也。"创制了疏肝活血逐瘀的"复元活血汤"。刘完素是"火热论"代表人物,主张骨伤科临证治疗时用甘凉、活血、润燥、生津的药物。朱震亨的观点是人体"阳有余阴不足",提倡养阴疗法,强调补肝肾治本的原则,对治疗筋骨痹证、骨痿及伤患都有其独特经验。

元代李仲南著《永类钤方》,"风损伤折"卷是骨伤科专篇,首创过伸牵引加手法复位治疗脊柱屈曲型骨折;创制了手术缝合针"曲针"用于缝合伤口;提出"有无粘膝"体征作为髋关节前后脱位的鉴别,至今仍有临床意义。元代危亦林著《世医得效方》,以骨伤科为主要成就,他不仅继承了唐代蔺道人等的伤科经验,系统地整理了元代以前的伤科成就,而且在骨折整复方法、固定技术及用药方面都有所创新和发展;对开放性骨折主张扩创复位加外固定治疗;在世界上最早施用"悬吊复位法"治疗脊柱骨折,比 1927 年 Davis 始用的要早 580 余年(图 1-2);创制了"草乌散"(又名麻药方),对其组成、功用、剂量及注意事项都有详细记载;在骨伤科及疮肿科的用药处方上列有"用药加

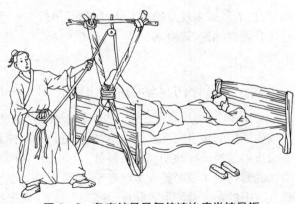

图 1-2　危亦林悬吊复位法治疗脊柱骨折

减法"和"通治"方剂,特别是筛选了历代治伤方药,总结为"二十五味药",附以随证加减,对后世影响深远。

五、中医骨伤科学的兴盛时期(1368—1840 年)

明清时代是骨伤科发展史上的兴盛时期,明初太医院设有十三科,其中属骨伤科范畴的有"接骨"和"金镞"两科,隆庆五年(1571 年)改名为正骨科(又名正体科);1644 年清王朝建立,太医院设九科,其中有"疮疡科"和"正骨科",后者又名"伤科"。这个时期骨伤科出现了许多学术上有相当成就的医学家,撰写了大量的骨伤科专著,在总结前人成就的基础上,提出新的理论和观点,骨伤科理论得到不断充实和提高,正骨手法和固定方法都有较大的发展,从而形成不同的学派。

明代朱橚等编著《普济方》,较详细地记载了骨折部位及接骨方法,"折伤门""金疮门"和"杖伤门"等辑录治疗伤科方药十分丰富,在"接骨手法"中共列 12 项骨折脱位的复位固定方法,在"用药汤使法"中又列出 15 种骨折、脱位的复位固定法,内容较元代多数倍。明代异远真人著《跌损妙方》,其中"用药歌"在伤科广为流传。明代薛己著《正体类要》,是一部对后世较有影响的骨伤科专著,其上卷为正体主治大法及伤科治验,下卷为方药。薛氏重视整体疗法,如序中所述"肢体损于外,则气血伤于内,营卫有所不贯,脏腑由之不和",充分阐明了骨伤科疾病局部与整体的辨证关系。薛氏强调突出八纲、脏腑、气血辨证论治的内治法,用药主张以补气血、补肝肾为主,行气活血次之。其重内治的学术思想对后世产生了巨大的影响,"气血学说"和"平补法"治伤仍有很重要的指导意义和临床应用价值。明代王肯堂著《证治准绳·疡医准绳》,对骨折及固定方法亦有较精辟的论述,对伤科的方药还进行了由博而约的归纳整理,深为后世所推崇。

清代吴谦等著《医宗金鉴·正骨心法要旨》,较系统地总结了清代以前骨伤科的诊治经验,对人体各部的骨度、损伤的内外治法及方药记录详细,既有理论,又重实践,图文并茂。重点介绍了正骨复位,牵引固定,内服外敷药物的处方及临床应用。将正骨手法归纳为摸、接、端、提、推、拿、按、摩八法;运用攀索叠砖法、腰部垫枕法整复腰椎骨折脱位;改进了多种固定器具,如脊柱中段损伤采用通木固定,下腰损伤采用腰柱固定,四肢长骨干骨折采用竹帘、杉篱固定,髌骨骨折采用抱膝圈固定等;还介绍了腰腿痛等疾患的手法治疗。该书清朝规定为医生必修课本,对后世影响极大。清代胡延光著《伤科汇纂》,收集了清代以前的有关伤科的主要文献,结合其临床经验加以整理,系统地阐述了各种损伤的证治,记载了骨折、脱位、筋伤的检查、复位法,附录许多治验医案,并介绍大量伤科处方及用药方法,是一部价值很高的伤科专著。清代钱秀昌所著《伤科补要》,较详细论述骨

折、脱位的临床表现及诊治方法,如髋关节后脱位采用屈髋屈膝拔伸回旋法整复等。该书载有医疗器具固定图说、周身各部骨度解释、伤科脉诊及大量方剂,主张脉证合参,在伤科治疗上卓有成效。

六、中医骨伤科学的危机时期(1840—1949 年)

自 1840 年鸦片战争之后,中国逐步沦落为半封建半殖民地的国家,随着西方文化的侵入,中华民族中医学的宝贵文化遗产受到歧视,骨伤科同样面临危机而受到极大的摧残,处于花叶凋零、自生自灭的境地。在此期间骨伤科著作甚少,较有代表性的是 1852 年赵廷海著的《救伤秘旨》。极其丰富的骨伤科实践经验大多散在于民间,骨伤科的延续以祖传或师承为主,医疗活动只能以规模极其有限的私人诊所形式开展,许多宝贵的学术思想与医疗经验才得以流传下来。以前处于萌芽状态的骨折切开复位、内固定等技术不仅没有发展,而且基本上失传了。全国各地的骨伤科诊所,因其学术渊源的差别,出现不少流派,在当地有相当影响的如:河南省平乐镇郭氏正骨世家,天津苏氏正骨世家,上海石筱山和石幼山、魏指薪、王子平等伤科八大家,广东蔡荣、何竹林等五大伤科名家,湖北武当派李氏正骨,福建南少林派林如高,四川杜自明、郑怀贤,江苏葛云彬,北京刘寿山,山东梁铁民,辽宁孙华山等。

七、中医骨伤科学的新生时期(1949—　　)

1949 年后,我国的社会政治经济制度发生了根本变革,为中医药事业的发展提供了前所未有的条件,为了继承发扬中医药遗产,从方针政策、组织机构、人才培养等各方面都予以积极扶持和保证,中医骨伤科顺应这一发展大势,在教育、医疗、科研诸方面取得了令人瞩目的新成就。

在中医药教育方面,自 1956 年北京、上海、南京、广州、成都首先建立中医学院以来,现有高等中医药院校 24 所,其中有 22 所已发展成为中医药大学,还有 52 所综合院校设立中医药专业;20 世纪 80 年代后大多院校成立了中医骨伤系或骨伤专业,在办学层次上除了招收学士学位的大学本科生外,还招收培养骨伤专业硕士研究生、博士研究生等,著名中医骨伤科专家先后到中医院校任教,为国家培养了大批骨伤科专业人才,促进了人才队伍成长壮大。全国统编出版了《中医骨伤科学》等本科生、规培生、研究生的各层次、各版本、各系列的国家级规划教材,满足和适应新世纪高级骨伤人才培养的需要及教学质量的提高,促进了高校专业建设。

在医疗机构建设方面,1958 年起全国各省、市、县均相继成立了中医医院,现共有各级各类中医院、中西医结合医院和民族医院近 6 000 所,开设伤科、正骨科或骨伤科;且中医骨伤科专科医院已遍及全国各地。由于社会经济的发展,医学生物模式的改变,疾病谱的变化,骨伤科也分化出一些临床新科室,如筋伤科、骨病科、创伤骨科、脊柱外科、关节外科、风湿骨病科、康复骨科等。

在名中医学术经验传承方面,著名老中医的骨伤科学术思想和正骨经验普遍得到整理与继承,有代表性的著作如:石筱山《正骨疗法》《平乐郭氏正骨法》《魏指薪治伤手法与导引》、郑怀贤《伤科疗法》、杜自明《中医正骨经验概述》、梁铁民《正骨学》《刘寿山正骨经验》《林如高正骨经验》等。并且不同流派的核心思想和技术有了进一步的发展。例如上海石氏伤科,注重从人体的整体观点出发,强调"十三科一理贯之"。提出理伤要"防治兼邪,尤重痰湿"的观点。在论治时,首重气血,以血为主,以气为先。并且注重手法与针灸,代表方药有牛蒡子汤、三色敷药等。上海魏氏伤科,重视"望、比、摸"三法,并注重扎实的手法基本功和通过练功来达到气、力、劲的"三合",主张各类损伤都应早期导引锻炼,注重内外治结合,内治上特别重视脾胃作用。北京刘氏正骨流派则强调手法的重要性,提出"七分手法,三分药",并且认为手法应柔韧和缓,外柔内刚;代表方药有"颈痛颗粒""腰痹通胶囊"等。洛阳平乐郭氏正骨的学术思想以"整体辨证、筋骨并重、内外兼治、动静互补"为主,气血学说是其理论核心;在手法上提出八大正骨方法及治筋四法,在药物治疗上创立了"破,和,补"三期治疗原则。福建林氏正骨流派认为手法乃正骨之首务,并且强调伤筋与骨折、脱位三者之间关系密切,阐发痹证和痿证的病因,主张治痿独取阳明。

近年来一批年轻学者及全国名中医学术继承人协助国医大师、全国及省市级名老中医从医学史、历代有关中医著作、各家经验中挖掘整理中医骨伤科的理论和实践经验,出版了全国中医院校统编教材《中国骨伤科学》,以及《中国医学百科全书·中医骨伤科学》《中国骨科技术史》《中医骨伤科荟萃》《骨伤名师二十三讲》等著作。为了更好地继承和弘扬名老中医的学术经验,自1993年至今,已开展6批名老中医经验继承工作,相继在全国各地建立了名中医学术经验传承工作室,一大批骨伤科名师位列其中,培养学术继承人4000余人,学位教育与师承教育相得益彰,成效卓著。

在科学研究方面,20世纪50年代上海市首先成立了"伤骨科研究所",70年代北京中国中医科学院骨伤科研究所、天津市中西医结合治疗骨折研究所相继成立,之后不少省、市也纷纷成立骨伤科研究机构,这标志着骨伤科不仅在院校教育、临床医疗实践方面,而且在基础理论与科学研究方面都取得了重大进展。

1958年以来,我国著名骨科专家方先之、尚天裕等学习名老中医苏绍三正骨经验,博采各地中医骨伤科之长,运用现代科学知识和方法,总结出新的正骨八法,研制成功新的夹板外固定器材,同时配合中药内服、外治及传统的练功疗法等,形成一套中西医结合治疗骨折的新疗法;其编著的《中西医结合治疗骨折》一书,提出"动静结合,筋骨并重,内外兼治,医患合作"治疗骨折的四项基本原则,使骨折治疗提高到一个新水平,在国内外产生了重大影响。经推广应用,反复实践,科学验证,这一治则得到充分肯定、普及,基本上可以避免骨折愈合慢、治疗时间长、骨质疏松、肌肉萎缩、肌腱粘连、关节僵硬、畸形愈合等现象的发生,并可明显减少再骨折的发生。20世纪70年代后期,我国在治疗开放性骨折感染、软组织损伤感染、脊椎骨折、关节内骨折及陈旧性骨折脱位等方面总结了成功经验,治疗骨关节结核、慢性骨髓炎及化脓性关节炎等取得了很好疗效。尤其在外固定器材开发方面,各地在总结中西医固定器械优缺点的基础上,把两者有机地结合在一起,运用现代科学理论加以论证,研发出"孟氏骨折复位固定器""抓髌器""尺骨鹰嘴骨折固定器""单侧多功能外固定器"等。进入21世纪以来,随着科学技术的日益发展,传统经验与现代科学技术的结合融通,骨伤科学者积极利用先进科学技术和现代化手段来探索中医药理论与治法的科学规律、阐明中医中药的疗效与机制,通过论著、论文、学术交流等形式反映最新研究进展,运用组织学、生物化学、生物力学、分子生物学、细胞学、医学影像学等现代科学技术方法对骨伤科基本理论、骨伤科常见病及方药等进行多方位、多角度的研究,使学科学术水平进一步得到提高。关于应用中医药方法治疗筋骨关节疾患,如颈椎病、腰椎间盘突出症、肩关节周围炎、骨性关节炎、类风湿关节炎、腰椎管狭窄症等,从规范性手法治疗到药物开发研制、从临床疗效到机制探讨及骨伤科手术治疗方面学习引进等各方面都获得丰硕的基础与临床研究成果,传统的中医骨伤科经验得到进一步发掘、整理与提高,逐步形成一套有中国特色的治疗骨折、骨病与软组织损伤的新疗法。可喜可贺的是中医骨伤科科技成果屡获国家科学技术奖,展现了中医药人锐意进取、敢于创新的精神风貌。

在学术组织与交流方面,自1986年成立中国中医药学会骨伤科分会以后,全国各省、市分别设立了骨伤科专业委员会,2005年又成立了世界中医药学会骨伤科专业委员会等,随着各级、各类学术组织机构的成立,确定了中医骨伤科的发展又进入新的里程碑。伴随着《中医正骨》《中国骨伤》

《中国中医骨伤科杂志》等专业杂志的创办,出现了学术"百花齐放、百家争鸣"的可喜局面,骨伤科学者在国内外广泛参加学术交流活动的空间日益扩大,众多的骨伤科专家学者的学术专著出版,且科研协作联合攻关不断深化,临床救治能力不断提高,使骨伤科学的理论和经验及科研成果得到较快的普及与提高,推动了骨伤科事业的继承与发扬、繁荣与发展。

（张　琥）

第二章 筋骨系统的生理与病因病机

导学

掌握筋骨系统的生理功能及其损伤和疾病的病因病机；**熟悉**筋骨损伤与疾病的分类；**了解**伤科内伤的基本概念。

第一节 筋骨系统的生理

一、筋和骨的基本概念

关于筋的本义，《说文》曰："筋，肉之力也。从力、从肉、从竹。竹，物之多筋者。凡筋之属皆从筋。"这里表达了三层含义：从肉，是讲属性方面，筋归属于肌肉这一大类组织；从竹，是讲结构特点，筋是指这一大类组织中纤细而又具有韧性的纤维状组织；从力，是讲功能方面，筋是指这一大类中具有力学性能的组织，筋的力学作用主要表现在"主束骨而利机关"（《素问·痿论》），即固定关节及骨架结构和协调关节运动两个方面。

综上，筋是指具有一定生物力学性能的纤维组织。结合现代解剖学知识，筋的外延可涉及肌肉、肌束、肌纤维、肌原纤维、肌丝、肌小节和肌腱、筋膜、韧带、关节囊等结构中的一部分组织。

骨，是一种坚硬的结缔组织，由细胞、纤维和基质三种成分组成。骨的最大特点是细胞基质具有大量的钙盐沉积。骨的结构包括骨膜、骨质和骨髓。骨的功能主要是支持和保护机体，此外还有造血和维持血钙平衡的作用。中医学关于骨的概念和功能与现代解剖学基本一致。

二、筋与骨的关系

从《素问·五脏生成》"诸筋者皆属于节"、《灵枢·经脉》篇"骨为干，脉为营，筋为刚，肉为墙"、《素问·痿论》"宗筋主束骨而利机关也"等经典中的论述来分析筋与骨的关系，生理状态下，筋连接、约束着骨，骨为筋提供了支撑和附着处，两者相互依存、相互为用，从而使人体保持着"筋骨和合"的动态平衡状态。

筋与骨为五体之一，筋之主在肝、五行属木，骨之主在肾、五行属水；运用阴阳的观点来分析

"筋"和"骨"属性,筋主动、在外、属阳,骨主静、在内、属阴,生理状态下,筋与骨之间的关系如同阴和阳之间的关系一样,理应是"筋主骨从"的和合状态,而且,它是维系和保障"骨正筋柔,气血以流"(《素问·生气通天论》)的前提和根本。

无论外力打击还是慢性劳损或风寒湿邪侵袭,一般来讲,由于筋的位置比较表浅,并起着连接、约束骨的作用,故总是筋先受到损伤,如果损伤持续或者暴力巨大,才会继续受损伤骨。故骨伤则有筋伤,筋损未必骨损。

第二节　骨折的病因病机

骨或骨小梁的完整性破坏或连续性中断即为骨折。

一、骨折的病因

造成骨折的原因主要有外力作用和人体内在病理因素两种。

（一）外力作用

外力可分为直接暴力、间接暴力、肌肉牵拉力和持续损伤四种。不同的外力形式所致的骨折,其临床特点各异。

1. **直接暴力**　骨折发生于外来暴力直接作用的部位,如火器伤、机器绞、轧伤、碰撞打击伤所引起的骨折,多呈横形或粉碎性骨折,常合并明显的软组织损伤,如为开放性骨折,骨折断端与外界交通形式多为由外向内穿破皮肤,容易导致感染。若发生在前臂或小腿,两骨骨折部位多在同一平面。

2. **间接暴力**　骨折发生在远离外来暴力作用的部位。间接暴力包括传达暴力、扭转暴力等。骨折多为斜形或螺旋形;如跌倒时手掌触地,因间接暴力可在桡骨下端、桡尺骨、肱骨髁上或肱骨近端等部位发生骨折,这类骨折软组织损伤相对较轻。如为开放骨折,骨折断端与外界交通形式多为由内向外穿破皮肤,感染率较低。若发生在前臂或小腿,则两骨骨折的部位多不在同一个平面。

3. **肌肉牵拉力**　肌肉牵拉暴力是指急剧而不协调的肌肉收缩所引起的肌肉附着处骨块的撕脱。这类骨折的好发部位为髌骨、尺骨鹰嘴、肱骨内上髁、肱骨大结节、胫骨结节、第五跖骨基底部、髂前上棘等处。

4. **持续累积损伤**　长期反复的震动或循环往复的疲劳运动,可使骨内应力集中积累,造成慢性损伤性骨折。如新兵长途强行军可导致第二跖骨颈或腓骨下端骨折,操纵机器震动过久可致尺骨下端骨折,这种骨折多无移位或移位不多,但愈合较慢。

（二）病理因素

病理骨折的概念常见于脆骨病、佝偻病、骨软化症、甲状旁腺功能亢进、骨髓炎、骨囊肿、骨巨细胞瘤、骨肉瘤、转移性肿瘤侵犯骨骼及骨质疏松等,病变发展到一定程度,骨质遭到严重破坏时,即便是轻微外力,亦可导致骨折。

骨折的发生,还可由于年龄、健康状况、解剖部位、结构,受伤姿势、骨骼是否原有病变等内在因素的差异,而产生各种不同类型的损伤。骨质的密质部和松质部交接处,静止段和活动段交接处是损伤骨折的好发部位。同一形式的致伤暴力,因年龄不同而伤情各异。例如,同是跌倒时手掌撑地致伤,暴力沿肢体向上传导,老年人因肝肾不足、筋骨脆弱,易在较疏松的桡骨下端、肱骨外科颈处发生骨折;儿童则因骨膜较厚,骨骼中的胶质较多而易发生青枝骨折或裂纹骨折或出现肱骨髁上骨折等。不同的致伤暴力常又有相同的受伤机制。例如,屈曲型脊椎压缩骨折可因从高处坠下,足跟着地时由于身体向前屈而引起;亦可因建筑物倒塌,重物自头压下或击中背部而发生,但两者都具备同一内在因素,即脊柱处于过度强力屈曲位。因此,致伤外力是外因,而受伤机制则是外因和内因的综合作用。

二、骨折的移位

骨折移位概念的程度和方向,既与暴力的大小、方向、作用点及搬运情况等外在因素有关,又与肢体远侧端的重心、肌肉附着点及其收缩牵拉力等内在因素有关。骨折移位方式有下列五种。

1. 成角移位　两骨折段的轴线交叉成角,以角顶的方向称为向前、向后、向外或向内成角。

2. 侧方移位　两骨折端相对移向侧方,四肢按骨折远端的移位方向称为向前、向后、向内或向外侧方移位。脊柱则以上位椎体移位的方向来分。

3. 短缩移位　骨折端互相重叠或嵌插,骨的长度因而缩短。

4. 分离移位　两骨折端互相分离,使肢体的长度增加,分离移位多由肢体的重力或牵引造成。

5. 旋转移位　骨折端绕骨的纵轴而旋转。旋转移位可使相邻关节的运动平面发生改变,使其功能活动发生严重障碍。

第三节　脱位的病因病机

脱位又称"脱臼",古称"脱骱",是组成关节的骨关节面失去了相互间的正常对应关系。关节脱位多发生在活动范围较大、活动较频繁的关节,上肢脱位较下肢脱位多见。在大关节脱位中,以肩关节为最多,其次为肘关节、髋关节及颞颌关节。患者以青壮年男性为多,儿童与老年人较少。儿童脱位多合并骨骺分离。

古人很早就对脱位有所认识,历代有脱臼、出臼、脱骱、骨错等多种称谓。汉墓马王堆出土的医籍《阴阳十一脉灸经》记载了"肩以脱",即肩关节脱位。晋代葛洪《肘后救卒方》记载了"失欠颌车",即颞颌关节脱位,其中创制的口腔内复位法是世界首创,至今仍被采用。唐代蔺道人《仙授理伤续断秘方》首次描述了髋关节脱位,将其分为"从裆内出"(前脱位)和"从臀上出"(后脱位)两种类型,利用手牵足蹬法进行复位,并介绍了"肩胛骨出"(肩关节脱位)的椅背复位法。元代危亦林《世医得效方》对肩、肘、髋等关节的解剖结构特点已有相当认识,提出"凡脚手各有六出臼、四折骨",指出髋关节是杵臼关节:"此处身上是臼,腿跟是杵,或出前,或出后",须用法整顿归元(原)。

一、脱位病因

（一）外因

外伤性脱位多由直接或间接暴力作用所致。其中间接暴力（传达、杠杆、扭转暴力等）引起者较多见。

（二）内因

1. 生理因素　主要与年龄、性别、体质、局部解剖结构特点等有关。

外伤性脱位多见于青壮年，儿童和老年人较少见。儿童体重轻；关节周围韧带和关节囊柔软，不易撕裂；关节软骨富有弹性，缓冲作用大。虽遭受暴力的机会多，但不易脱位，而常常造成骨骺滑脱。老年人活动相对较少，遭受暴力的机会少，因其骨质相对疏松，在遭受外力时易发生骨折，故发生脱位者也较少。男性外出工作较多，工作量较大，关节活动范围较大，发生关节脱位的机会相应也大于女性。年老体弱者，筋肉松弛，易发生关节脱位，尤以颞颌关节脱位较多见。

2. 病理因素　先天性关节发育不良、关节和关节周围韧带松弛较易发生脱位，如先天性髋关节脱位。关节脱位后经手法复位成功，如未能固定足够的时间或根本未固定，关节囊和关节周围韧带的损伤未能很好修复或修复不全，常可导致关节再脱位或习惯性脱位。关节内病变或近关节病变可引起骨端或关节面损坏，导致病理性关节脱位。如化脓性关节炎、骨关节结核等疾病的中、后期可并发关节脱位。

二、脱位机制

脱位的发生是外力或病变破坏了稳定关节的因素，如关节囊、韧带等所形成的骨端关节面失去正常的位置关系。

(1) 韧带损伤、关节稳定性降低，可形成半脱位，或进一步发展成全脱位。

(2) 关节囊撕裂关节囊撕裂或破裂，失去对关节头的约束，关节头可从关节囊的破口处滑出，形成脱位。

(3) 关节面正常关系改变一般情况下，韧带损伤、关节囊撕裂是脱位的先决条件，而残余暴力使关节头移位，关节面失去正常的对应关系，才产生脱位。颞颌关节脱位时，可无韧带及关节囊的撕裂。

第四节　筋骨病损的病因病机

人体是由皮肉、筋骨、气血、津液、脏腑、经络等共同组成的一个有机整体，人体生命活动主要是脏腑功能的反映，脏腑功能活动的物质基础是气血、津液。脏腑各有不同的生理功能，通过经络联系全身的皮肉、筋骨等组织，构成复杂的生命活动，它们之间保持着相对的平衡，相互联系、相互依存、相互制约，无论是在生理活动或病理变化上都有着不可分割的关系。人体筋骨系统的损伤，正如《正体类要·序》所述："肢体损于外，则气血伤于内，营卫有所不贯，脏腑由之不和。"这明确指出了外伤与内损、局部与整体之间的辨证关系。所以在损伤的发生和发展的辨证论治过程中,应从整体观念出发,对损伤与皮肉、筋骨、气血、津液、脏腑、经络等之间的生理病理关系加以综合分析,才能正确认识损伤的本质和病理现象的因果关系。故中医骨伤科治疗损伤疾患的原则之一就是强调局部与整体的统一观。

一、筋骨病损的病因

正如《金匮要略》所言"千般灾难,不越三条",筋骨病损的病因也分为外因、内因、不内外因。宋代陈言《三因极一病证方论·三因论》曰:"六淫,天之常气,冒之则先从经络流入,内合于脏腑,为外所因;七情,人之常性,动之则先自脏腑郁发,外形于形体,为内所因;其如饮食饥饱,叫呼伤气,尽神度量,疲极筋力,阴阳违逆,及至虎狼毒虫,金疮踒折,疰忤附着,畏压缢溺,有背常理,为不内外因。"

外感六淫,流注经络,内入脏腑,继而伤至筋脉骨肉,此为外因。《素问·痹论》曰:"风寒湿三气杂至,合而为痹也。其风气胜者为行痹,寒气胜者为痛痹,湿气胜者为著痹也。"指出痹症多为外感风寒湿邪。又《素问·痿论》曰:"肺热叶焦,则皮毛虚弱急薄,著则生痿躄也。"指出火热邪毒可以伤阴劫血,而导致筋脉骨肉失养而发生痿痹。

内伤七情,郁发于脏腑,外形于肢体,此为内因。是由于情绪变化引起脏腑精气功能紊乱而致疾病发生或诱发的一类病因。七情内伤可直接伤及内脏,作用于脏腑所主之体。也会因情志致病,影响脏腑气机使其升降失常。《素问·举痛论》说:"百病生于气也,怒则气上,喜则气缓,悲则气消,恐则气下……惊则气乱……思则气结。"气机的失调进一步影响精血津液的输布,产生如血瘀、痰饮等病理产物。

不为邪气情志所生,如饮食所伤、劳倦过度、跌打损伤、虫兽伤、溺水等,即为不内外因。大部分急性的筋骨病损多由跌打损伤引起,活动不慎,闪腰顿挫,猝受外力,筋伤骨折。而慢性劳损性的疾病则常由劳倦过度引起,外在长期积累性的损伤作用于机体,造成如现代之颈椎病、腰肌劳损、骨关节炎等疾病,其临床特点是起病缓慢、迁延反复。这类疾病的治疗强调除了在药物与局部治疗之外,更应注重平素正确生活习惯的养成。

导致筋骨病损病的病因常常不是孤立的,三因之间也多有互相影响与转化。如骨质疏松引起的病理性骨折,多是素体虚弱,后天生化无力,筋骨失养,在受到外界暴力之下发生的骨折。所以在治疗筋骨病损的时候,要"分别三因,归于一治",全面而整体的用药施治。

二、筋骨病损的病机

(一) 气血

气血运行于全身,周流不息,外而充养皮肉筋骨,内则灌溉五脏六腑,维持着人体正常生命活动,气血与人体的一切生理活动和各种病理变化密切相关。

"气"一方面来源于父母的先天之精气,另一方面来源于从肺吸入的清气与脾胃所化生之水谷精气的后天之气。这两种气相互结合而形成"真气",成为人体生命活动的动力源泉和最基本的力量。《灵枢·刺节真邪》曰:"真气者,所受于天,与谷气并而充身者也。"真气沿着经脉分布到全身各处,形成心气、肺气、胃气、肾气、营气、卫气等。气的主要功能,是一切生理活动的推动作用、温养形体的温煦作用、防御外邪侵入的防御作用、血和津液的化生、输布、转化的气化和固摄作用。气在全身流通,无处不到,上升下降,维持着人体动态平衡。

"血"由脾胃运化而来的水谷精气变化而成,《灵枢·决气》曰:"中焦受气取汁,变化而赤,是谓血。"血形成之后,循行于脉中,依靠气的推动而周流于全身,有营养各个脏腑、器官、组织的作用。《素问·五藏生成》曰:"肝受血而能视,足受血而能步,掌受血而能握,指受血而能摄。"说明全身的脏腑、皮肉、筋骨都需要得到血液的充足营养,才能进行各种生理活动。

"气"与"血"两者的关系十分密切。血随气沿着经脉而循行全身,相互依附,周流不息,以营养五脏、六腑、四肢、百骸。《素问·阴阳应象大论》阐述了气血之间的关系是"阴在内,阳之守也;阳在外,阴之使也。"而《血证论·吐血》则比喻为"气为血之帅,血随之而运行;血为气之守,气得之而静谧。"

气血与损伤的关系极为密切,是损伤病机的核心内容。《杂病源流犀烛·跌仆闪挫源流》中所说:"跌仆闪挫,卒然身受,由外及内,气血俱伤病也。"当人体受到外力损伤后,常可导致气血运行紊乱而产生一系列的病理变化。

1. **伤气** 因负重用力过度、举重呼吸失调、跌仆闪挫或撞击胸部等因素,导致人体气机运行失常,脏腑、器官、组织发生病变,出现"气"的功能失常及相应的病理现象。损伤轻者表现为气滞、气虚,严重者可出现气闭、气脱,内伤肝胃还可见气逆等症。

(1)气滞:人体某一部位、某一脏腑的损伤,使气的流通发生障碍,出现"气滞"的病理现象。《素问·阴阳应象大论》曰:"气伤痛,形伤肿。"气本无形,郁滞则气聚,聚则似有形而实无质,气机不通之处,即伤病之所在。损伤气滞的特点为外无肿形、痛无定处、自觉疼痛范围较广、体表无明确压痛点。气滞在损伤中多见于胸胁迸伤或挫伤,出现胸胁胀痛,呼吸、咳嗽时均可牵掣作痛等。

(2)气虚:是全身或某一脏腑、器官、组织出现功能不足和衰退的病理现象。在某些慢性损伤、严重损伤后期、体质虚弱和老年患者等均可见到。其主要证候为伤痛绵绵不休、疲倦乏力、语声低微、气短、自汗、脉细软无力等。

(3)气闭:常为严重损伤而骤然导致气血错乱,气为血壅,气闭不宣的病理现象。其主要证候为一时性的晕厥、不省人事、窒息、烦躁妄动、四肢抽搐或昏睡困顿等。

(4)气脱:严重损伤可造成本元不固而出现气脱,是气虚最严重的表现。如开放性损伤、头部外伤等严重损伤,失血过多造成气随血脱。气脱者多突然昏迷或醒后又昏迷,表现呼吸浅促、面色苍白、四肢厥冷、二便失禁、脉微弱等证候。

(5)气逆:损伤而致内伤肝胃,可造成肝胃气机不降而反逆上,出现嗳气频频、作呕欲吐或呕吐等症。

2. **伤血** 由于跌打坠堕、挤压挫撞以及各种机械冲击等伤及血脉,以致损伤出血或瘀血停积,而出现伤血的各种病理现象。伤血主要有血瘀、血虚、血脱和血热,其与伤气又有互为因果的关系。

(1)血瘀:多由于局部损伤出血,离经之血停滞或血液循行迟缓而不流畅,出现血瘀的病理现象。血有形,形伤肿,瘀血阻滞,经脉不通,不通则痛,故血瘀出现伤处肿胀、青紫、疼痛、面色晦暗、唇舌青紫、脉细或涩等证候。痛如针刺刀割,痛点固定不移,是血瘀最突出的症状。由于瘀血不去,可使血不循经,反复出血不止。在损伤疾患中,常常气血两伤,气滞血瘀,肿痛并见,或伤气偏重,或伤血偏重,以及先痛后肿或先肿后痛等表现。

(2)血虚:是体内血液不足出现血亏虚的病理现象。在损伤疾患中,由于失血过多,新血一时未及补充;或因瘀血不去,新血不生;或筋骨严重损伤,累及肝肾,肝血肾精不充所致。表现为面色不华或萎黄、头晕、目眩、心悸、手足发麻、心烦失眠、爪甲色淡、唇舌淡白、脉细无力等证候。还可表现为局部损伤之处久延不愈,甚至血虚筋挛、皮肤干燥、头发枯焦,或关节缺少血液滋养而僵硬、活动不利。血虚患者,往往由于全身功能衰退,同时可出现气虚证候。气血俱虚则损伤局部愈合缓慢,功能长期不能恢复等。

(3)血脱:在创伤严重失血时,往往会出现四肢厥冷、大汗淋漓、烦躁不安甚至晕厥等虚脱症状。血虽以气为帅,但气的宁谧温煦需要血的濡养。失血过多时,气浮越于外而耗散,出现气随血脱、血脱气散的虚脱证候。

(4)血热:损伤后积瘀化热或肝火炽盛、血分有热均可引起血热。临床可见发热、口渴、心烦、舌红绛、脉数等证候,严重者可出现高热昏迷。积瘀化热,邪毒感染,还可致局部血肉腐败,酝酿液化成脓。血热妄行,则可见出血不止等症状。

(二)经络

经络内贯脏腑,外达肌表,网络全身,沟通内外上下,是调节体内各部分功能活动的通路。经络具有运行气血、营运阴阳、濡养筋骨、滑利关节的作用。经络包括十二经脉、奇经八脉、十五别络,以及经别、经筋等。《灵枢·本藏》曰:"经脉者,所以行血气而营阴阳,濡筋骨,利关节者也。"每一经脉都连接着内在的脏或腑,同时脏腑又存在相互表里的关系。《灵枢·经别》曰:"夫十二经脉者,人之所以生,病之所以成,人之所以治,病之所以起。"人体的生命活动,疾病变化和治疗作用,都是通过经络来实现的。

经络的病候主要有两方面:一是脏腑的损伤可以累及经络,而经络损伤又可内传脏腑出现症状;二是经络运行阻滞,会影响它循行所过组织器官的功能,出现相应部位的证候。《杂病源流犀烛·跌仆闪挫源流》曰:"损伤之患,必由外侵内,而经络脏腑并与俱伤。"《伤科真传秘抄》曰:"若为伤科而不知此十二经脉之系统,则虽有良药,安能见效,而用药、用手法,亦非遵循于此不可也。"《证治准绳·疡医》曰:"察其所伤,有上下轻重浅深之异,经络气血多少之殊。"

(三)脏腑

脏腑是化生气血,通调经络,濡养皮肉筋骨,主持人体生命活动的主要器官。脏与腑的功能各有不同,《素问·五藏别论》中曰:"五脏者,藏精气而不泻也。""六腑者,传化物而不藏。"脏的功能是化生和贮藏精气,腑的功能是腐熟水谷、传化糟粕、排泄水液。脏腑的生理各有所主,其主病亦各有不同之见证,损伤后势必造成脏腑生理功能紊乱,出现一系列病理变化。脏腑发生病变,必然会通过它的有关经络表现在体表,而位于体表的组织器官和经脉本身的病变,同样可以影响其所属的脏腑出现功能紊乱。《血证论》强调"业医不知脏腑,则病原莫辨,用药无方"。

1. 肝、肾 筋骨损伤和肝、肾的关系十分密切,"肝主筋""肾主骨"的理论亦广泛地运用在损伤的辨证治疗上。

肝主筋,全身筋肉的运动与肝有密切关系。《杂病源流犀烛·筋骨皮肉毛发病源流》中说:"筋也者,所以束节络骨,绊肉绷皮,为一身之关纽,利全体之运动者也,其主则属于肝。"《素问·五藏生成》曰:"肝之合筋也,其荣爪也。"这些都说明肝主筋,主关节运动。运动属于筋,而筋又属于肝,肝血充盈才能养筋,筋得其所养,才能运动有力而灵活。若肝血不足,血不养筋,则出现手足拘挛、肢体麻木、屈伸不利等症。

肝藏血,肝脏具有贮藏血液和调节血量的功能。人静则血归于肝,人动则血运于诸经。《素问·五藏生成》曰:"故人卧,血归于肝……足受血而能步,掌受血而能握,指受血而能摄。"元代张洁古《活法机要》曰:"夫从高坠下,恶血留内,不分十二经络,医人俱作风中肝经,留于胁下,以中风疗之。血者,皆肝之所主,恶血必归于肝,不问何经之所伤,必留于胁下,盖肝主血故也。"如跌仆闪挫进伤的疼痛多发生在胁肋少腹处,正是因为肝在胁下,肝经起于大趾,循少腹,布两胁的缘故。

肾主骨、主生髓,《素问·阴阳应象大论》曰:"肾生骨髓。""在体为骨。"《素问·五藏生成》曰:"肾之合骨也。"《灵枢·本神》曰:"肾藏精。"肾藏精,精生髓,髓养骨,所以骨的生长、发育、修复,均须依赖肾脏精气所提供的营养和推动,骨髓充实则骨骼坚强。《诸病源候论·腰痛不得俯仰候》曰:"肾主腰脚。"《医宗必读》认为腰痛的病因"有寒有湿,有风热,有挫闪,有瘀血,有滞气,有积痰,皆标也,肾虚其本也"。所以肾虚者易患腰部扭闪和劳损等症,而出现腰背酸痛、腰脊不能俯仰等证候。又如损骨必内动于肾,因肾生精髓,故骨折后如肾生髓不足,则无以养骨,故在治疗时须用补肾续骨之法,常配合入肾经的药物。筋骨相连,在骨折时也必然伤筋,筋伤则内动于肝,若肝血不充,无以荣筋,筋失滋养而影响修复。肝血肾精不足,还可以影响骨折的愈合,所以在补肾的同时须养肝、壮筋,常配合入肝经的药物。

2. **脾、胃** 脾主运化、胃主受纳,为气血生化之源,把水谷化为精微,并将精微物质转输至全身,对气血的生成和维持正常活动所必需的营养起着重要的作用。《素问·痿论》曰:"脾主身之肌肉。"《素问·五藏生成》曰:"脾之合肉也。"《素问·阴阳应象大论》曰:"脾生肉……在体为肉,在脏为脾。"《灵枢·本神》曰:"脾气虚则四肢不用。"脾胃受纳运化功能旺盛,则肌肉壮实,四肢活动有力,胃气强,五脏俱盛,损伤也容易恢复;若脾胃运化失常,化源不足,无以滋养脏腑筋骨,则肌肉瘦削,四肢疲惫,软弱无力,胃气弱,五脏俱衰,伤后不易恢复。所以有"胃气一败,百药难施"的说法,损伤之后要注重调理脾胃的功能。此外,脾还具有统摄血液防止溢出脉外的功能,它对损伤后的修复也起着重要的作用。

3. **心、肺** "心主血,肺主气",气血的周流循环,输布全身,还有赖于心肺功能的健全。心肺调和,则气血得以正常循环输布,才能发挥煦濡的作用,筋骨损伤才能得到修复。《素问·五藏生成论》曰:"诸气者皆属于肺。"肺主一身之气,如果肺气不足,不但会影响呼吸功能,而且也会影响真气的生成,从而导致全身性的气虚,出现体倦无力、气短、自汗等症状。《素问·痿论》曰:"心主身之血脉。"心气有推动血液循环的功能。血行脉中,不仅需要心气的推动,而且也需血液的充盈,气为血之帅,而又依附于血。因此损伤后出血太多,血液不足而心血虚损时,心气也会随之不足,出现心悸、胸闷、眩晕等症。

(四)筋骨

1. **"筋出槽""骨错缝"的概念** "筋出槽""骨错缝"是筋骨系统的病理状态,是中医骨伤科学的特有术语。

"筋出槽"是与正常情况下"筋柔"相对应的病理状态,指在暴力或者慢性积累性外力作用下引起筋的正常形态结构、功能状态或者解剖位置发生异常改变。病理状态下,以手触摸筋伤之处,可以感觉到筋的张力增高,柔顺性下降,或出现凸凹不平的结节状改变,似乎高出周围正常的组织结构,或触及筋的凹槽,称为"筋出槽"。临床以局部疼痛、活动不利、触诊局部张力增高,可触及结节、条索等并伴有压痛为特征。可表现为筋强、筋歪、筋断、筋走、筋粗、筋寒、筋热等多种形式。

"骨错缝"是与正常情况下"骨正"相对应的病理状态,指在暴力或者慢性积累性外力作用下引起骨关节细微移位,并伴有疼痛和活动受限的一种病理状态。临床以局部疼痛,活动受限,触诊可见关节运动终末感增强,松动度下降并伴有局部压痛为主要特征。X线、CT等检查可发现异常改变。依照其错缝程度可以分为"骨节间微有错落不合缝""骨缝参差""骨缝开错""骨缝叠出""骨缝裂开"等。临床上,筋出槽者,未必伴有骨错缝;而骨错缝时,则必伴有筋出槽。

2. **病机** 筋的主要功能是连属关节,络缀形体,主司关节运动。《灵枢·经脉》曰:"筋为刚。"

筋的功能坚劲刚强,能约束骨骼。《素问·五藏生成》曰:"诸筋者,皆属于节。"说明人体的筋都附着于骨上,大筋联络关节,小筋附于骨外,"所以屈伸行动,皆筋为之。"

凡筋的损伤多影响肢体的功能,局部肿痛、青紫,关节屈伸不利等。即使在"伤骨"的病症中,由于筋附着于骨的表面,筋亦往往首先受伤;关节脱位时,关节四周筋膜多有破损。所以,在治疗骨折、脱位时都应考虑筋伤的因素。慢性的劳损,亦可导致筋的损伤,如"久行伤筋",说明久行过度疲劳,可致筋的损伤。临床上筋伤机会甚多,其证候表现和病理变化复杂多端,一般来说,筋急则拘挛,筋弛则痿弱不用。

骨属于奇恒之府,《灵枢·经脉》曰:"骨为干。"《素问·脉要精微论》又曰:"骨者,髓之府,不能久立,行则振掉,骨将惫矣。"指出骨的作用,不但为立身之主干,还内藏精髓、肾藏精、精生髓、髓养骨,骨受损伤,可累及肾,两者互为影响。

骨的损伤包括因各种暴力所引起的骨折、脱位。筋骨的损伤必然累及气血伤于内,因脉络受损,血瘀气滞,为肿为痛。所以治疗伤骨时,必须行气消瘀以纠正血瘀气滞的病理变化。伤筋损骨还可累及肝肾精气,《备急千金要方》曰"肾应骨,骨与肾合""肝应筋,与肝合"。肝肾精气充足,可促使肢体骨骼强壮有力。过度疲劳也能使人体筋骨受伤,"五劳所伤"所论久行伤筋与久立伤骨,如临床所见的跖骨疲劳骨折等。因此,伤后要注意调补肝肾,充分发挥精生骨髓的作用,促进筋骨的修复。

第五节　筋骨损伤与疾病的分类

根据骨伤科研究对象的特点,骨伤科疾病主要包括筋骨损伤与筋骨关节疾病两大部分。

一、筋骨损伤的分类

损伤是对外界各种创伤因素作用于人体,引起皮肉、筋骨、脏腑等组织结构破坏及其局部和全身反应疾病的统称。根据损伤的性质和特点可进行以下分类。

(一) 按损伤的部位分类

1. **外伤**　指皮、肉、筋、骨、脉的损伤,临床可分为骨折、脱位与筋伤。

(1) 骨折:指由于外力作用使骨的完整性或连续性发生部分或完全的断裂,古称"折骨"。

(2) 脱位:指构成关节的骨端关节面脱离正常位置,引起关节功能障碍者,古称"脱臼"或"脱骱"。

(3) 筋伤:指各种暴力或慢性劳损等原因所造成筋的损伤的统称。

2. **内伤**　指因外力作用引起人体内部气血、经络、脏腑损伤或功能紊乱,而产生一系列症状的统称,古称"内损"。与中医内科由于七情六欲、饮食劳倦等原因所致的内伤有着本质不同。根据其病理不同,可分为气血损伤、脏腑损伤、经络损伤等各种类型;根据脏腑损伤部位不同又可分为头部内伤、胸部内伤、腹部内伤等类型。

(二) 按损伤的性质分类

1. **急性损伤**　指由于急骤的暴力所引起的损伤。

2. **慢性劳损**　指由于劳逸失度或体位不正确,而外力又经年累月作用于人体所致的损伤。

（三）按受伤的时间分类

1. 新伤　指2～3周以内的损伤或受伤后立即就诊者。

2. 陈伤　又称"宿伤"，是指新伤失治，日久不愈，或愈后又因某些诱因，隔一定时间在原受伤部位复发者。

（四）按受伤部位的皮肤或黏膜是否破损分类

1. 闭合性损伤　指受钝性暴力损伤而外部无创口者。皮肤、黏膜完整，则伤处不受污染，外邪不易侵入。

2. 开放性损伤　指由于锐器、火器、刀刃等锐性暴力或钝性暴力作用，使皮肤或黏膜破损，而有创口流血，深部组织与外界环境相通者。皮肤或黏膜破损，外邪可从伤口侵入，容易发生感染，故变证多端。

（五）按受伤的程度不同分类

损伤的严重程度与致伤因素的性质、强度、作用时间的长短、受伤的部位及其面积的大小和深度等有关。可分为轻伤或重伤。

（六）按伤者的职业特点分类

一般可分为生活损伤、工业损伤、农业损伤、交通损伤、运动损伤及战争损伤等。因为损伤的发生是与工作职业和生活习惯有一定的关系，如运动员及舞蹈、杂技、武打演员容易发生各种运动损伤等。

（七）按致伤因素的理化性质分类

一般可分为物理损伤、化学损伤和生物损伤等。物理损伤包括外力、高热、冷冻、电流等。骨伤科学研究的对象主要是外力因素引起的损伤。

二、筋骨病损的分类

筋骨关节疾病主要研究的是非外力因素引起人体骨骼、关节、筋肉等运动系统的疾病。其范畴有各种骨与关节的疾病，还有"筋"病。中医的"筋"还包含《灵枢·经筋》所列的十二经筋，经筋的含义类似周围神经循行路线，其疾病的主要症状有疼痛、麻木不仁及萎废不用等。

筋骨关节疾病的分类方法较多，以下是常见的筋骨关节疾病，按其病因、部位及相似的临床表现来归纳分类。

（一）骨与关节先天性畸形

1. 骨关节发育障碍　如成骨不全、软骨发育不全、石骨症、婴儿骨皮质增厚症等。

2. 脊柱先天性畸形　如斜颈、寰椎枕骨化、枢椎齿状突畸形、半椎体畸形、脊椎裂等。

3. 四肢先天性畸形　如先天性高肩胛症、先天性骨缺如、先天性多指、先天性髋关节脱位、先天性胫骨假关节、先天性马蹄内翻足等。

（二）骨关节感染性疾病

1. 骨痈疽　指化脓性细菌侵入骨、关节而引起骨与关节化脓性感染的疾病，中医统称为"骨痈疽"。骨组织化脓性感染为化脓性骨髓炎，急性期中医为"附骨痈"，慢性期中医为"附骨疽"；关节化脓性感染为化脓性关节炎，中医又称"关节流注"。

2. **骨痨**　指结核杆菌侵入骨或关节而引起的化脓性、破坏性病变的疾病,因其发病于骨或关节,消耗气血津液,后期形体羸瘦、正气衰败、缠绵难愈,中医称为"骨痨",西医称为"骨、关节结核"。

（三）筋骨关节痹证

筋骨关节痹证指由于素体虚弱,正气不足,腠理不密,风、寒、湿、热等外邪乘虚而入,侵袭人体,闭阻经络,气血运行不畅,引起的筋骨关节疼痛、肿胀、麻木、重着等病证。包含了风湿性关节炎、类风湿关节炎、强直性脊柱炎、痛风性关节炎、创伤性关节炎、退行性关节炎等疾病。

（四）筋骨关节痿证

筋骨关节痿证指人体遭受外伤、邪毒侵袭或正气亏损后,出现以肢体筋脉弛缓、肌肉瘦削、手足痿软无力及麻木为特征的病症的统称。临床以下肢痿弱,步履艰难,甚则不能随意运动者较为多见,故《内经》有"痿躄"之称。多发性神经炎、小儿麻痹、脑性瘫痪、肌病性瘫痪、偏瘫、截瘫、单瘫、肌萎缩症等,均属痿证范畴。

（五）筋挛

筋挛指由于先天发育障碍、损伤、缺血、邪毒侵袭、炎症、瘫痪等原因,使身体某群肌肉持续性收缩,或皮肤、关节囊、韧带失去正常弹性而挛缩,引起关节运动功能障碍的统称,如缺血性肌挛缩症、手内在肌挛缩症、掌腱膜挛缩症、髂胫束挛缩症、关节挛缩症等。

（六）骨坏死性疾病

中医称"骨蚀",属"骨痹"范畴。在临床上有一些特定的好发部位,如骨骺骨软骨病、剥脱性骨软骨病、创伤性骨坏死、激素性骨坏死等疾病。

（七）代谢性筋骨关节疾病

代谢性骨病指各种原因引起的骨内矿物质或骨基质代谢障碍,以及由此造成的骨组织生物化学和形态变化而出现的症状和体征。临床常出现骨质疏松、骨的生长障碍、骨的发育畸形或骨的坏死等,如佝偻病、骨软化症、骨质疏松症等疾病。

（八）骨肿瘤

骨肿瘤指发生在骨及骨的附属组织的肿瘤,包括原发性肿瘤、继发性肿瘤、瘤样病变等。对于骨肿瘤的分类,现仍以组织形态及细胞来源为基础分类,也可按良性、中间与恶性肿瘤等分类。

（九）地方病性骨病

与地域的水源、气候、饮食等因素有关的疾病称地方性骨病,如大骨节病、氟骨病等。

（十）职业病性骨病

因从事接触有害物质的工种引起的相关疾病,如减压病、职业中毒及放射病等。

第六节　伤科内伤的病因病机

伤科内伤,是指机体遭受外部暴力性损伤,或是慢性积累性筋骨损伤失代偿,导致机体内部的气血、经络、脏腑功能受损或功能紊乱而产生一系列症状者。与外感六淫、内伤七情、饮食劳倦所引起的内伤有别。

历代文献对伤科内伤均有论述。《素问·缪刺论》说："人有所堕坠,恶血留内,腹中满胀,不得前后,先饮利药。"《诸病源候论》在《金疮血不止候》《金疮咳候》《金疮渴候》《金疮烦候》《压迮坠堕内损候》中记载了多种内伤的病因病理和临床表现。《素问·脉要精微论》指出:"肝脉搏坚而长,色不青,当病坠若搏,因血在胁下,令人喘逆。"以上说明,皮肉筋骨的损伤可伤及气血,引起脏腑经络功能紊乱,出现各种内伤。

一、内伤病因

根据伤科内伤病因的致病特点,一般可分为外在因素与内在因素两方面,其中外在因素是致病的主要因素。

外在因素是从外界作用于人体的伤病因素。外来暴力直接作用人体的某部位而致的伤患,多由跌仆、坠堕、撞击、击打、压轧而致。临床以伤血为主要特征,并可直接震伤或刺伤其所在部位的经络脏腑。其损伤程度决定于作用力的大小和受伤的部位,严重者可致脏腑破损出血,危及生命。

外来暴力间接作用人体而致的伤患,多由于负重、闪挫或扭搬等引起,或传达暴力、扭转暴力所致。因用力过度屏气而引起的内伤,俗称屏伤;因用力时体位不正、动作不协调而突然闪挫或强力扭搬所引起的内伤,称为闪伤或扭伤。间接暴力引起的损伤,临床特征以伤气为主,损伤发生在远离外力接触的部位。肌肉紧张收缩,亦可造成损伤,如老年人强力打喷嚏、咳嗽,以致肋间肌强烈收缩,可引起肋骨骨折,造成胸部的气血两伤;又如人体在毫无准备的情况下,腹肌骤然强力收缩可致腹部伤气,甚至气血两伤。

不同的外在因素,可以引起不同的伤病,而同一的外因在不同的生理情况下,伤病的种类、性质与程度又有所不同。例如,胸部外伤由于骨骼的保护,内脏不易损伤,而腹部外伤由于腹腔脏器无骨骼保护,则易受损伤;如腹部受到外力撞击时,可移动性脏器损伤的机会就较少,而固定的脏器损伤的机会则较多;又如男性尿道长 16～18 cm,女性尿道仅为 3～5 cm,故当会阴部受到外力撞击时,男性尿道损伤的机会就较多。

内在因素是指从内部影响于人体的伤病因素。如体质强弱、生理特点、病理因素、职业工种与伤科内伤的发生均有一定的关系。内伤的发生,外因固然重要,但同一外因在不同的情况下可引起不同的内伤,体质强壮者可致伤轻,体质虚弱者则可致伤重。说明内伤的发生与体质的强弱有着一定的关系。

伤科内伤的病因比较复杂,往往是内外因素综合的结果。因此,必须正确理解内因与外因这一辨证关系,才能认识内伤疾患的发生与发展规律,更好地掌握内伤的辨证论治方法。

二、内伤病机

外受暴力似乎主要是局部皮肉筋骨的损伤,但人体受外力影响而遭受的局部损伤,每能导致气血、脏腑、经络的功能紊乱,因而一系列症状随之而来,所以在整个诊治过程中,应从整体观念出发,对气血、经络、脏腑等之间的病理生理关系加以研究探讨,才能认识伤科内伤的本质和病理现象的因果关系。

气血与损伤关系极为密切,当人体受到外力作用后,常可导致气血紊乱而产生一系列病理变化。《素问·阴阳应象大论》说:"气伤痛,形伤肿。"《难经》说:"气留而不行者,为气先病也,血壅而不濡者,为血后病也。"《张氏医通·跌仆》说:"损伤一证,专从血论。"损伤后肿痛的病理机制,主要是气血功能的紊乱。气血是人体生命的重要物质,损伤后由于气血循行不畅,体表的皮肉筋骨与体内的五脏六腑失去濡养,以致脏器组织的功能活动发生异常,而产生一系列病理变化,在临床上主要表现为伤气与伤血两方面。由于气血的生理关系,伤气往往兼有伤血,伤血也常兼有伤气,临床上以气血两伤为常见。例如,气结则血凝,气滞则血瘀,气虚则血脱,气迫则血走;反之,血凝则气滞,血亏则气虚,血亡则气脱等,便是气血紊乱的不同病理表现。

经络是运行气血、联络脏腑、沟通表里上下、调节各部功能的通路。《灵枢·本藏》说:"经脉者,所以行血气而营阴阳,濡筋骨,利关节者也。"《灵枢·海论》说:"夫十二经脉者,内属于脏腑,外络于肢节。"故经络畅,则气血调和,濡养周身,肢体健强,维持脏腑正常生理功能;若经络阻塞,则气血失调,濡养阻滞,肢体受损,脏腑不和而引发病变。《杂病源流犀烛·跌仆闪挫源流》中说:"损伤之患,必由外侵内,而经络脏腑并与俱伤。"例如,足厥阴肝经由下向上布胁肋,足少阳胆经由上向下循胸胁,故胸部内伤,症见口干口苦,胸满气短,其痛在胁肋。又如腰背部损伤累及足太阳膀胱经时,出现排尿困难;累及手阳明大肠经时,出现大便功能障碍。在治疗上,通过调整脏腑功能,可使体表组织、器官和经脉的症状消失;反之,治疗体表的经络部位,也能使体内脏腑的病变痊愈。由此可见,伤病的发生、发展、传变与经络有密切关系。

脏腑方面,《灵枢·邪气脏腑病形》中说:"有所堕坠,恶血留内,若有所大怒,气上而不下,积于胁下,则伤肝。有所击仆,若醉入房,汗出当风,则伤脾。有所用力举重,若入房过度,汗出浴水,则伤肾。"《医学发明》认为"不问何经之伤,必留于胁下""恶血必归于肝"。《活法机要》说:"从高坠下,恶血留内,不分十二经络,医人俱作风中肝经,留于胁下,以中风疗之。"《外科正宗》也说:"从高坠堕而未经损破皮肉者,必有瘀血流注脏腑。"这都说明损伤瘀血可影响脏腑而引起病候。伤科内伤对脏腑的影响多为间接性、功能性的影响,经药物内服外敷后,多能缓解。如脏器受到直接损伤,引起大出血等急症,则需立刻手术治疗。

(詹红生　王　琦　李　沛)

第三章 诊断方法

导学　**掌握**骨伤科触诊、特殊检查法、相关神经功能检查法；**熟悉**骨伤科常见症状的辨证思路；**了解**中医望、闻、问、切四诊和影像学等检查法在骨伤科中的应用。

骨伤科诊断是通过望、闻、问、切四诊，结合临床骨关节、肌肉、神经特殊检查和影像学、实验室检查等，将所搜集到的临床资料为依据，按病因、部位、伤势、病性等进行分类，并以脏腑、气血、经络、皮肉、筋骨等理论为基础，根据其内在联系，加以综合分析而做出诊断。因此，骨伤科临床检查是为了发现客观体征，用以诊断有无骨与关节病变，以及病变的部位、性质、程度、缓急和有无并发症。诊断是治疗的基础，在诊查的过程中，首先应认真询问病史，遵循"由浅入深，由局部至全身"的原则，贯彻望、闻、问、切四诊合参的方针，结合必要的医学影像及实验室检查，才能避免误诊、漏诊，以求得出及时、准确、全面的诊断。由于骨伤科疾患病种繁杂，病因多端，病理各异，故在诊查时还要讲求整体观念，注重辨病与辨证相结合，注重抓住骨伤科特点，诊断才能臻于完善。

第一节　望　诊

在诊查骨伤科患者时，应该首先通过望诊来进行全面观察。望诊时，不仅要注重损伤局部及邻近部位的诊查，还要对全身的神色、形态、舌象及分泌物、排泄物等进行全面的观察。《伤科补要·跌打损伤内治证》指出"凡视重伤，先解开衣服，遍观伤之轻重"，以初步确定损伤的部位、性质和轻重。

望诊最好在自然光线下进行，采取适当的体位，显露足够的范围，并具备恰好的室温、有陪员他人在侧。由于许多伤病可能同时牵涉几个部位，检查中对正常功能位和休息位的了解，有助于发现畸形；检查上肢和肩胛带时，需显露上半身躯干；检查脊柱、骨盆和下肢时，应充分暴露；采用健患侧对比检查时，需进行功能活动的动态观察。每一检查应注意检查的原则和方法，诊视应仔细认真，不可遗漏。

一、望全身

1. 望神色 神色是人体生命活动的外在表现,是脏腑气血的外荣;神志是人体精神意识活动的反映。可见通过察看神态色泽的变化,可判断正气的盛衰和损伤之轻重及病情缓急转化情况。一般而言,神静自然、面色滋润者,伤病较轻;精神委顿,面容憔悴者,伤病较重;如见面色㿠白,额出冷汗者,多属阳气虚,多为严重损伤失血过多或痛剧;若损伤后神昏谵语,目黯睛迷,瞳孔异常,肢厥汗出,形羸色败者,多见于重度创伤、严重感染或大失血等,多属危候,提示预后不佳。损伤的五色所主:青色为血瘀气闭;赤色属损伤发热;黄色主损伤脾虚湿重;白色主虚寒证或失血证;黑色主肾虚或经脉失于温养。

2. 望形态 肢体形态的改变,多为骨折、脱位或严重伤筋的表现,也常为某种骨疾病所特有,故要注意观察患者站立、起坐、下蹲、行走、跑跳时的姿势。如下肢骨折时,多不能直立行走;肩、肘关节脱位时,常用健侧手托扶患侧前臂,且身体向患侧倾斜;腰部急性扭伤,身体多向患侧佝偻,且扶腰慢行;颈椎结核患者常用双手撑住下颌;软骨发育不全的特征是躯干发育正常而四肢明显短小。有特殊姿态的患者应结合摸诊及其他检查,进一步观察和分析病位。

3. 望步态 常见的异常步态有如下几种。

(1) 抗痛性步态:为一种保护性步态,患侧足刚着地,即迅速转为健足起步,以减少患肢承重,步态急促不稳。

(2) 短肢性步态:一侧下肢短缩超过 3 cm 时,骨盆及躯干倾斜代偿不全,患者常以足尖着地或屈健侧膝关节行走。

(3) 剪刀式步态:步行时,两腿前后交叉前进。见于大脑性痉挛性瘫痪。

(4) 摇摆步态:先天性髋关节脱位或臀中肌麻痹患者,患侧负重时,躯干向患侧倾斜;若双侧病变者,躯干交替向左、右倾斜摇摆,故又称为鸭步。

(5) 强直性步态:常见于髋、膝伸直位或屈曲位僵直,步行时患者需转动全骨盆使患肢向前迈步。

(6) 臀大肌麻痹步态:臀大肌瘫痪,髋关节后伸无力,步行时常以手扶持患侧臀部并挺腰,使身体稍后倾行走。

(7) 股四头肌瘫痪步态:因跨步时伸膝无力,患膝不稳不能支持体重站立,故常用手压持住患侧大腿前下方行走,以稳定膝关节(图 3-1)。

(8) 跟足步态:以足跟着地行走,步态不稳。见于胫神经麻痹、小腿后侧肌群瘫痪、跟腱完全断裂等。

(9) 平足步态:步行时是呈外翻位拖行。见于严重平足,足弓塌陷者。

二、望局部

1. 望畸形 可通过观察肢体标志线或标志点的异常改变,判断有无畸形。畸形往往提示有骨折或脱位的存在,以及骨关节疾患的典型外观表现。某些特征性畸形可对诊断有决定性意义,如伸直型桡骨远端骨折的"餐叉"状畸形;股骨颈骨折和转子间骨折的患肢外旋短缩畸形;肩关节前脱位的方肩畸形;肘关节后脱位及伸直型肱骨髁上骨折

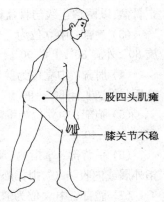

股四头肌瘫

膝关节不稳

图 3-1 股四头肌瘫痪步态

的靴形畸形;强直性脊柱炎的驼背强直畸形;脊柱结核后期常发生后凸畸形等。

2. 望肿胀、瘀斑 损伤必伤气血,因血瘀气滞壅积于肌表,多呈现肿胀、瘀斑。通过观察肿胀的程度及瘀斑的色泽变化,可推断损伤的性质与预后。肿胀较重,肤色青紫者,为新伤;肿胀较轻,青紫带黄者多为陈伤;大面积肿胀,肤色青紫或伴有黑色者,多为严重挤压伤;肿胀肤色紫黑者,应考虑组织坏死;瘀斑青紫明显者,可能有骨折或筋伤存在;早期损伤有明显的局限性肿胀,可能有骨裂或撕脱性骨折的存在;骨与关节化脓性感染者,局部红肿热痛;关节损伤性病变,应注意关节是否肿胀和有无关节腔积液。

3. 望创口 若局部有创口,需观察创口的形状、大小、深浅,创缘是否整齐,创面污染程度,色泽鲜红还是紫暗以及出血多少,有无异物残留,骨断端有无外露等,以判断组织受损情况。创口一般分为清洁创口、污染创口和感染创口三种,如已感染,应注意脓液排出是否通畅,脓液的颜色以及稀稠等情况。若创口周边紫黑、臭味特殊、有气溢出者,可能为气性坏疽;创口有喷射状出血者,为动脉损伤;创口流出暗红血液并带油珠者,为开放性骨折;若瘘管反复排出脓液和死骨者,则为附骨疽;若瘘管排出脓液清稀并夹有干酪样絮状物者,则为骨痨。

4. 望肢体功能 肢体功能的观察,对诊治骨与关节的损伤和疾患有重要意义。上肢要重点观察关节活动及手的功能,下肢要重点观察负重及行走功能,脊柱则要重点观察生理曲度及对称性,还要观察各种形式的关节活动情况,如有异常应观测其受限程度。如检查肩部损伤,上肢外展未达 90°,说明外展动作受限;屈肘上臂内收时,肘尖不能接近正中线,表明内收功能受限;不能自我梳发者,则外旋功能障碍;手背不能置于背部,为内旋功能障碍。如关节本身疾患,主动和被动运动均有障碍;神经性疾患引起肌肉瘫痪者,不能主动运动而被动运动一般良好。为精确地掌握肢体功能障碍的情况,除嘱其主动活动外,应结合摸诊、动诊和量诊进行检查,通过对比观察以测定其主动运动和被动运动的活动度。此即临床常用的"望、比、量、摸"综合检查。

三、测量

(一) 关节运动检查

1. 人体各关节功能活动范围

(1) 颈部:中立位为面部向前,双眼平视。前屈 35°～45°,后伸 35°～45°,左右侧屈各 45°,左右旋转各 60°～80°。

(2) 腰部:中立位为腰伸直自然体位。前屈 90°,后伸 30°,左右侧屈各 30°,左右旋转各 30°(固定骨盆,以两肩连线与骨盆横径的角度计算)。

(3) 肩部:中立位为上臂下垂,前臂指向前方。前屈 90°,后伸 45°,外展 90°,内收 20°～40°,内旋 80°,外旋 30°,上举 90°。

(4) 肘部:中立位为前臂伸直,掌心向前。屈曲 140°,过伸 0°～10°,旋前(掌心向下)80°～90°,旋后(掌心向上)80°～90°。

(5) 腕部:中立位为手与前臂成直线,掌心向下。背伸 35°～60°,掌屈 50°～60°,桡偏 25°～30°,尺偏 30°～40°。

(6) 手背部:掌指关节屈曲 60°～90°,近侧指间关节屈曲 90°,远侧指间关节屈曲 60°～90°;手指外展或内收≥20°,拇指外展活动 50°～70°,拇指屈曲活动度可达 20°～50°。

(7) 髋部:中立位为髋关节伸直,髌骨向上。屈曲 145°,后伸 40°,外展 30°～45°,内收 20°～30°,内旋、外旋各 40°～50°(屈曲膝关节)。

（8）膝部：中立位为膝关节伸直，髌骨向前。屈曲 130°～145°，过伸 5°～10°，内旋 10°，外旋 20°（屈曲膝关节）。

（9）踝足部：中立位为足与小腿呈 90°。背伸 20°～30°，跖屈 40°～50°。

2. **检查注意事项** 关节功能活动范围检查法，也称为角度检查，是指各关节从中立位运动到各方位最大角度的范围。当肢体发生疾病或损伤时，其活动范围可发生变化，活动度减小或增大，呈现异常活动度，并出现相应的临床症状与体征变化。

（1）检查方法：最简单而实用的是目测法，即用肉眼观察患者的关节活动范围，估计其活动度数。比较准确的是用量角器测量法，即将双臂量角器的两臂贴近肢体轴线，测量该关节的活动范围；也可在 X 线上测量。

（2）记录方法：目前临床上通用的是中立位 0°法，即先确定各关节的中立位为 0°，记录从中立位至关节运动最大活动范围间的角度数。如肘关节完全伸直为 0°，完全屈曲为 140°。另外，根据病情需要可采用邻肢夹角法记录，即以关节相邻肢体所构成的夹角计算。如肘关节伸直为 180°，屈曲为 40°，则关节活动范围为 180°－40°＝140°。

（3）主动运动：活动范围因年龄、性别、体育锻炼情况而有所不同，应该注意各关节的运动方式及活动范围、相邻关节间的互相补偿与互相影响，常采用健侧对比法来判断是否正常。被动运动是与主动运动方向相一致的活动，通常比主动运动范围稍大。检查时主动为先，被动在后，记录并比较两者相差的度数，根据骨与关节的解剖结构、力学原理来推断病变所在部位。

（4）注意事项：在检查测量时应注意除外关节周围的附加活动，如测量肱盂关节活动，应固定肩胛骨；测量髋关节活动时，应固定骨盆等。还应注意正常人关节活动的范围差异，必要时要进行双侧关节活动的对比。关节运动受限时呈挛缩畸形，应测定其活动范围；关节丧失活动时即呈强直畸形，应记录其强直的角度。

（二）肢体力线、长度和周径测量

用带尺、量角器来测量肢体长度、周径及角度的方法称为量诊。早在《灵枢·经水》中就有度量的记载，《灵枢·骨度》则对骨的尺寸用等分法作为测量的依据，《仙授理伤续断秘方》亦提出要"相度患处"。量诊至今为骨伤科临床所重视。

1. **力线测量**

（1）正常上肢力线：肱骨头中心、桡骨头和尺骨头三点在一条直线上。

（2）正常下肢力线：由髂前上棘开始，通过髌骨中点，止于第 1、第 2 趾间蹼。

2. **长度测量**（图 3-2）

（1）上肢长度：从肩峰至桡骨茎突（或中指尖）。

（2）上臂长度：肩峰至肱骨外上髁。

（3）前臂长度：肱骨外上髁至桡骨茎突。

（4）下肢长度：髂前上棘至内踝下缘或脐至内踝下缘（骨盆骨折或髋部病变时用之）。

（5）大腿长度：髂前上棘至膝关节内缘。

（6）小腿长度：膝关节内缘至内踝。

（7）躯干长度：自颅顶至尾骨下端。

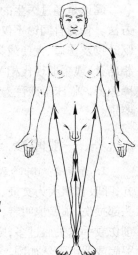

图 3-2
上、下肢长度测量

3. **周径测量**　两肢体取相应的同一水平测量,测量肿胀时取最肿处,测量肌萎缩时取肌腹部。如下肢常在髌上 10～15 cm 处测量大腿周径,在小腿最粗处测定小腿周径等。通过肢体周径的测量,以了解其肿胀程度或有无肌萎缩等。

4. **临床意义**

(1) 长于健侧:伤肢明显增长者,常为脱位的标志,多见于肩、髋等关节向前或向下脱位,亦可见于骨折纵向分离移位等。

(2) 短于健侧:伤在肢体,多系有短缩畸形之骨折;伤在关节,则因脱位而引起,如髋关节、肘关节之向后脱位等。

(3) 粗于健侧:有畸形且量之较健侧显著增粗者,常见于骨折、关节脱位等重证。如无畸形而量之较健侧粗者,多系伤筋肿胀等。

(4) 细于健侧:可为陈旧损伤而致筋肉萎缩,或有神经疾患而致肢体瘫痪。

(5) 力线改变:常提示肢体因外伤骨折、脱位而出现畸形或存在先天性骨畸形。

5. **注意事项**

(1) 量诊前应注意有无先天畸形或陈旧性损伤,防止与新伤混淆。

(2) 患肢与健肢需放在完全对称的位置上进行测量,以防有误差。

(3) 定位要准确,可在起点与止点做好标记,带尺宜松紧适度。

(4) 注重望诊、摸诊和运动检查的综合应用,以获得准确的临床资料与信息,利于临床治疗前后的评价。

第二节　闻　诊

闻诊是通过医生的听觉和嗅觉,观察了解患者病情的轻重、病变的所在,提供辨证依据的诊察方法。骨伤科闻诊不仅包括凭听觉了解患者的语言、呼吸、咳嗽、呻吟、啼哭声音,凭嗅觉了解患者呕吐物及伤口、大便或其他排泄物的气味等方面获得的临床资料;而且要通过与触摸及运动检查相结合,或采取现代相关检测手段、仪器,获得更多的信息,以准确判断骨关节有无异常的响声及摩擦音。临床上应注意切忌刻意追求局部闻诊而加重患者的痛苦与损伤及注重各种闻诊声的鉴别。

一、一般闻诊

1. **听声音**　呻吟表示有不适、疼痛或精神烦躁;大声呼叫,声短急促,多系剧烈疼痛;语音高亢,呼吸音粗大为实证、热证;发音低弱,少气懒语为虚证、寒证;病中叹息多因情志抑郁,肝气不舒;头部损伤,烦躁惊叫者,谨防颅内出血;胸部损伤、肋骨骨折者,声音低微、呼吸表浅,不敢咳嗽;严重创伤或手术失血过多,则声低语少而断续;若呻吟声弱,神昏妄语者属危候;小儿触及痛处,会突然哭闹或哭声骤然加剧。

2. **嗅气味**　口气臭秽者,多属胃热或消化不良、口腔疾患;二便、痰液、脓液等气味恶臭、质地稠厚者,多属湿热或热毒;脓液稀薄、无臭,多为气血两亏或寒性脓肿。

二、局部闻诊

1. **听骨擦音** 骨擦音是指无嵌插的完全性骨折,当摆动或触摸骨折的肢体时,两断端互相摩擦可发生响声或摩擦感,是骨折的特有体征之一。《伤科补要·接骨论治》中记载:"骨若全断,动则辘辘有声。如骨损未断,动则无声。或有零星败骨在内,动则淅淅之声。"说明可从骨擦音的存在及性质来分析判断骨折的性质和程度。骨折经治疗后,骨擦音消失,表示骨折已接续。但应注意,骨擦音多数是触诊检查时偶然感觉到的或望畸形提示存在的,故不宜主动去寻找骨擦音,以免增加患者的痛苦与加重局部损伤。骨骺分离的骨擦音与骨折的性质相同,但较柔和。

2. **听骨传导音** 可用于检查某些不易发现的长骨骨折,如股骨颈骨折、转子间骨折等,同时应结合其他体征进行综合分析。

3. **听入臼声** 关节脱位在整复成功时,常能听到关节头入臼发出的"格得"声响,表明关节已复位。《伤科补要·髃骨骱失》说:"凡上骱时,骱内必有响声活动,骨骱已上;若无响声活动者,其骱未上也。"当复位时听到此响声,应立刻停止拔伸牵引动作,以防拔牵太过增加肌肉、韧带及关节囊等软组织损伤。临证应注意某些较小关节的错缝或半脱位复位成功时,未必有响声或仅有细小的清脆声,如小儿桡骨头半脱位。

4. **听关节弹响声和摩擦音** 关节疾患或部分筋伤在检查时可闻及特殊的摩擦音或弹响声。检查方法是术者一手置于患者关节部位,另一手握其关节远端活动关节,可听到或感触到明显或细小或粗糙的声音。如膝关节半月板损伤或关节内游离体,当关节屈伸旋转活动到某一角度,关节内可发出较清脆的弹响声;骨性关节炎多现粗糙的关节摩擦音;慢性或亚急性关节疾患其音多柔和;而弹响髋患者可以有意识地做出弹响的动作。

5. **听肌腱与腱鞘的摩擦音** 肌腱周围炎与屈指肌腱狭窄性腱鞘炎是筋伤常见病。前者好发于前臂的伸肌群、大腿的股四头肌和小腿的跟腱部,检查时常可听到一种好似捻干燥的头发样的"捻发音"。后者多发于手指部,当伸屈活动患指时闻及摩擦音甚或弹响声,是肥厚的肌腱通过狭窄的腱鞘时所致。

6. **听创伤皮下气肿音** 当创伤后发现皮下组织有大小不相称的弥漫性肿起时,应检查有无皮下气肿。临床主要见于肋骨骨折后,若断端刺破肺脏,空气渗入皮下组织而形成;开放性损伤合并气性坏疽感染时,可出现皮下气肿,且伤口常有奇臭的脓液;手术缝合时创口内残留空气,可在创口周围发生皮下气肿;行空气造影后,若气体溢出皮下也可出现。检查时将手指扇形分开,轻轻揉按患处即可感触到一种特殊的捻发音或捻发感。

7. **听啼哭声** 检查小儿患者时,注意啼哭声的变化可以辨别受伤的部位。因小儿不会准确表达伤部病情,家长或陪伴者有时也难以提供可靠病史,所以在检查时摸到患肢某一部位,小儿啼哭或啼哭声加剧,则往往提示该处可能有损伤。

第三节 │ 问 诊

问诊在四诊中占有重要地位,是疾病诊断过程中的一个重要环节,是临床上必须具备的基本功。《四诊抉微》中说:"问为审察病机之关键。"《景岳全书》写到问诊是"诊治之要领,临证之首务",并创作"十问歌",提出问诊的要领颇具规范性,迄今仍指导着临床实践。在问诊的过程中,应有目的地重点探问,围绕患者主诉,突出的症状、体征,深入查询其特点及可能发生的兼症,了解病情发展及诊治经过,以抓住主要矛盾,为判定病位、掌握病性及辨证治疗提供可靠的依据。在问诊时要讲究问诊技巧,拉近医患距离,认真听取患者对病情的诉说,切忌粗暴打断及给患者以暗示和误导,做到去伪存真。尤其是对于交通意外伤、涉及刑事纠纷患者,更应详问细查,全面真实地掌握问诊内容。

骨伤科问诊除按诊断学的一般原则和注意事项外,还需要结合骨伤科的特点,重点询问以下几个方面。

一、一般情况

了解患者的一般情况,如详细询问患者姓名、性别、年龄、职业、婚姻、民族、籍贯、住址、就诊日期、病历陈述者及联系方式等,建立完整的病案记录,既利于查阅、联系和随访,也利于流行病学调查研究,更利于医疗全程化服务、人性化管理。有些骨伤科疾病男女的发病率不同,如强直性脊柱炎多见于青年男性,先天性髋关节脱位多发于女孩;年龄对诊断治疗均有重要意义,如肱骨髁上骨折多见于儿童,股骨颈骨折好发于老年人,骨性关节炎常发生于中老年人,先天性畸形在出生后或幼年即表现;某些疾患与职业工种有关,如长期伏案工作者易患颈椎病,搬运工等重体力劳动者易患有腰背肌筋膜炎,电器操作工易发生手外伤,运动员易发生肌肉拉伤;某些疾病的发生与地域有密切关系,如地方性骨关节病等。

二、发病情况

1. **主诉**　主诉系指患者伤病发生后主要症状及发病时间。主诉可提示病变的性质并了解促使患者前来就医的原因。骨伤科患者的主诉内容主要包括疼痛(含麻木、酸胀等)、功能障碍(含瘫痪)、畸形(含肿物、错位、挛缩等)。明确损伤发病时间,利于初步判断是急性损伤或慢性劳损或其他疾患。记录主诉应简明扼要。

2. **发病过程**

(1) 伤势:应详细询问患者的发病情况和变化的急缓,受伤的过程,有无昏厥及昏迷时间的长短,其间有无再昏迷,有无出血及出血量,经过何种方法治疗,效果如何,目前症情怎样。一般而言,生活损伤较轻,工业损伤、农业损伤、交通损伤、战伤及自然灾害损失较严重,且常为复合伤、开放伤或严重的挤压伤等。

(2) 受伤情况:应问清受伤的原因及体位。伤因可有跌仆、闪挫、扭捩、坠堕、压轧等;受伤体位可有手掌、足跟、臀部、头部着地受伤,或弯腰时、后伸位时受伤,或肢体处于伸直位、屈曲位受伤等。分析受伤原因、体位与部位间的关系,可初步判断暴力的性质、强度、作用点及方向等,如伤者因高空作业坠落,足跟着地,则损伤可能发生在足跟、脊柱或颅底。对无明显外伤史的患者,应考虑其为慢性劳损或其他骨病。

3. **伤处情况**

(1) 疼痛:详细询问疼痛的起始时间、部位、性质、程度。应问清是剧痛、胀痛、酸痛还是麻木;是持续性还是间歇性痛;痛点固定不移或游走,有无放射痛,放射到何处;服止痛药后能否减轻;各种活动、气候变化、休息及昼夜与疼痛的关系等。伤病轻者则痛轻,重者则为剧痛;慢性劳损或宿伤为酸痛,骨折或韧带撕裂为锐痛,损伤感染化脓为跳痛,神经根病变可有烧灼痛和麻木感。骨肿瘤常在夜间痛,儿童髋关节结核常有"夜哭",骨性关节炎常久行后痛重,腰椎管狭窄症多表现间歇性痛,腰椎间盘突出症疼痛多自腰部沿坐骨神经放射到踝、足外侧。临床还要注意上肢痛是否因颈部疾病引起,下肢痛是否与腰背、腹腔和盆腔的疾病有关,腰背痛也要考虑是否由内脏疾患引起。

(2)肿胀:询问肿胀出现的时间、部位、范围、程度。一般损伤性疾患多是先痛后肿;感染性疾患常是先肿后痛,且有局部发热。如系肿物包块,应了解其出现的时间和增长速度等。

(3)肢体功能:有无功能障碍,功能障碍发生的时间及其程度。一般骨折或脱位,立即产生功能障碍;筋伤常是随肿胀加重而逐渐影响肢体功能活动。对合并有脊髓或周围神经损伤的脊柱骨折脱位者,要问清瘫痪症状是出现在受伤当时,还是经过搬动转运或院前处理之后,以便判断外伤性截瘫的真正原因和时间。

(4)畸形:肢体畸形多由骨与关节的破坏、移位、增生或软组织的断裂伤、挛缩、瘫痪所致。应详细询问畸形发生的时间及演变过程。外伤后可立即出现肢体畸形,亦可经过几年后出现(如骨骺损伤引起的迟发性畸形);若无外伤史者可考虑是先天性或发育性畸形或其他骨病等。

(5)创口:应询问创口形成的时间、污染情况、出血情况、处理经过,以及是否使用过破伤风抗毒血清等。

三、全身情况

1. 问寒热 恶寒与发热是骨伤科临床上的常见症状。除体温的高低外,还有患者的主观感觉。要询问寒热的程度和时间的关系,恶寒与发热是单独出现抑或并见。感染性疾病多为寒热并见;损伤初期发热属血瘀化热,中后期发热多是邪毒感染或虚损发热;骨关节结核有午后潮热;恶性骨肿瘤晚期可有持续性发热;颅脑损伤可引起高热抽搐等。

2. 问汗 问汗液的排泄情况,可了解脏腑气血津液的状况。自汗常见于损伤初期或手术后;盗汗多见于骨关节结核;邪毒感染者可出现大热大汗;而严重创伤或重度感染,可出现四肢厥冷、汗出如油的险象。

3. 问饮食 应询问饮食的时间、食欲、食量、味觉、嗜好及饮水情况等,可了解脾胃功能与损伤的病程和轻重。尤其是腹部损伤者,应问清是发生于饱食后还是空腹时,以便估计腹腔污染程度。食欲不振或食后饱胀是胃纳呆滞的表现,多为伤后血瘀化热导致脾虚胃热或长期卧床体弱胃虚所致。

4. 问二便 对脊柱、骨盆、腹部损伤者或多发性复合性损伤者及老年伤病者,尤应询问大小便的次数、量、质、颜色等。如伤后便秘或大便燥结,为瘀血内热;大便溏薄为阳气不足或伤后机体失调;小便滴沥难行为伤后湿热蕴结膀胱;若小便闭塞不通则提示严重外伤或脊柱骨折脱位合并截瘫,也可能是骨盆骨折合并膀胱或尿道破裂。

5. 问睡眠 伤后难以入睡,寐而噩梦惊醒或彻夜不寐,多见于严重创伤,心烦内热恐惧;昏沉而嗜睡,呼之即醒,闭眼又睡,多属伤重气衰神疲;昏睡不醒或醒后再度昏睡,不省人事,常见于颅内损伤。

四、其他情况

1. 既往史 主要询问过去的疾病可能与目前的伤病有关的内容,应按发病的年月顺序,记录主要的病情经过,当时的诊断、治疗的情况,有无并发症或后遗症。如先天性斜颈、新生儿臂丛神经损伤,要了解有无难产或产伤史;对骨关节结核要了解有无肺结核病史。

2. **个人史** 应询问患者从事的职业或工种的年限,劳动的性质、条件和常处体位,以及个人嗜好等。对妇女要询问经带胎产史等。

3. **家族史** 询问家族内成员的健康状况。如已死亡,则应追询其死亡原因、年龄,以及有无可能影响后代的疾病。这对先天性畸形、类风湿关节炎、骨肿瘤等疾患的诊断具有重要意义。

4. **治疗经过** 询问就诊前在何时、何地做过何诊断和治疗,效果如何,目前存在的主要问题是什么,在全面掌握病情的前提下,分析已做的处理是否妥当,从而明确诊断,确定采取何种治疗方案和方法,保证医疗质量。

第四节 切 诊

骨伤科的切诊包括脉诊和触诊。脉诊主要是掌握机体内部气血、虚实、寒热等变化;触诊主要是诊查骨骼肌肉系统疾患之轻重浅深及损伤性质。

一、切脉

骨伤科疾病常见的脉象有以下几种。

1. **浮脉** 新伤瘀肿、疼痛剧烈或兼有表证时多见;大出血及慢性劳损患者,出现浮脉时说明正气不足、虚象严重。

2. **沉脉** 沉脉主病在里,骨伤科在内伤气血、腰脊损伤疼痛时常见。

3. **迟脉** 主寒、主阳虚,在伤筋挛缩、瘀血凝滞等证中多见;迟而无力者,多见于损伤后气血不足、复感寒邪。

4. **数脉** 数而有力者多为实热,虚数无力者多属虚热;浮数热在表,沉数热在里;虚细而数为阴亏,浮大而数为气虚。损伤发热及邪毒感染,脉数有力;损伤津固,脉细数无力。

5. **滑脉** 主痰饮、食滞。在胸部挫伤血实气壅时多见;妇女妊娠期常现此脉。

6. **涩脉** 主气滞、血瘀、精血不足。涩而有力为实证,涩而无力为虚证。损伤血亏津少不能濡润经络之虚证、气滞血瘀的实证多见。

7. **弦脉** 主诸痛,主肝胆疾病、阴虚阳亢。在胸胁部损伤以及各种损伤剧烈疼痛时多见,还常见于伴有肝胆疾患、高血压、动脉硬化等症的损伤患者。弦而有力者称为紧脉,多见于外感寒盛之腰痛。

8. **濡脉** 虚损劳伤、气血不足、久病虚弱时多见。

9. **洪脉** 主热证,损伤邪热内壅、热邪炽盛或伤后血瘀化热时多见。

10. **细脉** 常见于损伤久病卧床体虚者或虚脱、休克患者。

11. **芤脉** 多见于损伤大出血后。

12. **结、代脉** 主脏腑衰弱,心气不足。多见于损伤疼痛剧烈、脉气不衔接或高能量损伤、内脏损伤者。

二、触诊(摸诊)

触诊,也称摸诊,是骨伤科临床检查的重要方法之一。通过医者以手对损伤局部或全身进行认真触摸,可帮助了解损伤的性质、程度,判断有无骨折、脱位或筋伤断裂,以及骨折、脱位的移位方向等。通过长期临床实践和积累的经验,结合其他检查获取的症状、体征,可在缺乏 X 线检查的情况下,对许多损伤性疾病做出比较准确的诊断。《医宗金鉴·正骨心法要旨》说:"以手摸之,自悉其情。""摸者,用手细细摸其所伤之处,或骨断、骨碎、骨歪、骨软、骨硬、筋强、筋柔、筋歪、筋正、筋断、筋走……以及表里虚实,并所患之新旧也。"阐明摸法的重要性及其使用方法。摸诊的用途极为广泛,临床检查特别重视对比,要求"望、比、量、摸"综合运用,与健肢对比,与正常人对比,与治疗前后情况对比,只有这样,才能正确分析判断触摸所获信息的临床意义。

(一) 主要用途

1. **摸压痛**　根据压痛的部位、范围、程度来鉴别骨伤科疾病的性质种类和轻重缓急。直接压痛可能是局部有骨折或筋伤,而间接压痛(如纵轴叩击痛)常提示骨折的存在。长骨干完全骨折时,骨折部位多有环周压痛;斜形骨折时,压痛范围较横形骨折为广泛。筋伤者压痛面积较大、位置较浅表,骨病者压痛面积集中、位置较深在;骨痈疽压痛多剧烈,骨关节痹证压痛多较轻。若患者自觉疼痛广泛而无压痛者,则可能为神经反射痛,应查出其病灶所在。

2. **摸畸形**　当望诊发现畸形时,通过揣摸,仔细检查骨和关节的形态变化,可以判断骨折和脱位的性质、移位方向以及呈现重叠、成角或旋转畸形等变化;对于骨先天性畸形等疾患的分析认识也具有重要价值。

3. **摸肤温**　从局部皮肤冷热的程度,可以辨识是热证或寒证,及时了解患肢血运情况。热肿一般表示新伤或局部积瘀化热、感染,如开放性骨折感染、骨痈疽;冷肿表示寒性疾患,如骨关节结核;伤肢远端冰凉、麻木、动脉搏动减弱或消失,则表示血运障碍,如缺血性肌挛缩者。摸肤温时一般用手背测试最为适宜、准确,并与健侧对比。

4. **摸异常活动**　在肢体没有关节处出现了类似关节的活动,或关节原来不能活动的方向出现了活动或原活动度加大,称为异常活动。多见于骨折或韧带断裂,也见于骨痈疽、骨痨、骨肿瘤发生病理骨折时,以及先天性胫骨假关节。但检查患者时不要主动寻找,以免增加患者的痛苦和加重局部的损伤。

5. **摸弹性固定**　脱位的关节常保持在特殊的畸形位置上,在摸诊时肢体有轻度活动且有弹性阻力感,放松肢体后患肢又恢复到原来的畸形位置上,此即为弹性固定。这是关节脱位特征之一。

6. **摸肿块**　首先应区别肿块的解剖层次是在骨骼还是在肌肉、肌腱等组织中,是骨性的或囊性的;还须触摸其大小、形态、硬度、移动性、边缘是否清楚等,以判断肿块的性质,如腱鞘囊肿、痛风性关节炎、骨肿瘤等。

(二) 常用手法

1. **触摸法**　以拇指或拇、示、中三指的指腹置于伤处,稍加按压之力,细细触摸。范围由远端逐渐移向伤处,用力大小视部位而定;轻摸皮、重摸骨、不轻不重摸筋肌,用心体验指下感觉,了解损伤和病变的确切部位,病损处有无畸形及摩擦征,皮肤温度、软硬度有无改变,有无波动感等。要求通过触摸做到心中有数,具备"手摸心会"的要领,以辨明伤病的局部情况。临床诊查时最先使用该法,在此基础上再根据情况选用其他手法。

2. **挤压法**　用手掌或手指挤压患处上下、左右、前后,根据力的传导作用原理来诊断骨骼是否折断。如胸廓挤压痛可能有肋骨骨折;骨盆挤压痛常有骨盆骨折;挤压骨干两端或两侧出现疼痛多提示四肢骨折。此法有助于鉴别是骨折还是挫伤。但检查骨肿瘤或感染患者,不宜在局部过多或过于用力挤压。

3. **叩击法**　以掌根或拳头对肢体远端的纵向叩击所产生的冲击力,来检查有无骨折的一种方法。检查股骨、胫腓骨骨折,可采用叩击足跟的方法;检查脊柱损伤时,可采用叩击头顶的方法。此外,检查四肢骨折是否愈合亦常采用纵向叩击法。

4. **旋转屈伸法**　一手握着关节部,另一手握住伤肢远端,作缓慢轻柔的旋转、屈伸及收展关节活动,以观察伤处和关节部有无疼痛、活动障碍及特殊声响等;结合问诊与望诊,推断骨或关节是否损伤。若关节部出现剧痛,提示有骨或关节的损伤;若关节内骨折者,可出现骨摩擦音。此外,患者主动的屈伸与旋转活动常与被动活动进行对比,以此作为测量关节活动功能的依据。

第五节　特殊检查法

在骨伤科疾病的诊断中,常需要针对损伤局部采取某些具有特征性的检查方法。常用的特殊检查法有:

(一) 颈项部

1. **头部叩击试验**　又称"铁砧"试验。患者端坐,医生以一手掌心平置于患者头顶部,另一手握拳叩击头顶部的手背;若患者感觉颈部不适,疼痛或向上肢放射,则为阳性,提示颈椎病或颈部损伤。

2. **椎间孔挤压试验**　又称 Spurling 征。患者端坐,将患者的头转向患侧并略屈曲,检查者双手手指互相嵌夹相扣,以手掌面压于患者头顶部;当出现肢体放射性疼痛或麻木感时,则为阳性,见于神经损害,常提示神经根型颈椎病(图 3-3)。

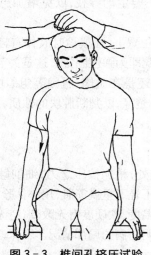

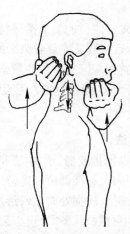

图 3-3　椎间孔挤压试验　　　　　图 3-4　椎间孔分离试验

3. **椎间孔分离试验**　又称引颈试验。患者端坐,检查者两手分别托住患者下颌和枕部,向上牵拉;如患者能感觉到颈部和上肢疼痛减轻,即为阳性反应,常提示根性损害;其机制是拉开并扩大狭窄的椎间孔,舒展小关节囊,减轻对神经根的挤压和刺激,使疼痛减轻(图3-4)。

4. **臂丛神经牵拉试验**　又称 Eaten 征。患者端坐,医生一手握住患者病侧手腕,另一手放在患者病侧头部,双手向相反方向推拉;若患者感到疼痛并向上肢放射,即为阳性,多用于颈椎病的检查。但应注意,除颈椎病根性压迫外,臂丛神经损伤、前斜角肌综合征者均可阳性(图3-5)。

5. **旋颈试验**　又称前屈旋颈试验、Fenz 征。患者端坐,先令患者头颈部前屈,再行左右旋转活动,若颈椎处出现疼痛或出现头晕、头昏现象即为阳性,提示有颈椎病。

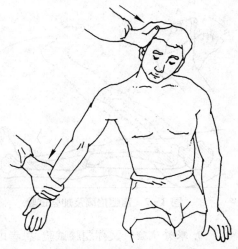

图3-5　臂丛神经牵拉试验

(二)胸腰部

1. **胸廓挤压试验**　检查分两步,先进行前后挤压,检查者两手分别置于胸骨和胸椎,前后挤压胸廓,如有肋骨骨折,则骨折处有明显疼痛感或出现骨擦音、摩擦感。再行侧方挤压,两手分别置于胸廓两侧,缓缓用力挤压,如有骨折或胸肋关节脱位,则在损伤部位出现疼痛反应。

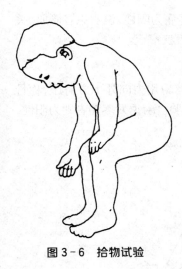

图3-6　拾物试验

2. **拾物试验**　置一物于地面,嘱患儿拾起,注意观察患儿的取物动作和姿势;正常时,应直立弯腰伸手拾起,当脊柱有病变、腰不能前屈时,患儿则屈髋、屈膝,腰部板直,一手扶住膝部下蹲,用另一手拾起该物,即为拾物试验阳性。主要用于判断小儿脊柱前屈功能有无障碍,如胸腰椎结核(图3-6)。

3. **俯卧背伸试验**　主要用于检查婴幼儿脊柱是否有保护性僵硬或脊柱病变。患儿俯卧,两下肢伸直并拢,检查者提起其双足,使腰部过伸;正常脊柱呈弧形后伸状态;有病变者则大腿和骨盆与腹壁同时离开床面,脊柱呈强直状态。

4. **仰卧屈髋试验**　又称腰骶关节试验、骨盆回旋试验,主要用于检查腰骶部疾患。患者仰卧,双腿并拢,令其尽量屈膝、屈髋,检查者双手扶住膝部用力按压,使大腿贴近腹壁,这时腰骶部呈被动屈曲状态。如有病变则腰骶部出现疼痛即为阳性反应,提示有腰骶部扭挫伤或强直性脊柱炎。

5. **直腿抬高试验及加强试验**　又称足背伸试验、Bragard 征。患者仰卧伸膝,检查者一手轻压患膝,一手托举足跟,抬高肢体至患者疼痛而不能继续抬高为止,记录其角度,于30°~70°出现阳性者才有意义,常提示为腰椎间盘突出症。当直腿抬高至疼痛时,降低5°左右,再背伸踝关节,如大腿后侧疼痛加重,为直腿抬高加强试验阳性,该试验用于鉴别是神经根受压还是下肢肌肉等原因引起的抬腿疼痛(图3-7)。

6. **腰部扭转试验**　患者取左侧卧位,左下肢伸直,右下肢屈曲,检查者左手把住患者左肩部向

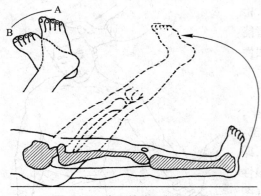

图 3-7 直腿抬高及加强试验

后推,右手把住髂嵴部向前推,两手同时用力,方向相反。以同样方法再行右侧卧位检查,使腰椎扭转,若有疼痛即为阳性,常提示有腰骶部病变。

7. **股神经紧张试验** 患者取俯卧位,检查者将其小腿上提或尽力屈膝,出现大腿前侧放射性疼痛,即为阳性反应,见于股神经受压,多为腰3~腰4椎间盘突出症。

8. **健腿直腿抬高试验** 方法同"直腿抬高试验",抬高健侧肢体时,如患肢能引起坐骨神经放射性痛者,即为阳性反应。多见于较大或中央型腰椎间盘突出症。

9. **跟臀试验** 又称屈膝试验,患者取俯卧位,两下肢伸直,检查者一手按住其骶髂部,另一手握患侧踝部,并将小腿抬起使膝关节逐渐屈曲,使足根部接近臀部。如出现腰部和大腿前侧放射性痛,即为阳性反应,提示股神经损害,并可根据疼痛的起始位置判断其受损的部位。

10. **屈颈试验** 患者仰卧位,检查者一手按其胸前,一手托于枕后,徐徐用力使患者头颈前屈,若出现腰部及患肢后侧放射性疼痛则为阳性。用于腰椎间盘突出症及椎体压缩性骨折的检查。

11. **仰卧挺腹试验** 患者仰卧位,双手放在腹部或身体两侧,以头枕部和双足跟为着力点,将腹部及骨盆用力向上挺起,并嘱患者用力咳嗽。若出现腰痛及患侧传导性腿痛即为阳性,提示腰椎间盘突出症。

12. **腰部背伸试验** 患者站立,嘱患者腰部尽量背伸,如有后背疼痛为阳性,说明患者腰肌、关节突关节、椎板、黄韧带、棘突、棘上韧带或棘间韧带有病变或腰椎椎管狭窄症。

(三) 骨盆部

1. **骨盆挤压试验及分离试验** 患者仰卧位,检查者双手将两侧髂嵴用力向外下方挤压,称骨盆分离试验;反之,双手将两髂骨翼向中心相对挤压,称为骨盆挤压试验。若诱发疼痛者则为阳性,提示有骨盆骨折或骶髂关节病变(图3-8)。

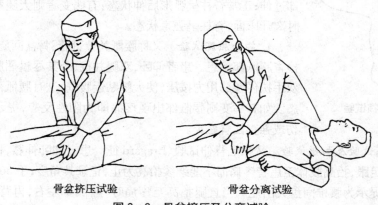

骨盆挤压试验　　　　　　骨盆分离试验

图 3-8 骨盆挤压及分离试验

2. **"4"字试验** 又称髋关节外展外旋试验。患者仰卧,患肢屈髋屈膝,并外展外旋,将患侧足踝部置于对侧膝上部,两腿相交成"4"字,检查者一手固定健侧骨盆,另一手下压患侧膝部;若出现

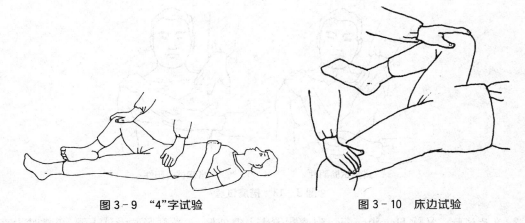

图 3-9　"4"字试验　　　　　　　　图 3-10　床边试验

患侧骶髂关节痛或髋关节疼痛,则为阳性。提示骶髂关节病变或髋部病变(图 3-9)。

　　3.**床边试验**　患者仰卧位,患侧臀部靠于床边,健侧腿尽量屈膝、屈髋,检查者一手按住健膝,使大腿靠近腹壁;另一手将垂于床边的患腿向下按压,使之过度后伸。如骶髂关节出现疼痛则为阳性,说明有骶髂关节疾患(图 3-10)。

　　4.**斜扳试验**　患者侧卧位,下面腿伸直,上面腿屈髋、屈膝各 90°,检查者立于患者背侧,一手将肩部推向背侧;另一手按住膝部用力推向腹侧,并内收内旋该侧髋关节。若发生腰骶关节疼痛即为阳性,提示该侧腰骶关节或下腰部有病变(图 3-11)。

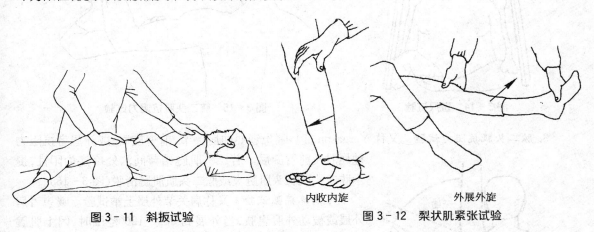

内收内旋　　　　　　　　外展外旋

图 3-11　斜扳试验　　　　　　　图 3-12　梨状肌紧张试验

　　5.**梨状肌紧张试验**　患者仰卧位,伸直患肢,做内收内旋动作,若有坐骨神经放射痛,再迅速外展、外旋患肢,若疼痛立刻缓解即为阳性。或让患者取俯卧位,屈曲患侧膝关节,检查者一手固定骨盆;另一手握持患肢小腿远侧,推动小腿作髋关节内旋及外旋运动,若发生上述反应,即为试验阳性,说明有梨状肌损伤、梨状肌综合征(图 3-12)。

　　(四) 肩部

　　1.**搭肩试验**　又称 Dugas 征、肩关节内收试验。患者站立位或坐位,肘关节屈曲,如手能搭到对侧肩部的同时,肘部能贴近胸壁为正常;如患者不能完成上述动作或仅能完成两动作之一者为阳性反应,表示肩关节脱位或重度肩周炎(图 3-13)。

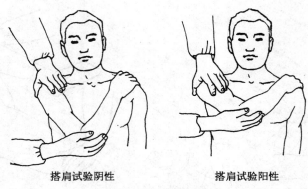

搭肩试验阴性 　　　　　　　　　　搭肩试验阳性

图 3 - 13　搭肩试验

2. **直尺试验**　又称 Hamilton 征。以直尺置于上臂外侧，一端贴紧肱骨外上髁，正常时为直尺另一端不能贴及肩峰，若能贴及肩峰，则为阳性，提示肩关节脱位(图 3 - 14)。

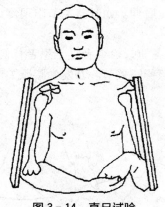

图 3 - 14　直尺试验

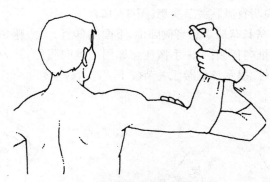

图 3 - 15　肱二头肌抗阻力试验

3. **肱二头肌抗阻力试验**　又称 Yergason 征。嘱患者屈曲肘关节，前臂旋后；或让患者抗阻力地屈肘及前臂旋后。若二头肌腱结节间沟处疼痛为阳性，提示肱二头肌长头肌腱炎或肱二头肌肌腱滑脱(图 3 - 15)。

4. **肩疼痛弧试验**　又称肩关节外展上举试验。嘱患者肩外展或被动外展患肢，当外展到 60°～120°范围时，冈上肌腱在肩峰下摩擦，肩部出现疼痛，即为阳性反应，提示有冈上肌腱炎(图 3 - 16)。

5. **冈上肌腱断裂试验**　当肩外展开始的 30°～60°时，可以看到三角肌用力收缩，但不能外展举起上臂，越用力，肩越高耸，但如能帮助患者外展到这范围以上，三角肌便能单独完成其余的外展幅度。30°～60°范围内的主动外展障碍，为阳性征，提示冈上肌腱断裂(图 3 - 17)。

6. **落臂试验**　患者站立，先将患侧肢体被动外展 90°，然后令其缓慢地向下放，若不能慢慢放下，出现突然直落到体

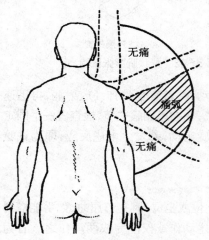

无痛

痛弧

无痛

图 3 - 16　肩疼痛弧试验

侧,即为阳性反应,见于肩袖损伤或断裂。

(五)肘部

1. **网球肘试验**　又称 Mill 征。前臂稍弯曲,手呈半握拳,腕关节尽量屈曲,然后将前臂完全旋前,再将肘伸直。如在肘伸直时,肱桡关节的外侧发生疼痛,即为阳性反应,提示肱骨外上髁炎。

2. **腕伸肌抗阻力试验**　嘱患者屈腕屈指,检查者将手压于各指的背侧做对抗,再嘱患者抗阻力伸指及背伸腕关节,如出现肱骨外上髁疼痛即为阳性,多见于网球肘。

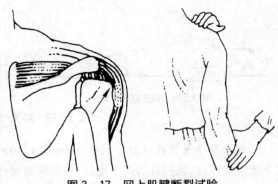

图 3-17　冈上肌腱断裂试验

3. **肘关节外展内收试验**　患者肘关节置伸直位,检查者一手握住肘关节上方,另一手握前臂外展或内收前臂,若肘关节被动外展内收,出现异常侧方运动,提示侧副韧带撕裂、外髁骨折、内上髁骨折或桡骨头骨折。

(六)腕部

1. **握拳尺偏试验**　又称 Finkel-stein 征。嘱患者握拳将拇指握于掌心,紧握拳后腕关节向尺侧倾斜屈曲。若桡骨茎突处出现疼痛即为阳性,提示桡骨茎突狭窄性腱鞘炎(图 3-18)。

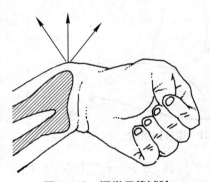

图 3-18　握拳尺偏试验

2. **腕三角软骨挤压试验**　检查者一手握住前臂下端,另一手紧握患手,用力使腕关节掌屈和尺偏,若在腕尺侧引起疼痛即为阳性,提示三角软骨盘损伤、尺骨茎突骨折。

3. **屈腕试验**　又称 phalen 试验。患者腕掌屈,检查者拇指用力按压腕关节掌侧正中部 1~2 min,若出现手掌麻木疼痛感加重,并放射至示指、中指,即为阳性征,提示有腕管综合征。

4. **Tinel 征**　又称神经干叩击试验。轻叩或压迫腕部掌侧的腕横韧带近侧缘中点,若出现和加剧患侧手指放电样刺痛感及麻木等异常感觉时,即为阳性,提示有腕管综合征。该试验多用于周围神经卡压综合征的检查。

(七)手部

1. **指浅屈肌试验**　将患者的手指固定于伸直位,然后嘱患者屈曲需检查手指的近端指间关节,如果近端指间关节屈曲正常,则表明指浅屈肌功能正常;若不能屈曲,提示指浅屈肌有损伤。

2. **指深屈肌试验**　将患者掌指关节和近端指间关节固定在伸直位,然后让患者屈曲远端指间关节。如果远端指间关节能够正常屈曲,则表明指深屈肌腱功能正常;若不能屈曲,提示指浅屈肌腱有损伤。

(八)髋部

1. **髋关节屈曲挛缩试验**　又称 Thomas 征。患者仰卧位,大腿伸直,则腰部前凸;屈曲健侧髋关节,迫使脊椎代偿性前凸消失,则患侧大腿被迫抬起,不能接触床面。常见于腰椎疾病和髋关节疾病等(图 3-19)。

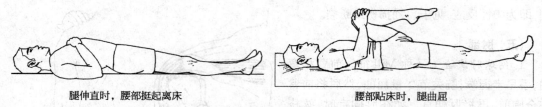

腿伸直时，腰部挺起离床　　　　　　　腰部贴床时，腿曲屈

图 3 - 19　髋关节屈曲挛缩试验

2. **髋关节承重功能试验**　又称 Trendelenburg 征、臀中肌试验、单腿独立试验。嘱患者先用健侧下肢单腿独立，患侧骨盆向上提起，患侧臀皱襞随之上升；再嘱患侧下肢独立，健侧下肢抬起，健侧骨盆及臀皱襞下降为阳性。此试验常用于小儿麻痹后遗症、小儿先天性髋关节脱位、股骨粗隆间骨折后遗髋内翻畸形等疾病的检查。

3. **下肢短缩试验**　又称 Allis 征。患者仰卧位，两腿屈髋屈膝并拢，两足并齐，比较两膝高度，不等高为阳性，提示髋关节后脱位、股骨或胫骨短缩、小儿先天性髋关节脱位（图 3 - 20）。

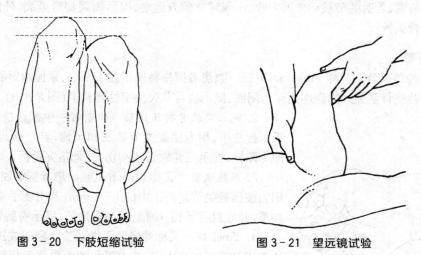

图 3 - 20　下肢短缩试验　　　　　　图 3 - 21　望远镜试验

4. **望远镜试验**　又称 Dupuytren 征。患者仰卧位，检查者一手握膝，另一手固定骨盆，上下推拉股骨干，若察觉股骨头有上下活动或打气筒样的抽筒样感，即为阳性，用于检查婴幼儿先天性髋关节脱位，往往进行双侧对照检查（图 3 - 21）。

5. **蛙式试验**　检查时患儿仰卧位，使双膝双髋屈曲 90°，并使患儿双髋作外展、外旋至蛙式位，双下肢外侧接触到检查床面为正常。若一侧或两侧下肢的外侧不能接触到床面，即为阳性，提示有先天性髋关节脱位（图 3 - 22）。

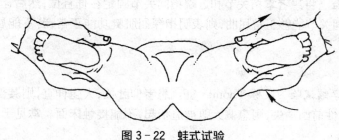

图 3 - 22　蛙式试验

6. **髂胫束挛缩试验**　又称 Ober 征。患者侧卧位,健肢在下并屈髋屈膝。检查者立于患者背后,一手固定骨盆,另一手握患肢踝部,屈膝达 90°后,将大腿外展后伸,再放松握踝之手,若落在健肢后侧为正常。若落在健肢前方或保持上举外展姿态即为阳性,提示髂胫束挛缩或阔筋膜张肌挛缩,并可在大腿外侧摸到挛缩的髂胫束。

7. **髋关节过伸试验**　又称腰大肌挛缩试验。患者俯卧位,屈膝 90°,检查者一手握踝部,将下肢提起,使髋关节过伸,若骨盆亦随之抬起,即为阳性,说明有腰大肌脓肿、髋关节早期结核或髋关节强直(图 3－23)。

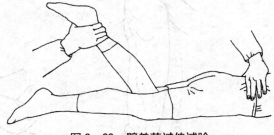

图 3－23　髋关节过伸试验

8. **大腿滚动试验**　患者仰卧位,双下肢伸直,检查者以手掌轻搓大腿,使大腿向内外旋转滚动。若出现髋周围肌肉痉挛、运动受限、疼痛,并见该侧腹肌收缩,即为阳性。主要检查髋关节炎症、结核及股骨颈骨折、股骨转子间骨折等。

9. **髋关节撞击试验**　患者仰卧位,患肢伸直,检查者一手将患肢抬高 30°～45°,另一手握拳叩击患肢足跟部,若出现明显的传导叩击痛,提示髋关节负重部位关节面破坏,且为晚期,常用于检查股骨头坏死。

10. **髂坐连线**　又称 Nelaton 线。患者侧卧位,髂前上棘到坐骨结节的连线正通过大转子的最高点,否则为阳性,提示髋关节脱位或股骨颈骨折。

(九) 膝部

1. **浮髌试验**　患者仰卧位,伸膝,放松股四头肌,检查者一手虎口压在髌上囊部,并固定髌骨两侧,向下挤压使积液流入关节腔内,另一手拇指或中指轻压髌骨后快速松开,可察觉到髌骨撞击股骨前面又浮起,即为阳性,常提示关节腔内积液(图 3－24)。

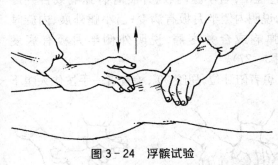

图 3－24　浮髌试验

2. **膝关节侧向挤压试验**　又称膝关节分离试验、侧向运动实验。患者仰卧位,膝伸直,肌肉放松,检查者一手握住踝关节向外拉,一手按住股骨下端外侧向内对抗,若内侧副韧带承受外展张力,有疼痛或有侧方活动,说明内侧副韧带损伤。反之,若使膝关节外侧副韧带承受内收张力有疼痛或有侧方活动,说明外侧副韧带损伤。多用于检查膝关节侧副韧带是否有损伤(图 3－25)。

3. **抽屉试验**　又称为前后运动试验、推拉试验。患者仰卧位,患膝屈曲 90°,固定踝部,检查者双手握住膝部之胫骨上端,向后施压,若胫骨后移明显,提示后交叉韧带断裂;向前施压,若胫骨前移明显,提示前交叉韧带断裂(图 3－26)。此检查需要双侧对比。

4. **研髌试验**　又称 Sotohon 征、髌骨摩擦试验。患者仰卧位,伸膝,检查者一手按压髌骨,使其在股骨髁关节面上下活动,出现摩擦音或疼痛者为阳性,多见于髌骨软化症、膝关节骨性关节炎。

5. **挺髌试验**　患膝伸直,用拇、示两指将髌骨向远端推压,嘱患者用力收缩股四头肌,若引起髌骨部疼痛,即为阳性反应,多提示髌骨软化症。

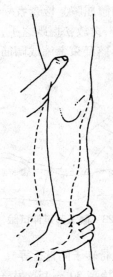

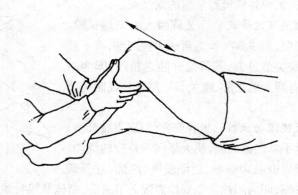

图 3-25　膝关节侧向挤压试验　　　　　图 3-26　抽屉试验

6. 蹲起试验　嘱患者做蹲起活动,若膝部出现疼痛感与关节弹响声或两膝功能活动度存在差异,表明膝关节病变,常提示骨性关节炎。

7. 过伸试验　又称 Jones 试验。患者仰卧位、伸膝,检查者一手固定膝部,另一手托起小腿,使膝过伸,若膝前侧出现疼痛者,可能是半月板前角损伤、髌下脂肪垫肥厚或损伤、股骨髁软骨损伤。

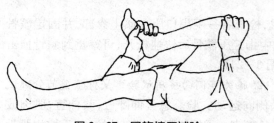

图 3-27　回旋挤压试验

8. 回旋挤压试验　又称 Mc.Murray 征。患者仰卧,检查者一手拇指及其余四指分别按住膝内侧间隙,另一手握住足踝部,极度屈膝。在伸屈膝的过程中,当小腿内收、外旋时有弹响或合并疼痛,说明内侧半月板有病变;当小腿外展、内旋时有弹响或合并疼痛,说明外侧半月板有病变(图 3-27)。

9. 旋转提拉或旋转挤压试验　又称 Apley 征。患者俯卧位,屈膝 90°,检查者一手按住大腿下端,另一手握患肢踝部提起小腿,使膝离开床面,作外展、外旋或内收、内旋活动,如出现膝外侧或内侧疼痛,即为提拉试验阳性,说明有内侧或外侧韧带损伤;检查者双手握足踝部,使膝关节在不同角度被动研磨加压,同时作外展外旋或内收内旋活动,如出现膝关节疼痛和弹响,即为加压试验阳性,说明有内侧或外侧半月板损伤。由于该试验有两种临床意义,故研磨提拉试验又用于鉴别膝关节半月板和侧副韧带损伤(图 3-28)。

10. 重力试验　用于检查盘状半月板和侧副韧带。患者健侧卧位,患膝外展,自动伸屈膝,如膝内侧有弹响声或疼痛加强,则病变在内侧半月

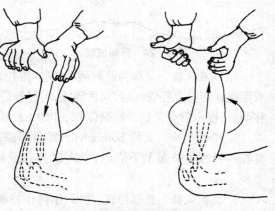

图 3-28　旋转挤压研磨试验

板;反之在外侧半月板。若膝外侧痛加强,则病变在是外侧副韧带。患侧卧位则相反。

11. **交锁征**　患者膝关节活动时,突然在某一角度卡住,使膝关节不能伸屈并感到疼痛,当患者慢慢伸屈膝关节,咔嚓一响,交锁解除膝关节又能活动,此现象称为"关节交锁征"。见于半月板损伤或关节内有游离体的患者。

(十) 踝与足部

1. **踝关节背伸试验**　患者仰卧位,如果屈曲膝关节时,踝关节能背伸,膝关节伸直时,踝关节不能背伸,说明腓肠肌挛缩。若伸膝或屈膝时,踝关节均不能背伸,说明比目鱼肌挛缩。该试验用于鉴别腓肠肌和比目鱼肌挛缩。

2. **足内、外翻试验**　检查者一手固定小腿,另一手握足,作极度内翻或外翻活动,引起同侧疼痛时说明内或外踝骨折;引起对侧疼痛时,则属侧副韧带损伤。但需与踝关节部位复合损伤相区别。

3. **小腿三头肌捏挤试验**　患者俯卧位,足垂于检查床边,检查者用手挤捏患者小腿三头肌腹,正常时可引起踝跖屈,若跟腱断裂则无跖屈活动。

4. **前足横向挤压试验**　检查者用手握住患者前足部用力横向挤压,若出现明显疼痛为阳性,提示跖骨骨折、趾间肌损伤。跖底总神经卡压综合征(Morton病)除了放射痛外,还有足趾麻木。

5. **跟骨叩击试验**　患者取仰卧位或坐位,检查者握拳叩击跟骨,如有疼痛发生说明有跟骨骨折或踝关节损伤。

第六节 | 神经功能检查法

神经功能检查在骨伤科各种疾病诊断中具有重要的作用,不仅因为脊柱或四肢疾病常伴有神经的损害,而且对骨伤科疾病的诊断、治疗、疗效观察等意义重大,还常需与神经系统疾病相鉴别。

一、感觉功能检查

(一) 检查内容

1. **浅感觉**　包括痛觉、温度觉、触觉,三者中以痛觉检查为主。检查时应在安静、温度适宜的室内进行,患者必须意识清晰并高度合作,检查部位要充分暴露,注意两侧对比。检查时注意让患者闭目,以避免主观或暗示活动。

(1) 痛觉:用针尖或其他尖锐的器具轻刺皮肤,确定有无痛觉过敏、减退和痛觉缺失。

(2) 温度觉:包括温觉和冷觉,以内盛冷水(5~10℃)和热水(40~50℃)两个试管或水瓶,分别接触患者皮肤,询问患者对冷热的感觉情况。

(3) 触觉:用棉花、棉签轻触患者的皮肤,问其感觉情况。

2. **深感觉(本体感觉)**　包括位置觉和震动觉,临床中以检查位置觉为主。

(1) 位置觉:嘱患者闭目,检查者轻轻地捏住患者的手指或足趾的两侧,做屈伸运动,然后让患者回答被捏住的指或趾的名称及被扳动的方向。

（2）震动觉：将震动的音叉柄端置于患者骨突或骨面上，询问患者有无震动及持续时间。

3. 综合感觉（皮质感觉）　在浅、深感觉正常的情况下，为了鉴别、判断是否存在大脑皮质的损害，可进一步做下述各项检查，故又称皮质感觉。包括皮肤定位觉、两点辨别觉、体表图形觉、实体觉、重量觉等。

（二）临床意义

检查和确定感觉障碍的程度和范围有助于确定神经损害的部位。

1. 神经干损害　受损伤的神经感觉分布区浅、深感觉均有障碍，常伴有该神经支配的肌肉瘫痪、萎缩和自主神经功能障碍。

2. 神经丛损害　该神经丛分布区的浅、深感觉均受影响，感觉减弱或消失，常伴有疼痛。感觉障碍的分布范围较神经干型的要大，包括受损神经丛在各神经干内感觉纤维所支配的皮肤区域。

3. 神经根损害　浅、深感觉均受影响，其范围与脊髓神经节段分布相一致，并伴有损伤部位的疼痛，称"根性疼痛"，如颈椎病、腰椎间盘突出症等。

4. 半侧脊髓损伤　损伤节段以下同侧运动障碍及深感觉障碍，对侧痛觉、温度觉障碍，双侧触觉往往不受影响，称为半侧脊髓损伤综合征。

5. 脊髓横断性损害　损伤节段以下浅、深感觉均受影响。

（三）记录方法

对于神经损害的部位，可按"皮肤的节段性神经分布图"予以标记或绘出。对于损害的程度，可根据感觉功能 S"0"级～S"5"级，加以记录。

二、运动功能检查

（一）检查内容

1. 肌容积　观察肌肉外形有无萎缩、挛缩及肥大，测量肢体周径，进行两侧比较；根据患者整体情况，判断肌肉营养状况。

2. 肌张力　在静止状态下肌肉仍保持一定程度的紧张度称为肌张力。检查时嘱患者肌肉放松，用手触摸肌肉软硬度，并测定其被动运动时的阻力及关节运动幅度。肌张力过高见于上运动神经元损害，肌张力减低多见于下运动神经元损害。

3. 肌力　系指肌肉主动运动的力量、幅度和速度。肌力检查可以测定肌肉的发育情况和用于神经损伤时的定位，对神经、肌肉疾患的预后和治疗也有一定价值。肌力检查有主动法和被动法，前者是受检者做主动运动时医生观察其运动的幅度、速度和力量，后者是检查时给予阻力，受检者用力抵抗以测其肌力。

（1）肌力评级标准：目前通用的是 Code 六级分法（表 3 - 1）。

表 3 - 1　肌力评定标准

肌 力 级 别	肌力评定标准
0 级	无肌肉收缩，肌力完全消失（完全瘫痪）
Ⅰ级	肌肉稍有收缩，但不能使关节活动（接近完全瘫痪）
Ⅱ级	肌肉能收缩，关节有动作，但不能对抗肢体重力（重度瘫痪）

(续表)

肌力级别	肌力评定标准
Ⅲ级	能对抗肢体重力,但不能对抗阻力(轻度瘫痪)
Ⅳ级	能对抗阻力,使关节完全活动,但肌力稍差(接近正常)
Ⅴ级	能抵抗强大的阻力运动肢体(肌力正常)

(2) 肌力检查法:在关节主动运动时施加阻力与之对抗,测量其肌力,并进行双侧对比。主要测定全身 24 块肌肉的肌力。

(二) 临床意义

1. **肌麻痹**　运动神经元损害,可产生肌力的减退或丧失,出现部分或完全的瘫痪。

2. **肌萎缩**　肌容积比正常人或健侧或伤病之前缩小为肌萎缩。肌萎缩常见原因:下肢运动神经元损伤或疾病;失用性肌萎缩,肢体长期固定,缺乏功能锻炼;骨关节病继发肌萎缩,如颈椎病(神经根型)患者手部肌肉的大、小鱼际肌或骨间肌可出现萎缩,膝关节疾病可引起股四头肌萎缩。

3. **肌张力**　检查时让患肢放松,观察并触摸肌肉的张力情况。肌张力减低时,表现为肌肉不能保持正常外形,触诊时放松无弹力,被动活动时阻力减少或消失,关节活动幅度增大等,常见于脊髓反射弧损害(如婴儿瘫)、小脑疾患、低血钾、肌肉疾患及深度昏迷等;肌张力增高时,肌肉坚硬,被动活动时阻力加大,关节活动幅度减小。锥体束损害表现为肌张力增高,呈折刀式;锥体系损害引起屈肌与伸肌肌张力均增高,称为肌强直。

三、反射功能检查

神经反射是由反射弧的形成而完成,反射弧包括感受器、传入神经元、中枢、传出神经元和效应器等,反射弧中任何一环节有病变都可影响反射。神经反射检查有助于判断神经系统损害的部位和性质。检查时应使患者体位适当,肌肉放松,避免紧张。检查者触及部位与叩击位置要准确,用力均匀柔和并注意两侧对比。一侧反射增强或减弱、消失,是神经系统损害的重要体征;若两侧反射为对称性的减弱或增强,其诊断意义不大。

(一) 生理反射

1. **深反射**　刺激肌腱、骨膜和关节内的本体感受器所引起的反射(表 3-2)。一般常用下列方法表示反射程度:消失(一)、减退(＋)、正常(＋＋)、增强(＋＋＋)、亢进甚至出现阵挛(＋＋＋＋)。

表 3-2　深反射分析表

反　　射	检查方法	反应肌肉	神经节段定位
肱二头肌反射	叩击置于患者肱二头肌腱上的检查者手指,肘关节屈曲	肱二头肌	肌皮神经;C5~C7
肱三头肌反射	叩击鹰嘴上方的肱三头肌腱,肘关节伸展	肱三头肌	桡神经;C6~C8
膝反射	叩击髌韧带,膝关节伸展	股四头肌	股神经;L2~L4
跟腱反射	叩击跟腱,足部跖屈	腓肠肌	股神经;L4~S2

2. 浅反射　刺激皮肤所引起的反射（表3-3）。一般记录方法：消失（－）、迟钝（＋）、活跃（＋＋）、亢进（＋＋＋）。

表3-3　浅反射分析表

反　　射	检 查 方 法	反 应 肌 肉	神经节段定位
上腹壁反射	迅速轻划上腹部皮肤,上腹壁收缩	腹横肌	肋间神经：T7～T9
中腹壁反射	迅速轻划中部皮肤,中腹壁收缩	腹斜肌	肋间神经：T9～T10
下腹壁反射	迅速轻划下腹部皮肤,下腹壁收缩	腹直肌	肋间神经：T11～T12
提睾反射	轻划大腿内上侧皮肤,睾丸上提	提睾肌	生殖股神经；L1～L4
肛门反射	轻划肛门旁皮肤,肛门收缩	肛门括约肌	肛门神经；S4～S5

（二）病理反射

病理反射是中枢神经损害时才出现的异常反射,正常人不能引出。主要有以下几种。

1. 霍夫曼（Hoffmann）征　医生以左手托住患者一手,用右手示、中指夹住患者之中指,使腕部处于轻度过伸位,并用拇指轻弹中指指甲,若引起患者其余手指屈曲动作,为阳性征。

2. 巴宾斯基（Babinski）征　用钝器轻划患者足底外侧,自足跟向足趾方向,引出趾背伸、其余四趾呈扇形分开,为阳性征。

3. 奥本海姆（Oppenbeim）征　又称压擦胫试验。以拇指用力沿胫骨前嵴内外侧面从上向下压擦,阳性时趾背伸。

4. 戈登（Gordon）征　又称捏腓肠肌试验。用力捏压腓肠肌,阳性时趾背伸。

5. 踝阵挛　患者仰卧位,检查者一手托住腘窝,一手握足,用力使其距小腿关节面突然背屈,然后放松,可以产生距小腿关节连续交替的伸屈运动,即为阳性反应。

6. 髌阵挛　患者仰卧位,检查者以一手的拇、示两指抵住髌骨上级,用力向下快速推动髌骨,然后放松,引起髌骨连续交替的上下移动,即为阳性反应。

（三）反射检查的临床意义

1. 深反射减弱或消失　表示反射弧的抑制或中断。反射弧未中断时,如上运动神经元损害,可因中枢的抑制释放而反射增强,亦可因超限抑制反射消失。

2. 浅反射减弱或消失　表示反射弧的抑制或中断。反射弧未中断时,如上运动神经元损害,可因浅反射的皮质反射通路受损,亦表现为反射减弱或消失。

3. 反射对比　检查反射时一定要两侧比较,对称性的反射减弱和增强未必都是神经损害的表现,而反射的不对称性是神经损害的有力指征。

四、自主（植物）神经损伤检查

（一）检查内容

1. 神经损伤分布区　周围神经损伤可引起自主神经连同损伤,检查时应注意神经损伤分布区的皮肤色泽、粗糙程度、汗液分泌情况,有无脱屑、营养性溃疡、褥疮等。

2. 脊椎病变　检查时应注意有无颈交感神经麻痹综合征,即霍纳（Horner）综合征,表现为患侧上眼睑下垂、瞳孔缩小、眼球轻度下陷、面部无汗。

3. **脊柱及骨盆病变**　检查时应注意有无括约肌功能及性功能障碍等情况,有无尿潴留或尿失禁,有无便秘或大便失禁,是否已形成自主性膀胱、反射性膀胱或随意性膀胱。

4. **皮肤划纹试验系**　以钝针轻而快地划过皮肤,数秒后出现白色条纹,持续数分钟。即刺激皮肤引起的血管反射,多见于血管舒缩障碍。

(二) 临床意义

(1) 周围神经损伤及脊髓损伤时,损伤节段以下皮脂腺分泌减少而造成皮肤缺少光泽、皮肤粗糙、脱屑、局部无汗,甚至发生营养性溃疡和褥疮。

(2) 颈交感节或 C8、T1 脊髓病变,可以出现霍纳综合征。

(3) 骶神经损伤及急性脊髓损伤休克期(一般数日至 6 周内恢复),呈现无张力性膀胱;休克期已过,呈现自主性膀胱;骶髓节段以上的脊髓损伤,可形成反射性膀胱;近似随意性膀胱,为部分损伤的表现。

(4) 周围神经和脊髓损伤节段以下皮肤划纹反应减弱或消失,有助于病损定位。

五、四肢神经损伤检查

1. **桡神经**　桡神经由臂丛神经后束延伸而来,绕过肱骨桡神经沟后,在肘上部分为四个分支,支配肘部及前臂部。其损伤后的主要临床表现是前臂伸肌群肌萎缩、腕下垂、拇指不能外展和背伸;感觉障碍区主要在上臂与前臂后侧、手背桡侧 2 个半手指。临床多检查桡侧腕长伸肌、桡侧腕短伸肌、尺侧腕伸肌的肌力来分析判断桡神经的损伤程度。

2. **正中神经**　正中神经是由臂丛神经前束延伸而来,在肘部分出五个分支后进入前臂部。其损伤后的主要临床表现为对掌肌麻痹,大鱼际萎缩,掌心凹陷消失,手掌扁平,称之为"猿手";感觉障碍区在手掌的桡侧 3 个半指和手背桡侧 3 个指的末节。根据正中神经损伤的平面高低不同,临床表现也不一样,若发生在肘部以上时,前臂旋前、桡侧屈腕功能、第 1~第 3 指的屈指动作、对掌运动障碍;若发生在腕部时,指深、浅屈肌无麻痹,仅有手内在肌麻痹。

3. **尺神经**　尺神经是由臂丛神经内侧束的延伸,经过肱骨下端尺神经沟到前臂分出尺侧腕屈肌支。其损伤后的主要临床表现为骨间肌萎缩,各掌骨明显隆起,掌骨间呈沟状凹陷,小鱼际萎缩,掌心变平,环指和小指蚓状肌麻痹,第 4、第 5 指不能外展、内收,屈曲不全,出现"爪形手"畸形;感觉障碍区是手的尺侧皮肤,掌、背侧面的 1 个半手指。临床常通过检查尺侧屈腕肌和拇指内收肌的肌力来分析判断尺神经的损伤程度。

4. **股神经**　主要检查髂腰肌和股四头肌肌力的功能。股神经损伤后,主要表现为股四头肌萎缩、麻痹,甚至不能伸膝,膝反射消失,股前内侧、小腿及足内侧皮肤感觉障碍。如果损伤平面高可同时伴有髂腰肌麻痹而影响髋屈曲功能;损伤平面较低或为不完全损伤,则可能尚有部分皮肤感觉或肌力完好。

5. **坐骨神经**　坐骨神经损伤,一般多为不完全性损伤,常表现为腓总神经麻痹。如果在臀部有完全性损伤,则出现胫神经和腓总神经完全麻痹的征象,即足趾的活动完全消失。腘绳肌虽亦麻痹,但因缝匠肌和股薄肌未瘫,而仍能屈膝。小腿下 2/3 及足的大部分皮肤感觉消失,而小腿及足内侧由来自股神经的隐神经支配。

6. **腓总神经**　腓总神经是由坐骨神经在大腿中部下方分支而来,至腘窝向外走行,绕过腓骨头到小腿外前方分为深、浅两支。腓深神经损伤后,其感觉支支配第 1~2 趾之间的皮肤感觉障碍;

腓浅神经损伤后,其感觉支支配足背的大部分皮肤,出现感觉丧失或异常;腓总神经损伤后,患肢呈足下垂畸形。临床常检查胫前肌和长伸肌肌力来分析判断腓总神经损伤的程度。

第七节 影像学及其他检查法

骨与关节疾病多而复杂,除骨与关节外伤、炎症和肿瘤等疾病外,全身性疾病如营养代谢和内分泌等疾病也可引起骨与关节的改变。X线、CT、MRI、超声、放射性核素等检查技术,是骨骼、肌肉系统的影像学检查方法,正确合理的运用各种检查技术和方法,才能最有效的发挥其在诊断骨与关节疾病病变中的作用。各种影像学诊断方法各有优缺点,不能相互替代,传统X线检查仍是临床诊治首选的检查方法,在此基础上选择其他方法,可相互印证、相互补充,取长补短则更好地发挥其定位、定性、定量的诊断作用,为临床检查提供更全面、更有价值的资料信息。忌单纯追求影像学检查而忽视四诊方法。

一、X线检查

(一) X线检查方法

1. X线透视　主要用于四肢骨折、关节脱位的复位检查或软组织异物定位。其优点是简单易行,多方位动态观察病变的形态变化;缺点是分辨率低,不能显示细节,不能留下永久记录,且对患者和医师都有一定的辐射损害。

2. X线摄片　是临床最常用、最基本的检查手段,通过观察骨的密度、皮质形态,对大多数骨关节疾病可做出定性、定量、定位的初步诊断,适用于人体任何部位。其优点是分辨率高、图像清晰,可永久保存、便于复查和会诊;缺点是为静态影像,不能观察器官的运动功能。

3. 计算机X线摄影(computed radiography,CR)　与传统的X线摄影比较,CR图像实现了数字化,可在计算机上进行灰阶和窗位等处理,提高了图像质量,改善了影像的细节。

4. 数字X线摄影(digital radiography,DR)　使用电子暗盒,将X线影像信息直接转化为数字影像。和CR相比,由于减少了中间环节(IP读取)信息的丢失,图像的分辨率更高。

(二) X线检查的位置选择

1. 常规摄影位置　四肢长骨、关节和脊柱通常采用正、侧位两个位置,这对检查外伤性病变尤为重要。某些部位还可摄斜位、切线位或轴位等。如掌、跖骨拍摄正、斜位片;肩、髋关节先摄正位像,再视情况加摄其他位片;跟骨、髌骨先摄侧位,必要时加摄轴位;对一侧病变可疑时,可对健侧相同位置拍片对照。

2. 特殊检查位置　根据病情所需和局部损伤的解剖特点,常见的有寰枢椎开口位、穿胸位(肱骨头颈侧位)、四肢与脊柱的应力位检查、断层摄影等。

(三) X线片的阅读

1. X线片质量评价　在进行阅片前,要根据病变的性质、部位以及投照的位置、条件等因素来综合评定。高质量的X线片对比清晰,骨小梁、软组织的纹理清楚。

2. **阅片按一定的程序进行** 阅片时应养成良好的习惯,由周围至中心,由上至下,由软组织到骨骼及关节,逐步进行。不可为发现一两个明显的病变或损伤,而忽略了其他较为隐蔽的征像。阅片时要认真观察骨结构、骨关节形态、大小、曲线弧度、周围软组织、骨骺等,全面地进行对比分析,依次观察,以免漏诊。

3. **根据组织的形态及密度变化进行分析** 骨骼含有大量的钙盐,密度高,同其周围的软组织有明显的对比。而在骨骼本身的结构中,周围的骨皮质密度高,内部的松质骨和骨髓比皮质骨密度低,也有明显的对比。由于骨与软组织具备良好的自然对比,使X线检查时能显示出清晰的影像。通过X线检查,不仅可以了解骨与关节伤病的部位、类型、范围、性质、程度和周围软组织的关系,进行一些疾病的鉴别诊断,为治疗提供参考,还可在治疗过程中指导骨折脱位的手法整复、牵引、固定等治疗效果、病变的发展以及预后的判断等。此外,还可以利用X线检查观察骨骼生长发育的情况,以及某些营养和代谢性疾病对骨骼的影响。骨骼肌肉系统疾病繁多,X线表现复杂多样,相同疾病或疾病不同时期可具有不同X线征象,而有些不同的疾病却有相似的X线征象。但实际上这些疾病都是由几种基本病变在不同的组成下所构成,阅片时应重点观察组织的形态及密度变化。在熟悉正常肢体组织的X线形态后,即可对异常的病理改变作出大致的判断。

（四）骨骼系统病变的基本X线表现

1. **骨质疏松** 指单位体积内骨量低于正常为特征的骨骼疾患。X线表现为松质骨骨小梁变细并数目减少,间隙增宽;骨皮质变薄,骨髓腔增宽,因而骨密度减低。在脊椎,椎体内结构呈纵形条纹,重则椎体变扁或上下缘内凹。

2. **骨质软化** 指单位体积骨组织内矿物质含量减少,骨骼代谢过程中矿化不足。X线表现与骨质疏松有许多相似之处,另外骨小梁边界模糊不清,呈所谓的"绒毛状",支重的骨骼因受重力影响而变形。

3. **骨质增生硬化** 指单位体积内骨盐增多,也就是骨的形成增多。X线表现为骨质密度增高、骨小梁粗密、骨皮质变厚、髓腔变窄甚至消失。

4. **骨质破坏** 原有骨组织被炎症、肿瘤、肉芽组织取代而消失,称之为骨质破坏。X线表现为早期局部骨密度减低,以后破坏范围扩大,产生形态不定的骨质缺损,其间骨结构消失,该范围可广泛或局限,边缘可清楚或模糊,破坏区周围骨质的密度可以正常、增高或减低。可区别良、恶性骨肿瘤及急性骨髓炎。

5. **骨质坏死** 是局部骨质丧失新陈代谢能力,坏死骨成为死骨。X线表现早期可无异常,中后期可见骨质局限性密度增高,多见于慢性化脓性骨髓炎、骨缺血性坏死及外伤骨折后。

6. **骨膜反应** 骨膜受到某些原因刺激后,骨膜内层的成骨细胞活动增加,久之形成骨膜新生骨称为骨膜反应。X线表现多种多样,其类型有平行型、花边型、垂直型等骨膜反应,此征象常见于炎症、肿瘤、外伤等,意味着骨质有破坏或损伤。

7. **骨内或软骨内钙化** X线表现为局限性颗粒状、斑片状或无结构的致密阴影,可大可小。

8. **骨骼变形** 局部病变或全身性病变均可引起骨骼变形,X线表现为骨的增大或缩小,增长或缩短,可累及一骨、多骨或全身骨骼。常见疾病如骨肿瘤、垂体功能亢进、骨软化症、骨纤维异常增殖症等。

9. **周围软组织病变** 许多骨骼疾病可引起或伴有周围软组织改变,而软组织病变也可导致骨骼改变。外伤和感染,X线表现为局部软组织肿胀、层次模糊、密度增高;软组织肿瘤或恶性骨肿瘤侵犯软组织时,可见软组织肿块;外伤性骨化性肌炎,可见软组织内钙化与骨化。

(五)关节病变的基本 X 线表现

1. **关节肿胀** 常见于炎症刺激、外伤等。X 线表现为关节周围软组织肿胀、密度增高,难以区别病变的结构;大量关节积液时可见关节间隙增宽等征象。

2. **关节破坏** 关节内软骨破坏时,X 线表现为不同程度的关节间隙狭窄,或在累及区域出现关节面模糊、毛糙、缺损,重者可见关节半脱位和变形。

3. **关节强直** 是关节破坏的后果,可分为骨性和纤维性两种。前者 X 线表现为关节间隙明显变窄或消失,并有骨小梁贯通关节面,常见于急性化脓性关节炎后遗表现;后者 X 线表现为关节间隙不同程度变窄,且无骨小梁贯穿,常见于关节结核等。

4. **关节脱位** 是组成关节骨端的正常相对应关系的改变或距离增宽。依据程度可分为完全脱位和半脱位,依据原因可分为外伤性、病理性及先天性。微动关节脱位多称为分离。

二、计算机 X 线体层成像(computed tomography, CT)

(一)CT 检查方法

CT 图像是由一定数目、不同灰度的像素按矩阵排列所构成的灰阶图像,这些像素反映的是相应体素的 X 线吸收系数。CT 图像反映器官和组织对 X 线的吸收程度。所以,CT 可更好地显示有软组织构成的器官,并在良好的解剖图像背景上显示出病变的影像。CT 的设备主要有三个部分,扫描部分由 X 线管、探测器和扫描架组成,控制及数据处理部分由计算机系统负责,图像显示和存储部分由显示器和照相机或磁带、光盘刻录仪组成。常用的 CT 设备有普通 CT、螺旋 CT、多层螺旋 CT 和电子束 CT 等。基本 CT 扫描技术分为平扫、增强扫描和造影扫描;其他扫描技术有高分辨率扫描、多期螺旋扫描、CT 血管成像、CT 灌注成像等。

(二)CT 片的阅读

(1) 骨骼系统骨窗像示骨皮质为致密线状或带状影,骨小梁为细密的网状影,骨髓腔为低密度影。软组织窗上骨皮质和骨小梁均为致密影不能区分,肌肉、肌腱、关节软骨为中等密度。

骨骼系统病变的基本 CT 表现的病理基础和临床意义,与其基本 X 线表现相同,但由于 CT 是断面显像且分辨力高,能区分骨皮质和骨松质破坏。骨皮质破坏为虫蚀状而致骨皮质变薄或缺损;骨松质破坏的表现为斑片状缺损区。CT 能很好地显示肿瘤内的钙化和骨化,也能清楚的显示软组织肿块及病变特点,并能明确病灶内的液化坏死及出血等情况,以及与周围的关系。CT 增强扫描更利于区分肿瘤的良恶性,实质性肿瘤往往有强化,而囊变及坏死区则无强化。增强后较大的血管常因密度增高,便于了解病变与邻近血管的关系。

脊柱 CT 横断像上,经椎体中部层面,由椎体、椎弓根和椎板构成环形椎管,椎管两侧有横突,后侧有棘突;侧隐窝呈漏斗状,前后径不小于 3 mm,隐窝内有神经根穿出;椎板内侧黄韧带厚度为 2～4 mm,为软组织密度。经椎体上下缘层面,可见椎体以及椎体后方椎间孔、上下关节突。经椎间盘层面,椎间盘中等密度,椎管内硬膜囊为软组织密度。临床多用于椎间盘突出症、椎管狭窄症,以及脊柱损伤的检查。

(2) 关节 CT 片骨窗像示关节骨端骨皮质线状高密度影,骨髓腔低密度中可见高密度骨小梁。软组织窗像示肌肉、韧带、增大的关节囊为中等密度,正常关节腔内的少量关节积液 CT 难发现。

关节病变基本 CT 表现的病理基础和临床意义与其 X 线表现相同。关节肿胀在 CT 上显示关节囊肿胀、增厚为中等密度,关节腔内呈水样密度影,如合并出血或积液可呈现高密度影。关节附近的滑液囊积液,CT 多显示为关节邻近含液的囊状影。关节破坏包括关节软骨破坏和骨质破坏,CT 显示软骨尚有一定的限度,但软骨破坏导致的关节间隙狭窄却易于发现,对关节软骨下的骨质破坏也能清晰的显示。关节退行性变的各种 X 线征象在 CT 上均可发现,而对关节强直的征象显示整体性不如 X 线平片。CT 图像因不受骨骼重叠及内脏器官遮盖的影响,对一些 X 线平片难以发现的关节脱位与微细骨折,如胸锁关节前、后脱位和骶髂关节脱位等也能很好显示,有利于对损伤程度、移位状态的判断。

三、磁共振成像(magnetic resonance imaging, MRI)

(一) MRI 检查方法

MRI 设备主要包括主磁体、梯度线圈、各种发射频和接收信号的线圈以及计算机和控制台等。检查技术有平扫、增强扫描、脂肪抑制技术、水抑制成像技术、水成像、血管成像、弥散加权成像、灌注成像、频谱成像及脑功能成像等。其图像具有多参数、多方位成像,质子弛豫增强效应与对比增强等特点。其检查优点在于无 X 线电离辐射,对人体安全无创;且可进行功能成像和生化代谢分析;扫描参数多、软组织分辨率高、提供的信息多。应用时需注意体内带有铁磁性物质或心脏起搏器者禁用;带监护设备的危重患者不能进行检查;设备昂贵,检查费用高,检查所需时间长,对某些疾病的诊断还有限度,需要掌握检查适应证。

(二) MRI 片的阅读

MRI 可很好地显示骨骼及软组织的解剖形态。骨组织,在所有序列呈低信号;黄骨髓,与脂肪信号相似,T1WⅠ、T2WⅠ上均呈高信号;红骨髓,T1WⅠ 信号强度等于或高于肌肉,低于脂肪,T2WⅠ信号强度类似皮下脂肪。关节软骨,T1WⅠ 和 T2WⅠ 上呈中等或略高信号,表面光滑;骨性关节面,沿骨表面在 T1WⅠ、T2WⅠ 上呈线状低信号;骨髓腔,T1WⅠ、T2WⅠ 上均呈高信号;关节内韧带、关节囊,T1WⅠ、T2WⅠ 上均呈低信号;正常关节腔内少量滑液,T1WⅠ 呈薄层低信号,T2WⅠ 上呈高信号。椎间盘,T1WⅠ 呈中等信号,T2WⅠ 呈高信号;椎管内,脑脊液呈 T1WⅠ 低信号,T2WⅠ 高信号,脊髓 T1WⅠ 和 T2WⅠ 均呈中等信号;椎体,T1WⅠ 呈高信号,T2WⅠ 呈中等或略高信号;椎体骨皮质,前、后纵韧带,黄韧带,T1WⅠ、T2WⅠ 上均呈低信号。肌肉、神经,T1WⅠ 呈中等信号,T2WⅠ 呈低信号;纤维组织、肌腱、韧带,在各种序列均呈低信号;脂肪组织,T1WⅠ、T2WⅠ 均呈高信号。

应用 MRI 检查脊椎与脊髓主要病变有脊髓空洞症,原发性脊髓肿瘤如神经纤维瘤、原发性脊椎骨肿瘤、脊椎转移性肿瘤,脊椎与脊髓炎症性疾病,脊椎与脊髓外伤,脊椎退行性变如颈椎病、腰椎间盘退行性变、椎管狭窄,脊椎滑脱及脊髓血管畸形等。在肌肉骨骼系统,临床主要应用于膝关节病变,如半月板病变、膝交叉韧带和侧副韧带病变、关节软骨病变以及滑膜病变。此外,亦可用于诊断股骨头坏死以及骨与软组织肿瘤。

此外,MRI 成像检查和诊断也有一定的缺点,主要包括:MRI 成像速度慢;MRI 成像不能像 CT 那样一次采集迅速完成三维重建;MRI 对钙化不明感;MRI 成像有来自设备、人体的运动和金属异物的伪影;MRI 检查有禁忌证,对危重患者的应用受限制,少数患者有幽闭恐惧症。

四、造影检查

由于关节内结构为软组织密度,缺乏自然对比,选用关节造影可以了解普通 X 线难以显示的关节软骨、软骨板或韧带的损伤、关节囊病变以及关节结构的变化。关节造影最多用于检查膝关节半月板或交叉韧带的损伤,其次是肩关节和腕关节。造影剂可选用气体或有机碘溶液,前者称为阴性造影,后者称为阳性造影。现在多使用双重对比造影,即同时选用气体和有机碘溶液,它具有反差大、对比度强的优点;但需做碘过敏试验,阳性者禁用。当有化脓性炎症,关节面骨折或关节内出血时,禁用此项检查。

(一)关节造影

目前应用较多的主要是膝、肩和髋部的关节造影。膝关节造影片,可清楚显示内、外侧半月板及关节软骨、滑囊、髌下脂肪垫、交叉韧带等结构;如有损伤或病变时,可相应出现充盈缺损、造影剂断裂等征象。肩关节造影其主要适用于肩袖破裂、关节囊破裂、冰冻肩、习惯性肩关节脱位等肩部疼痛或运动障碍性疾患;髋关节造影可以帮助了解髋关节的病理情况,如髂腰肌和关节囊的关系、盂唇及股骨头软骨部的情况、股骨头大小形态、关节囊的改变、髋臼软骨情况、关节内韧带情况、髋臼内容物等,其主要用先天性或其他原因引起的髋关节脱位的检查,还可以帮助了解有无滑膜病变、游离体及髋关节置换术后并发症等。

(二)窦道及瘘管造影

其主要用于探测窦道或瘘管的位置、来源、范围、行程及与体内感染灶的关系,如慢性骨髓炎及骨结核伴有难以愈合的窦道或瘘管手术时定位;了解创伤或手术并发的窦道或瘘管以及与邻近组织或器官的关系;先天性瘘管或窦道需行手术治疗时,帮助了解其行程和分支情况。注射造影剂前首先吸净瘘管或窦道内的分泌物。用刺激性和毒性小的造影剂,直接或经导管间接注入,稍加按压,注射器或导管不抽出,防止造影剂外溢。透视见瘘管或窦道完全充盈后拍摄正、侧位片。若造影部位有急性炎症者禁用,碘过敏者可换用钡胶造影。

(三)血管造影

血管造影多用于四肢血管,对骨骼肿瘤的良、恶性鉴别有重要意义,近年来也用于烧伤、脉管炎及断肢再植等。临床施行四肢动脉造影主要应用于伴有血管损伤的四肢或骨盆骨折的术前定位和术后疗效观察,如血管成形术后;闭塞性动脉疾患,如血栓闭塞性脉管炎;血管疾患,如动脉瘤、动静脉瘘等;良性骨肿瘤与恶性骨肿瘤的鉴别,了解病变原发于骨本身还是软组织和血管,病变是否侵及骨骼;明确骨肿瘤软组织受累范围,显示肿瘤与血管的关系及主要供血动脉的走向;骨肿瘤切除术后疗效观察,根据血管重建情况评估治疗后残留或复发性骨肿瘤;恶性骨肿瘤行动脉插管造影的同时可以做放射和化学治疗,如动脉灌注化疗药物和动脉栓塞等;其他如夏科关节、骨缺血性坏死和骨萎缩等。

造影征象基本上有三种变化,即血管形态变化、肿瘤血循环及血流动力学改变、邻近血管的移位情况。良性骨肿瘤压迫邻近血管发生移位呈握球状,恶性骨肿瘤可见到丰富的血管呈团块、网状增粗扭曲并出现肿瘤湖。肿瘤术后复发者可通过造影排除血肿、感染或纤维化,有助于确诊。本检查属于有创检查,要谨慎而行。

椎动脉造影可以协助了解椎动脉受压、狭窄的原因,为临床检查难以确定的椎动脉型颈椎病提供有价值的资料,并可为手术减压提示正确的病变部位和范围。

(四)脊髓造影

脊髓造影又称椎管造影,是检查椎管疾病的一种重要检查方法。将造影剂注入蛛网膜下腔,透视观察其充盈和流动情况,拍片了解脊髓的外形、大小,椎管通畅性,梗阻部位、范围、性质等。临床主要应用于采用其他检查手段不能明确定位的髓内或髓外阻塞性病变,如肿瘤、蛛网膜炎等;临床检查性质不确定的髓内、髓外或椎管结构的病变;多节段神经损害;外伤性截瘫;血管畸形;椎间盘后突及黄韧带肥厚;为确定某些椎板切除术后病变复发的原因。造影征象多呈现条带分散或细珠状向前移动,到顶点汇合成柱状影,柱状影的中央有比较透明的带状影,即脊髓影像,正位 X 线片上呈现与椎管相一致的节段性变化。当有梗阻时,可有相应的充盈缺损、造影剂中断等征象。

随着 CT、MRI 广泛应用于临床,椎管造影目前应用有限。CT 能观察椎管内结构或病变的横断面特征,易于显示病变累及范围,特别是针对椎管外的病变范围,是椎管造影无法比拟的。但 CT 扫描时需初步定位,对多节段的病变诊断率不高且易漏诊,椎管造影可以为 CT 检查提供定位依据。MRI 可以同时矢状面成像,能够显示一段或多段椎管,兼有 CT 和椎管造影的优点,已为检查椎管疾患的首选影像诊断方法。这三种检查方法提供的信息可以相互补充。

五、放射性核素

放射性核素骨扫描(ECT)是利用亲骨性放射性核素及其标记物注入机体在骨骼和关节部位浓聚的方法,通过扫描仪或 γ 照相机探测,使骨和关节在体外显影成像,以显示骨骼的形态、血供和代谢情况。因此,对于各种骨伤科疾病的诊断、检测和疗效观察具有重要价值。因为放射性核素扫描敏感性高,该检查主要适用于恶性骨肿瘤,用以判断病变的边界和跳跃病灶,寻找和排除全身其他部位的恶性肿瘤有无骨转移,以帮助疾病分期和确定治疗方案;临床疑为急性骨髓炎而 X 线检查正常者;观察移植骨的血供和成骨活性;观察股骨头的血供情况等。其次适用于诊断各种代谢性疾病和骨关节病;诊断应力性骨折;判断骨折是否为病理性;放射治疗照射野的确定;估计骨病治疗的疗效;椎体压缩骨折时间的估测;鉴别非风湿性疾病引起的血清碱性磷酸酶升高;确定骨病区范围等。

放射性核素在伤科的应用主要有骨肿瘤、转移性骨肿瘤、急性血源性骨髓炎、移植骨成活的判断、股骨头缺血性坏死;骨折如应力性骨折、病理性骨折、延迟愈合甚至不愈合,诊断骨代谢性疾病;其次还用于类风湿关节炎、骨关节炎、人工关节显像等;此外,对深部不易诊断的骨关节炎、早期化脓性关节炎等也有很高的灵敏度。

六、肌电图

肌电图(electromyography, EMG)是应用电子学仪器记录肌肉静止或收缩时的电活动,及应用电刺激检查神经、肌肉兴奋及传导功能的方法。通过此检查可以确定周围神经、神经元、神经肌肉接头及肌肉本身的功能状态。

肌肉松弛时不出现电位,称为静息电位,肌肉收缩时只有少数运动单位兴奋产生动作电位,表现为界限清楚的单相波、双相波、三相波,较少出现多相波,随着收缩力增强,运动单位数量和每个运动单位的放电频率均增加,肌肉最大收缩时,各放电波形互相重叠,波幅参差不齐,不能分出单个电位,称为干扰相。

在病理状态下,失去神经支配的肌纤维,如神经损伤 15～20 日以后,在放松时即出现波形纤细、低窄的纤颤电位,时限一般为 1～2 ms,波幅小于 300 μV。此外,有的患者在肌肉放松时出现自发的颤动,此时可出现自发的运动单位电位,称为束颤电位,时限宽,波幅高,常为多相波。

通过测定运动单位电位的时限、波幅,安静情况下有无自发的电活动,以及肌肉大力收缩的波形及波幅,可区别神经源性损害和肌源性损害,诊断脊髓前角急、慢性损害(如脊髓前灰质炎、运动神经元疾病);神经根及周围神经病变(协助确定神经损伤的部位、程度、范围和预后);对神经嵌压性病变、神经炎、遗传代谢障碍神经病、各种肌肉病也有诊断价值。此外,肌电图还用于在各种疾病的治疗过程中追踪疾病的恢复过程及疗效。利用计算机技术,可作肌电图的自动分析,如解析肌电图、单纤维肌电图以及巨肌电图等,提高诊断的阳性率。肌电图检查多用针电极及应用电刺激技术,检查过程中有一定的痛苦及损伤,因此除非必要,不可滥用此项检查。

七、躯体感觉诱发电位检查

诱发电位(evoked potential, EP),是中枢神经系统感受内、外刺激过程中产生的生物电活动。与骨科临床应用关系密切的是躯体感觉诱发电位(somatosensory evoked potential, SEP),它是刺激外周感受器、感觉神经或感觉通路上任一点,引起冲动,在外周神经、脊髓和大脑皮质等中枢神经系统诱发的一系列电位反应,是一项非痛性、非损伤性检查方法。它能测到输入神经的全长,为评价由感觉神经末梢至大脑皮质整个神经传导路线的功能、客观地分析神经功能状况,提供了精确的定位、定量标准。按潜伏期的长短不同,SEP可分为短潜伏期(上肢刺激正中神经,<25 ms;下肢刺激胫后神经,<45 ms)、中潜伏期(25 ms、120 ms)和长潜伏期(120~500 ms)。中、长潜伏期SEP易受意识形态影响,限制了其在临床上的应用,而短潜伏期体感诱发电位(SLSEP)则几乎不受睡眠及麻醉的影响,且各成分的神经发生源相对明确,少以临床应用。

SEP在骨伤科的临床意义为判定病变的范围与程度;定位诊断价值;客观评价神经的恢复情况。主要应用于脊髓病变、腰椎间盘突出症、椎管狭窄症、周围神经损伤等检查及脊柱手术的术中监测与术后疗效评价等。

八、超声检查

应用于医学影像检查的超声频率范围是2~10 MHz。超声在介质中传播的过程中,遇到不同声抗的界面,声能发生放射折回。超声仪将这种声的机械能转变为电能,再将这种电信号处理放大,在荧光屏上显示出来。骨科临床常用的超声检查有B型超声诊断法,即显示为灰度不同的光点,进而组成图像(B超声显像);D型超声诊断法,即显示超声的多普勒(Doppler)效应所产生的差频时(D超声频移)。

超声检查是一个无损伤的检查法,在骨伤科主要应用于椎管的肿瘤、黄韧带肥厚、腰椎间盘突出症和椎管狭窄症;帮助诊断骨肿瘤(特别是恶性骨肿瘤)的大小、部位、范围和性质等;关节积液、膝关节半月板损伤、肩袖撕裂、化脓性关节炎、骨髓炎和骨关节结核等的检查;还可用于先天性髋关节脱位、幼儿股骨颈前倾角测定、外伤性肌腱断裂、髌骨半脱位、膝关节滑膜嵌顿症等的诊断。

九、骨密度测定

骨密度(bone mineral density, BMD),又称骨矿密度,是骨质量的一个重要标志,反映骨质疏松程度,也是预测骨折危险性的重要依据。由于测量仪器的日益改进和先进软件的开发,使该方法可用于不同部位,测量精度显著提高。除可诊断骨质疏松症之外,尚可用于临床药效观察和流行病学调查,在预测骨质疏松性骨折方面有显著的优越性。目前临床常用的主要是双能量X线骨密度分析法(DEXA),其次还有定量CT(QCT)、骨超声和生化检查法等检查技术,其中以X射线法、超声波法应用最为普遍。

DEXA 通过 X 射线管球经过一定的装置所获得两种能量,即低能和高能光子峰。此种光子峰穿透身体后,扫描系统将所接受的信号送至计算机进行数据处理,得出骨矿物质含量。该仪器可测量全身任何部位的骨量,精确度高,对人体危害较小。DEXA 测量结果的准确性与精确性高,临床上主要应用于对代谢性骨病的评价;建立骨质疏松的诊断并预测其严重性;观察治疗效果或疾病的过程。

十、关节镜检查

关节镜技术是 20 世纪骨科微创技术的重大进步,它集检查、诊断与治疗于一体,已经发展为关节镜外科。该检查在不切开关节,保持关节原有生理及解剖情况下,可在直视下进行动态观察及针对性极强的手术,是开放手术难以比拟的。关节镜是一种硬性内镜,主要包括光学系统、导光系统和光源三部分,其配件有:照相机、教学系统、电视摄录系统。镜下手术具有创伤小、处理目的明确、术后恢复快、并发症少等优点,镜下手术方法更符合关节的生理及解剖特征。目前,临床中开展普及较多的是膝关节镜、椎间孔镜技术、肩关节镜技术,但随着医疗器械的改进和医疗技术的进步,逐渐应用于其他关节,如肘、腕、髋、踝关节镜和椎间盘镜等技术,故成为关节病变诊断和治疗的最重要的方法之一,明显提高了诊断的正确率。

膝关节镜技术作为临床开展普及最广泛的方法,证实了其在部分半月板切除、半月板修复、增生滑膜切除和交叉韧带重建中的价值,既做到了最大范围应用、最低程度损伤膝关节的结构与功能,又具有术后恢复期短,可反复多次手术等,还可在关节镜监视下进行活检取病理组织。对绝大多数膝关节病损,都可使用关节镜治疗。目前膝关节镜检查多用于对膝关节损伤的诊断及膝关节骨关节炎、膝关节骨折、膝关节软骨损伤和半月板损伤以及交叉韧带的损伤、滑膜病变、膝关节僵硬的治疗;摘除膝关节游离体或关节镜下行关节灌洗或导入其他治疗。

椎间孔镜脊柱微创技术是一种全新的脊柱微创手术概念。可以开展从颈椎到腰 5、骶 1 所有节段的椎间盘突出、椎间孔成型和纤维环修复。手术的满意疗效可以达到 85%~90%。其手术方法是通过特殊设计的椎间孔镜和相应的配套脊柱微创手术器械、成像和图像处理系统以及 ellman 双频射频机,共同组成的一个脊柱微创手术系统。它从患者身体侧方或者侧后方(可以平可以斜的方式)进入椎间孔,在安全工作三角区实施手术。在椎间盘纤维环之外做手术,在内窥镜直视下可以清楚地看到突出的髓核、神经根、硬膜囊和增生的骨组织。然后使用各类抓钳摘除突出组织、镜下去除骨质、射频电极修复破损纤维环。手术创伤小,皮肤切口仅 7 mm,如同一个黄豆粒大小,出血不到 20 ml,术后仅缝 1 针。因此可以最大程度地保持纤维环的完整性和保持脊柱的稳定性,在同类手术中对患者创伤最小、效果最好。

该技术临床应用时应注意常见的并发症,如止血带伤、关节软骨面损伤、术后关节血肿及术后感染等。

第八节　常见症状的辨证思路

辨证是中医学长期实践中形成的独特方法,是中医学的特色之一,对骨伤科的诊断具有重要的指导意义。皮肉筋骨的损伤可伤及气血,引起脏腑经络功能紊乱,出现各种损伤内证。

一、疼痛

损伤疼痛是指外力伤害的刺激而引起的疼痛证候。

(一)病因病机

《素问·举痛论》说:"经脉流行不止,环周不休。寒气入经而稽迟,泣而不行,客于脉外则血少,客于脉中则气不通,故卒然而痛。"说明邪气入侵,经脉受损,气血凝滞,阻塞经络,故不通则痛。《素问·阴阳应象大论》又说:"气伤痛,形伤肿。"气无形,病故痛;血有形,病故肿。伤气则气滞,伤血则血凝,气滞能使血凝,血凝能阻气行,所以损伤波及气血均可引起疼痛,只是程度不同而已。伤后正气受损,若兼久居湿地,或受风寒外邪侵袭,则可导致气机不得宣通而反复发作疼痛。如《素问·痹论》说:"风寒湿三气杂至,合而为痹也。其风气胜者为行痹,寒气胜者为痛痹,湿气胜者为著痹也。"

开放性损伤或伤后积瘀成痛,借伤成毒,邪毒深蕴于内,气血凝滞,经络阻塞,也可引起疼痛。

(二)辨证论治

必须详细询问病史,对引起疼痛的原因、疼痛的部位、疼痛的性质应该细辨。损伤早期,气血两伤,多肿痛并见,血瘀滞于肌表为青紫肿痛,故气滞血瘀常难于分开。无移位骨折与伤筋的疼痛也容易混淆,必须注意辨证。至中后期或陈伤,可分为气滞痛、瘀血痛、挟风寒湿痛和邪毒痛。

1. **气滞痛** 气在脉络里行走,当气发生阻滞、气机不通的时候,经络就会胀满,气运行不畅,由此而产生疼痛。此类疼痛常有外伤史,如闪伤、凝伤、岔气、迸气。主要表现为胀痛,痛多走窜、弥散或痛无定处,甚则不能俯仰转侧,睡卧时翻身困难,咳嗽、呼吸、大便等屏气时,常引起疼痛加剧。治宜理气止痛,可用复原通气散。若痛在胸胁部者可用金铃子散加独圣散;若痛在胸腹腰部者,可用柴胡疏肝散。

2. **瘀血痛** 临床上常把疼痛和瘀血联合起来诊断,以疼痛来判断有否瘀血,说明血瘀不通会导致疼痛的产生。气血周转于全身,正常状态下随着经络均匀、平稳地运行于全身,当出现瘀滞时将导致疼痛。此类常由跌打、碰撞、压轧等损伤引起。主要表现为疼痛固定于患处,刺痛、拒按,局部多有青紫瘀斑或瘀血肿块,舌质紫暗,脉细而涩。治法活血祛瘀止痛,可选用四物止痛汤、和营止痛汤或定痛和血汤,并可外敷双柏散等。

3. **挟风寒湿痛** "气主煦之",气的主要功能是温煦身体,如果气虚则身体的有些部位不能被温煦,由此受寒而导致经络蜷急并产生疼痛。此类常有伤后居住湿地或受风寒病史,起病缓慢,病程较长,常反复发作。局部酸痛重着,固定不移,屈伸不利或肌肤麻木不仁,遇阴雨天发作或加重,喜热畏冷,得热痛减,舌苔白腻。治法祛风散寒除湿、佐以活血化瘀,选用羌活胜湿汤、蠲痹汤或独活寄生汤加减,并施针灸按摩。

4. **邪毒痛** 起病较急,多在伤后3~5日出现,局部疼痛逐渐增剧,多为跳痛、持续痛,并可见高热、恶寒、倦怠,病变部红肿、皮肤焮热,舌质红、苔黄,脉滑数。治法清热解毒、活血止痛,用五味消毒饮合桃仁四物汤。

二、肿胀

肿胀与损伤相关者多,是损伤导致血管破裂或血循环受到阻碍而出现的症状。《仙授理伤续断秘方》认为"凡肿,是血作"。《素问·阴阳应象大论》即有"形伤肿"之说。离经之血,透过撕裂的肌膜与深筋膜,溢于皮下,血行之道不得宣通,一时不能消散,即形成瘀肿。伤后日久,缺少活动练功,血行不畅,一旦瘀滞加重,亦作肿胀。慢性劳损,气血失畅,津液难以随气血周流,失于宣畅,凝聚于骨节而为痰湿,亦见肿胀。

(一) 病因病机

1. **瘀阻气滞**　肢体受暴力打击、碰撞及挤压等直接损伤,经脉破损,血溢脉外,积蓄于肌筋膜及关节之间。肿胀程度随损伤的轻重和受损部位的大小及出血量的多少而有所不同。

2. **津失输布**　多见于伤后初期出现局部或肢体肿胀并逐渐加重,此类肿胀主要是损伤局部的炎性反应,导致炎性液体的渗出和反流受阻。

3. **气虚血滞**　损伤后期,由于治疗过程中活动过少,血管舒缩功能紊乱,肢体低位时血液的回流受阻而出现肿胀。

(二) 辨证论治

1. **瘀阻气滞**　受损部位肿胀,痛处固定。如肿胀较重、肤色青紫者为新伤;肿胀较轻,青紫微黄色者,多为陈伤;大面积肿胀,青紫伴有黑色者,为严重的挤压伤,严重肿胀者可出现张力性水疱,舌质多紫暗,脉沉涩。治法活血消肿,方药续骨活血汤,同时可配合外敷活血散或消肿散。

2. **津失输布**　伤部出现肿胀,且肿胀范围逐渐扩大,疼痛以局部为主,肿胀远端一般不出现明显疼痛,皮肤或稍红发热,舌质红、苔黄腻,脉滑数。治法活血止痛、凉血消肿,方药新伤续断汤合仙方活命饮加减,局部可用紫荆皮散外敷。

3. **气虚血滞**　患肢持续性肿胀,肢体下垂则皮肤瘀紫,肿胀加重,按之可有凹陷,抬高患肢则肿胀减轻,舌质淡、脉沉细。治法健脾益气、活血消肿,方药参苓白术散加减。同时在医生指导下练功;抬高患肢。

三、瘀斑

瘀斑是机体血液溢出脉外渗透到肌肤的离经之血,是筋脉骨肉受损的直接反应。离经之血渗至皮下多需时日,故损伤初起可无瘀斑,而1~2日后瘀斑渐显现扩散,此并非是病情进展的表现。气血旺盛或素体健康者,5~7日后瘀斑转黄色而渐消退。有些损伤可从特定区域的瘀斑来判断内部的病情。

(一) 病因病机

骨折、脱位和软组织损伤皆损及脉络,以至血液离经渗于筋膜之间,继而或由重力,或因组织松弛,瘀血外延至皮下而呈现瘀斑。颅骨损伤致颅内出血,据其瘀斑可判断损伤部位而为治疗依据。

(二) 辨证论治

(1) 头面瘀斑颅前窝骨折,如骨折线通过眶上壁,出血进入眶内,可见眼睑和结膜下瘀斑,称为"熊猫眼";颅中窝骨折累及颞骨或岩部,临床上见颞部软组织青肿或耳后瘀血斑;颅后窝骨折可在枕下部或乳突区出现皮下瘀斑;面部挫伤则在相应部位出现瘀斑。凡见上诉之症,应注意有否颅内损伤,若有多出现神志改变征象。舌或暗,脉弦涩。治法活血通窍、化瘀消斑,方药通窍活血汤加味,局部可用正骨水或跌打万花油涂搽。颅内损伤参见相关内容。

(2) 肢体瘀斑伤处肿胀,刺痛,有青紫或青中带黄瘀斑,局部压痛或无压痛,舌质红,脉涩。治法活血化瘀、行气消斑,方药血府逐瘀汤加味,局部用紫荆皮散或跌打万花油涂搽。

四、血证

凡损伤之后,血液妄行,从创口外溢,成为外出血。向内停积瘀颅腔、胸腔、腹腔、盆腔、髓腔之中,称之为内出血。向上出于眼、耳、口、鼻,向下出于二阴,称为九窍出血。腔道、九窍出血以及血瘀于皮内、肌腠之中者,均属于损伤血证。

(一) 病因病机

损伤血证,包括出血、瘀血、血虚三部分。

1. **损伤出血** 伤后内外出血,均是血脉破损所致,为损伤之最常见证候。出血量大者,常危及患者生命,应特别注意。锐器损伤如金刃、弹片等损伤,造成血管断裂,此种损伤,常为开放性,若伤及主要血管,出血势猛、量多,危害性甚大,需立即止血;钝性暴力伤,包括高坠、棍棒打击、重物挤压、车轮压轧等,常致脉络破裂,弥散性出血,出血可能是开放性的,也可能是闭合性的。有时外观出血较轻,但内出血却甚重,这种潜在的危险,应引起警惕。

(1) 创口出血:即外出血,包括阳络、阴络、细络出血三种。阳络出血(即动脉出血),血色鲜红,来势凶猛,喷射而出,出血量大,如不及时止血,可造成死亡,如《血证论·跌打血》所说"如流血不止者,恐其血泻尽,则气散而死",又说"去血过多,心神不附,则烦躁而死";阴络出血(即静脉出血),血黯红,平流而出,来势稍缓,但长时不止,危害亦大,不可不慎;细络出血(即毛细血管出血),来势较缓,慢慢从组织或脏腑器官中渗透而出,若大面积、广泛细络出血,亦有一定的危害性,亦应注意。

(2) 眼、耳、口、鼻出血:多为头部内伤颅骨骨折所致。如为颅前窝骨折,可出现白珠瘀血或血灌瞳神,称为"目衄",眼眶周围青紫、水肿,脑脊液鼻漏,流泪、畏光,头目胀痛欲裂;颅中窝骨折,可出现外耳道出血,称为"耳衄",脑脊液耳漏;颅后窝骨折,可见 Battle 征(即骨折累及颞岩部后外侧时,多在伤后 1~2 日出现乳突部皮下瘀血斑)。若耳鼻中出血或流出血性脑脊液,称为"脑衄"。

(3) 咯血:胸部内伤,肺部络脉破裂,形成内出血,咳嗽唾痰时,痰中带血。

(4) 吐血:上腹部损伤,伤及脾胃,腹中满胀、疼痛剧烈,不得俯仰,呕吐出血,夹有食物残渣,血色多紫暗、乌黑成块,也可吐出鲜血,则说明内出血量多势急。

(5) 便血:腹内损伤,伤及肠胃,可出现大便出血。先便后血为远血,多为胃肠道上部出血;先血后便为近血,多为直肠、肛门出血。远血之粪便为乌黑油亮(柏油样便);近血之粪便,多为鲜血,血多在粪便周围或表面。

(6) 尿血:伤及肾、膀胱,尿中带血或为血性尿,视所伤部位不同,患者或有腰痛,下腹部疼痛等症。

2. **损伤瘀血** 一切外伤引起内出血者,血液滞留于脏腑、腔道、筋膜、肌腠等组织之间未能外出者均称为瘀血。瘀血又有蓄血、留血、恶血、败血、贼血之称。如《灵枢·邪气脏腑病形》说"有所堕坠,恶血留内"。内伤瘀血多蓄积于颅腔、胸腔、腹腔、盆腔,或停于头项间,或留于胸胁内,或在肠胃道中,引致各种病变。

(1) 颅脑瘀血:多因头颅部受暴力打击、碰撞、挤压等直接暴力损伤所致,也可因高处堕坠或"挥鞭"等间接暴力引起。

(2) 胸胁瘀血:暴力撞击挤压或用力负重所致之胸胁部损伤等均可造成胸胁蓄血。

（3）腹部瘀血：常因腹部受直接暴力引起，如撞击、足踢等，亦可因脊柱或骨盆损伤出血导致瘀血。

3. 损伤血虚　引起损伤血虚的各种因素是互相关联的，如脾不生血，出血过多或久病，均可引起肝肾不足；肝肾不足，也可导致脾不生血。或出血过多或久病，则是血虚为主要因素。

（1）出血过多：伤后大出血或出血时间较长，或内出血未能及时发现等。

（2）伤久血虚：损伤较重，久病不愈，伤血耗气，加之瘀血发热，热烁津枯。血本阴精，精液枯竭，血随津枯而成血虚。

（3）肝肾不足：肝藏血，肾藏精，损伤之后，多易波及肝肾，肝气不舒，气血不调，血不归肝。肾气不足，精髓亏虚，肾火衰弱，气化无权，血无从生，必然血虚。

（4）脾不生血：脾胃为后天之本，气血之源，损伤之后脾胃受扰，胃纳欠佳，脾胃运化失常，气血滋生减少，亦可血虚。

（二）辨证论治

1. 损伤出血　不论何种出血，均为内伤重症。出血量多时，盈盅盈碗，患者表现面白神呆、口唇爪甲苍白、气弱体倦、脉细数或细微或洪大中空，甚见目合口张、手撒肢冷、汗出淋漓、脉微欲绝等，此乃气随血脱之危象。

（1）止血：外伤出血，病发骤然，尚无外邪内侵。此种出血当迅速制止，正如《血证论·创血》所说创伤出血："无偏阴偏阳之病，故一味止血为要，止得一分血，保得一分命。"这是对急性损伤出血十分正确的认识。

（2）药物止血：主要用于各部内伤出血或作为急救止血法的补充。① 气虚血脱：伤后出血，手撒口张，汗出如油，脉象微弱者，此气将随血脱之象，当急补气以摄血。方选益气摄血汤或大剂独参汤。② 虚寒出血：伤后出血，四肢厥冷，脉沉细无力，此血虚阳气不能达于四末，当回阳救逆或温经散寒止血。方选四逆汤、黄土汤。用于脾肾虚寒和吐血、衄血，便血之阳虚证，以之温阳、散寒、止血。为加强止血作用可在上述方内酌加仙鹤草、三七、艾叶、百草霜、蒲黄等。③ 血热妄行：《血证论·卷七》云："心为君火，化生血液……火升故血升，火降则血降也。知血生于火，火主于心，则知泻心即是泻火，泻火即是止血。"又云："血之为物，热则行，冷则凝，见黑即止，遇寒亦止。"急性大出血"多属翻天覆地之象"，属热、属实者居多，故血热妄行之出血，当凉血止血。方选如清热地黄汤，用于上部诸窍出血，以水牛角、生地、牡丹皮凉血止血，赤芍止血兼化瘀，以防寒凉太过，形成宿血；四生丸，鲜荷叶、鲜艾叶、鲜侧柏、鲜生地等，治肺、胃伤后之吐血、咯血；槐花散，槐花、侧柏、荆芥凉血止血，枳壳理肺气，肺与大肠相表里，肺气开则腑气通畅，气调则血调。故用于肠道出血；小蓟饮子，用于尿路出血。

2. 损伤瘀血

（1）颅脑瘀血：常见头昏头痛，"昏迷目闭，少时或明"，或清醒后再昏厥，恶心呕吐，烦躁不安。若神志清醒者，常感头痛甚剧，有如锥刺、刀劈，有如石压，目睛发胀，睡卧不宁；若昏不识人，为危重之象。治以启闭开窍、活血化瘀、升清降浊之法。通窍开闭法用于昏迷不醒之气闭患者，首先立即灌服苏合香丸，醒后改用夺命丸、黎洞丸；如气闭昏厥抽搐者，用安宫牛黄丸、至宝丹；如伴有中枢性高热痉厥等症者，用神犀丹、紫雪丹等。若有中间清醒期及定位症状者，应争取早期手术治疗。

（2）胸胁瘀血：临床表现为呼吸困难、气紧、气促、口唇发绀，不能平卧，胸部疼痛（为刺痛或胀痛），咳嗽、呼吸震痛，触压痛，局部丰满；叩诊为浊音或实音，呼吸音减低，语颤减弱，可有日晡发热、食欲下降等症状。治以疏肝理气、活血化瘀之法,方如血府逐瘀汤,适用于胸部内伤瘀血或头、胸腹部内伤,瘀血发热疼痛;复元活血汤,适应证同血府逐瘀汤,偏重于跌打损伤瘀留胁下,痛不可忍者。积血多者,争取时机在 12～24 h 抽出或引流。

(3) 腹部瘀血:临床常见表现是:① 腹痛:如脾胃瘀血,多为上腹疼痛,痛引肩、颈或胸痛彻背,可见大便色黑,此为远血;损伤肠道,引起阵发性腹痛,可见便血,多为鲜血,称为近血,此为肠道下部损伤,疼痛多在少腹或向会阴部放散。瘀血甚重者,腹胀、腹硬、压痛、叩痛、反跳痛,可出现血虚、血脱危象。② 恶心呕吐:腹中瘀血,肝胃不和。清气不升,浊阴不降,发为呕吐,吐出物可有乌血块。③ 便血:伤及胃肠引起便血。下焦出血,常为腹内瘀血的证候。④ 腹胀:瘀血积久,气滞不顺,肠鸣减弱,秽浊之气不降,积于腹中如胀如满,有的患者腹大如鼓,胀痛难忍,大便秘结,脉象多虚数无力。治疗当以活血祛瘀、行气通利、攻下逐瘀为主,膈下瘀血者用膈下逐瘀汤,有活血逐瘀、调气疏肝之效;少腹瘀血者用桃仁承气汤、鸡鸣散、少腹逐瘀汤;腹部瘀血者用攻下逐瘀法,多用硝、黄、枳、朴等峻泻耗气之品,故对素体虚弱、老年、妇女月经过多者慎用,或在药量、剂型上加以调整,或效王好古的“虚人不可下,四物加山甲”的范例,采用攻补兼施,寓攻于补之法。妇女妊娠期间,因伤瘀血者,一般禁用攻下逐瘀法及其方药。

3. **损伤血虚**　血少气亦弱,故其脉象多浮芤或缓小,或沉细略数,身无热或有微热,神志清楚,常有头昏头闷痛,眼目生花(或视物模糊,或眼前发黑),面色苍白,舌质淡白无华,心悸气短,少气懒言,喜静少动,倦卧嗜睡等症。损伤之时,若心慌心累、肢冷汗出、六脉微细者,为气随血脱,气不摄血之重症;若汗出如雨、知觉丧失、口张手撒、二便失禁、神志不清、脉浮大无根者,为气血虚极,阴阳离绝之证。按虚则补之的法则,结合病因立法施治,用补脾以生血,或养血以润肝,或益肾以生髓,或补气以养血,或益气以固脱,或滋阴以泻火,随证治之。

(1) 益气固脱法:用于气虚血脱、脉微欲绝之证,方选独参汤、生脉散。

(2) 补气养血法:用于气血俱虚、精血亏损者,方选八珍汤。

(3) 补脾生血法:用于伤后脾胃虚弱、胃纳不佳、饮食减少者,方选归脾汤(丸)或补中益气汤。

(4) 养血调肝法:用于肝阴不足、阴血亏损之证,方选益肝煎。本方为养血调肝名方,对于肝肾阴虚,肝之疏泄条达失常,以致肝气横逆、胁肋疼痛之症有较好疗效。

(5) 益肾生精法:用于肾精不足、肾阴亏虚,方选六味地黄丸。

(6) 滋阴泻火法:用于血虚生热、阴虚阳浮、虚火妄动、骨蒸潮热、日晡发热、盗汗、面红耳鸣、多梦等症,方选大补阴丸、八味知柏地黄丸或八珍汤加丹皮、麦冬、五味子、肉桂、骨碎补。

五、发热

伤后发热主要是指受伤积瘀或感受邪毒而生热,体温超过正常范围者。

(一)病因病机

1. **瘀血热**　伤后脉络破裂,离经之血瘀滞于体腔、管道、皮下、肌腠之中,气血壅遏不通,郁而发热。

2. **邪毒热**　皮肤破损后,若污浊之物染触伤口而致外邪侵入机体,可产生发热;或因伤后气滞血凝,经络壅塞,积瘀成痈而发热。如创伤感染、开放性骨折感染、血肿感染引起的发热,破伤风、气性坏疽等引起的发热,均属于邪毒热范围。

3. **血虚热**　若外伤以及血证时出血过多或长期慢性失血,而致阴血亏虚,阴不制阳,虚阳外越而成血虚发热。

（二）辨证论治

1. **瘀血热** 一般在伤后 24 小时后出现,体温常在 38～39℃,无恶寒,并有心烦、夜寐不宁、不思饮食、口渴、口苦等证候,舌质红有瘀点、舌底静脉迂曲、颜色紫暗,苔白厚或黄腻,脉多弦数、浮数或滑数。损伤轻者,热度低,可持续 1 周左右;损伤重者,发热较高,可持续 1～2 周。瘀血热亦可出现自觉发热而体温不高或脉证不一致的现象,如《金匮要略》所说:"病人如热状,烦满,口干燥而渴,其脉反无热,此为阴伏,是瘀血也。"对新伤瘀血发热,并有局部肿胀、疼痛、皮肤瘀斑者,治宜祛瘀活血为主,瘀去则热自清,用肢伤一方加牡丹皮、栀子;对伤后瘀积发热,热邪迫血妄行而有咯血、呕血、尿血者,治宜清热凉血祛瘀,可选用犀角地黄汤、小蓟饮子或圣愈汤;对瘀血积于阳明之府的实热证者,有胸腹满痛、大便秘结等,治宜攻下逐瘀泻热,用桃仁承气汤;对瘀血积于胸胁,证见两胁胀痛、呼吸不舒者,为肝经瘀血,治宜祛瘀活血、疏肝清热,用丹栀逍遥散。

2. **邪毒热** 初起证见发热、恶寒、头痛、全身不适,苔白微黄,脉浮数者,治宜疏风清热解毒,用银翘散;如病势进一步发展,毒邪壅于肌肤积瘀成脓者,见局部焮红、肿胀、灼热、疼痛,治宜清热解毒、消肿溃坚,用仙方活命饮;若脓肿穿溃,流出黄白色稠脓,伴有全身发热、恶寒、头痛、周身不适等症时,用透脓散;若伤部疼痛日益剧烈,体温较高,口渴、大汗、烦躁,苔黄脉洪大者,为阳盛实热证,治宜清热解毒泻火,用黄连解毒汤或五味消毒饮加味;若大便秘结的实热证,可用内疏黄连汤或栀子金花丸;若身热滞留,一身重痛,口渴不欲饮,胸脘满闷,呕恶便溏,苔黄腻,脉滑数或濡数,治宜清泄湿毒,用龙胆泻肝汤;若热入营血,出现高热、神昏谵语,夜间尤甚,烦躁不安、夜卧不宁或出现斑疹,舌质红绛或紫暗、脉细数或滑数者,治宜清营凉血,用犀角地黄汤合化斑汤或用安宫牛黄丸清热开窍。若毒邪壅聚于脏腑,见胸胁疼痛日趋加剧,腹痛胀满,拘急拒按,腹壁板硬,身热较甚,恶心、呕吐,苔黄燥或黄腻,脉洪数或滑数者,宜注意与急腹症相鉴别;若火毒攻心,则烦躁不安、神昏谵语。若火毒伤肝,则胁痛发黄,甚则痉挛抽搐。若火毒伤脾胃,则烦渴、嗳气、腹胀、肠鸣、胃纳差。若火毒伤肾,则尿黄、尿少、尿闭、腰痛,治疗时可结合本病辨证论治。

3. **血虚热** 一般有出血过多的病史,常有头晕目眩、视物模糊或时有眼发黑或眼前冒金花,头闷痛、肢体麻木,喜热畏寒、得热则减,日晡发热、倦怠喜卧、面色无华,脉虚细或芤等症候,治宜补气养血,用加味四物汤或当归补血汤;若血虚阳浮,精髓亏耗而发热者,可滋阴潜阳,用大补阴丸;若伤后血虚兼有遍身作痒搔抓不停之症,此乃血虚不能养营肌肤,血虚生风所致,治宜养血祛风用四物汤加首乌、蝉蜕、防风等。

六、便秘

便秘是指排便间隔时间延长,或间隔时间不长,但粪质干结,排出艰难或有便意而排便困难。损伤较重,常可出现便秘。脊柱损伤者,便秘尤其多见。

（一）病因病机

1. **瘀血蓄结** 胸、腹、脊柱、骨盆等损伤,瘀血蓄积腹中,由于血瘀气滞,肠道传导功能失常,而致便秘。

2. **血虚肠燥** 伤后失血过多或亡血,或伤久阴液耗损,血虚肠燥,而致便秘。

3. **热盛津枯** 伤后反复发热,出汗,津液干枯,而致便秘。

4. **气虚失运** 损伤后期,气血大衰,中气不足,脾胃运化无权,肠道传导功能衰退,致成便秘。

（二）辨证论治

1. **瘀血蓄结**　胸、腹、脊柱等损伤，伤后腹满腹胀、腹中坚实、疼痛拒按、按之痛甚，舌质红、苔黄厚而腻。治宜攻下逐瘀，伤在脊柱、胸部，用鸡鸣散；伤在骨盆、腹部，用桃仁承气汤；伤在四肢，用当归导滞汤。还可用番泻叶 3～6 g 泡饮，有良好的泻下作用。若腹中虚寒停聚瘀血，用大黄等药，其血不下，反加腹膈胀满，喘促短气者，此因寒药凝滞不行，可用肉桂、木香为末，热酒冲服，瘀血自下。

2. **血虚肠燥**　伤后内外出血过多，血虚阴亏，不能滋润大肠，常有头晕目眩、心悸气短、面色白，唇淡苔薄，脉沉细弱等表现。治宜养血润燥，用润肠丸或五仁丸。

3. **热盛津枯**　伤后常多发热，热烁津耗，阴液亏损；或因伤后卫气不固，自汗盗汗，汗出过多，亦伤津液。常有口渴唇燥、舌苔黄燥，脉洪或滑数等症。治宜清热润肠，用增液承气汤。

4. **气虚失运**　久病气虚，或损伤后期，正气虚衰，中气不足，脾胃运化无权，表现为食欲不佳、胃纳甚少、精神倦怠、多卧少动，大便并不干结、便意甚弱、排便努挣乏力，甚至汗出短气、面色白，苔白质淡，脉细而弱。治宜益气升阳，用补中益气汤加麻仁、白蜜、郁李仁等。亦可用推拿疗法，在腹部由上向下按推，反复进行。能促进肠道运行，增进脾胃运化。

七、腹胀

正常人胃肠道内存在 100～150 ml 的气体，分布于胃及结肠部位。当损伤后，胃肠道内存在过量的气体时，即可出现腹胀。《素问·缪刺论》说："人有所堕坠，恶血留内，腹中满胀，不得前后，先饮利药。"所说的满胀就是指损伤腹胀。

（一）病因病机

1. **瘀血内蓄**　脊柱骨折脱位、骨盆骨折时，瘀血停蓄于腹后壁，腹部挫伤，肝、胃、脾、肠出血，血蓄腹腔之中或肠道之内。不论腹中蓄血还是腹后壁瘀血，遏久生热产气，浊气积聚，腑气不通，则发为腹胀。

2. **肝脾气滞**　肝气宜舒不宜郁，脾气宜运不宜滞。损伤肝脾，致使两经气滞郁结，脏腑功能紊乱。脏以藏为正，腑以通为顺。伤后脏腑气机逆乱，升降失常，清浊不分，致脏不能藏谷纳新，腑不能推陈去腐。久之，气滞则壅，气壅则胀。

3. **脾虚气弱**　内伤之后，气血耗损，阴血亏耗，元阳亦伤。脾胃之气需肾阳温煦，若平素脾胃健运乏力，加之伤后出血、瘀血，或过用寒凉、滋腻药物克伐脾胃，运化无权，可致腹胀。

（二）辨证论治

1. **瘀血内蓄**　瘀血腹胀，多在伤后 1～2 日逐渐发生，症见腹胀满，伤处疼痛难忍，大便不通，舌红，苔黄干，脉数。治宜攻下逐瘀，对腰伤瘀停腹后壁者，用桃仁承气汤；对瘀停腹中者，用鸡鸣散合失笑散。若腹腔或后腹膜大出血，可见腹胀（参见损伤出血）或脏腑破裂时，腹部胀痛欲死，呕吐，发热，烦躁，不能屈伸，不能转侧，腹壁板硬，腹部压痛、反跳痛，后期可腹大如鼓，甚则危及生命，应速请专科会诊。

2. **肝脾气滞**　若胸腹挫伤后，肝脾气滞，症见胸胁疼痛，腹胀满痛，入夜痛甚，嗳气，大便不通，舌暗苔白，脉弦。治宜理气消滞，不宜峻泻猛攻或一味用破散之剂，因伤后气机已乱，脾胃运化已弱，中气不足，肝木乘之，若再攻伐，则虚者愈虚，滞者愈滞，反添其胀，选用柴胡疏肝散。

3. **脾虚气弱**　症见腹胀喜按，按之则舒，面色萎黄，四肢无力，饮食减少，大便溏软，舌淡，脉虚细。治宜健脾和胃、兼益中气,可选用香砂六君子汤、补中益气汤、归脾汤。

八、癃闭

伤后癃闭是指排尿困难,甚至小便闭塞不通的一种证候。小便不畅,点滴短少,病势较缓者称为癃;小便闭塞不通,欲解不得,病势危重者称为闭。《类证治裁》说:"闭者,小便不通,癃者,小便不利。""闭则点滴难通……癃为滴沥不爽。"临床上一般均合称为癃闭。

(一)病因病机

健康成人,每24小时排尿量在1 000~2 000 ml,白天多于夜晚1倍以上。当人体受到较重损伤之后,常常出现尿量异常、少尿或无尿或排尿困难。

1. **经络瘀滞** 如严重外伤或脊柱骨折脱位合并截瘫,瘀血遏阻于经脉之间,致经络闭阻,膀胱气化功能障碍,使窍隧不通,而产生癃闭。

2. **尿路破损** 骨盆骨折合并膀胱破裂、尿道破裂损伤后,可造成癃闭。

3. **津液亏损** 伤后出血量多或者疼痛剧烈,精神紧张,大汗淋漓,阴液大耗,化水之源枯竭,水道通调不利,不能下输膀胱,亦可致成本证。

4. **下焦湿热** 损伤之后,湿热秽浊之邪蕴结膀胱或逆行感染,酿成湿热,湿热阻遏膀胱,致使气化失常,小便滴沥难行。故隋代巢元方《诸病源候论·小便不通候》云:"热入于胞,热气大盛,故结湿,令小便不通,小腹胀满气急。"

(二)辨证论治

癃闭的临床表现主要是小便点滴而下或点滴全无,少腹胀或不胀。严重者常神志呆滞,甚或昏厥,面色苍白,肢体厥冷,脉象细数;或有恶心呕吐,腹胀腹泻,头目晕眩;或心悸怔忡,喘促;或四肢肿满,身重无力等,甚则视物模糊,循衣摸床,昏迷抽搐。

1. **经络瘀滞** 伤后腹胀满,烦躁、渴不思饮,漱水不欲咽,小便不利,脉细或涩。治宜逐瘀利水、活血通闭,用代抵当丸。对脊柱骨折脱位合并截瘫的癃闭可结合本病辨证论治。

2. **膀胱破裂** 尿液流入腹腔者,可有腹膜刺激征;若尿道破裂,有膀胱膨胀、排尿困难、会阴部血肿及尿外渗等症。宜请专科会诊处理。

3. **津液亏损** 汗出,亡血,渴而能饮,口咽干燥。治宜补气生津,用生脉散。

4. **下焦湿热** 小便不通者,或滴沥尿少,小腹胀满;或热赤尿血。治宜清利湿热、通利小便,用八正散或小蓟饮子。

九、眩晕

目视昏花为眩,头觉旋转为晕,伤后两者并见为损伤眩晕。轻者闭目即止,重者如坐车船,旋转不定,不能站立,或伴有恶心、呕吐、汗出,甚则扑倒等症状。常见于颅脑损伤、损伤性贫血、颈椎病等。

(一)病因病机

1. **肝阳上扰** 损伤后瘀血、败血归肝,瘀滞化火使肝阴暗耗,风阳升动,上扰清空,出现眩晕。多见于头部损伤患者。

2. **气血虚亏** 《伤科汇纂·眩晕》指出:"若仆打即时晕倒在地,此气逆血晕也。"说明损伤眩晕与气血有关。若伤后耗伤气血或失血之后,虚而不复,以致气血两虚,气虚清阳不展,血虚则脑失所养,可致眩晕。

3. **肾精不足** 肾为先天之本,藏精生髓。若先天不足,复感外邪而发病,引起慢性腰腿痛、骨髓炎、骨结核等,能使肾精亏耗。而脑为髓之海,髓海不足,则可发生眩晕。

(二) 辨证论治

临床表现为自觉如坐车船,摇晃不定。轻者闭目后减轻,或发作一时渐渐中止,重者伴有恶心、呕吐、汗出,甚则昏倒等症。

1. **肝阳上扰** 晕痛并见,每因烦劳、恼怒而增剧,甚则扑倒,面色潮红,性情急躁易怒,肢麻震颤,少寐多梦,泛泛欲吐,胃纳差,口苦,舌红,苔黄,脉弦数。治宜平肝潜阳,祛瘀清火,用天麻钩藤饮加减。

2. **气血虚亏** 眩晕每以劳累后即发,或动则加剧,面色㿠白,唇甲无华,发色不泽,心悸失眠,神疲倦怠,纳差,舌质淡,脉细弱。治宜补气养血,用八珍汤加减。

3. **肾精不足** 眩晕日久不愈,健忘,神疲乏力,腰膝酸软,遗精耳鸣,两目干涩。偏肾阳虚者,四肢不温,舌质淡,脉沉细,治宜补肾助阳,用右归丸;偏肾阴虚者,五心烦热,舌质红,脉弦细,治宜补肾滋阴,用左归丸。

十、麻木

内伤麻木是指伤后肢体或局部触觉、痛觉和温觉障碍。一般麻为轻,而木较重。麻是肌肤不仁,但尤觉气微流行;木则痛痒不知,真气不能运及。故麻木虽然同称,而程度上却有轻重之分。《杂病源流犀烛·麻木源流》说:"麻木,风虚病亦兼寒湿痰血病也。麻非痒非痛,肌肉之内,如千万小虫乱行,或遍身淫淫如虫行有声之状,按之不止,搔之愈甚,有如麻之状。木不痒不痛,自己肌肉如人肌肉,按之不知,掐之不觉,有如木之厚。"

麻木常见于各种损伤后期,或并发于各种劳损之时,其中以颈腰部劳损时尤为多见,亦可见于脊髓损伤、周围神经损伤或受压等疾患。

(一) 病因病机

1. **经脉瘀阻** 骨折脱位、挫扭闪等各种损伤,静脉受累,瘀血内积,或失于治疗,或治不得法,陈伤残留,瘀血未能散尽,停滞凝结,阻遏经脉,经脉不通,肢体失于气血濡养而成麻木。此外经脉受压如腰椎间盘突出症,可发生下肢麻木。

2. **气血麻木** 气有温肌、熏肤、充身、泽毛的作用,损伤失血过多,没能及时恢复,耗血损气;或长期卧床,久卧伤气;或体弱多病,脾胃素虚,劳累过度,耗气伤血,均可使肢体失于濡养而发生麻木。《景岳全书·非风》说:"气虚则麻。"《素问·逆调论》说:"营气虚则不仁,卫气虚则不用,营卫俱虚,则不仁且不用。"

3. **血虚麻木** 血有濡养之作用,内而五脏六腑,外而四肢百骸,均赖血的濡养。损伤或产后失血过多,血无以继;过劳伤肾,肾气衰惫,肾水不足以滋血;伤后过用攻伐之品,脾胃亏损,水谷精微不足以生血,均可导致血虚不能濡润肌肤而为麻木。

4. **督脉、经脉损伤** 脊柱骨折脱位,造成循脊柱走行之督脉损伤、受压或离断而致。督脉为总督全身十二经之脉,外联四肢皮肤、内络脏腑器官,一旦受伤离断,轻则肢体麻木不仁,重则肢体不用,甚至半身不遂或发为瘫痪。若周围经筋断裂,则所循行的肢体产生麻木。

（二）辨证论治

1. **经脉瘀阻** 肌肤作麻作木,局部可有肿胀、瘀斑,肢体关节活动不利,若累及经脉,则沿经脉走行部位麻木,舌质紫暗,脉弦涩。治宜逐瘀通络,颈肩及上肢麻木者可用舒筋丸,腰以下麻木者可用活络效灵丹加减。

2. **气虚麻木** 肌肤麻木,短气懒言,面色㿠白,遇劳加剧,并有昼重夜轻的特点,舌淡白,脉细。治宜补气温阳,肺脾气虚方选补中益气汤,肾气不足方选养和汤加减。

3. **血虚麻木** 麻木时作时止,夜间尤甚,伴头晕目眩、视物昏花,舌淡、脉涩。治宜补益气血,方选人参养荣汤。

4. **督脉、经脉损伤** 损伤平面以下肢体麻木、失用,涉及足太阳膀胱经可能出现排尿功能失常,涉及手阳明大肠经可能出现大便功能障碍,并有腹胀、发热,经脉损伤则所循行部位的肢体发生麻木。治宜活血祛瘀、补阳通络,方选血祛瘀汤加味。后期补肝肾、温经络,可用补肾壮阳汤。

十一、肌萎

肌萎是指伤后肢体筋脉弛缓,筋骨萎废不用、肌肉瘦削无力、运动功能障碍而言。《景岳全书·痿症》认为肌萎是由于"元气败伤,则精虚不能灌溉,血虚不能营养",以致筋骨萎废不用所致。肌萎在骨伤科中类似西医学的神经损伤、脊柱骨折脱位的脊髓断裂所呈现的症状。

（一）病因病机

1. **经络瘀阻** 伤后积瘀或陈伤瘀血未散、经脉闭阻,或经脉遭受震荡、经脉失畅,或骨折脱位筋脉受牵、压迫、挫伤,或因外固定压迫经脉,导致经脉功能障碍而成肌萎。

2. **气血亏虚** 损伤出血过多,耗血损气,或久病体虚,或脾胃素虚,脾胃受纳运化功能失常,津液气血之源不足,肌肉筋脉失养,而产生肌萎。

3. **筋骨不用** 筋骨关节,以刚为用,以柔为顺,以用为常。若伤后固定时间过长,或长期卧床,或缺乏功能锻炼,筋骨不用,久之则关节不利,肌筋失用、大肉羸瘦,运动功能障碍。

4. **督脉、经脉损伤** 脊柱骨折脱位而致脊髓（督脉）损伤,气血阻滞。督脉总督周身之阳经,经脉不通,真阴之气不能运行于诸经,出现肢体麻木、无知觉、不能活动,日久则产生本病。若伤后周围神经断裂,荣卫不行,则可产生肌萎。

（二）辨证论治

1. **经脉瘀阻** 肢体损伤、疼痛,局部肿胀,瘀斑明显,举手握拳无力,不能抬腿动足,关节不利,常伴肢体麻木不仁,舌质紫暗,脉弦涩。治宜活血祛瘀,方选桃红四物汤加减三棱、莪术、地龙之类。若因骨折、脱位所致,则应及时复位,因外固定所致者应及时调整外固定;经脉震荡者则应卧床治疗及辨证论治。

2. **气血亏虚** 久病体虚或脾胃素虚,胃纳不振,少气懒言,面色萎黄,神疲乏力,肢体萎软无力,舌质淡白,脉细弱。治宜补养气血,方选十全大补汤。

3. **筋骨不用** 长期卧床,肢体缺乏锻炼或固定日久,肌肉减退,肌筋挛缩,关节伸屈不利,活动受限,甚则出现畸形。治宜内外兼治,内治宜强筋壮骨,方选壮筋养血汤;外治应加强功能锻炼,配合按摩、针灸、外用药物熏洗等。

4. **督脉、经脉损伤** 肢体萎软,损伤平面以下肢体感觉运动丧失,伴腹胀、发热、二便障碍,周围神经断裂则相应的肢体萎软不仁。治宜活血祛瘀、通督疏经,方选补阳还五汤加减,后期宜选补肾壮阳汤。神经断裂者则采用手术疗法为佳,术后中药调理。

十二、昏厥

因损伤引起的意识障碍或意识丧失,称为昏厥。又称昏聩、晕厥、刀晕、血晕、昏迷等,但都是以突然昏倒、昏沉不省人事、四肢逆冷为特点。多见于脑震荡、脑挫伤、脑受压、脂肪栓塞综合征、出血过多等。本证为损伤内证的危重症,昏厥浅者仅意识障碍,昏不识人;深者不省人事,知觉障碍,甚至造成死亡。应及时正确处理。

(一)病因病机

1. **气闭昏厥**　从高处坠下或受外力打击,脑受震荡,气为震激,心窍壅闭,可致猝然昏倒。
2. **瘀滞昏厥**　多由头部外伤引起。脑为元神之府,伤后颅内积瘀,元神受损而致昏厥;或伤后瘀血攻心,心者,神明之府也,神明受扰后则昏厥;肺主气,若伤后瘀血滞肺,则气机受阻,清气不入,浊气不出,宗气不能生成而致昏厥。
3. **血虚昏厥**　若大失血后,血不养心,心神失养,神魂散失,而成昏厥。

(二)辨证论治

1. **气闭昏厥**　伤后即出现暂时昏迷,但其时一般不长,约在半小时以内可以苏醒,醒后常有头晕头痛、恶心呕吐诸症,但无再昏厥。治宜通闭开窍,可用苏合香丸或苏气汤。
2. **瘀滞昏厥**　若元神受损或神明受扰后,可出现头痛呕吐、肢体瘫痪、烦躁扰动、神昏谵语或昏迷不醒,有些偶可清醒,但片刻后可再昏迷,甚则呼吸浅促、二便失禁、瞳孔散大,舌质红绛或有瘀点,苔黄腻,脉弦涩。若瘀血滞肺,急者在伤后数小时,慢者在伤后一周可出现神志不清、昏睡、昏迷、发热、二便失禁、偏瘫、瞳孔大小不等、呼吸促、脉弦数等。治宜逐瘀开窍,用黎洞丸。
3. **血虚昏厥**　伤后失血过多,又未能及时补充,亡阴血脱,阴阳离绝,表现为神志呆滞,面色爪甲苍白,目闭口张,四肢厥冷,倦卧气微,二便失禁,舌淡唇干,脉细微。治宜补气固脱回阳,急用独参汤以益其元,并可用参附汤合生脉散加当归、黄芪、牡蛎等。

十三、口渴

伤后口干、舌燥、思饮者,称为损伤口渴。

(一)病因病机

1. **阴血亏虚**　若损伤出血过多,可致血虚。血为阴,阴不制阳,则虚阳上越而口渴;若伤后肢体疼痛,大汗淋漓,饮食俱少,自汗盗汗,水津丧失,口、唇、血脉得不到津液的滋养,也可口干而渴。
2. **瘀血停滞**　《素问·经脉别论》:"饮入于胃,游溢精气,上输于脾,脾气散精,上归于肺,通调水道,下输膀胱。水精四布,五经并行。"在正常生理功能情况下,体液代谢保持着动态平衡,若外伤后瘀血停滞,则影响气血循行,发生平衡失调,因而出现伤津或失水症状。表现口干渴,漱水不欲咽,或兼见胸腹满胀等。
3. **热毒火盛**　若开放性损伤后毒邪感染或积瘀成痈,借伤成毒,可引起正邪剧争,阳热亢盛,热盛耗阴,可见口渴。

(二)辨证论治

1. **阴血亏虚**　出血过多,血枯肺燥,表现为肌肤甲错,口渴思饮。血虚甚者,渴而不饮,或饮入甚少,脉细弱或虚浮,舌质淡而少津。治宜补血生津,用圣愈汤或当归补血汤,酌加花粉、玉竹、麦冬、黄芪等。因伤后大汗淋漓,或盗汗湿襟,或数日少饮,或素体阴虚,表现为精神紧张、夜卧不宁、咽干、唇焦舌燥、皮肤干枯、小便短少、便秘、渴而欲饮、饮则量多,脉细数,舌红无苔。若肾阴亏损,形体消瘦、咽干舌燥、入夜为甚者,治宜益肾滋水止渴,用六味地黄丸或左归饮加味,酌加女贞子、桑椹等;若热盛津伤,肺燥咽干、舌绛口渴、阴虚便秘者,治宜增液润肺止渴,用增液汤加减,渴甚者加天花粉,便秘者加火麻仁,口咽干燥加炙甘草;若气阴两虚,汗多口渴、脉虚无力者,治宜益气养阴止渴,用生脉散加减,渴甚加沙参、玉竹、石斛,兼有多汗者加玉屏风散;若胃热少津,口干渴、舌红少苔者,治宜生津止渴,用五汁饮。

2. **瘀血停滞** 胸腹满胀,口渴欲饮,饮之甚少或饮后则吐,脉涩迟,舌质紫黯,苔黄而燥者。治宜逐瘀止渴,用血府逐瘀汤。

3. **热毒火盛** 伤后正邪剧争,阳热亢盛,烁津伤液而壮热烦渴或有恶寒,局部红肿热痛,小便短黄,脉洪大有力,舌红苔黄干。治宜清热泻火解毒,用白虎汤合五味消毒饮。

(李 沛 宋 敏)

第四章　治疗方法

导学

掌握理筋手法和药物治疗方法；**熟悉**整骨手法、固定和练功治疗方法；**了解**手术和其他治疗方法。

治疗骨伤科疾病的方法大致可分为手法、手术、固定、练功、药物和其他疗法等几大类。

疾病的治疗应从整体观念出发，把局部与整体、结构与功能、内治与外治、固定与活动辨证地统一起来。另外，不同组织和不同类型的伤病，其治疗原则亦不相同。如骨折治疗的基本原则为整复复位、有效固定、药物治疗、功能锻炼；慢性筋骨病损的治疗原则为和合筋骨、筋为骨用、调和气血、扶正祛邪等。

第一节　手法疗法

手法是术者直接用手作用于患者体表特定的部位，用来治疗疾病的一种技术操作。清代吴谦《医宗金鉴·正骨心法要旨》曰："夫手法者，谓以两手安置所伤之筋骨，使仍复于旧也。"手法在骨伤科临床上应用十分广泛，如骨折、脱位的损伤，用手法起到纠正骨折错位和恢复关节对位的作用；急性伤筋、骨错缝，常用手法进行理筋、纠正关节错缝；对于慢性筋骨病损，则常用手法进行摸比（触摸、比对）检查，然后进行理筋按摩、松解粘连、调正关节，恢复关节的力学平衡；内伤患者，也有手法进行治疗，通过刺激经络穴位，达到舒通经气、调和气血的作用。

一、手法的分类

临床上根据手法的用途和作用，将手法分为理筋手法、正骨手法、上髁手法、通络手法四大类。理筋手法，是对筋（软组织）的急慢性损伤进行治疗的手法的统称。在整复骨折之时，处理软组织损伤的手法，亦可称为理筋手法。在历代名家所言的理筋手法之中，部分已经包含了调节关节位置和纠正小关节错位的手法；一些是复合手法，则是同时兼有对软组织的治疗和对小关节复位的治疗作用。对骨折进行整复的手法，称之为正骨手法。关节脱位又称"脱臼""脱骱""出髎"，故整复关节脱位的手法称之为上骱手法。而专用于循经导气、远离伤处进行按摩的治疗手法,则被一些医家用于骨折、筋伤、内伤之疾病,此类手法,称之为通络手法。理筋手法和通络手法,也常用于内伤和康复保健医疗。临床应用之时,根据需要常将手法有机结合使用。

二、手法的运用原则

施行手法以前,必须经过详细的检查,四诊合参,并结合影像学资料进行全面的分析,准确地掌握病情,确定病变部位和机制。医者应在头脑中形成一个伤患局部的立体形象,确切了解骨端在肢体内的方位,也就是"知其体相,识其部位",从而达到"一旦临证,机触于外,巧生于内,手随心转,法从手出""法之所施,患者不知其苦"的效果。作为手法操作者,要做到"有心有力",即是心中明了如何操作,同时操作能力要达到所要的效果。概括来说,运用原则应稳、准、巧,切忌鲁莽粗暴,以免增加新的损伤。

三、理筋手法

理筋手法,是对筋(软组织)的急、慢性损伤进行治疗的手法的统称。机体肌肉、肌腱和韧带等软组织受伤后,筋离开正常的位置或功能状态发生了异常改变,正如《医宗金鉴·正骨心法要旨》记载筋伤的变化有"筋强、筋柔、筋歪、筋正、筋断、筋走、筋粗、筋寒、筋热",均可"摸"而知之。骨关节正常的间隙或相对位置关系发生了细微的错缝,并引起关节活动范围受限,这就是所谓的"筋出槽、骨错缝"。在2017年版《中医临床诊疗术语》中对筋出槽、骨错缝进行了明确的定义。筋出槽是因间接暴力或慢性积累性外力作用下引起筋的形态结构、功能状态和位置关系发生异常所致。临床以局部疼痛,活动不利,触诊发现筋的张力增高,触及结节、条索,伴见明显压痛等为特征的伤筋病。骨错缝是因间接暴力或慢性积累性外力作用下引起骨关节细微移位所致。临床以局部疼痛,活动不利,触诊发现关节运动单元终末感增强、松动度下降,伴见明显压痛等为特征的伤筋病。通过施行理筋手法可使损伤的软组织抚顺理直归位、错缝的关节回复到正常位置,促进各种筋伤修复,关节的功能活动恢复正常,疼痛就可以缓解或消失,即所谓"顺则通,通则不痛"。

1. 理筋手法的适应证　临床常用于急性和慢性软组织损伤,比如筋的急性损伤,局部肿痛,可用特殊的理筋手法以达到消肿止痛的作用,比如骨错缝在实施复位手法前,给予理筋揉筋手法;伤损日久,关节僵硬者,其筋亦粘连、僵直,需理筋手法在先,活动关节在后;慢性筋骨病损,大部分其病位在筋,更需理筋手法进行调治。理筋手法在达到修复筋伤之外,还可达到放松身心、解除痉挛、通络镇痛、增加血供、兴奋肌肉与神经等作用。

2. 理筋手法的禁忌证　急性软组织损伤局部出血、肿胀严重;开放性损伤;可疑或已明确诊断有骨与关节及软组织肿瘤;骨关节结核、骨髓炎、化脓性关节炎等骨病;有严重心、肺、脑以及有出血倾向的血液病;有精神病,不能合作者;手法部位有严重皮肤损伤或皮肤病者;怀孕3个月内的孕妇,以及老年性骨质疏松的患者都要慎用手法。

3. 常用理筋手法

(1)摆动类手法:是指以指、掌或腕关节作协调连续摆动的手法称摆动类手法。包括指推法、揉法和揉法。

1)指推法:用大拇指指端、指腹部或偏峰部着力于一定的部位或穴位上,以肘部为支点,前臂作主动摆动,带动腕部摆动和拇指关节作屈伸活动,使力持续作用于患部或穴位上,推动局部的筋肉。操作时用力、频率、摆动幅度要均匀,手法频率每分钟120~160次。

2）**撩法**：撩法是指操作者腕关节的屈伸运动和前臂的旋转复合运动,用腕背或前臂的滚动,对患者的某一部分进行按摩的方法。滚动幅度控制在 120°左右,压力要均匀,动作要协调而有节律,不可跳动或用手背来回摩擦(图 4-1)。

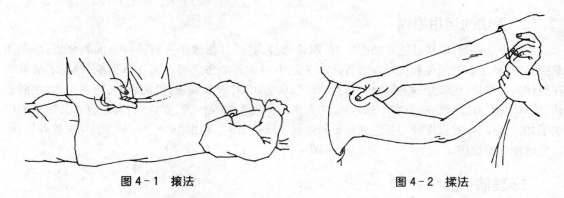

图 4-1　撩法　　　　　　　　　　　　图 4-2　揉法

3）**揉法**：揉法分为指揉、掌揉、肘揉等,操作时,用手掌或手指或肘尖按压在患部皮肤上不移动,作圆形或旋转揉摩动作,反正方向不拘,要求动作协调有节律,一般速度每分钟 120~160 次(图 4-2)。

（2）**摩擦类手法**：是指以掌、指或肘贴附在体表作直线或环旋移动的手法称摩擦类手法。包括摩法、擦法、推法、搓法及抹法等。

1）**摩法**：用单手或双手的手掌,或用指腹,或用示、中、环指并拢贴附于患处,缓慢地作直线或圆形抚摩动作。它是理筋手法中最轻柔的一种。根据用力大小可分作轻度按摩和深度按摩两种(图 4-3)。

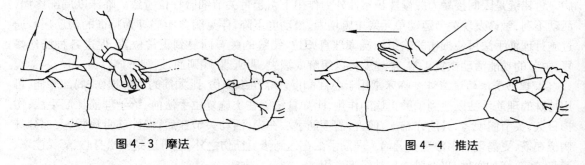

图 4-3　摩法　　　　　　　　　　　　图 4-4　推法

2）**擦法**：用手掌的大鱼际、掌根或小鱼际附着在一定部位,进行直线来回摩擦,使皮肤有红热舒适感。动作要均匀连续,频率每分钟 100~120 次。施法宜使用润滑剂,以防擦破皮肤。

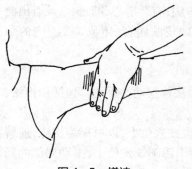

图 4-5　搓法

3）**推法**：是指用手指、手掌或肘部着力于一定的部位上进行单向的直线运动,用指称指推法,用掌称掌推法,用肘称肘推法。操作时指、掌或肘要紧贴皮肤,保持一定的压力作用于深部组织(图 4-4)。

4）**搓法**：是指用双手掌置于肢体两侧,相对用力作方向相反的来回快速揉搓,同时作上下往返移动的手法称搓法。操作时双手用力要对称,搓动要快,移动要慢(图 4-5)。

　　5）抹法：是指用单手或双手指腹部紧贴皮肤，作上下或左右往返移动的方法称为抹法。

　　（3）振动类手法：是指以较高频率、节律性、轻重交替刺激的手法，持续作用于人体，称振动类手法。包括抖法和振法。

　　1）抖法：用双手握住患者的上肢或下肢远端，用力作连续的小幅度的上下颤动。操作时颤动幅度要小、频率要快。同时嘱患者充分放松肌肉（图4-6）。

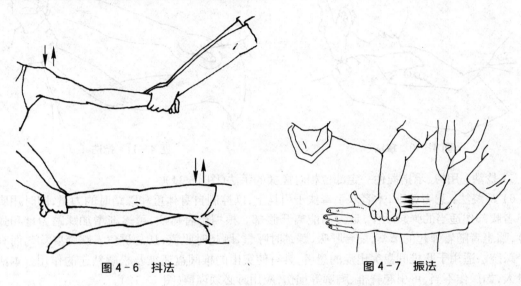

　　　　图4-6　抖法　　　　　　　　　　　　图4-7　振法

　　2）振法：用手指或手掌着力在体表，以振动力作用于损伤部位的一种手法。有指振法和掌振法。操作时力量要集中于指端或手掌上，振动时频率快速、均匀，着力渗透、传导（图4-7）。

　　（4）挤压类手法：用指、掌、肘或膝、足等部位对称性挤压患者体表的方法称挤压类手法，包括按、点、捏、拿、捻和踩跷等法。

　　1）按法：操作时着力部位要紧贴体表，按压方向要垂直用力（图4-8）。

　　2）点法：以手指着力于某一穴位，逐渐用力下压的手法（图4-9）。

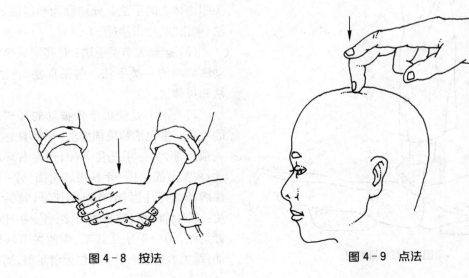

　　　　图4-8　按法　　　　　　　　　　　　图4-9　点法

3）捏法：用拇指和其余四肢夹住肢体，相对用力挤压的手法。

4）拿法：是用拇指和其他各指相对用力，将肌肉或韧带等进行节律性提捏的手法(图4-10)。

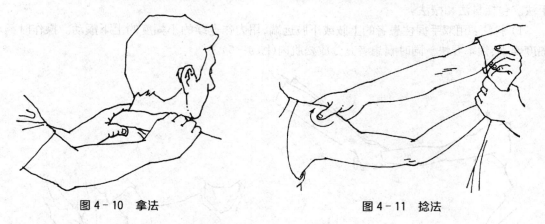

图4-10　拿法　　　　　　　　　　　　　　　　　图4-11　捻法

5）捻法：用拇、示指捏住一定部位相对搓揉的手法(图4-11)。

6）踩跷法：患者俯卧，术者双手牵扶于引具上，以控制自身体重和踩踏时的力量，同时用脚踩踏患者腰部作适当的弹起动作，足尖不能离开腰部。根据患者体质，可逐渐增加踩踏力量和弹起力度，嘱患者随着弹起的节奏，配合呼吸，踩踏时呼气，跳起时吸气，切忌屏气。踩踏要均匀而有节奏。踩跷法适用于腰椎间盘突出症的患者，具有使突出的椎间盘还纳及松解粘连的作用。本法刺激量大，如操作不当，可引起脊椎、胸廓等损伤，应用时必须谨慎(图4-12)。

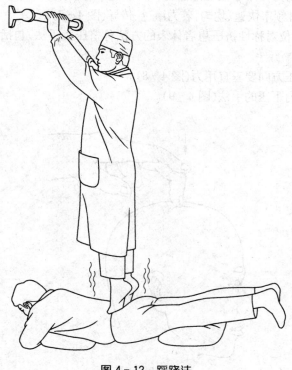

图4-12　踩跷法

（5）叩击类手法：指用手指、手掌、拳背叩打体表的一类手法。包括拍、击、弹等法。

1）拍法：用虚掌拍打体表的手法。操作时，手指自然并拢，掌指关节微屈，平稳而有节奏地拍打患处。

2）击法：用拳背、掌根、掌侧小鱼际、指尖叩击体表的手法。分别称为拳击法、掌击法、侧击法、指击法(图4-13)。

（6）运动关节类手法：是指对关节作被动性活动的一类手法。包括摇法、背法、扳法和拔伸法。

1）摇法：是使关节作被动的环转运动的手法。常包括颈项部摇法：一手扶住患者头顶后部，另一手托住下颏，作左右环转摇动；肩关节摇法：一手扶患者肩部，另一手握住腕部或托住肘部，作环转摇动；髋关节摇法：患者仰卧位，髋膝屈曲，医者一手托住患者足跟，另一手扶住膝部、作髋关节环转摇动；踝关节摇法：一手托住患者足跟，另一手

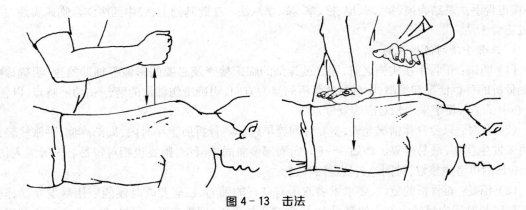

图 4-13 击法

握住大蹋趾部,作踝关节环转摇动。操作时动作要缓
和,用力要稳,摇动方向和幅度须在各关节正常活动范
围内进行,由小到大,循序渐进(图 4-14)。

2) 背法:术者和患者背靠背站立,两肘分别套住患
者肘弯部,然后弯腰屈膝挺臀,将患者反背起,使其双脚
离地,以牵伸患者腰脊柱,再作快速伸膝挺臀动作,同时
以臀部着力颤动或摇动患者腰部的方法(图 4-15)。

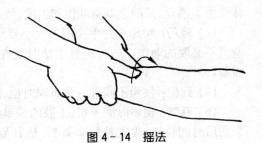

图 4-14 摇法

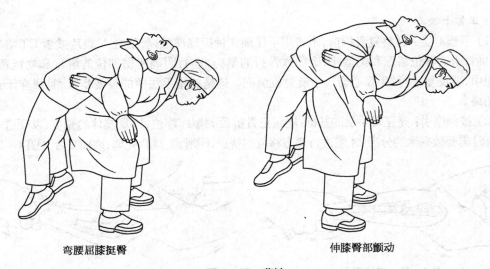

弯腰屈膝挺臀   伸膝臀部颤动

图 4-15 背法

3) 扳法:用双手作相反方向或同一方向用力扳动肢体称为扳法。不同部位有不同的扳法。
颈项部有颈项斜扳法和旋转扳法。胸背部有扩胸牵引扳法和胸椎对抗复位法。腰部常用腰部斜
扳法。参见图 7-7。

四、正骨手法

正骨手法又称整骨手法、接骨手法,主要用于骨折的复位。清代吴谦《医宗金鉴·正骨心法要

旨》将正骨手法总结为摸、接、端、提、推、拿、按、摩八法。在此基础上,经中西医结合临床实践,总结形成正骨十法。

1. 正骨手法的使用原则

(1)明确:正骨手法实施之前,需经过详细的临床检查及必要的影像等辅助检查,明确诊断,明确骨折的移位情况和类型,明确导致骨折的暴力方向,明确所伤部位的解剖和功能特点,以便做到"心中了了",便于采用相对应的复位方法。

(2)及时:只要身体情况允许,整复时间越早越好。骨折后半小时内,局部疼痛、肿胀较轻,肌肉尚未发生痉挛,最易整复。伤后 4～6 h 内局部瘀血尚未凝结,整复也相对较易。一般成人伤后7～10 日内可考虑整复,时间越久复位困难越大。

(3)稳妥:对骨折的复位,要求术者双手有良好的劲力,在需要的时候能应用暴发寸劲,同时又需要较长时间力量较大的拔伸牵引力,更需要心灵手巧,训练有素。另外,整复骨折时全神贯注,体会手下感觉,并随之调整动作和力度,做到"手随心转,巧从手出"。

(4)轻巧:实施正骨手法用力大小要恰到好处,使骨折端按设计要求移动,使复位准确有效,避免不必要的动作。施行正骨手法时要充分运用各种力学原理,掌握技巧,动作轻巧,切忌鲁莽粗暴。

(5)到位:按照不同部位骨折对对位、对线的要求,达到解剖对位或功能对位的要求。

(6)麻醉:伤后时间不长,上肢的简单骨折,估计整复较易者,选择骨折端的血肿浸润麻醉;如果伤后时间较长,或者是复杂骨折,估计复位有一定困难者,选择神经阻滞麻醉,也可采用全身麻醉。

2. 正骨十法

(1)手摸心会:在整复骨折前,术者用手仔细在骨折局部触摸,结合 X 线片或者 CT 等辅助检查,明确骨折的移位情况和类型,明确导致骨折的暴力方向,明确所伤部位的解剖和功能特点,整复过程中,要反复进行"手摸心会",了解对位情况。这是施用手法前的首要步骤,且贯穿于正骨过程的始终。

(2)拔伸牵引:是正骨手法的基础,能纠正骨折后的短缩移位,恢复肢体的长度,以便进一步整复。有时需要数毫米的分离,才能进行侧方移位的矫正,即所谓"欲合先离,离而复合"(图 4-16)。

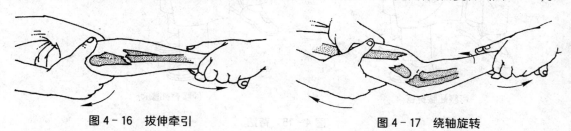

图 4-16　拔伸牵引　　　　　　　　　图 4-17　绕轴旋转

(3)绕轴旋转:用来矫正骨折断端旋转移位。骨折有旋转畸形时,可由术者在拔伸下围绕肢体纵轴施行向左或向右的旋转手法,使骨折轴线相应对位,恢复肢体的正常轴线。使用此手法时,应遵守"以子求母"原则,即用骨折远端去对骨折近端(图 4-17)。

(4)屈伸收展:用来矫正骨折断端成角移位。关节附近的骨折,容易发生成角畸形,这是因为短小的近关节侧的骨折端,受单一方向的肌肉牵拉过紧所致。对此类骨折,单靠牵引不但不能矫正畸形,甚至牵引力量越大成角也越大,只有将远侧骨折端连同与之形成一个整体的关节远端肢体共同牵向近侧骨折端所指的方向,成角才能矫正。如伸直型的肱骨髁上骨折,需在牵引下屈曲,而屈曲型则需伸直(图4-18)。

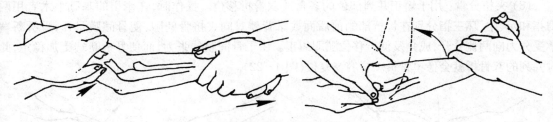

图4-18 伸直型肱骨髁上骨折复位法

(5)成角折顶:用来矫正肌肉丰厚部位横断或锯齿形骨折的重叠移位。某些重叠移位骨折,仅靠拔伸牵引仍不能完全纠正时,可采用折顶手法,即以两拇指并列按压在突起的骨折端,其余四指环扣抵于下陷的骨折端,两手拇指用力下压,使骨折端成角加大;估计骨折两端的骨皮质已经对顶相接时,其余四指骤然上提反折,使之复位(图4-19)。

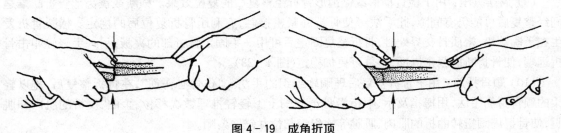

图4-19 成角折顶

(6)反向回旋:是用于矫正斜形或螺旋形背对背骨折以及骨折断端间嵌有软组织的骨折。大斜形或螺旋形骨折,经拔伸牵引后重叠移位虽已纠正,但由于骨折尖端部分相互抵触,仍阻碍复位。此时在助手牵引维持下,术者一手握骨折近端,另一手握远端,做反方向回绕动作,使背对背变成面对面(图4-20)。骨折断端间有软组织嵌入时,常会影响复位,必须解除之。一般经拔伸牵引使周围软组织紧张,断端间隙增大后,软组织嵌入即可解除;如果仍未解除,就可用回旋手法使之解除,操作时可根据骨擦音的有无、强弱来判断断面是否接触。

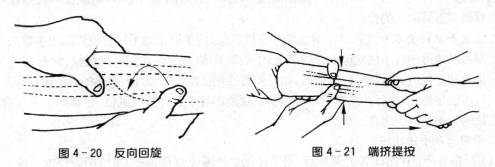

图4-20 反向回旋   **图4-21 端挤提按**

(7)端挤提按:用来矫正侧方移位的骨折。根据骨折远端移位的方向,可分为内、外侧移位和前、后侧移位,端挤法用于纠正内外侧移位,提按法用于纠正前后侧移位。操作时,端挤是以两手掌或拇指分别按压在骨折远端和近端,按骨折移位的相反方向做横向夹挤,使其复位;提按是以两拇指按压突起的骨端,同时其余四指环扣陷下的骨端上提,即可纠正前后侧移位,即所谓"陷者复起,突者复平"(图4-21)。

(8)夹挤分骨:用于矫正并列部位的多骨或双骨折移位。操作时,在牵引的基础上术者用两拇指和示、中、环三指分别在骨折部的前后面或掌背侧对向夹挤骨间隙,使骨间膜张开,骨折断端承受分力向两侧分开,成角及侧方移位随即纠正。由于骨间膜的张力,而使骨折断端更加稳定,此时并列的双骨折就会像单骨折一样容易复位(图4-22)。

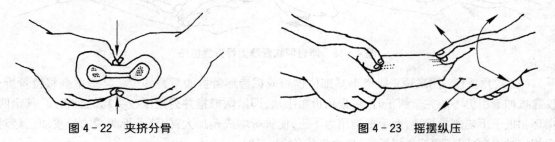

图4-22 夹挤分骨　　　　　　　　　图4-23 摇摆纵压

(9)摇摆纵压:用于检查横形或锯齿形骨折经整复后的复位效果。横断或锯齿形骨折断端之间经整复后可能仍有间隙,此手法可使骨折面紧密接触,有利于骨折复位后的稳定。横断骨折发生在干骺端松、密质骨交界处时,骨折整复固定后可用一手固定骨折部的夹板,另一手轻轻叩击骨折远端,使骨折断面紧密嵌插,整复可更加稳定(图4-23)。

(10)顺骨捋筋:用于骨折整复后理顺软组织的手法。"伤骨必伤筋",在骨折整复后,施以轻柔的顺骨捋筋手法,用拇指及示、中指沿骨干周围上下轻轻推理数次移位、歪曲、反折的肌肉和肌腱,使骨折周围扭转曲折的肌肉、肌腱等软组织归位并舒展条顺。

五、上髎手法

上髎手法是指整复关节脱位的手法。晋代葛洪著《肘后备急方》在世界上最早记载了下颌关节脱位口腔内整复的方法:"令人两手牵其颐已,暂推之,急出大指,或咋伤也。"唐代蔺道人所创手牵足蹬法、椅背复位法等至今仍为临床所用。

1.上髎手法的使用原则　上髎手法使用时,应根据各关节的不同结构、骨端脱出的方向和位置,灵活地选用各种手法,本着欲合先离、原路返回的原则,利用杠杆原理,将脱位的骨端轻巧地通过关节囊破口返回原来的位置。

2.上髎手法的要求和适应证　对急性外伤性脱位,应争取早期手法复位。绝大多数关节脱位的患者都可以通过闭合手法复位而获得满意的效果,即使某些合并骨折的脱位,骨折在关节脱位整复后也会随之复位。对陈旧性脱位者,如无外伤性骨化性肌炎、骨折、明显的骨质疏松等并发症,也可试行手法复位,或先行持续牵引后再行手法复位。对于大关节的脱位,在麻醉下进行复位,可提高复位的效率和减少患者的痛苦。

3.常用上髎手法技巧

(1)手摸心会:在阅读X光照片后,用手仔细触摸脱位部位,进一步辨明脱位的程度、方向和位置,了解局部软组织的张力,做到心中有数。

(2)拔伸牵引:操作时助手固定脱位关节的近端,术者握住伤肢的远端做对抗牵引,牵引的方向和力量要根据脱位的部位、类型、方向、程度以及患肢肌肉丰厚和紧张程度而定。必要时可用布带协助牵引,也可采用手拉足蹬同时进行。

(3) 屈伸收展：在适当的拔伸牵引下,若能根据脱位的部位、类型,使用屈曲、伸直、内收、外展等手法,缓解某部肌肉和关节囊的紧张,就可促使脱位的骨端循原路返回而复位。屈伸收展手法可联合应用,亦可单独运用,或联合旋转回绕手法。

(4) 端提挤按：是指在拔伸牵引的配合下采用端提挤按的手法,将脱出的骨端推送至原来的位置。如肩关节脱位时,在助手的牵引配合下,术者两拇指挤按肩峰,其余四指端提肱骨头入臼即可复位。

(5) 摇晃松解：是用于陈旧性脱位的手法。对陈旧性脱位,因关节囊及关节周围软组织粘连挛缩,手法复位应在适当的麻醉下持续牵引,反复旋转摇晃脱位关节,然后再进行受伤关节的屈伸、收展等被动活动。活动范围由小至大,力度由轻至重,动作缓慢而稳健,直至脱位关节周围软组织的粘连得以充分松解。这是整复陈旧性脱位的关键步骤。

(6) 理顺筋络：当脱位整复成功后,要施以轻柔的理筋手法,理顺筋络,并向关节稳定的方向做适当的被动活动,以达到解剖复位。

第二节　手术疗法

手术治疗骨伤科疾病在我国有着悠久的历史,随着现代骨科临床手术疗法的发展,手术疗法已成为中西医结合骨伤科学治疗骨伤科疾病的重要方法之一。

一、清创术

开放损伤的伤口,需要及时清创处理,以减少创口感染的机会,促进伤口愈合。清创术的内容包括止血、清除异物及污染、切除失去活力的组织、清洗伤口和消毒、修复损伤的组织和器官、及早关闭伤口,以达到防止感染、修复组织、覆盖创面的目的。开放性损伤,应争取在伤后 6 小时以内尽快实施清创术。先用肥皂水擦洗除伤口周围外的整个肢体,清除伤口周围皮肤的污垢,然后用安尔碘消毒伤口周围。用过氧化氢和生理盐水冲洗伤口三次。由浅及深,从皮肤、皮下组织、筋膜,应按组织层次有序地深入,清除异物、血凝块、已损毁的坏死组织,止血。先清创,并观察创口的污染情况、组织损伤程度,以及重要的血管神经和肌腱、肌肉、骨骼等组织器官的损伤情况。对神经、肌肉的断裂,彻底清创后应尽量缝合;不能一期缝合者,可先用黑丝线将神经两端按原位置悬缝在一起,待伤口愈合后再行二期缝合。

二、植骨术

植骨术,是利用患者自身的骨质(自体骨)或经过特殊处理的同种异体骨,移植于患者身体上指定部位的手术。主要适用于治疗骨折不连接、骨缺损或关节植骨融合等。这些植骨材料,最好来自患者自身的松质骨,如髂骨。还有来自特制的异体松质骨。混合自体骨,对异体骨植入生长有帮助。带有骨形态发生蛋白(BMP)的同种异体骨,相对于普通的同种异体骨,有较好的促进骨愈合作用。

三、截骨术（切骨术）

截骨术是将肢体的骨折通过手术的方法截断，重新调整骨骼的位置、力线及固定，以达到改变力线、改变长度、矫正畸形等目的的手术。截骨术有楔形截骨术、旋转截骨术、移位截骨术、肢体延长术等。截骨术一般与内固定术一起，用于骨折畸形愈合或肢体的先天畸形。行截骨术前，应根据 X 线、螺旋 CT 片，准确地测定畸形的位置和角度，以及相应的截骨位置、方向和角度。

四、人工关节置换术

人工关节置换术是用一些生物材料或非生物材料制成的关节假体，用以替代病变的关节结构，恢复关节功能的手术。目前，人工关节置换术是治疗关节强直、严重的骨关节炎、因外伤或肿瘤切除后形成关节骨端大块骨缺损等的一种有效方法。用于制作人工关节的生物医学工程材料有金属材料（如钴铬钼合金）、高分子聚乙烯、陶瓷材料、炭质材料等。

五、脊柱椎板切除减压术

椎板减压术适用于颈椎、胸椎、腰椎原发性或继发性椎管狭窄患者，手术常通过椎板切除的方式，达到扩大椎管、解除压迫的目的。

六、椎弓根钉内固定术

随着 20 世纪 80 年代以后椎弓根螺钉器械经过不断地改善得到广泛的接受，应用椎弓根螺钉结合植骨融合逐渐成为相关疾病的治疗金标准。椎弓根是脊椎上最为坚强的部分，是对脊柱进行操作和制动的有效作用点。椎弓根器械可以在获得有效固定的同时，维持脊柱的正常解剖，最大限度地保留脊柱的运动节段。在同一器械的不同节段，可以分别进行牵开、压缩、旋转、恢复前凸以及椎体的向前和向后平移。椎弓根钉技术应用广泛，退变性疾病、滑脱性疾病、脊柱畸形需要矫形、脊柱骨折固定、脊柱肿瘤、感染结核等骨病需要固定者，均可采用椎弓根钉内固定技术。随着器械的进步及微创理念的普及，经皮微创椎弓根钉置钉技术已经成为主流。近期，我国自主研发的"天玑"机器人导航辅助下椎弓根钉植入技术，已经普及，能够提高椎弓根钉置钉的准确性，减少射线，降低并发症的发生。

七、闭合复位克氏针穿针固定术

闭合复位克氏针穿针固定术是在中医"筋骨并重，动静结合"的思想指导下，经过多年的临床实践逐步形成的一整套四肢骨与关节损伤手法复位经皮穿针内固定治疗技术。这些治疗方法具有操作简便，复位准确，损伤小，固定可靠，无手术切口瘢痕影响美观、并发症及后遗症少等优点，并且可大大减少患者的经济负担，在临床上应用广泛。

八、钢板内固定术

用金属螺钉、钢板、钢丝或骨板等物直接在断骨内或外面将断骨连接固定起来的手术，称为内固定术。这种手术多用于骨折切开复位术及切骨术，以保持折端的复位。内固定术的主要优点是可以较好地保持骨折的解剖复位，比单纯外固定直接而有效，特别在防止骨折端的剪式或旋转性活动方面更为有效。另外，有些内固定物有坚强的支撑作用，术后可以少用或不用外固定，可以减少外固定的范围和时间,坚强的内固定有利于伤肢的功能锻炼和早期起床,减少因长期卧床而引起的并发症(如坠积性肺炎、静脉血栓、膀胱结石等)。随着材料学的进步及对于骨折血运的关注程度的逐渐提高,骨折内固定的原则已经由 AO 原则(解剖复位、坚强的内固定,达到骨折的一期愈合)逐渐向 BO 原则转变(生物学固定,运用微创术式,通过改进内固定器材,达到保护骨与周围软组织血运的目的)。这与中医骨伤科学所提倡的"筋骨病重"理念相契合。

九、髓内钉技术

髓内钉技术科用于长骨骨干骨折、骨折不愈合、长骨干骨折后骨不连、长骨干骨折畸形愈合、长骨干骨折的骨延长/短缩、长骨中段的病理骨折、长骨关节端骨折(股骨颈骨折、股骨粗隆间骨折、股骨髁骨折)等多种用途,临床应用广泛。其具有可以控制骨折部位的轴向力线、带锁髓内钉可以防止骨折旋转畸形、降低了内置物断裂的风险;采用闭合及微创技术,减少了手术感染率;减少对骨膜血运的破坏、保留血肿内的有成骨作用的生长因子、扩髓碎屑具有自体植骨效应、肌肉收缩产生微动提供力学刺激等因素促进骨折愈合;中心固定、弹性固定、应力分散避免应力遮挡作用,再骨折发生率低;固定牢固可以早期练功和负重;内固定取出通过小切口,微创等优点。

十、内镜技术

1. **腰椎间盘经皮椎间孔内镜技术** 随着脊柱内镜及手术器械的不断发展,经皮椎间孔内镜技术发生了重大的改变。它的主要手术方式是将直径适当的手术工作管道经椎间孔入路直接行椎间盘内或者椎管内突出或者脱出椎间盘的切除。随着器械及理念的进步,椎间孔镜技术的适应证逐渐由单纯的椎间盘突出向椎管狭窄转变,手术过程由"盲视"逐渐向"全程可视"转变。

2. **关节镜技术** 关节镜技术以小范围切开关节,基本保持关节原生理及解剖情况为特点,达到动态观察及针对性治疗的手术技术。通过内镜在显示器监视下进行关节软骨面及滑膜的修整、半月板切除、游离体摘除、韧带重建等工作,目前已经广泛应用于膝、髋、踝、肩、肘等多处关节。

第三节 | 固 定 疗 法

固定是治疗损伤的重要措施之一。其主要目的是维持损伤整复后的良好位置,防止骨折、脱位及筋伤整复后再移位,保证损伤组织正常愈合和修复。

固定的分类

目前,临床上常用的固定分外固定和内固定两大类。外固定包括夹板固定、石膏固定和外固定支架固定以及支具固定;内固定包括切开复位内固定和闭合复位内固定。

(一)夹板固定

骨折复位后选用不同的材料,如柳木板、竹板、杉树皮、纸板等,根据肢体的形态加以塑形,制成适用于各部位的夹板,并用扎带系缚,以固定垫配合保持复位后的位置,这种固定方法称为夹板固定。

1. 材料与性能

(1) 夹板：是根据伤肢的部位、长度及外形,做成的不同规格及塑形的薄板,是外固定的主要用具。夹板的性能要具备:① 可塑性,根据肢体外形可塑形,以适应肢体生理性弯曲和弧度;② 韧性,要有足够的支持力,能承受肢体的张力而不变形、不折断;③ 弹性,能适应肢体肌肉收缩和舒张时所产生的压力变化,保持持续固定复位作用;④ 吸附性和通透性,有利于肢体表面散热,避免发生皮炎和毛囊炎;⑤ X 线穿透性,能被 X 线穿透,便于及时检查。

(2) 压垫:又叫固定垫,可使夹板的固定力集中放大,产生压力或杠杆力,作用于骨折断端可起到固定和复位作用。一般安放在夹板与皮肤之间。其形状、厚薄、大小应根据骨折的部位、类型、移位情况而定。常用的压垫有以下几种(图 4-24)。

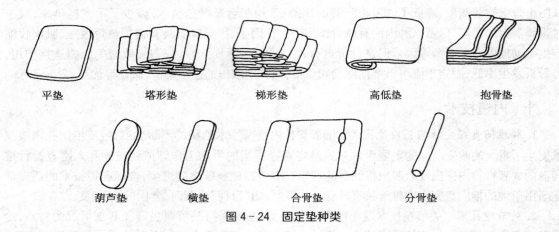

平垫　　塔形垫　　梯形垫　　高低垫　　抱骨垫

葫芦垫　　横垫　　合骨垫　　分骨垫

图 4-24　固定垫种类

(3) 压垫的放置方法:应根据骨折的类型、移位情况决定,常用的有一垫、两垫、三垫固定法。

一垫固定法:直接压迫骨折片或骨折部位。多用于移位倾向较强的撕脱性骨折分离移位或较大的骨折片,如肱骨内上髁骨折、外髁骨折(空心垫)、桡骨头脱位(葫芦垫)等。

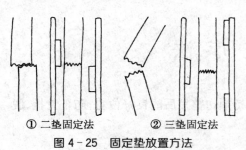

① 二垫固定法　　② 三垫固定法

图 4-25　固定垫放置方法

两垫固定法:适用于有侧方移位的骨折,骨折复位后,两垫分别置于两骨折端原有移位的一侧,以骨折线为界,两垫均不能超过骨折线,以防止骨折再发生侧方移位(图 4-25①)。

三垫固定法:适用于成角移位的骨折。骨折复位后,一垫置于骨折成角的角顶处骨折线上,另两垫分别置于靠近骨干两端的对侧,三垫形成杠杆力,以防止骨折再发生成角移位(图 4-25②)。

(4) 扎带:扎带的约束力是夹板外固定力的来源。扎缚的方法是:上肢骨折扎 3 条扎带,下肢扎 4 条扎带,依次捆扎中间、远端、近端,缠绕两周后打活结扎在前侧或外侧夹板上。捆扎时其松紧度要适宜,捆扎后要求能提起扎带在夹板上下移动 1 cm。

2. 适应证与禁忌证

(1) 适应证:① 四肢闭合性骨折经手法整复成功者。股骨干骨折因肌肉发达、收缩力大,需配合持续牵引。② 关节内及近关节内骨折经手法整复成功者。③ 四肢开放性骨折,创面小或经处理闭合伤口者。④ 陈旧性四肢骨折运用手法整复者。

（2）禁忌证：① 较严重的开放性骨折。② 难以整复的关节内骨折和难以固定的骨折，如髌骨、股骨颈、骨盆骨折等。③ 肿胀严重伴有水疱者。④ 伤肢远端脉搏微弱，末梢血运较差或伴有血管损伤者。

3. 固定方法

（1）选用合适的夹板和压垫：夹板有不同的种类和型号，使用时，应根据骨折的部位、类型，按照患者肢体的长短、粗细，选用适合的夹板和压垫。

（2）外敷药物：骨折复位后，两助手仍需把持肢体，以防骨折端再移位，术者将事先准备好的消肿止痛药膏敷在骨折部，外用绷带缠绕 1～2 圈，或以棉垫包裹患肢后用绷带缠绕固定，以防皮肤压伤，若皮肤有擦伤或已形成水疱，应在消毒后用消毒针头放空水疱，外敷消毒矾纱。

（3）放置压垫：将做好的压垫准确地放在肢体的适当部位，用胶布固定在绷带外面。

（4）安放夹板：根据各部骨折的具体要求，按照先前后、再两侧的顺序放置夹板。

（5）捆绑扎带：最后术者用 3～4 条扎带按中间、远端、近端的顺序依次绕夹板外面缠绑 2 圈后扎紧，并检查松紧度。除简单包扎法外，临床常用续增包扎法，其优点是夹板不易移动，肢体受压均匀，固定较为牢靠。固定时放置固定垫后，先放置两块起主要作用的夹板，以绷带包扎两周，再放置其他夹板，亦用绷带包扎，最后绑缚扎带 3～4 条。

4. 夹板固定的注意事项

（1）观察患肢的血运，特别在固定后 3 日内更应注意观察肢端皮肤色泽、温度、感觉、肿胀、动脉搏动及被动活动情况。如发现肢端肿胀、疼痛、发凉、麻木、活动障碍和脉搏减弱或消失等，应及时处理，否则，肢体有发生缺血性肌挛缩，甚至坏疽的危险。

（2）调整扎带的松紧度，一般在固定后 4 日内，因复位的继发性损伤、部分浅静脉回流受阻、局部损伤性反应等，夹板内压力有上升趋势，应将布带及时放松一些；以后随着肿胀消退，夹板内压力日趋下降，扎带会变松，应及时调整，保持 1 cm 左右的正常移动度。

（3）若在压垫骨突起处出现固定性疼痛时，应及时拆开夹板进行检查，以防止发生压迫性溃疡。

（二）石膏固定

石膏绷带有塑形好、固定可靠、便于护理、方便更换等特点。近代材料学的发展，出现了因冷热可变形高分子聚酯材料，用于骨折外伤的固定，因其比传统的石膏坚强、耐用、不怕水，可加热后调整形状，因而可以部分替代传统石膏应用。无论应用那种石膏，都需要应用衬垫保护以免压疮。

1. 常用石膏类型

（1）石膏托：将石膏绷带按需要长度折叠成石膏条，即石膏托。一般上肢石膏托需用石膏绷带 12～14 层，下肢石膏托需用石膏绷带 14～16 层。石膏托的宽度一般以能包围肢体周径的 2/3 左右为宜。

（2）石膏夹：按照做石膏托的方法制作石膏条，将两条石膏条带加衬垫分别置于被固定肢体的伸侧及屈侧或者内侧和外侧，再用绷带继续包缠而成。

（3）石膏管型：指用石膏绷带和石膏夹结合包缠固定肢体的方法，即在石膏夹板的基础上再用石膏绷带缠绕固定，使前后石膏条成为一个整体。

（4）躯干石膏：指采用石膏条带与石膏绷带相结合包缠固定躯干的方法，常用的躯干石膏有头胸石膏、颈胸石膏、石膏围领、肩"人"字石膏、石膏背心、石膏围腰及髋"人"字石膏等。

(5) 其他类型：根据伤情或病情的需要，制成各种类型的石膏以达到外固定目的，如蛙式石膏、"U"形石膏等。

2. 固定方法

(1) 术前准备：石膏绷带浸泡水中 10～15 min 后即开始凝结，因此，术前应做好准备工作，以免延误时间，影响固定效果。

1) 材料准备：需用多少石膏绷带要预先估计好，拣出放在托盘内，用桶或盆盛 40℃左右温水备用，其他用具如石膏剪、石膏刀、剪刀、衬垫、绷带、胶布及有色铅笔等准备齐全。

2) 患者肢体准备：将拟固定肢体用肥皂清洗干净，有伤口者应清洁换药，摆好伤肢关节功能位或特殊体位，并由专人扶持或置于石膏牵引架上。

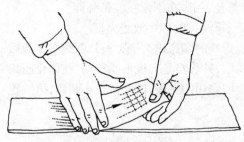

图 4 - 26　制作石膏条

3) 人员分工：大型石膏固定包扎要 1 人负责体位，1 人制作石膏条并浸泡石膏，1～2 人包缠及抹制石膏。一般包扎石膏人数的多少根据石膏固定部位的大小情况而定。

(2) 制作石膏条带：根据不同需要用石膏绷带来回反复折叠成不同长度、宽度和厚度的石膏条带，叠好后放入已准备好的温水中浸泡，待气泡冒净后取出，两手握住其两端，轻轻对挤，除去多余水分后，铺开抹平即可使用(图 4 - 26)。

(3) 制作石膏衬垫：石膏固定前应在石膏固定部位，根据需要制作相应的石膏衬垫或在骨骼隆起部、关节部垫以棉垫，以免影响血运或致皮肤受压坏死而形成压迫性溃疡。

(4) 石膏包扎手法：一般于固定部位由上向下或由下向上缠绕，且以滚动方式进行，松紧要适度，每一圈石膏绷带应盖住前一圈绷带的 1/2 或 1/3。由于肢体粗细不等，当需要向上或向下移动绷带时，要提起绷带的松弛部并向肢体的后方折叠(图 4 - 27)，切不可翻转绷带。操作要迅速、敏捷、准确，两手要互相配合，即用一手缠绕石膏绷带，另一手同时朝相反方向抹平。

3. 并发症

(1) 缺血性肌挛缩：石膏固定过紧，影响静脉回流和动脉供血，使肢体严重缺血，导致肌肉坏死、挛缩，甚至肢体坏疽。因神经受压和缺血可造成神经损伤，而发生肢体感觉和运动障碍。因而固定松紧应适当，术后应严密观察，及时处理。

(2) 压迫性溃疡：多因石膏凹凸不平或关节处塑形不良压迫所致。一般患者表现为持续性局部疼痛不适，以致石膏局部有臭味及分泌物，应及时开窗检查进行处理。

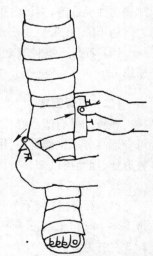

图 4 - 27　石膏包扎手法

(3) 皮炎：石膏固定范围肢体的皮肤被长时间覆盖或汗液浸渍，常引起皮炎。有些因瘙痒而抓破皮肤引起感染。

(4) 失用性萎缩、关节僵直：长时间的关节固定，必定引起关节不同程度的僵硬，并引起肌肉的萎缩。

（三）外固定器固定

外固定器固定指将骨圆针或螺钉钻入骨折两断端后,在皮外固定于外固定架上,利用物理调节使骨折两断端达到良好对位和固定的方法,又称外固定架固定。其主要类型主要有单边架、半环、全环与三角式外固定架、平衡固定牵引架等。

1. 单边架　在骨折的一侧上下端各穿一组钢针,穿过两侧骨皮质,但不穿越对侧的软组织。理想的单侧骨外固定装置,架子需轻巧而结实,装卸方便,固定稳靠,两端有加压和牵引设计;固定针的直径、长短合适可调,钻入骨质后咬合力强,与架子联成一体,固定力强,并有较好的抗旋转及抗屈伸剪力。

2. 半环、全环与三角式外固定架　都属于多平面外固定架。是多平面穿针,属于较稳定的一种。它不会发生旋转与成角畸形,但结构复杂,安装较烦琐,体积也较大,因其连杆与针数较多,固定过于牢固,产生过大的应力遮挡效应,可能影响骨折愈合。国内孟和设计的全环式固定架除穿针较少外,还受到小夹板治疗骨折的启发,设计了几个能随意调整位置的压垫,以纠正其成角及侧方移位。国内李起鸿设计的半环式槽式固定架使用很方便,肢体完全可以平放在床上,便于处理开放伤口及护理。三角式外固定架为 AO 派所首创,可供 2～3 个方向的穿针,全针和半针相结合,以达到多向性固定,在欧洲广泛使用。

3. 平衡固定牵引架　属于单针双边外固定架。是把单根斯氏针穿过股骨髁上,在大腿根部套一固定环,内外侧连接伸缩杆,治疗股骨干骨折。其特点是稳定性差,常需配合小夹板固定。

（四）支具治疗

随着材料学的进步,支具疗法具有固定牢稳,轻便,舒适,透气性好的特点,其运用越来越广泛。支具是一种置于身体外部,限制身体的某项运动,从而辅助手术治疗的效果,或直接用于非手术治疗的外固定。另外,在外固定的基础上加上压点,就可以成为矫形支具,用于身体畸形的矫正治疗。目前随着 3D 打印技术的进步,对于一些矫形支具,可量身定做。

1. 头颈胸背心外固定架　适应证:颈椎损伤(含寰枢椎骨折、齿状突骨折);颈椎畸形(术前、术中、术后应用);颈椎炎症(结核及其他炎症所致的不稳定);颈椎肿瘤(术前、术中、术后应用);因手术中其他原因所致颈椎不稳定。

2. 脊柱侧弯矫形器　适应证:主要用于胸、腰段(多用于 T10 以下)的 Cobb 角小于 45°的特发性脊柱侧弯患者。使用说明:产品为订制品,需按大小或形状进行修改或调整通过额状面上的三点固定。加腹压产生对脊柱的牵引力来矫正脊柱。

3. 肩外展支架　适应证:主要用于肩关节术后固定、棘上肌腱断裂、肩关节骨折脱位整复后臂丛神经麻痹、急性肩周炎等,可将肩关节固定在外展(30°～170°)前屈位。

4. 长型膝锁定矫形器　适应证:长型膝锁定矫形器,稳定性更强,带多转动轴的关节铰链,可将膝关节固定多种角度,还可以防止膝关节过渡伸展,适用于膝部韧带受损及膝部稳定性减弱需固定者。

另外,亦有颈椎支具、踝关节支具,以及针对截瘫患者的支具等。支具的佩戴必须合适,维持及时,以保持良好的固定与体位。防止压疮或血管、神经受压损伤,继发畸形等。

（五）内固定术

内固定是在骨折复位后,通过置入金属固定物用来维持复位的一种方法。临床有两种置入方法:一是切开复位后置入;二是闭合复位后,在 X 线机等影像设备的监视下插入。

1. **材料与性能** 目前常用的内固定材料有镍钼不锈钢、钴合金钢、钛合金钢、钴铬钼合金钢等，以钛合金的生物相溶性为佳。少数的骨折部位，如胫骨内踝骨折可用可降解的聚乙烯材料。

2. **器材与应用** 常用的有螺钉、接骨板、髓内针、不锈钢丝、骨圆针、空心钉以及脊柱前后路内固定器材等。手术所用的特殊器械也需准备，如骨折内固定手术时所用的电钻、螺丝刀、固定器、持钉器、测钉针、持骨器、骨撬等，脊柱骨折内固定手术所用的一般为成套的脊柱复位和内固定器械。

第四节 练 功 疗 法

练功疗法又称功能锻炼，古称导引，是指通过肢体运动防治疾病、促使肢体功能恢复、增进健康的一种有效方法。张介宾在《类经》注解中说："导引，谓摇筋骨，动肢节，以行气血也。""病在肢节，故用此法。"练功疗法对骨与关节以及软组织损伤后康复有很好的促进作用，它不仅是中医骨伤科的重要疗法之一，在世界医疗体育史上也有相当的地位。

近代医家在不断总结前人经验的基础上，逐步充实提高，而将导引发展成为强身保健、防治疾病的方法。内容丰富多彩，包括五禽戏、八段锦、易筋经、少林拳、太极拳等。

一、练功疗法的作用

练功疗法治疗骨关节及软组织损伤，对提高疗效、减少后遗症有着重要的意义。它对损伤的防治作用可归纳为：活血化瘀、消肿定痛；濡养患肢关节筋络；促进骨折愈合；防治筋肉萎缩；避免关节粘连和骨质疏松；提高整体机能，促进恢复。

二、应用原则以及注意事项

1. **内容和运动强度** 练功的内容和运动强度，应根据患者的具体情况，因人而异、因病而异。并制定严格、合理的锻炼计划。

2. **动作要领** 正确指导患者练功，是取得良好疗效的一个关键。上肢和下肢由于分工的不同，故在锻炼中侧重有所不同：

（1）上肢：上肢练功的主要目的是恢复手的功能，凡上肢各部位的损伤，注意手部各关节的早期练功活动。特别要保护其灵活性，以防关节发生功能障碍。

（2）下肢：下肢练功的主要目的是恢复负重和行走，保持各关节的稳定性。

3. **循序渐进，持之以恒** 练功时应根据患者的实际情况，在患者能承受的范围内，逐渐增强，次数由少到多，动作幅度由小到大，锻炼时间由短到长。只要不出现异常反应和意外，就必须严格按照制定的锻炼计划进行。

4. **沟通和随访** 锻炼前将锻炼的目的意义向患者说明，并告知可能出现的情况和处理方法，取得患者信任。锻炼过程中定期复查可了解患者恢复的情况，并及时调整练功内容和运动量，修订锻炼计划，从而获得满意的疗效。

三、各部位主要功能锻炼方法

1. 颈项部功能锻炼

[预备姿势] 两脚叉开,与肩同宽,头颈端正,两手叉腰,配合呼吸。

[作用] 增强颈项部肌肉力量和颈椎稳定性。可辅助治疗颈部扭伤,颈部劳损,颈椎肥大和颈椎病引起的头颈、项、背肌肉疼痛、麻木和头晕等,防止颈椎活动功能障碍。

(1) 抬头观天,低头看地

[动作要领] 吸气时充分抬头观天,呼气时还原;吸气时充分低头看地,呼气时还原。

(2) 与项争力,左右进行

[动作要领] 吸气时头颈充分向左侧弯;呼气时还原;吸气时头颈充分向右侧弯;呼气时还原。

(3) 往后观瞧,左右进行

[动作要领] 吸气时头颈充分向右后转,眼看右后方,呼气时还原;吸气时头颈充分向左后转,眼看左后方,呼气时还原。

2. 肩肘部功能锻炼

(1) 双手托天

[预备姿势] 两脚开立,两臂平屈,两手放在腹部手指交叉,掌心向上。

[动作要领] 反掌上举,掌心向上,同时抬头眼看手掌;然后还原。初起可由健肢用力帮助患臂向上举起,高度逐渐增加,以患者无明显疼痛为度。

[作用] 对恢复肩关节的功能,辅助治疗某些肩部陈伤有效,如手臂因劳损及风湿而不能前屈上举等。

(2) 肘部屈伸

[预备姿势] 两脚开立,两手下垂。

[动作要领] 右手握拳,前臂向上,渐渐弯曲肘部,然后渐渐伸直还原。左侧与右侧相同。

[作用] 增强上臂肌力,有助于恢复肘关节伸屈功能,适于治疗肘部骨折及脱位的后遗症。

3. 前臂及腕部功能锻炼

(1) 抓空握拳

[动作要领] 将手指尽量伸展张开,然后用力屈曲握拳,左右可同时进行。

[作用] 能促进前臂与手腕的血液循环,消除前臂远端的肿胀,并有助于恢复掌指关节的功能和解除掌指关节风湿麻木等症状。上肢骨折锻炼早期都从此开始。

(2) 拧拳反掌

[动作要领] 两臂向前平举时,掌心朝上,逐渐向前内侧旋转,使掌心向下变拳,握拳过程要有"拧"劲,如同拧毛巾一样(故称拧拳),还原变掌,反复进行。

[作用] 能帮助恢复前臂的旋转功能。

(3) 背伸掌曲

[动作要领] 用力握拳,作腕背伸、掌屈活动,反复多次。

[作用] 能锻炼腕背伸肌和腕掌屈肌的力量。

(4) 手滚圆球

[动作要领] 手握两个圆球,手指活动,使圆球滚动或变换两球位置,反复多次。

[作用] 增加手部力量和手指灵活性。

4. 腰背部功能锻炼

(1) 左右回旋

[动作要领] 双足开立,与肩同宽,双手叉腰,腰部作顺时针及逆时针方向旋转各 1 次,然后由慢到快、由小到大地顺逆时针,交替回旋 6～8 次。

(2) 俯卧背伸

[动作要领] 患者俯卧,头转向一侧。吸气时分别进行:① 两腿交替做背伸动作;② 两腿同时作背伸动作;③ 两腿不动,头胸部背伸;④ 头胸与两腿同时背伸,呼气时还原。反复多次。

5. 下肢功能锻炼

(1) 举屈蹬腿

[动作要领] 仰卧位,腿伸直,两手自然放置钵侧,把下肢直腿徐徐举起,然后尽量屈髋屈膝背伸踝,再向前上方伸腿蹬出,反复多次。

[作用] 全面增强大腿、小腿的肌力。防治下肢关节和肌肉挛缩麻木,筋骨疼痛,腿力衰退。

(2) 股肌舒缩

[动作要领] 股肌舒缩即是指股四头肌舒缩活动。患者仰卧位,膝部伸直,作股四头肌收缩与放松练习,当股四头肌用力收缩时,髌骨向上提拉,股四头肌放松时,髌骨恢复原位,反复多次。

[作用] 增强股四头肌和伸膝装置的力量,防止肌肉萎缩和关节僵直。

(3) 半蹲转膝

[动作要领] 两脚立正,脚跟并拢,两膝并紧,两膝微屈,两手按于膝上。两膝分别做:① 自右向后、左、前的顺时针转摇;② 自左向后、右、前的逆时针回旋动作。反复多次。

[作用] 恢复膝关节功能,防治膝部疼痛和行走无力。

(4) 搓滚舒筋

[动作要领] 坐于凳上,患足踏在竹管或圆棒上,膝关节前后伸屈滚动竹管。

[作用] 恢复膝、踝关节骨折损伤后的伸屈功能。

(5) 蹬车活动

[动作要领] 坐在一个特制的练功车上作蹬车活动,模拟踏自行车。

[作用] 使下肢肌肉及膝、踝关节得到锻炼。

第五节　药物疗法

药物疗法是骨伤科疾病治疗的主要组成部分,按照其作用途径,可分为内服药物、外用药物两大类。无论药物的外治法或者内治法,都是在中医学整体观念的指导下,中医辨证施治贯穿始终。

一、内治法

(一)急性创伤内治法

急性创伤包含单纯的软组织损伤及以合并骨折的软组织损伤,伤骨必伤筋,筋骨损伤难以截然分开,故可一并而论。根据中医学"损伤一证,专从血论""气伤痛,形伤肿""瘀血不去则新血不生""恶血必归于肝",以及"肝主筋""肾主骨""脾主肌肉"等有关气血经络、筋与脏腑内在联系的整体观念等理论,临床可分别采用活血化瘀、消肿止痛、舒筋活络、祛瘀生新以及补益肝肾、强筋壮骨和滋脾长肉等治法。

根据损伤性疾病的发展过程,一般分为初、中、后三期。损伤初期,由于气滞血瘀,肿痛较重,则以活血化瘀、消肿止痛为主;若瘀积化热或邪毒感染,迫血妄行,则以清热凉血、解毒化瘀为法;若气闭昏厥或瘀血攻心,宜急则治其标,以开窍醒神为法。损伤中期,肿胀渐趋消退,疼痛逐步减轻,但瘀阻未尽,仍应以活血化瘀、和营生新、接骨续筋为主。损伤后期,瘀肿已消,但筋骨尚未坚实,功能尚未恢复,则以补养气血、肝肾、脾胃,坚骨壮筋为主;而经络阻滞、筋肉拘挛、风寒湿痹、关节不利者,则以舒筋活络、温经散寒、祛风除湿为原则。

1. **初期治法**　清代陈士铎在《辨证录》中说:"血不活者瘀不去,瘀不去则骨不能接也。"所以伤科在治疗上必须活血化瘀与理气止痛兼顾,调阴与和阳并重。损伤早期常用治法有攻下逐瘀法、行气消瘀法、清热凉血法、开窍通关法等。

(1) 攻下逐瘀法:创伤初期络破血溢,气滞血瘀,脉络阻塞,瘀血不去,新血不生,变证多端。《素问·缪刺论》说:"人有所堕坠,恶血留内,腹中胀满,不得前后,先饮利药。"根据《素问·至真要大论》"留者攻之"的原则,需及时应用攻下逐瘀法。本法适用于损伤早期蓄瘀,大便不通,腹胀,苔黄,脉滑数的体实患者。常用的方剂有桃核承气汤、大成汤、鸡鸣散、黎洞丸等加减。

攻下逐瘀法属下法,常用苦寒泻下药物以攻逐瘀血、通泄大便、排除积滞的治法,药效峻猛,临床不可滥用。对年老体弱、气血虚衰、妇女妊娠、经期及产后失血过多者,应当禁用或慎用该法。

(2) 行气消瘀法:即行气活血法。为骨伤科常用的内治法。根据《素问·至真要大论》"结者散之"的原则,创伤后有气滞血瘀者,宜采用行气消瘀法。本法适用于气滞血瘀,肿胀疼痛,无里实热证,或宿伤而有瘀血内结,或有某种禁忌而不能用猛攻急下之患者。常用的方剂:以活血消瘀为主的有复元活血汤、活血止痛汤、活血化瘀汤;以行气为主的有柴胡疏肝散、加味乌药汤、金铃子散;行气活血并重的有膈下逐瘀汤、顺气活血汤、血府逐瘀汤等。临证可根据损伤的不同,或重于活血化瘀,或重于行气,或活血与行气并重而灵活选用。

行气消瘀法属于消法,具有消散瘀血的作用。行气消瘀方剂一般并不峻猛,如需逐瘀通下,可与攻下法配合。对于素体虚弱或年老体虚、妊娠产后、月经期间、幼儿等不宜猛攻破散者,可遵王好古"虚人不宜下者,宜四物汤加穿山甲"治之。

(3) 开窍通关法:开窍通关法是以辛香走窜、开窍通关、镇心安神的药物来急救的一种方法,以治疗创伤后气血逆乱、气滞血瘀、瘀血攻心、神昏窍闭等危急重症。分别采用清心开窍法、豁痰开窍法、辟秽开窍法等治法,常用的方剂有苏合香丸、安宫牛黄丸、紫雪丹、玉枢丹、行军散等。

(4) 清热凉血法:本法包括清热解毒、凉血活血两法。《素问·至真要大论》:"治热以寒""热者寒之,温者清之"。本法适用于损伤后引起的瘀积化热、瘀热互结,或创伤感染,火毒内攻、迫血妄行、热毒蕴结之变证。常用的清热解毒方剂有五味消毒饮、黄连解毒汤;凉血活血方剂有犀角地黄汤、清营汤等。

清热凉血法属清法,是用性味寒凉药物以清泄邪热而止血的一种治法。寓活血于其中以祛瘀止血,又防寒凉过度,血遇寒则凝。多用于身体壮实之人患实热之证。若身体素虚,脏腑本寒,肠胃虚滑,或产后等虽有热证者,不可过用本法,以防止寒凉太过,《疡科选粹》曰:"盖血见寒则凝。"出血过多时,需辅以补气摄血之法,以防气随血脱,必要时还应当结合输血、补液等疗法。

2. **中期治法**　损伤诸症经过初期治疗,肿痛减轻,但瘀肿尚未消尽,筋骨虽连而未坚,故损伤中期宜和营生新、接骨续损。其治疗以和、续法为基础,即活血化瘀的同时加补益气血药物,如当归、熟地黄、黄芪、何首乌、鹿角胶等;或加接骨续筋药物,如续断、补骨脂、骨碎补、煅狗骨、煅自然铜等。结合内伤气血、外伤筋骨的特点,损伤中期常用治法有和营止痛法、接骨续筋法。

(1)和营止痛法:适于损伤后,虽经消、下等法治疗,而气血瘀滞,肿痛未尽之证,常用方剂有和营止痛汤、定痛和血汤、正骨紫金丹、七厘散、和营通气散等。

(2)接骨续筋法:适用于损伤中期骨位已正,筋已理顺,筋骨已有连接但未坚实,尚有瘀血未去者。瘀血不去则新血不生,新血不生则骨不能合、筋不能续,故治宜接骨续筋药,佐以活血祛瘀。常用的方剂有接骨活血汤、新伤续断汤、接骨丹、接骨紫金丹、恒古骨伤愈合剂等。

3. **后期治法** 损伤后期,正气必虚。根据《素问》"损者益之""虚则补之"的治则,可分别采用补气养血、补养脾胃、补益肝肾的补法。由于损伤日久,病久入络,筋脉粘连,关节挛缩,复感风寒湿邪,以致关节酸痛、屈伸不利者颇为多见,故又当采用舒筋活络、温经除痹等治法。损伤后期常用治法有补气养血法、补养脾胃法、补益肝肾法、温经通络法等。

(1)补气养血法:本法是使用补气养血药物,使气血旺盛而濡养筋骨的治疗方法。凡外伤筋骨,内伤气血以及长期卧床,出现各种气血亏损、筋骨萎弱等证候者均可用本法。常用方剂有以补气为主的四君子汤,以补血为主的四物汤,以及气血双补的八珍汤、十全大补汤。对损伤大出血而引起血脱者,补气养血法要及早使用,以防气随血脱,方选当归补血汤,重用黄芪。

使用补气养血法应注意,补血药多滋腻,素体脾胃虚弱者易引起纳呆、便溏,补血方内宜兼用健脾和胃之药。阴虚内热、肝阳上亢者,忌用偏于辛温的补血药。此外,若跌仆损伤而瘀血未尽,体虚不任攻伐者,于补虚之中仍需酌用祛瘀药,以防留邪损正,积瘀为患。

(2)补养脾胃法:本法适用于损伤日久,耗伤正气,或由于长期卧床而导致脾胃气虚,运化失职者。治疗宜采用补养脾胃,以促进气血生化,使筋骨肌肉加速恢复。常用的方剂有补中益气汤、参苓白术散、健脾养胃汤、归脾丸等。

(3)补益肝肾法:本法又称强壮筋骨法。肝主筋,肾主骨,主腰脚。《素问·上古天真论》:"肝气衰,筋不能动。"《景岳全书·卷十五·腰痛》云:"腰痛之虚证,十居八九。"本法适用于损伤后期,年老体虚,筋骨萎弱,肢体关节屈伸不利,骨折愈合迟缓,骨质疏松而肝肾虚弱者。

临床应用本法时,应注意肝肾之间的相互联系及肾的阴阳偏盛。肝为肾之子,《难经》云"虚则补其母",故肝虚者也应注意补肾,以滋水涵木,常用的方剂有壮筋养血汤、生血补髓汤。肾阴虚用六味地黄汤或左归丸;肾阳虚用金匮肾气丸或右归丸;筋骨萎软、疲乏衰弱者用健步虎潜丸、壮筋续骨丹等。在补益肝肾法中参以补气养血药,可增强养肝益肾的功效,加速损伤筋骨的康复。损伤后期,病情复杂,若出现阴虚火旺,可用知柏地黄丸或大补阴丸,滋阴降火。

(4)温经通络法:温经通络法属温法。根据《素问·至真要大论》"劳者温之""损者益之"的治则,本法使用温性或热性的祛风、散寒、除湿药物,并佐以调和营卫或补益肝肾之药,以求达到驱除留注于骨与关节经络之风寒湿邪,使血活筋舒、关节滑利、经络畅通。适用于一般损伤后气血运行不畅,或因阳气不足,腠理空虚,风寒湿邪滞留或筋骨损伤日久,气血凝滞,经络不通之变证。常用方剂有麻桂温经汤、乌头汤、大红丸、大活络丹、小活络丹等。

需要说明的是,以上治法是临证应用时应遵循的一般原则。如骨折后肿胀不严重者,往往可直接用接骨续筋法,佐活血化瘀之药;开放性损伤,在止血以后,也应根据证候而运用上述疗法。如失血过多者,急需补气摄血法以急固其气,防止虚脱。临证时变化多端,错综复杂,必须灵活变通,审慎辨证,正确施治,不可拘泥和机械地分期。

（二）骨病内治法

骨病的发生与损伤可能有关，但其病理变化和临床表现与损伤显然不同，因此在治疗上有其特殊性，如骨髓炎、骨结核等症，必须外治与内治并重。在应用内治法时必须确定疾病的性质，明确患者的体质，辨明其阴阳、虚实、表里、寒热，分初起、成脓及溃后三期进行治疗。

一般来讲，疮疡初起未成脓者宜用内消法，控制毒邪，消散于早期；中期疮已形成，则用托毒透脓之内托法；后期溃疡，毒势已泄，则宜用补益之法，生肌长肉，强壮筋骨，才能顺利愈合，迅速康复。但在病情复杂之时，往往数法合用。其他如兼有痰结者加用祛痰法，湿阻者加利湿药物，气血凝滞者佐以行气活血和营等法。骨病常用的治法有清热解毒法、温阳散寒法、祛痰散结法、祛邪通络法等。

1. 清热解毒法　适用于急性骨髓炎，热毒蕴结于筋骨或内攻营血诸证。骨髓炎早期可用五味消毒饮、黄连解毒汤或仙方活命饮合五神汤加减。如热毒重者加黄连、黄柏、生山栀，有损伤史者加桃仁、红花；热毒在血分的实证，疮疡兼见高热烦躁、口渴不多饮、舌绛、脉细数者，可加用生地黄、赤芍、牡丹皮等；热毒内陷或有走黄重急之征象，症见神昏谵语或昏沉不语者，当加用清心开窍之药，如安宫牛黄丸、紫雪丹等。本法是用寒凉的药物使内蕴之热毒清泄，因血喜温而恶寒，寒则气血凝滞不行，故不宜寒凉太过。

2. 温阳散寒法　适用于阴寒内盛之骨痨（骨结核）或附骨疽（慢性骨髓炎）。本法是用温阳通络的药物，使阴寒凝滞之邪得以驱散。流痰初起，患处漫肿酸痛，不红不热，形体恶寒，口不作渴，小便清利，苔白，脉迟等内有虚寒现象者，可选用阳和汤加减。

3. 祛痰散结法　适用于骨病见无名肿块，痰浊留滞于肌肉或经隧关节者。骨病的癥瘕积聚均为痰滞交阻、气血凝留所致。此外，外感六淫或内伤情志，以及体质虚弱等，亦能使气机阻滞，液聚成痰。本法在临床运用时要针对不同病因，与下法、消法、和法等配合使用，才能达到化痰、消肿、软坚之目的。常用方剂有二陈汤、温胆汤、苓桂术甘汤等。

4. 祛邪通络法　适用于风寒湿邪侵袭而引起的各种痹证。祛风、散寒、除湿、宣痹止痛为治疗痹证的基本原则，但由于各种痹证感邪性质及病理特点不同，辨证时还应灵活变通。常用方剂有蠲痹汤、独活寄生汤、三痹汤等。

对骨病中的一些杂症则以发汗解表、养阴清热、固涩收敛、祛湿和络、镇静安神法施治为主。但在具体运用时，必须根据具体病情，在基本治法中参合变化，灵活应用，对特殊病例尤需审慎辨证，正确施治。

二、药物外治法

外用药物治疗骨伤科疾病是中医骨伤科重要的疗法之一，它是在辨证论治的基础上，具体贯彻内外兼治，即局部与整体兼顾的主要手段。骨伤科外治法和方药相当丰富，按剂型可分为敷贴药、搽擦药、熏洗湿敷药与热熨药。

（一）敷贴药

外用药应用最多的是膏药、药膏和药粉3种。使用时将药物制剂直接敷贴在损伤局部，使药力发挥作用，可收到较好的疗效。

1. 药膏（又称敷药或软膏）

（1）药膏的配制：将药碾成细末，然后选加饴糖、蜜、油、水、鲜草药汁、酒、醋或医用凡士林等，调匀如糊状，涂敷伤处。近代伤科各家的药膏用饴糖较多，主要是取其硬结后药物本身的作用和固定、保护伤处的作用。饴糖与药物的比例为 3：1。对于有创面的创伤,都用药物与油类熬炼或拌匀制成的油膏,因其柔软,并有滋润创面的作用。

(2) 药膏的种类

1) 祛瘀消肿止痛类:适用于骨折、筋伤初期肿胀疼痛剧烈者,可选用消瘀止痛药膏、定痛膏、双柏膏、消肿散等药膏外敷。

2) 舒筋活血类:适用于扭挫伤筋、肿痛逐步减退的中期患者。可选用三色敷药、舒筋活络药膏、活血散等药膏外敷。

3) 接骨续筋类:适用于骨折整复后,位置良好,肿痛消退之中期患者。可选用接骨续筋药膏、外用接骨散、驳骨散等药膏外敷。

4) 温经通络、祛风散寒除湿类:适用于损伤日久,复感风寒湿邪,肿痛加剧者。可用温经通络药膏外敷;或用舒筋活络类药膏,酌加祛风散寒、除湿的药物外敷。

5) 清热解毒类:适用于伤后感染邪毒,局部红、肿、热、痛者。可选用金黄膏、四黄膏等药膏外敷。

6) 生肌拔毒长肉类:适用于伤后创面感染者,可选用象皮膏、生肌玉红膏、红油膏等药膏外敷。

2. 膏药 膏药古称为"薄贴",是中医学外用药中的一种特有剂型。《肘后备急方》中就有关于膏药治法的记载,后世广泛地应用于内、外各科的治疗上,骨伤科临床应用更为普遍。

(1) 膏药的配制:是将药物碾成细末,配以香油、黄丹或蜂蜡等基质炼制而成。

1) 熬膏药肉:将药物浸于植物油中,主要用香油,即芝麻油加热熬炼后,再加入铅丹,又称黄丹或东丹,下丹收膏,制成的一种富有黏性,烊化后能固定于伤处的成药,称为膏或膏药肉。

2) 摊膏药:将已熬成的膏药肉置于小锅中用文火加热烊化,然后将膏药摊在牛皮纸或布上备用,摊时应注意四面留边。

3) 掺药法:膏药内药料掺合方法有 3 种:第一是熬膏药时将药料浸在油中,使有效成分溶于油中;第二是将小部分具有挥发性又不耐高温的药物,如乳香、没药、樟脑、冰片、丁香、肉桂等先研成细粉末,在摊膏药时将膏药肉在小锅中烊化后加入,搅拌均匀,使之融合于膏药中;第三是将贵重的芳香开窍药物或特殊需要增加的药物,临用时加在膏药上。

(2) 膏药的种类:按其功能可分为两类。

1) 治损伤与寒湿类:适用于损伤的有坚骨壮筋膏;适用于风湿的有狗皮膏、伤湿宝珍膏等;适用于损伤与风湿兼顾者有万灵膏、损伤风湿膏等;适用于陈伤气血凝滞、筋膜粘连的有化坚膏。

2) 提腐拔毒生肌类:适用于创伤而有创面溃疡的有太乙膏、陀僧膏,一般常在创面另加药粉,如九一丹、生肌散等。

(3) 临床使用注意事项

1) 膏药有较多的药物组成,适用于多种疾患。一般较多应用于筋伤、骨折的后期,若新伤初期有明显肿胀者,不宜使用。

2) 对含有丹类药物的膏药,由于含四氧化三铅或一氧化铅,膏药亦有一定的毒性,可透皮吸收,亦中病即止,不可久用。

3. 药粉 药粉即散剂,又称掺药。

(1) 药粉的配制:是将药物碾成极细的粉末,收贮瓶内备用。使用时或将药粉直接掺于伤口处,或置于膏药上,将膏药烘热后贴于患处。

(2) 药粉的分类:按其功用可分 6 类。

1) 止血收口类:适用于一般创伤出血敷用,常用的有桃花散、花蕊石散、金枪铁扇散、如圣金刀散、云南白药等。

2）祛腐拔毒类：适用于创面腐脓未净，腐肉未去，或肉芽过长的患者。常用的有九一丹、七三丹以及红升丹、白降丹。

3）生肌长肉类：适用于脓水稀少，新肉难长的疮面。常用的有生肌八宝丹等，也可与祛腐拔毒类散剂掺合在一起应用。

4）温经散寒类：适用于损伤后期，气血凝滞，风寒湿邪痹阻疼痛的患者。常用的有丁桂散、桂麝散等。其他如《疡科纲要》之四温丹等都可掺在膏药内贴之。

5）活血止痛类：适用于损伤后局部瘀血阻滞肿痛者。常用的有四生散、代痛散等，具有活血止痛的作用。

6）取嚏通经类：适用于坠堕，不省人事，气塞不通者。常用的有通关散等，吹鼻中取嚏。

（二）搽擦药

搽擦药可直接涂擦于伤处，或在施行理筋手法时配合推擦等手法使用，或在热敷熏洗后进行自我按摩时涂搽。

1. 酊剂 又称为外用药酒或外用药水，是用药与白酒、醋浸制而成，一般酒醋之比为8:2，也有单用酒浸者。近年来还有用乙醇溶液浸泡加工炼制的，常用的有活血酒、伤筋药水、息伤乐酊、正骨水等，具有活血止痛、舒筋活络、追风祛寒的作用。

2. 油膏与油剂 用香油把药物熬煎去渣后制成油剂，或加黄醋、白醋收膏炼制而成油膏。具有温经通络、消散瘀血的作用。适用于关节筋络寒湿冷痛等证，也可配合手法及练功前后做局部搽擦，常用的有跌打万花油、活络油膏、伤油膏等。

（三）熏洗湿敷药

1. 热敷熏洗 唐代蔺道人《仙授理伤续断秘方》中就有论述，热敷熏洗的方法古称"淋拓""淋渫""淋洗"或"淋浴"，是将药物置于锅或盆中煮沸后熏洗患处的一种方法。具有舒松关节筋络、疏导腠理、流通气血、活血止痛的作用，用于关节强直拘挛、疼痛麻木或损伤兼夹风湿者均有卓效。多用于四肢关节的损伤，腰背部如有条件也可熏洗。常用的方药可分新伤瘀血积聚熏洗方及陈伤风湿冷痛熏洗方等两种。

（1）新伤瘀血积聚熏洗方：散瘀和伤汤、海桐皮汤、舒筋活血洗方。

（2）陈伤风湿冷痛熏洗方：陈伤风湿冷痛及瘀血已初步消散者，用八仙逍遥汤、上肢损伤洗方、下肢损伤洗方等。

2. 湿敷洗涤 湿敷洗涤古称"溻渍""洗伤"等。现临床上把药制成水溶液，供创伤溃破伤口湿敷洗涤用，常用的有甘葱煎水、野菊花煎水、2%～20%黄柏溶液，以及蒲公英等鲜药煎汁。

（四）热熨药

热熨法是一种热疗方法。临床多选用温经祛寒、行气活血止痛的药物，用布包裹，加热后熨患处，借助其热力作用于局部，适用于腰背躯体熏洗不便之处的新伤、陈伤。主要有下列几种：

1. 坎离砂 又称风寒砂。适用于陈伤兼有风湿证者。

2. 熨药 俗称"腾药"。适用于各种风寒湿肿痛。常用的有正骨烫药等。

3. 其他 如用粗盐、黄沙、米糠、麸皮、吴茱萸等炒热后装入布袋中加热后熨患处，民间也用葱姜豉盐炒热，布包掩脐上治风寒。这些方法简便有效，适用于各种风寒湿型筋骨痹痛、腹胀痛、尿潴留等证。

第六节　其他疗法

一、牵引

牵引是指持续牵引而言,它是通过牵引装置,沿肢体纵轴利用作用力和反作用力原理,以缓解肌肉紧张和痉挛,预防和矫正软组织挛缩以及骨与关节畸形,辅助治疗骨折、脱位和筋伤的一种整复固定方法。

牵引的种类很多,临床常用的有皮肤牵引、牵引带牵引、骨牵引及布托牵引。

(一) 皮肤牵引

皮肤牵引指用胶布粘贴于伤肢皮肤上,利用扩张板(方形木版),通过滑车连接牵引重锤进行牵引的方法。其牵引力是通过皮肤的张力,间接牵开肌肉的收缩力而作用于骨骼的。其特点是简单易行,对患肢基本无损伤,无穿针感染之危险,安全无痛苦。但由于皮肤本身所承受力量有限,同时皮肤对胶布粘着不持久,牵引力较小,故其适应范围有一定的局限性。

1. **适应证**　骨折需要持续牵引疗法,但又不需要强力牵引或不适于骨骼牵引、布带牵引的病例。临床常用于小儿下肢骨折、老年人的骨折、短期牵引、预防或矫正髋、膝关节屈曲、挛缩畸形等。

2. **禁忌证**　由于皮肤牵引需要胶布粘贴于皮肤,故皮肤对胶布过敏者、有损伤或炎症者、肢体有静脉曲张、慢性溃疡等血管病变者禁用。

3. **操作方法**　在骨突起处放置纱布,不使胶布直接接触该处,以免压迫皮肤出现溃疡;先持胶布较长的一端平整地贴于大腿或小腿外侧,并使扩张板与足底保持两横指的距离,然后将胶布的另一端贴于内侧,注意两端长度相一致,以保证扩张板处于水平位置;胶布外面自上而下地用绷带缠绕并平整地固定于肢体上,但绷带不要盖住其上端,也勿过紧。将肢体置于牵引架上,根据骨折对位要求调整滑车的位置及牵引方向。腘窝和跟腱处应垫以棉垫,勿使悬空(图4-28)。

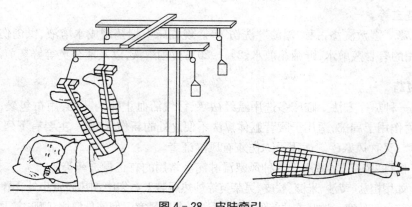

图4-28　皮肤牵引

4. 注意事项 ① 牵引重量一般不能超过 5 kg;牵引时间一般为 2～3 周。② 胶布和绷带如脱落,应及时更换;若有不良反应,应及时停止牵引。

(二) 骨牵引

骨牵引是指将骨圆针或牵引钳穿过骨骼内,通过牵引装置,进行牵引的方法。骨牵引可以承受较大的牵引重量,阻力较小,可以有效地克服肌肉紧张,纠正骨折重叠或关节脱位造成的畸形,保持骨折端不移位的情况下,可以加强患肢功能锻炼,防止关节僵直、肌肉萎缩,以促进骨折愈合。但骨圆针直接通过皮肤穿入骨质,如果消毒不严格或护理不当,易导致针眼处感染;穿针部位不当易损伤关节囊、神经和血管;儿童采用骨牵引易损伤骨骺。

1. 适应证 骨牵引多用于肌肉发达的成年人和需要较长时间固定或较大重量牵引的患者。

2. 禁忌证 牵引处有感染或开放性伤口创伤污染严重者、局部骨骼有肿瘤、结核等病变患者、局部需要切开复位者禁用。

3. 常用牵引与操作方法

(1) 颅骨牵引:用于颈椎骨折脱位,尤其是合并有颈髓损伤者。患者仰卧,头枕沙袋,剃光头发,画两侧乳突之间的一条冠状线,沿鼻尖到枕外隆凸的一条矢状线。将颅骨牵引弓的交叉部支点对准两线的交点,两端钩尖放在横线上充分撑开牵引弓,钩尖所在横线上的落点即为进针点;另一方法是由两侧眉外端向颅顶画两条平行的矢状线,两线与上述冠状线相交的两点,即为进针点。

在无菌和局部麻醉下,用尖刀在两点处各作一长约 1 cm 小横切口,深达骨膜,用带安全隔板的钻头在颅骨表面斜向内内侧约 45°角,以手摇钻钻穿颅骨外板(成人约 4 mm,儿童为 3 mm)。注意防止穿过颅骨内板伤及脑组织。然后将牵引弓两钉齿插入骨孔内,拧紧牵引弓螺丝钮,使牵引弓钉齿固定牢固,缝合切口并用酒精纱布覆盖伤口。牵引弓系牵引绳并通过滑车,抬高床头 20 cm 左右作为对抗牵引(图 4-29)。一般第 1～2 颈椎用 4 kg,以后每下一椎体增加 1 kg。复位后其维持重量一般为 3～4 kg。

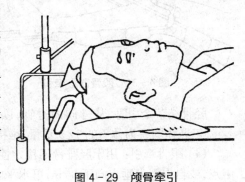

图 4-29 颅骨牵引

(2) 尺骨鹰嘴牵引:用于肱骨外科颈、肱骨干骨折等。自尺骨鹰嘴尖端向远端 2 cm 处作一尺骨背侧缘的垂直线,再在尺骨背侧缘的两侧各 2 cm 处,画一条与尺骨背侧缘平行的直线,三条直线相交两点即为牵引针的进出针点(图 4-30)。

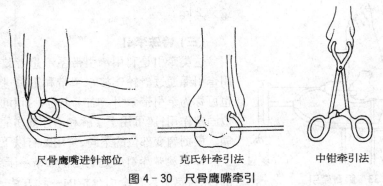

尺骨鹰嘴进针部位　　克氏针牵引法　　中钳牵引法

图 4-30 尺骨鹰嘴牵引

患者仰卧位,屈肘 90°,前臂中立位,在无菌和局部麻醉下,术者将固定在手摇钻上的骨圆针从内侧标记点刺入皮肤至骨,转动手摇钻将骨圆针穿过尺骨鹰嘴从外侧标记点穿出。穿针时应始终保持针与尺骨干垂直,不能钻入关节腔或损伤尺神经。安装牵引弓并拧紧固定即可。一般牵引重量为 2～5 kg,维持重量为 2～2.5 kg。

(3) 股骨髁上牵引或胫骨结节牵引:用于股骨干骨折、转子间骨折等。股骨髁上进针处,自髌骨上缘作一与股骨干垂直的横线,再沿腓骨小头前缘与股骨内髁隆起最高点各作一条与髌骨上缘横线相交的垂直线,相交的两点即是。胫骨结节进针处,胫骨结节最高点向下 2 cm,再向后 2 cm 处外侧作为进针点。

患者仰卧位,伤肢置于布朗架上,使膝关节屈曲 40°,在无菌和局部麻醉后,以克氏针穿入皮肤,直达骨质,徐徐转动手摇钻,当穿过对侧骨皮质时,以手指压迫针眼处周围皮肤,穿出钢针,使两侧钢针相等,酒精纱布覆盖针孔,安装牵引弓,进行牵引。牵引时,应将床脚抬高 20 cm 左右,以作对抗牵引(图 4-31)。

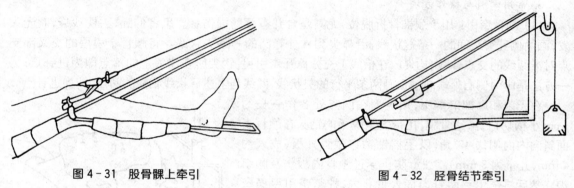

图 4-31 股骨髁上牵引　　　　　　　　图 4-32 胫骨结节牵引

胫骨结节牵引时,从外向内进针,以免损伤腓总神经。牵引重量成人一般为体重的 1/8～1/6,年老体弱者为体重的 1/9 重量,维持量为 3～5 kg(图 4-32)。

(4) 跟骨牵引:用于胫腓骨不稳定性骨折、踝部粉碎性骨折等。自内踝尖到足跟后下方连线中点,或自内踝尖垂直向下 3 cm,再水平向后 3 cm,内侧进针点。

常规消毒足跟周围皮肤,局麻后,用手摇钻或骨锤将骨圆针自内侧标记点刺入,直达骨骼,穿至对侧皮外,酒精纱布覆盖针孔,安装牵引弓,进行牵引即可(图 4-33)。穿针时应注意针的方向,胫腓骨干骨折时,针与踝关节面呈倾斜 15°,即针的内侧进入处低,外侧出口处高,有利于恢复胫骨的正常生理弧度。跟骨牵引重量一般为 4～6 kg,维持重量为 2 kg。

(三) 特殊牵引

这类牵引是利用牵引带系于患者肢体某一部位,再用牵引绳通过滑轮连接牵引带和重量进行牵引的方法。也可称为牵引带牵引。临床上对骨折和脱位有一定的复位固定作用;还可用于缓解和治疗筋伤的痉挛、挛缩和疼痛。根据病变部位的不同,常用的有以下几种牵引方法。

1. 颌枕带牵引　是利用枕颌带系于头颅的颌下与枕部,连接牵引装置牵引颈椎的一种方法。适用于轻度无

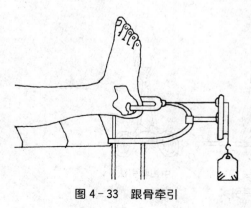

图 4-33 跟骨牵引

截瘫的颈椎骨折或脱位、颈椎病、颈椎间盘突出症的治疗。常用坐位牵引,每日 1～2 次,每次 20～30 min,牵引重量 3～5 kg(图 4-34)。

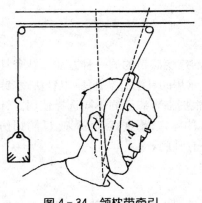

图 4-34　颌枕带牵引

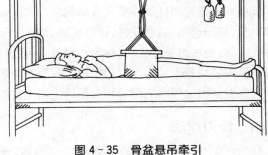

图 4-35　骨盆悬吊牵引

2. **骨盆悬吊牵引**　是利用骨盆悬吊兜将臀部抬离床面,利用体重使悬吊兜侧面拉紧向骨盆产生挤压力,对骨盆骨折和耻骨联合分离进行整复固定的方法,称为骨盆悬吊牵引。适用于骨盆环骨折分离、耻骨联合分离及骶髂关节分离等(图 4-35)。

3. **骨盆牵引带牵引**　是让患者仰卧于骨盆牵引床上,用束带分别捆绑于胸部和骨盆部,在束带上连接一定的重量或施加一定的力量进行牵引的方法,称为骨盆牵引带牵引。目前,电脑程控骨盆牵引床也已经得到普遍应用。适用于腰椎间盘突出症、腰椎小关节紊乱症、急性腰扭伤等症(图 4-36)。

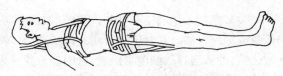

图 4-36　骨盆牵引带牵引

二、封闭疗法

封闭疗法是根据不同疾病,将药物注射于某一特定部位或压痛点的一种治疗方法,具有抑制炎症渗出、改善局部血运和营养状况、消肿止痛等作用。全身各部位的肌肉、韧带、筋膜、腱鞘、滑膜等急慢性损伤或退行性变所引起的局部疼痛性疾病,都适合应用封闭疗法。有时也可用于疾病的诊断与鉴别诊断。封闭疗法对于骨关节结核、化脓性关节炎及骨髓炎、骨肿瘤禁忌使用;全身状况不佳,特别是心血管系统有严重病变者应慎用,因封闭的刺激可导致意外的发生。

目前封闭治疗的药物多以局部麻醉药物合并类固醇类药物为主,麻醉药物多选用 0.5%～1% 利多卡因,类固醇类药物多选用复方倍他米松注射液,根据不同的目的,选择合适的配比,运用封闭治疗。另外亦有学者应用中药制剂如复方当归注射液、复方丹参注射液等或者维生素类药物如维生素 B_1、维生素 B_{12} 等,运用之前需注意选择合适的适应证,排除禁忌证。

三、物理疗法

物理疗法是利用各种物理因子(如电、磁、声、光、冷与热等)作用于机体,引起机体内一系列生物学效应,从而调节、增强或恢复各种生理机能,影响病理过程,以达到康复目的的一种疗法。

物理疗法在骨伤科疾病的治疗和康复中具有十分重要的作用,以物理因子引起局部组织的生物物理和生物化学变化的直接作用,以及因物理因子作用于人体后而引起体液改变,或通过神经反射,或通过经络穴位而发挥的间接作用。物理疗法对骨伤科疾病治疗的主要作用可消炎、镇痛、减少瘢痕和粘连的形成、避免或减轻并发症和后遗症等。

四、针灸疗法

针灸疗法是运用针刺或艾灸人体相应的穴位,从而达到治疗疾病目的的一种方法。针灸具有调和阴阳、舒筋通络、活血祛瘀、行气止痛、祛风除湿等作用。常用的针法有毫针法、电针法、水针法和耳针法等,灸法有艾炷灸、艾条灸和温针灸等,在应用时应根据临床病证的不同选择使用。针刺操作过程中要注意无菌操作,对胸、胁、背、腰等脏腑所居之处的腧穴,不宜直刺、深刺,以防损伤脏器。有继发性出血倾向的患者和损伤后出血不止的患者等不宜针刺。

五、针刀疗法

针刀疗法是以中医针刺疗法和西医学的局部解剖、病理生理学知识为基础,与现代外科有限手术和软组织外科松解理论相结合而形成的一种新的治疗方法。这种治疗方法"以痛为输",用小针刀刺入病所,以治疗肌肉、筋膜、韧带、关节滑膜等软组织损伤性疾病。

六、关节穿刺术

关节穿刺术是以空心针刺入关节腔,达到吸出关节内容物、注入药物或造影对比剂等目的的诊断或治疗方法。其对于关节病的诊断和治疗具有双重意义。当关节有病变时,常需吸出关节液做化验、细菌培养或细菌学检查,以明确诊断。为治疗关节病变,常需吸出关节液做引流,并同时注入药物进行治疗。另外为明确诊断,需行关节造影者,常在关节穿刺后注入造影对比剂,并摄片检查。

七、关节引流术

化脓性关节炎当经过穿刺抽液并注入抗菌药物治疗后,患者全身及局部情况仍不见好转,或关节液已成为稠厚的脓液,应及时行关节引流术。

（林定坤）

第五章　危急重症与急救技术

导学　**掌握**常见骨伤科危重并发症的诊断要点；**熟悉**常见骨伤科危重并发症的治疗原则。

第一节　周围血管损伤

任何外来直接或间接暴力侵袭血管，均可能发生开放性或闭合性血管损伤。血管损伤的危险性在于大出血和肢体缺血坏死或功能丧失，严重者威胁患者生命。早期诊断、及时处理可降低死亡率和截肢率，可减少肢体因缺血引起的功能障碍。过去，四肢血管损伤常用结扎止血法以挽救生命，截肢率高达50%以上。现在随着血管外科技术的发展和休克、多发性损伤诊疗技术的提高，使四肢血管损伤的死亡率和截肢率明显下降。

一、病因病机

在血管损伤中，作用力不同，其血管损伤情况各异。血管损伤不同程度的病理改变致使其临床表现和预后也不尽相同。一般说来，锐性损伤可造成血管的完全或部分断裂，以出血为主；钝性损伤可造成血管内膜、中膜不同程度的损伤，形成血栓，以阻塞性改变为主。间接暴力所致损伤中，要注意胸部降主动脉和腹部肠系膜动脉的疾驰减速伤，若救治不及时，常可导致伤员失血性休克和死亡。根据损伤原因和机制，血管损伤常见的病理类型有：血管壁完全和部分断裂，血管痉挛，血管挫伤、血管受压，假性动脉瘤和动静脉瘘。

1. **完全断裂**　四肢主要血管完全性断裂，多有大出血，常伴有休克；由于血管壁平滑肌和弹力组织的作用，能使血管收缩、回缩，继发血栓形成，可使完全断裂的血管出血减少或自行停止。

2. **部分断裂**　血管伤可有纵形、横形或斜形的部分断裂，由于动脉的收缩使裂口扩大，不能自行闭合，而发生大出血。因此，有时部分断裂比完全断裂的出血更为严重，即使出血暂时停止，也有再度出血的危险。

3. **血管痉挛**　血管痉挛时远侧动脉搏动减弱或消失，肢体可出现麻木、发冷、苍白等缺血症状,而局部无大出血或张力性血肿现象,长时间血管痉挛可导致血管栓塞。

4.**血管挫伤** 动脉受到挫伤后,可发生内膜和中膜断裂分离,动脉挫伤不但伤后可发生血管痉挛,血栓形成,还可因血管壁的软弱,发生创伤性动脉瘤,动脉内血栓脱落而成栓子,可阻塞末梢血管。

5.**血管受压** 可由于骨折、关节脱位和血、骨筋室综合征,甚至夹板及止血带等造成压迫,受压时间愈长,其预后愈严重,动脉严重受压可使血流完全受阻,血管壁也可受损伤,引起血栓形成及发生远端肢体坏死。

6.**动静脉瘘** 由于伴行的动、静脉同时部分受伤,发生直接交通,动脉血直接流入静脉,形成动静脉瘘。

二、临床表现

1.**病史** 如骨折、脱位、挫伤、火器伤或切割伤时,均应考虑是否合并血管损伤。

2.**症状与体征**

(1)出血:动脉出血为急速、搏动性、鲜红色出血。静脉出血为持续暗红色出血。内出血:深部组织和内脏损伤,血液由破裂的血管流入组织或脏器、体腔内,从体表看不见血。胸腹部血管损伤出血量大,易致急性血容量锐减。

(2)血肿:如果出血流向纵隔则表现纵隔的增宽、呼吸困难、胸痛等;如果流向后腹膜则可出现腹痛、腹胀等。血肿特点为张力高、坚实和边缘不清;或者血肿与血管裂孔相沟通形成交通性血肿,该血肿具有膨胀性和搏动性。这是诊断钝性血管外伤的局部重要体征,如贸然切开,可引起灾害性后果。

(3)肢体远端血供障碍:肢体动脉断裂或内膜损伤所致的血栓可使肢体远端发生明显的缺血现象,即所谓的"5P"表现:① 动脉搏动减弱或消失的无脉(pulselessness);② 远端肢体缺血导致持续性疼痛(pain);③ 皮肤血流减少发生苍白,皮温降低(pallor);④ 肢体感觉神经缺血而出现感觉麻木、感觉异常(paresthesia);⑤ 肢体运动神经失去功能出现肌肉麻痹,运动障碍(paralysis)。这5 个症状和体征的英文词首为 P,故称为 5P 征。静脉回流障碍主要表现在 12～24 h 内出现肢体严重水肿,皮肤发绀和温度下降。

(4)震颤和杂音:当受伤部位出现交通性血肿以及动脉损伤部位有狭窄者,听诊可闻及收缩期杂音,触诊时感到震颤。在外伤性动静脉瘘时可闻及血流来回性、连续性杂音。

(5)休克:一般患者均可发生不同程度的创伤性或失血性休克,大血管的完全断裂或部分断裂常使患者死于现场。

(6)合并脏器和神经组织损伤的症状。当血管损伤合并其他脏器(如肺、肝、脑、肾等)或神经组织损伤,出现的症状是多种多样的。

3.**辅助检查** 血管造影是诊断血管损伤的金标准,可以确定血管损伤的位置和程度。但动脉造影可引起严重并发症,应谨慎进行。通过造影可了解血管有无断裂、狭窄、缺损或造影剂溢出等损伤的表现。其他如多普勒(Doppler)血流检测仪、彩色多普勒血流图像(Color flow Doppler imaging)和双功能超声扫描(Duplex Doppler scanning)和超声波血流探测器等方法,对血管损伤的诊断有一定帮助。

三、治疗

四肢血管损伤的处理着重于及时诊断与止血,抗休克,挽救患者生命;其次是作好伤口的早期清创,正确修复损伤血管,尽早恢复肢体的血供,保全肢体,降低致残率;同时,认真处理好骨关节和神经等并发性损伤,密切观察和防治继发性出血、感染、血栓形成等继发症,最大限度地恢复肢体功能。血管损伤中动脉损伤是其主要矛盾,必须修复,大静脉要尽量修复。

1.加压包扎止血法　四肢血管伤大多可用加压包扎止血,止血效果良好。紧急情况下,无消毒敷料和设备时,可用指压法。使用止血带止血要注意记录时间,防治并发症。

2.休克和多发性损伤的处理　首先止血和输血输液,补充血容量与抗休克,纠正脱水和电解质的紊乱,同时迅速处理危及生命的内脏伤和多发性损伤。

3.血管痉挛的处理　应注意预防,如用温热盐水湿纱布敷盖创面,减少创伤、寒冷、干燥及暴露的刺激,及时清除骨折及弹片压迫等。在没有伤口而疑有动脉痉挛者可试行盐酸普鲁卡因交感神经节阻滞;盐酸罂粟碱口服或肌内注射,此法往往效果不大,如无效应及早探查动脉。

4.清创术　及时完善的清创术,是预防感染和成功地修复组织的基础。应争取 6～8 h 内尽快地做好清创术,去除污染、异物、失活及坏死组织,以防感染。

5.血管损伤的修复　血管修复的成功与否,主要是认真、细致、正确的处理。不论完全或部分断裂、挫伤后栓塞,均以切除损伤部分、对端吻合效果最好。对大静脉如髂外静脉、股静脉和腘静脉伤,条件允许时应在修复动脉的同时,予以修复,以免血液回流不畅、肢体肿胀。如果仅血管壁部分损伤且创口不大,可行创口缝合或成形术。如动脉损伤缺损过多,可取健侧大隐静脉修补。注意移植时必须将静脉倒置,以免静脉瓣阻塞血流。如用静脉移植修复静脉则不需将静脉倒置。

6.血管损伤的术后处理　术后最常发生的主要问题有血容量不足、急性肾功能衰竭、伤肢血循环障碍、伤口感染和继发性出血等。

(1) 严密监护患者的呼吸、循环、肝肾、胃肠道功能,特别是应该注意防止 ARDS、MODS、应激性溃疡等并发症。

(2) 应用石膏固定肢体关节于半屈曲位 4～5 周,减少缝合处张力,以免缝线崩开造成出血和动脉瘤等合并症。

(3) 体位:静脉损伤可适当抬高患肢,以免肢体静脉回流不畅。

(4) 注意肢体循环情况,如脉搏、皮肤颜色和温度等,如有突然变化、肢体循环不良,多系血栓形成或局部血肿压迫,应立即手术探查,恢复肢体血流。

(5) 警惕再发出血:如血管修复不够完善或继发感染、坏死,可发生再次出血,甚至大出血,必须严密观察,及时处理,以免发生危险。

(6) 抗凝:术后可使用抗凝剂,防止血栓形成。

(7) 防治感染:如有伤口感染,只要及时正确处理,如充分引流,使用适当抗菌药物等,仍有可能保持血管修复的效果。

7.中医治疗　根据临床表现进行辨证论治。

(1) 寒滞经脉:四肢怕冷,发凉,疼痛,麻木,遇冷后症状加重,遇暖减轻,肤色或为苍白,舌淡紫,苔薄白,脉沉紧或涩。治则温经散寒、化瘀通络,方拟当归四逆汤合桃红四物汤化裁。

(2) 瘀阻经脉:肢体肿胀刺痛,局部瘀血瘀斑,舌质青紫,脉弦紧涩。治则活血化瘀、通络止痛,用桃红四物汤合圣愈汤化裁。

(3) 经脉瘀热:肢体灼热,疼痛,肤色或为紫暗,舌紫暗,有瘀斑,舌尖或红,苔薄黄,脉弦紧或濡。治则清热化瘀,用四妙勇安汤合桃红四物汤化裁。

（4）湿热瘀阻：肢体红肿热痛，伤口黄色分泌物，舌红，苔黄燥，脉细数。治则清热利湿、活血消肿，方拟五味消毒饮、四妙散加味。

第二节　周围神经损伤

周围神经损伤是常见的外伤，可以单独发生，也可与其他组织损伤合并发生。周围神经损伤后，受该神经支配区的运动，感觉和营养均将发生障碍。临床上表现为肌肉瘫痪，皮肤萎缩，感觉减退或消失。

一、病因病机

1. 周围神经损伤原因及分类　周围神经损伤的原因可分为：① 牵拉损伤。如产伤等引起的臂丛损伤。② 切割伤。如刀割伤、电锯伤、玻璃割伤等。③ 压迫性损伤。如骨折脱位等造成的神经受压。④ 火器伤。如枪弹伤和弹片伤。⑤ 缺血性损伤。肢体缺血挛缩，神经亦受损；电烧伤及放射性烧伤。⑥ 其他损伤：如药物注射、麻醉等医源性损伤。

2. 根据损伤的程度分

Ⅰ度：神经失用：神经受伤轻微，神经轴突和鞘膜完整，神经可发生节段性脱髓鞘改变，但不发生轴突变性。表现为暂时传导功能丧失，常以运动麻痹为主，感觉功能仅部分丧失，电生理反应正常，营养正常。大多可以在数日内自动恢复。

Ⅱ轴突断裂：神经受伤较重，神经轴突中断，但神经内膜仍保持完整，损伤的远侧段可发生瓦勒变性。表现为神经完全性损伤，但近端再生轴突可沿原来远端神经内膜管长至终末器官，因此可自行恢复。

Ⅲ度：神经轴突、髓鞘、神经内膜损伤，但神经束膜完整、正常。

Ⅳ度：神经轴突、神经内膜、神经束及束膜均损伤断裂，仅神经外膜连续性存在。

Ⅴ神经断裂：神经损伤严重，可发生完全断裂或不完全断裂。临床表现为运动、感觉完全丧失并有营养性改变，不完全断裂者表现为不完全性瘫痪，早期亦可表现为完全性瘫痪，日后部分恢复。神经断裂，不能自动恢复，必须修复神经，方能恢复功能。

3. 神经损伤后的病理变化　神经断裂后，近端出现近距离的逆行性变性，4～10 日后，开始再生；神经远端在伤后 12～48 h，出现沃勒变性。髓鞘收缩碎裂，神经细丝和细管排列混乱、断裂；48～72 h 整条轴突同时断裂，大量吞噬细胞浸润，清除轴突和髓鞘碎片，需 2～4 周。神经损伤后，受其支配的肌纤维、感觉末梢（如感觉小体）等萎缩。若神经在 1～2 年内未恢复，肌纤维和感觉末梢最后被纤维组织代替，功能难以恢复。

二、临床表现

1. **常有外伤史**　多合并有四肢骨折或关节损伤。

2. **肢体姿势**　周围神经损伤肢体呈不同程度畸形。

3. **运动功能**　根据肌力测定了解肌肉瘫痪情况，判断神经损伤及其程度。晚期可存在不同程度肌肉萎缩。

4. 感觉功能 感觉神经支配区皮肤痛觉和触觉等发生障碍。Tinel 征感测神经再生到达的部位。

5. 自主神经功能 支配区皮肤营养障碍,由早期无汗、干燥、发热、发红,到后期变凉、萎缩、粗糙甚至发生溃疡。

6. 反射功能 神经支配范围的肌腱反射减弱或消失。

7. 神经肌电图检查 有助于神经操作部位的确定,为判断损伤程度,预后及观察神经再生提供依据。

(1) 肌电图检查:肌肉收缩可引起肌肉电位的改变。神经断裂后,主动收缩肌肉的动作电位消失,2～4 周后出现去神经纤颤电位。神经再生后,去神经纤颤电位消失,而表现为主动运动电位。

(2) 诱发电位检查:目前临床上常用的检查项目有感觉神经动作电位(SNAP)、肌肉动作电位(MAP)和体感诱发电位(SEP)等,其临床意义主要为神经损伤的诊断、评估神经再生和预后情况及指导神经损伤的治疗。

8. 体征

(1) 指神经损伤:① 多为切割伤;② 手指一侧或双侧感觉缺失。

(2) 桡神经损伤:① 腕下垂,腕关节不能背伸;② 拇指不能外展,拇指间关节不能伸直或过伸;③ 掌指关节不能伸直;④ 手背桡侧皮肤感觉减退或缺失;⑤ 高位损伤时肘关节不能伸直;⑥ 前臂外侧及上臂后侧的伸肌群及肱桡肌萎缩。

(3) 正中神经损伤:① 手握力减弱,拇指不能对指对掌;② 拇、示指处于伸直位,不能屈曲,中指屈曲受限;③ 大鱼际肌及前臂屈肌萎缩,呈猿手畸形;④ 手掌桡侧半皮肤感觉缺失。

(4) 尺神经损伤:① 拇指处于外展位,不能内收;② 呈爪状畸形,环、小指最明显;③ 手尺侧半皮肤感觉缺失;④ 骨间肌,小鱼际肌萎缩;⑤ 手指内收、外展受限,夹纸试验阳性;⑥ Forment 试验阳性,拇内收肌麻痹。

(5) 腓总神经损伤:① 足下垂,走路呈跨越步态;② 踝关节不能背伸及外翻,足趾不能背伸;③ 小腿外侧及足背皮肤感觉减退或缺失;④ 胫前及小腿外侧肌肉萎缩。

(6) 胫神经损伤:① 踝关节不能跖屈和内翻;② 足趾不能蹠屈;③ 足底及趾蹠面皮肤感觉缺失;④ 小腿后侧肌肉萎缩;⑤ 跟腱反射丧失。

三、治疗

1. 非手术治疗

(1) 解除骨折端的压迫:骨折引起的神经损伤,多为压迫性损伤,首先应采用非手术疗法,将骨折手法复位外固定,以解除骨折端对神经的压迫,观察 1～3 月后,如神经未恢复再考虑手术探查。

(2) 防止瘫痪肌肉过度伸展:选用适当夹板保持肌肉在松弛位置。如桡神经瘫痪可用悬吊弹簧夹板、足下垂用防下垂支架等。

(3) 保持关节动度:预防因肌肉失去平衡而发生的畸形,如足下垂可引起马蹄足、尺神经瘫痪引起爪状指。应进行被动活动,锻炼关节全部动度,每日多次。

(4) 应用神经营养药物,如单唾神经节苷脂、鼠神经生长因子等营养神经药物,促进神经功能恢复。

（5）高压氧治疗。

（6）理疗、按摩及适当电刺激保持肌肉张力,减轻肌萎缩及纤维化。

（7）锻炼尚存在和恢复中的肌肉,改进肢体功能。

2. 手术治疗 原则上越早修复越好。锐器伤应争取一期修复,火器伤早期清创时不作一期修复,待伤口愈合后 3～4 周行二期修复。锐器伤如早期未修复,亦应争取二期修复。二期修复时间以伤口愈合后 3～4 周为宜。但时间不是绝对的因素,晚期修复也可取得一定的效果,不要轻易放弃对晚期就诊患者的治疗。

常用的手术方式有：① 神经松解术；② 神经吻合术；③ 神经移植和转移术；④ 肌腱转移术和关节融合术等手术方式。

3. 手法治疗和功能锻炼 有针对性地进行手法治疗和功能锻炼,保持肌张力,防治肌肉萎缩、肌纤维化、关节僵硬或关节萎缩及关节畸形等。手法由肢体近端到远端；反复捏揉数遍,强度以肌肉感觉酸胀为宜,可涂搽活血酒；瘫痪较重者用弹筋法和穴位推拿法。上肢取肩井、肩髃、曲池、尺泽、手三里、内关和合谷等穴,下肢取环跳、承扶、殷门、血海、足三里、阳陵泉、阴陵泉、承山、三阴交、解溪和丘墟等穴,强刺激以得气为度。最后,在患肢上来回揉滚 1～2 遍结束。

功能锻炼着重练习患肢各关节各方向的运动,待肌力逐步恢复,可训练抗阻力活动。

4. 针灸疗法 根据证候循经取,穴配以督脉相应穴位或沿神经干取穴,或兼取两者之长,用强刺激手法或电针。① 正中神经损伤：取手厥阴心包经穴,如天泉、曲泽、郄门、间使、内关、大陵、劳宫和中冲等。② 桡神经损伤：取手太阴肺经穴,如中府、侠白、鱼际和少商等。③ 尺神经损伤：取足少阳胆经穴和足阳明胃经穴,如阳陵泉、外丘、光明、足窍阴、足三里、丰隆、解溪、冲阳和内庭等。④ 胫神经损伤：取足太阳膀胱经穴和足太阴脾经穴,如委中、合阳、承筋、承山、阴陵泉、地机、三阴交、商丘、公孙等。

第三节 创伤性休克

创伤性休克是指在致伤因素打击下,迅速出现的以有效循环血量不足、组织器官微循环急剧恶化为基本原因,以组织细胞内广泛而严重组织氧合不全和代谢障碍为特征的急性循环功能衰竭综合征。

一、病因病机

（一）病因

创伤性休克与大出血、体液渗出、剧烈疼痛、恐惧、组织坏死分解产物的吸收和创伤感染等一切导致机体神经、循环、内分泌等生理功能紊乱的因素有关。

1. 失血 正常成人总血量为 4 500～5 000 ml。一次失血量不超过总血量的 15%（约 750 ml）时,机体通过神经体液的调节,可代偿性地维持血压于正常范围；如失血量达到总血量的 25%（约 1 250 ml）时,由于大量失血,有效循环血量减少,微循环灌注不足,全身组织和器官的氧代谢障碍,即发生轻度休克；当失血量达到总血量的 35%（约 1 750 ml）时,即为中度休克；当失血量达到总血量的 45%（约 2 250 ml）时，为重度休克。

2. 神经内分泌功能紊乱　严重创伤和伴随发生的症状，如疼痛、恐惧、焦虑与寒冷等因素持续刺激神经中枢，致神经内分泌功能紊乱，引起反射性血管舒缩功能紊乱，出现末梢循环障碍而发生休克。末梢循环障碍还可致器官严重缺血缺氧，组织细胞变性坏死，引起器官功能不全，严重者可发生多器官衰竭。

3. 组织破坏　严重的挤压伤，局部组织缺血坏死。当压力解除后，由于局部毛细血管破裂和通透性增高，可导致大量出血、血浆渗出和组织水肿，有效循环血量下降，组织细胞坏死后，释放出大量的肌红蛋白、酸性代谢产物和钾、磷等物质，又可引起酸碱平衡和电解质紊乱，肾功能障碍，其中某些活性物质可破坏血管的通透性和舒缩功能，使血浆大量渗入组织间隙中，造成有效循环血量进一步下降，导致休克的发生或加重休克的程度。

(二) 病理

休克病理过程可分为休克代偿期、休克失代偿期（代偿衰竭期）和休克晚期（严重期）三个阶段。如休克不能及时纠正，常可产生弥漫性毛细血管内凝血（DIC）现象，使微循环衰竭更加严重，预后甚差。

(三) 中医病因病机

本病属于中医的厥脱证范围，由内伤脏气或亡津失血所致的气血逆乱、正气耗脱的病证。

二、临床表现

1. 病史　创伤性休克患者均有较严重的外伤或出血史。

2. 症状与体征　① "5P"征（休克 5P 征）：即皮肤苍白（pallor），冷汗（perspiration），神志淡漠（prostation），脉动搏微弱（pulselessness），呼吸急促（pulmonary deficiency）。② 脉搏：脉率为 100～120 次/min 以上，出现心力衰竭时，脉搏又变缓慢且微细欲绝。③ 血压：在休克代偿期，血压波动不大，随着休克加重，出现血压降低，而血压的降低要参考患者的基础血压而定，当血压下降超过基础血压的 30%，脉压差低于 30 mmHg 时要考虑休克的发生。④ 尿量：是观察休克的主要指标，正常人为 50 ml/h，休克时每小时尿量一般少于 25 ml。⑤ 中心静脉压（central venous pressure, CVP）：正常值为 6～12 cm 水柱，当出现休克与血容量不足时，中心静脉压降低。

3. 辅助检查　① 血红蛋白及血细胞比容：此二项升高，常表明血液浓缩，血容量不足；② 尿常规、比重和酸碱度：可反映肾功能情况，必要时可进一步作二氧化碳结合力及非蛋白氮的测定；③ 电解质：可发现钾、钠及其他电解质丢失的情况，由于细胞损伤累及胞膜，可出现高钾低钠血症；④ 血小板计数、凝血酶原时间和纤维蛋白原含量：若此三项全部异常则说明休克可能已进入 DIC 阶段；⑤ 血儿茶酚胺和乳酸浓度测定：此二项在休克时浓度都升高，指标越高预后越差；⑥ 血气分析：呈代谢性酸中毒改变。

4. 心电图　休克时常伴心肌缺氧而致的心律失常，严重缺氧时会发生局灶性心肌梗死，常表现为 QRS 波异常、ST 段降低和 T 波倒置。

三、治疗

积极抢救生命与消除不利因素，补充血容量与调整机体生理功能，防治创伤及并发症，纠正体液电解质和酸碱度紊乱。

1. 一般治疗 平卧位，头略低；保持安静，保暖防暑，清楚呼吸道异物，保持呼吸道畅通，适当给氧。

2. 控制出血 活动性大出血是导致创伤性休克的最主要原因，因此，及时有效的止血是首要任务。

3. 处理创伤 有开放性创伤的患者，经抗休克治疗情况稳定后，尽快手术清创缝合，防治感染，争取一期愈合。

4. 补充与恢复血容量 在止血的情况下补充与恢复血容量是治疗创伤性休克的根本措施。最初液体灌注应用等张电解质溶液。乳酸林格液是首选，其次是生理盐水。

5. 血管收缩剂与舒张剂的应用 为解除血管痉挛，改善组织缺氧状况，可在补足血容量情况下应用血管扩张剂；若血容量已补足，血管扩张剂已用过，血压仍低，或无大血管出血，为改善重要器官低血流量状态，可暂时使用血管收缩剂升高血压。

6. 纠正电解质和酸碱平衡的紊乱 休克可引起组织缺氧必然导致代谢性酸中毒，因而加重休克和阻碍其他治疗，因此，纠正纠正电解质和酸碱平衡的紊乱是治疗休克的主要方法之一。

7. 防治并发症 各重要器官功能的衰竭和继发感染是休克的常发并发症，在治疗创伤性休克的同时应及早考虑到各并发症的防治。

8. 中药治疗 辨证论治：由于休克发病急骤，变化较快，故辨证主要为辨别虚实。一般地说，虚证属脱，实证属闭，临床分清脱闭二型，即可进行治疗。

第四节　筋膜间隔区综合征

骨筋膜室是指由骨、骨间膜、肌间隔和深筋膜所构成。骨筋膜间隔区综合征又称急性筋膜间室综合征、骨筋膜室综合征，是指由各种损伤因素造成骨筋膜室区内组织压力升高，导致血管受压，血循环障碍，肌肉、神经因急性缺血、缺氧，甚至坏死而产生的一系列症状和体征，统称为筋膜间区综合征。

一、病因病机

（一）病因

1. 骨筋膜室容积骤减

（1）外伤或手术后敷料包扎过紧。

（2）严重的局部压迫：肢体受外来重物或身体自重长时间的压迫。

2. 骨筋膜室内容物体积迅速增大

（1）缺血后组织肿胀：组织缺血毛细血管的通透性增强，液体渗出、组织水肿、体积增大。

（2）损伤、挫伤、挤压伤、Ⅱ～Ⅲ度烧伤等损伤引起毛细血管通透性增强、渗出增加、组织水肿、容积增加。

（3）小腿剧烈运动，如长跑、行军。

（4）骨筋膜室内出血，血肿挤压其他组织。

（二）中医病因病机

《诸病源候论·金疮伤筋断骨候》记载："夫金疮始伤之时,半伤其筋,荣卫不通,其疮虽愈合后,仍令痹不仁也。"提出了"荣卫不通"的病机和"痹而不仁"的症候。

二、临床表现

1. **病史**　有挤压伤、火器伤、止血带时间过长、严重四肢骨折、断肢再植后、石膏外固定、不适当的小夹板固定等病史。

2. **症状与体征**

（1）局部：① 肿胀疼痛,早期以肢体局部症状为主,以肢体张力性肿胀、疼痛难忍,肌腹压痛和手或足趾活动的牵拉性疼痛;② 感觉异常为肢体远端感觉明显减退,麻木,严重者感觉消失,其中两点分辨觉部消失和轻触觉异常较早出现,有诊断意义;③ 肢体远端脉搏及毛细血管充盈时间异常：其表现为皮肤紫绀及苍白,脉搏减弱或消失;④ 肌力变化：早期肌力减弱进而功能逐渐消失,被动屈伸患肢可引起肌肉剧痛。

骨筋膜室综合征可概括为"5P征",即由疼痛转为无痛(painless);苍白(Pallor)或紫绀、大理石花纹等;感觉异常(Paresthesia);无脉(Pulseless);肌肉瘫痪(Paralysis)。

（2）全身：出现发热、口渴、躁动甚至休克等。

3. **辅助检查**

（1）正常的前臂筋膜间隔区压力为 2 kPa,小腿为 2.0 kPa,如果压力达到 4 kPa 就可诊断,必须紧急切开深筋膜充分减压。

（2）B超检查：可以了解患肢血液循环是否受阻,供参考。

（3）实验室检查：主要表现为白细胞总数升高,即中性粒细胞加快,并发挤压综合征时可出现肌红蛋白尿、高血钾、酸中毒、氮质血症等。

4. **中医辨证分型**

（1）瘀滞经络：患肢肿胀灼痛,屈伸无力,皮肤麻木,舌质紫暗,脉涩。

（2）肝肾亏虚：筋肉拘挛萎缩,关节僵硬,舌质淡,脉沉细。

三、治疗

筋膜间隔区综合征的治疗原则是早期诊断,彻底减压,减少伤残,全身治疗。

1. **手术治疗**　一旦确诊,应立即进行切开减压。切开位置：通常沿肢体纵轴方向切开,深部筋膜切口应超过皮肤切口。

切开后的处理及注意事项：① 尽量彻底清除坏死组织,暂不缝合切口;② 切口可加压包扎;③ 创面用凡士林纱布或用盐酸纱布覆盖;④ 预防破伤风与气性坏疽;⑤ 严密观察伤肢远端血运;⑥ 伤口分泌物多时,可将分泌物行细菌培养和药敏试验,以便选择有效的抗生素。

2. **对症治疗**　给予抗感染、改善微循环、抗休克、预防肾功能不全等药物对症支持治疗。

3. **中药治疗**　按照中医辨证分型：① 瘀滞经络：治宜活血化瘀,疏经通络。方用圣愈汤加减,手足麻木者去白芍,加赤芍、三七、橘络、木通;肿胀明显者加紫荆皮、泽兰;刺痛者加乳香、没药。② 肝肾亏虚：治宜补肝益肾,滋阴清热。方用虎潜丸加减,阴虚去干姜,加女贞子、菟丝子、鳖甲;阳虚者去知母、黄柏,酌加鹿角片、补骨脂、仙灵脾、巴戟天、附子、肉桂等。

损伤后期,瘀阻经络,肢体麻木,筋肉拘挛萎缩,关节僵硬,应祛风除痹,舒经活络,方用大活络丹、小活络丹等。若风寒乘虚入络,关节僵硬痹痛者,宜除风散寒,通利关节,方用蠲痹汤、宽筋散或独活寄生汤等。

4. **理筋手法**   对恢复期的筋膜间隔区综合征用理筋手法治疗效果较好。

5. **练功疗法**   上肢用健肢协助患肢作屈伸腕指关节、握拳与前臂旋转动作,下肢练习屈伸踝趾关节与站立行走。

第五节 | 挤压综合征

挤压综合征是指肌肉丰满的肢体被压 1 h 以上(或者长时间固定肢体被固定部位的自压),而后引起身体一系列的病理改变,临床上主要表现为肢体肿胀及红蛋白尿、高血钾、肾功能衰竭为特点,如处理不及时其后果严重。此为广泛性软组织挫伤的伤者晚发性死亡的常见原因。外伤后,血液和组织蛋白破坏分解后的有毒中间代谢产物被吸收入血引起的外伤后急性肾小管坏死和由其引起的急性肾功能能衰竭。

一、病因病机

(一) 病因

挤压综合征常发生在重大自然或人为灾害中,如地震、塌方、车祸、房屋倒塌、交通事故等意外伤害中,偶见于昏迷与手术的患者,肢体长时间被固定体位的自压而致。躯干或肢体严重受压,筋膜间隔区内压力不断上升,致肌肉缺血性坏死;肌红蛋白、钾离子、酸性代谢产物等大量进入血流,出现肾功能障碍。

1. **肌肉缺血坏死**   患部组织受到较长时间的压迫并解除外界压力后,局部可恢复血液循环。但由于肌肉因缺血而产生类组织胺物质,使毛细血管床扩大,通透性增加,肌肉发生缺血性水肿,体积增大,必然造成肌内压上升,肌肉组织的局部循环发生障碍,形成缺血——水肿恶性循环。处在这样一个压力不断升高的骨筋膜间隔封闭区域内的肌肉与神经,发生缺血性坏死。

2. **肾功能障碍**   由于肌肉的坏死,肌红蛋白、钾、磷、镁离子及酸性产物等有害物质大量释放,在伤肢解除外部压力后,通过已恢复的血液循环进入体内,加重了创伤后机体的全身反应,造成肾脏损害。肾缺血和组织破坏所产生的对肾脏有害的物质,是导致肾功能障碍的两大原因,其中肾缺血是主要原因,肾缺血可能由于血容量减少,但主要因素是创伤后全身应激状态下的反射性血管痉挛,肾小球过滤率下降,肾间质发生水肿,肾小管功能也因之恶化。由于体液与尿液酸度增加,肌红蛋白更易在肾小管内沉积,造成阻塞和毒性作用,形成尿少甚至尿闭,促使急性肾功能衰竭的发生。

所以本症的发生主要是通过创伤后肌肉缺血性坏死和肾缺血两个环节,只要伤势足以使这两个病理过程继续发展,最终将导致以肌红蛋白尿为特征的急性肾功能衰竭。

(二) 中医病因病机

中医学认为,挤压伤可引起人体内部气血、经络、脏腑功能紊乱。隋代巢元方《诸病源候论·压迮坠堕内损候》:"此为人卒被重物压迮,或从高坠下,致吐下血,此伤五内故也。"

二、临床表现

1. **病史**　详细了解肢体有受重物挤压或自压缺血较长时间,四肢严重骨折,止血带使用不当或火器伤史。

2. **症状与体征**

(1) 局部表现:受伤部位有压痕,皮肤发硬有水疱,伤肢进行性肿胀,肌张力高,剧痛难忍且远端动脉搏动消失,肢体感觉减退。

(2) 休克:因挤压伤后强烈的疼痛刺激、组织广泛破坏,血浆大量渗出,可出现明显的休克症状,部分患者可出现脉压差变小而休克不明显。

(3) 肌红蛋白症与肌红蛋白尿:是诊断挤压综合征的一个重要条件。多在伤后 1～2 次排尿时出现棕褐色尿,在伤肢解压后 3～12 小时达到高峰,持续 12～24 小时,持续时间越长,发生肾功能衰竭的机会越多。

(4) 高血钾血症:在少尿期血钾可以每日上升 2 mmol/L,甚至在 24 小时内上升到致命水平。高血钾同时伴有高血磷、高血镁及低血钙,可以加重血钾对心肌抑制和毒性作用,为少尿期死亡的主要原因。

(5) 酸中毒及氮质血症:非蛋白氮、尿素氮迅速升高,临床上可出现神志不清,呼吸深大、烦躁烦渴、恶心等酸中毒、尿毒症等一系列表现。若尿比重低于 1.018 以下者,是诊断的主要指标。

3. **辅助检查**

(1) 尿液检查:早期尿量少,比重在 1.020 以上,尿钠少于 60 mmol/L,尿素多于 0.333 mmol/L。少尿或无尿期,尿量少或尿闭,尿比重低,固定于 1.010 左右,尿肌红蛋白阳性,尿中含有蛋白、红细胞或见管型。尿钠多于 60 mmol/L,尿素少于 0.166 5 mmol/L,多尿期及恢复期一般尿比重仍低,尿常规可渐恢复正常。

(2) 血色素、红细胞计数、血细胞比容:以估计失血、血浆成分丢失、贫血或少尿期水潴留的程度。

(3) 血小板、出凝血时间:可提示机体凝血、纤溶机制的异常。

(4) 谷草转氨酶、肌酸磷酸激酶(CPK)测定:可了解肌肉坏死程度及其消长规律。

(5) 血钾、血镁、血肌红蛋白测定:了解病情的严重程度。

三、治疗

挤压伤的救治措施主要是解除挤压、减轻受压部位组织坏死,防治休克和肾功能衰竭。

1. **现场急救**

(1) 抢救人员应力争及早解除重物压力,予以制动,妥善固定伤肢,禁止不必要的运动。

(2) 伤肢不应抬高,有条件可适当降温、但要防冻,禁止按摩与热敷。

(3) 防治休克,及时补充血容量、止血、止痛。

(4) 保护肾脏,碱化尿液,凡受压伤员一律饮用碱性饮料(每 8 g 碳酸氢钠溶于 1 000～2 000 ml 水中,再加适量糖及食盐),必要时可静脉注射速尿或静脉快速输入甘露醇,5％碳酸氢钠 150 ml 静脉点滴,碱化尿液。

2. **伤肢处理**

(1) 早期切开减张:要求切开每一个受累的筋膜间隔区,充分减压,切开皮肤一般不予缝合,以防止张力过大而勉强缝合,失去减压作用,可用无菌纱布疏松填塞,外包敷料。早期切开减张的指征为:① 有明显挤压伤史。② 有 1 个以上筋膜间隔区受累,局部张力高,明显肿胀,有水泡及相应的运动感觉障碍者。③ 尿液肌红蛋白试验阳性(包括无血尿时潜血阳性)。

(2)截肢指征:① 患肢无血运或严重血运障碍,估计保留后无功能者。② 全身中毒症状严重,经切开减张等处理,不见症状缓解,并危及患者生命者。③ 伤肢并发特异性感染,如气性坏疽等。

3. 中药治疗 挤压综合征应根据其临床特点,辨病与辨证相结合,辨证分型如下。

(1)瘀阻下焦证:伤后血溢脉外,恶血内留,阻隔下焦,腹中胀满,尿少黄赤,大便不通,舌红有瘀斑,苔黄腻,脉弦紧。治宜活血化瘀,通关开窍,清泄下焦。方用桃仁四物汤合皂角通关散,如皂角、知母、黄柏、小葱、路路通等。

(2)水湿潴留证:伤后二便不通,腹胀满,口干,苔厚腻,脉滑数。治宜化湿利水,益气生津,兼以活血化瘀。方用大黄白茅根汤合五苓散加减,如大黄、黄芪、芒硝、白茅根、桃仁等。

(3)气阴两虚证:伤后无尿或少尿,气短,乏力,盗汗,面色苍白,舌质红,无苔或少苔,脉虚细数。治宜益气养阴固肾。方用六味地黄汤合补中益气汤加减,如黄精、石斛、芡实、山萸肉、覆盆子、五味子、生黄芪、党参、甘草、广木香。

(4)气血不足证:肢体消瘦,面色苍白,乏力,舌淡苔薄,脉细缓。治宜益气养血,通络活络。方用八珍汤加鸡血藤、肉苁蓉、红花、木香等。

第六节 儿童骨骺损伤

骨骺损伤是涉及骨骼纵向生长机制损伤的总称。它应包括骺、骺生长板、骺生长板周围环(ranvier 区)、与生长相关的关节软骨及干骺端损伤。

骨骺损伤原因以骺骨折为常见,其他包括废用、射线、感染、肿瘤、血运障碍、神经损伤、代谢异常、冻伤、烧伤、电击伤、激光损伤和应力损伤。

骨骺损伤是小儿和青少年骨骼发育停止以前的一种特殊损伤。由于骨骺是人体骨骼纵向生长的部位,其生长潜力大,部分骨骺损伤可引起骨骺早闭而影响骨骼发育,导致肢体短缩和关节畸形。临床上往往由于不了解骨骺损伤的特点而多有误诊、漏诊。各类骨骺损伤的特点不同,在治疗方法的选择上及治疗标准上也存在较大差别,使得骨骺损伤既不同于一般成人骨折,也不同于儿童四肢骨干骨折,而具有鲜明特征。

一、病因病机

骨骺损伤多为间接外力所致。跑跳中摔倒传达外力或成角作用力,使比关节囊和韧带强度更低的骺板首先断裂分离。由高处坠落时纵向外力挤压可致骺板压缩损伤。另外可因肌肉肌腱的过度牵拉,使其附着处的骺板发生撕脱性损伤。因生发细胞层被破坏常发生骨骺早期闭合或骺板早期骨化的骨桥生成,发生于一侧的骺板早闭可致关节成角畸形;骺板中央的骨桥形成,可牵拉骨骺中央形成鱼尾状畸形;而全骨骺早闭可致肢体短缩。由于干骺端松质骨强度较低,在骨骺损伤分离过程中常合并有与其相连的干骺端松质骨骨折。

二、临床表现

1. 外伤史　由于压力性骨骺均位于四肢长骨的骨端,是构成关节的重要部分,任何外力作用均可造成其损伤。临床常见的损伤类型主要为摔伤后的传达暴力、成角暴力和肌肉的强力收缩所致,而由高处坠落伤的纵向挤压或如车祸直接挤压挫伤则相对少见。由于小儿叙述能力的限制,在表述受伤过程及症状时往往不能提供充分的信息,因此要从患儿家长、保育员或目击者处了解更多的有关受伤史、症状演变及处理方法等信息。

2. 体征　外伤程度重者,患儿可以表现为关节及其附近的肿胀、疼痛和功能障碍,移位明显者可出现肢体畸形,甚至伴有血运障碍和神经损伤的表现。而在损伤较轻的患儿可仅仅表现为肢体不能持物或不能负重,局部肿胀和静止痛却不明显。由于骺软骨在 X 线片上不显影,其损伤移位多需通过骨化中心及干骺端等可显影部分的移位来"间接"印证,无移位的 I 型骨骺损伤,X 线检查更无异常发现,此时在生长板部位的压痛是唯一的诊断依据。因此,从某种意义上来讲,临床检查甚至比 X 线片所提供的诊断线索更要确切。凡是应用于成人的检查方法也同样适用于儿童。局限而固定的压痛、有移动性的骨块均说明有骨骺损伤。当关节成角或旋转扭力致骨骺分离,外力消失后又自动复位,或鉴别是韧带损伤断裂或骨骺损伤时,可在麻醉下小心地施加应力重复损伤过程,以观察关节间隙变化或骨骺移动表现,加以确诊。

3. 辅助检查　X 线检查常规行正侧位 X 线摄片,必要时加照斜位及正常肢体作为对照。骨骺损伤的 X 线检查有以下特征:① 化骨核小:骨骺在 X 线片上可显影的部分只是其骨化了的成分,即化骨核。当化骨核的位置发生了变化就意味着骨骺发生了移位。由于化骨核周围包绕的较其大几倍的骺软骨是不显影的,因此 X 线片上所能看到的骨块影像要比实际"骨块"小。损伤时间距化骨核出现的时间越近,这种差别就越大。② 干骺端骨折片:其干骺端出现三角形或片状骨折块,提示骨骺损伤,是 II 型和 IV 型骨骺损伤的特征,也是引导作出诊断的重要线索。II 型损伤骨折片与骨膜相连,故移位较小。IV 型损伤骨折片较长,骨膜断裂分离明显,故与干骺端分离较大。骨折片移位越大,说明损伤的骨骺移位越大,与其对应的关节骨端的相互关系也随之发生改变。③ 骺板宽度改变:当一侧骺板遭到纵向挤压时,其骺板宽度可被压缩而变窄;当骺板遭到牵拉外力或在成角的张力侧时,骺板可增宽分离;当一侧被挤压而对侧呈现张力时,两种情况可同时显现。④ 关节骨端与邻近骨干的相互关系:I、II 型损伤其骨骺与干骺端分离,而与相对应的关节骨端的关系正常。III、IV 型损伤骨骺与干骺端和其相对应的关节骨端的关系均异常。V 型损伤只发生骺板厚度的改变,无其他关系异常。如果 III、IV 型损伤同时合并关节脱位,则同时伴有形成关节的骨端及相邻骨干的相互关系异常。VI 型损伤在骨骺部位有特殊外伤史,但早期诊断较为困难,一般在晚期才出现局部骨桥或骨疣形成。⑤ 应注意副骨化中心的存在:正常骨化中心附近出现另外的骨化中心,是一种解剖变异。其 X 线特点是边缘光滑、间隙对称、密度均匀,无骨皮质断裂。应注意结合病史及体征加以鉴别。

由于儿童骺板的强度远不及韧带和关节囊,当作用到关节部位的暴力尚不足以引起韧带及关节囊损伤时,却可能超过骺板所能耐受的程度,而发生骨骺损伤。因此对于儿童关节部位的损伤应首先考虑到有骨骺损伤的可能性,而韧带断裂极为少见,关节脱位则更为罕见,作出任何小儿韧带损伤和脱位的诊断都应慎重。

三、治疗

1. **整复方法** 整复骨折越早越好。Ⅰ、Ⅱ型损伤以闭合复位夹板固定为主。复位手法须轻柔稳妥,避免加重损伤。损伤骨骺周围的软骨强度低,不能耐受挤压,粗暴的强力整复或手术中用器械撬压骺板复位等,均可造成医源性骨骺损伤。因此手法复位时,需要充分麻醉,使肌肉完全放松,重叠骨端得到完全牵开,使骨骺端在"不接触"的状态下得到整复。

2. **固定方法** 可采用夹板或石膏固定,固定时间不宜过长。骨骺损伤愈合较快,需3~4周即可,固定时间不需过分延长,以避免关节僵硬。但Ⅳ型损伤骨折不稳定,易移位而影响愈合,故需拍片证实骨折已愈合后才能去除固定。固定去除后需加强关节功能锻炼,下肢应延后负重时间。

3. **手术治疗** 手术治疗的适应证个别不稳定骨折或因有软组织嵌入断端而复位失败者,需手术治疗。Ⅲ、Ⅳ型损伤要求解剖对位,使关节面光滑平整,防止肢体发育障碍,故需手术治疗。手术内固定时应注意选择细克氏针避开骺板插入,或尽量垂直骺板插入,切莫横向穿过骺板。

第七节 急救技术

创伤,亦称外伤,是指各种物理、化学和生物等致伤因素作用于机体所造成的组织结构完整性损害或功能障碍。自然灾害、生产或交通事故以及战争发生时,都可能在短时间内出现大批伤员,需要及时地进行抢救。

创伤急救的目的是保护伤员的生命,避免继发性损伤和防止伤口污染。这就要求医护人员必须熟练掌握创伤急救知识与救护技能,力求做到快抢、快救、快送,尽快安全地将伤员转送至医院进行妥善地治疗。

创伤急救原则是先抢后救、检查分类、先急后缓、先重后轻、先近后远、连续监护、救治同步、整体治疗。

创伤救护步骤:先进行止血、包扎、固定,然后正确搬运和及时转送。同时应保持伤员的呼吸道通畅,对心跳与呼吸骤停复苏,及时救治创伤昏迷等危急重症患者,积极防治休克及多器官衰竭等并发症。

现场急救技术

现代急救医学把保持呼吸道通畅、止血、包扎、固定、搬运合并称为现场急救的五大技术。

(一)保持呼吸道通畅

对呼吸停止或呼吸异常的伤员,迅速使伤员仰卧,解开伤员衣领和腰带,将头部后仰,下颌向上抬起,及时清除口鼻咽喉中的血块、黏痰、呕吐物、假牙等异物,保持呼吸道通畅。对下颌骨骨折、颅脑损伤或昏迷伤员,有舌后坠而阻塞呼吸道者,可将舌牵出,用别针或丝线穿过舌尖固定于衣服上,同时将伤员置于侧卧位。对于呼吸道阻塞及有窒息危险的伤员,可插入口咽通气管或鼻咽通气管,或急用粗针头穿刺环甲膜通气,或行环甲膜切开插管、气管内插管及气管切开插管。对呼骤停者,可行口对口或经口咽通气管或鼻咽通气管行人工呼吸。

(二) 止血

出血是创伤主要表现,而大出血是导致伤员死亡的重要原因之一,故对创伤出血首先必须及时止血,然后再作其他急救处理。常用的止血方法有:

1. **加压包扎止血法** 此方法急救中最常用。躯干、四肢血管伤大多可用此法止血。先用较多无菌纱布或干净布类覆盖伤口,如出血伤口较深较大,可先用敷料充填,较多敷料环绕,再用外用绷带进行加压包扎。加压包扎以能止血,松紧合适,仍保持肢体远侧血液循环为度。包扎后应抬高患肢,密切观察出血和肢体远侧血液循环情况,并迅速送至有条件医院作进一步处理。

2. **指压止血法** 对判断为肢体主要动脉损伤、出血迅猛需立即止血者,用手指或手掌压迫出血动脉的近心端,把血管压向深部骨骼。此方法仅适用于四肢及头面部的大出血急救,为止血的短暂应急措施,不宜长时间使用。如有条件可用止血钳夹住出血的大血管断端,连同止血钳一起包扎在伤口内,注意不可盲目钳夹,以免损伤邻近神经或组织。

3. **止血带止血法** 适用于四肢大血管出血用加压包扎法无效者。常用的止血带有橡皮管(条)与气压止血带两种,要严格掌握操作方法和注意事项。止血带缚扎时间不宜太长,避免引起肢体缺血性坏死而致残(图 5-1)。

(1) 操作方法:上肢缚于上臂上1/3处,下肢缚于大腿中上1/3处,前臂和小腿禁用。扎止血带部位先用1~2层软敷料垫好,缚止血带时先将患肢抬高 2~

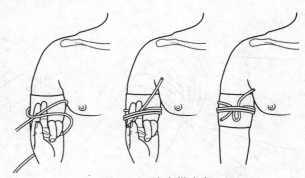

图 5-1 止血带止血

3 min,尽量使静脉血回流。如用橡皮管止血,则用手握住橡皮管一端,拉长另一端缠绕肢体两圈,以不出血为度,在肢体外侧打结固定。如用气压止血带,缚上后充气,直至达到有效止血即可。

(2) 注意事项:使用止血带,以出血停止、远端无血管搏动为度。伤员必须有显著标志,并标明启用时间。应每隔1~1.5小时放松9次,每次放松时间为3~5 min,或待肢体组织有新鲜血液渗出后,再重新扎上,若出血停止则不必重复使用。对失血较多者,应先补充血容量,输液、输血,预防休克和酸中毒等并发症的发生。对于严重挤压伤和远端肢体严重缺血者,要忌用或慎用止血带。

4. **血管结扎法** 如无修复条件而需长途运送者,可先清创结扎血管断端,缝合皮肤,不上止血带,迅速转送后进一步处理,可降低感染率、防止出血和避免长时间使用止血带的不良后果。

(三) 包扎

包扎的目的是保护创面、减少污染、压迫止血、固定创面敷料、固定骨折与关节、减轻疼痛、有利于搬运和转送。常用的包扎材料是绷带、三角巾等。常用的包扎方法有以下几种。

1. **绷带包扎法** 最普遍的一种伤口包扎法,包括环形包扎法、螺旋形包扎法(图 5-2)、螺旋反折包扎法、"8"字环形包扎法(图 5-3)。绷带包扎的要求:三点一走行,三点即起点、止点、着力点,一走行即绷带走行方向。

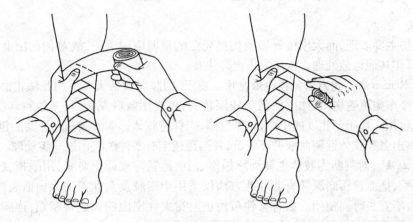

图 5-2 螺旋包扎法

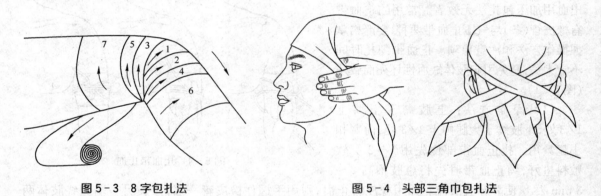

图 5-3　8字包扎法　　　　　　　　　　图 5-4　头部三角巾包扎法

2. **三角巾包扎法**　三角巾包扎简单、方便、灵活,包扎面积大,效果好,适用于头面、胸腹、四肢等全身各部位(图5-4)。

3. **多头带包扎法**　包扎时先将多头带中心对准覆盖好敷料的伤口,然后将两边的各个头分别拉向对侧打结。多用于头面部较小的创面和胸、腹部的包扎。

4. **急救包包扎法**　拆开急救包,将包中备有的无菌敷料和压垫对准伤口盖住,再按三角巾包扎法包扎。多用于头胸部开放性损伤。

(四)固定

在现场救护中,为了防止骨折端或脱位肢体活动刺伤血管、神经等周围组织造成继发性损伤,减少疼痛,便于搬动,对怀疑有骨折、脱位、肢体挤压伤和严重软组织损伤者必须作可靠的临时固定,临时固定的范围应包括位于骨折远近端两个关节、脱位的关节和严重损伤的肢体;对开放性骨折应先止血、消毒、包扎,后固定骨折断端。固定物常为夹板、绷带、三角巾、棉垫等,救护现场也可采用树枝、竹竿、木棍、纸板等代替,如缺乏固定物,可行自体固定。固定时应露出指(趾)末端,便于随时观察血液循环。颈椎骨折时可使用颈托固定或在颈部两侧用枕头或沙袋暂时固定,脊椎骨折时,伤员仰卧用绷带将其固定于木板上。

（五）搬运与转送

伤员经止血、包扎、固定等初步处理后，应尽快搬运到相对安全的区域或转送到急救中心或医院进行进一步治疗。运送时要求平稳、舒适、迅速，搬动要轻柔。在搬运与转送过程中，应观察伤者生命体征，必要时予镇痛药或抗感染药物，积极预防疼痛性休克和感染的发生，但颅脑损伤和未确诊的胸、腹部损伤患者不宜使用镇痛药物。

应根据伤情选择适当的搬运方法和工具，对怀疑有脊柱骨折的患者，禁止一人拖肩一人抬腿搬动患者或一人背送患者的错误做法，以免引起或加重脊髓损伤，正确的搬运方式采用平卧式搬运法，如人员不够时，可采用滚动式搬运法。如有昏迷或气胸的伤员，必须采用平卧式搬运法。运时昏迷伤员采用半卧位或俯卧位，应保持呼吸道通畅，防止分泌物和舌根后坠堵住呼吸道。骨折患者未作临时固定者禁止运送。

（王　琦）

中篇

筋骨损伤

第六章 头面颈项部损伤

导学

掌握颞下颌关节脱位;**熟悉**颈部扭伤;**了解**颈椎骨折脱位。

第一节 颞下颌关节脱位

颞下颌关节由颞骨的下颌窝与下颌骨的髁状突构成。其关节囊前部薄,后部较厚,外侧有颞下颌韧带加强(图 6-1)。颞下颌关节脱位,唐代孙思邈《备急千金药方》称为"失欠颊车",明代陈实功《外科正宗》则称"落下颏",清代医家多称为脱颏、颌颏脱下。本病是临床常见脱位之一,好发于老年人和体弱者,且易成为习惯性脱位。

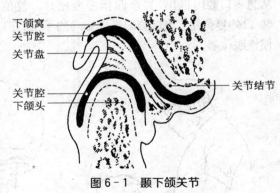

图 6-1 颞下颌关节

一、病因病机

根据脱位时间、复发次数、脱位部位和方向,颞下颌关节脱位可分为新鲜、陈旧和习惯性脱位,单侧脱位和双侧脱位,前脱位和后脱位。常见病因有张口过度、暴力打击、肝肾亏虚等。

1. **张口过度** 多与打哈欠、大笑、拔牙或单侧牙齿咬大而硬的食物等过度张口有关。

2. **暴力打击** 《医宗金鉴·正骨心法要旨·颊车骨》云:"或打仆脱臼,或风湿袭入钩环脱臼,单脱者为错,双脱位者为落。"拳击等暴力打击颞颌关节的侧方,可发生一侧或双侧的颞颌关节脱位。

3. **肝肾亏虚** 《伤科汇纂·颊车骨》云:"夫颌颏脱下,乃气虚不能收束关窍也。"年老体弱,肝肾亏虚,气血不足,筋肉失养,韧带松弛,颞颌关节容易发生脱位。

二、临床表现

患者多有过度张口史或暴力打击损伤史。患者常以手托住下颌,颞颌部疼痛,发音不清,咀嚼障碍,流涎。下颌骨弹性固定于半张开状态,牙齿对合关系异常。

1. 双侧脱位 双侧下颌骨下垂并向前突出,双侧耳屏前方可触及关节凹陷,颧弓下方可触及下颌头。

2. 单侧脱位 口角歪向健侧,下颌骨向健侧倾斜并下垂,患侧耳屏前方可触及关节凹陷,颧弓下方可触及下颌头。

三、诊断与鉴别诊断

结合病史、临床表现进行诊断。如为外力打击者须行 X 线检查排除髁状突骨折。

四、治疗

1. 手法复位 颞下颌关节脱位复位比较简单,多无须麻醉,复位方法分为口内复位法和口外复位法。口内复位法比较常用。唐代孙思邈在《备急千金药方·七窍病》首次描述口内复位法:"治失欠颊车蹉开张不合方:一人以手指牵其颐以渐推之,则复入矣,推当疾出指,恐误啮伤人指也。"

患者头部倚墙固定,尽量放松咀嚼肌。① 口内复位法:术者双手拇指用数层纱布或毛巾包裹,防止复位后咀嚼肌反射性收缩,咬伤拇指。然后伸入到患者口腔中,按在两侧下磨牙上,余指在颊部同时托住下颌体。准备就绪后,双手同时用力向下按下颌骨,待下颌头低于关节结节后,顺势将下颌骨向后推,余指同时协调地将下颌骨向上端送,使下颌头纳回下颌窝内。复位后,拇指迅速从患者口腔内退出,其余四指慢慢松开。复位时,可闻及下颌头滑回下颌窝的声音(图 6 - 2)。② 口外复位法:用口腔内复位相同的手法,在口腔外相同的部位进行复位,适用于年老体弱的习惯性脱位者。

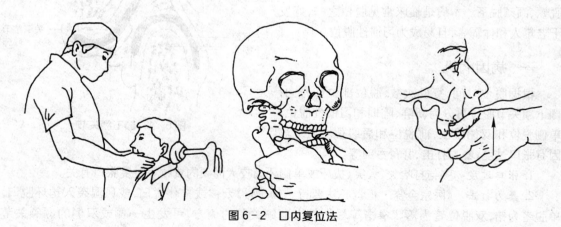

图 6-2 口内复位法

2. 固定 用四头带固定下颌骨,防止过度张口 3～10 日。习惯性脱位者适当延长固定时间。四头带捆扎不宜过紧,应允许张口 1 cm,利于进食(图 6 - 3)。

3. 练功疗法 待脱位治疗结束后,鼓励患者经常主动做咬合动作,以增强咀嚼肌的力量。

4. **中药治疗**　初期应选用理气、活血、舒筋方剂，以促进气血运行、筋脉畅通，如活血止痛汤等。中后期应选用补气养血、益肝肾、壮筋骨的方剂，如壮筋养血汤、补肾壮筋汤等。

五、预防与调护

固定期间患者不应过度张口，避免咀嚼硬食。平时不大口打哈欠、大笑或咀嚼硬食。

每日叩齿数次，锻炼咀嚼肌，增强其肌力，稳定颞下颌关节。

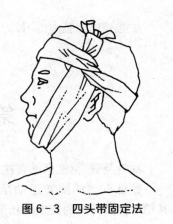

图 6-3　四头带固定法

第二节　颈部扭伤

一、病因病机

高速行驶中的汽车紧急制动，乘员头颈部依惯性骤然前屈；或在追尾事故中前车乘员头颈部猛然后仰；或嬉闹扭头时颈部过度扭转均可造成颈项部的损伤。

二、临床表现

患者多有扭伤等外伤史。颈项部疼痛，活动受限，头多偏向一侧，在颈项部可有明显的压痛点，触到肌肉痉挛；挫伤者局部有轻度肿胀、压痛。查体时注意有无神经受累的体征。

三、诊断与鉴别诊断

根据损伤史、症状和体征多能明确诊断，应行颈椎 X 线检查以排除颈椎骨折脱位，必要时行 MRI 检查。

四、治疗

1. **手法治疗**　患者端坐，术者立于身后，左手扶住患者额部，右手以中指、拇指轮换点压痛点及天柱、风池等穴。继而右手拇指、示指用拿捏手法进行推拿。

2. **牵引**　可行枕颌带或手法牵引，牵引力量不宜过大，以 3~5 kg 为宜。

3. **固定**　围领或颌胸支具固定 3 周，以利于修复组织，消除水肿。

4. **中药治疗**　宜行气止痛，活血祛瘀。兼有头痛头晕者，内服防风芎归散。外治法外用伤湿止痛膏，局部肿胀者外敷祛瘀止痛类药膏。

5. **针灸疗法**　选用风池、大椎、合谷、昆仑等穴，用泻法，不留针。

五、预防与调护

养成良好的驾车习惯，规避生活中的风险。

加强颈项部肌肉练习,增强肌肉力量,提高颈椎的稳定性。

第三节 颈椎骨折脱位

枕骨及寰、枢椎借助寰枕、寰枢关节构成的枕寰枢复合体是一个特殊的关节。

颈椎60%的旋转运动是在该复合体完成的。其稳定性由其间的寰椎横韧带、翼状韧带等韧带结构加强。在前后或扭转暴力的作用下,寰椎横韧带等将发生断裂或撕裂,造成寰枢椎脱位或半脱位(图6-4)。

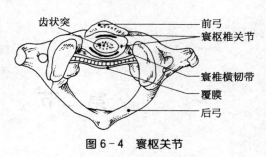

图6-4 寰枢关节

一、病因病机

(一) 病因

根据损伤部位的不同,颈椎骨折脱位分为上颈椎骨折脱位和下颈椎骨折脱位。

1. 上颈椎骨折脱位 包括寰椎爆裂性骨折、寰枢椎脱位及半脱位、齿状突骨折和枢椎椎弓骨折(又称绞刑者骨折、枢椎创伤性滑脱)等。

2. 下颈椎骨折脱位

(1) 屈曲压缩型骨折:常由成角暴力所致,如低头位头顶遭受撞击(图6-5)。

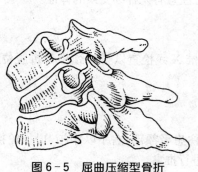

图6-5 屈曲压缩型骨折

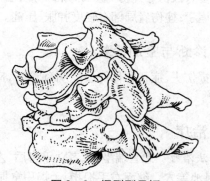

图6-6 爆裂型骨折

(2) 爆裂型骨折:常由垂直暴力所致,如直立位头顶部遭受撞击或在跳水、体操等运动中倒立位坠地(图6-6)。

(3) 单侧关节旋转脱位:为侧屈和旋转暴力所致。常发生于颈4~颈5节段,通常无脊髓损伤(图6-7)。

(4) 双侧关节脱位交锁:为颈椎屈曲位受到由后向前的水平暴力所致。椎间盘和韧带撕裂严重,上位椎体向前移位,关节突关节脱位交锁,颈椎X线侧位片表现为关节突跳跃征,多伴有脊髓牵拉伤。

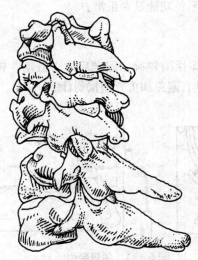

图 6-7　单侧关节旋转脱位

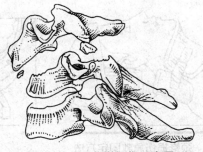

图 6-8　屈曲样损伤示意图

（5）屈曲型骨折脱位：为强大的屈曲压缩和旋转暴力所致，极为不稳定，常伴有脊髓损伤（图 6-8）。

（6）挥鞭样损伤：常见于高速公路交通事故。汽车紧急制动时，乘员头颈部依惯性骤然前屈，又迅速反弹后伸致伤。多不伴有脊髓损伤（图 6-9）。

（7）伸展型损伤：摔倒时前额遭受撞击，头后仰或在汽车追尾事故中，前车乘员头过度后仰所致。

（二）中医病因病机

《医宗金鉴·正骨心法要旨》云："旋台骨，又名玉柱骨，即头后颈骨三节，一名玉柱骨。此骨被伤，共分四证：一曰从高处坠下，致颈骨插入腔中，而左右尚能活动者，用提颈法治之；一曰打伤，头低不起，用端法治之；一曰坠伤，左右歪斜，用整法治之；一曰仆伤，面仰头不能垂，或筋长骨错，或筋聚，或筋强骨随头低，用推、端、续、整四法治之。"

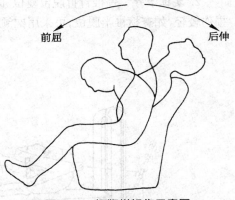

前屈　　后伸

图 6-9　挥鞭样损伤示意图

二、临床表现

颈椎骨折脱位多有重物压砸、倒立位坠地或高速车祸等损伤史，寰枢椎半脱位常有嬉闹扭颈损伤史。

1. 症状与体征　上颈椎损伤表现为颈枕部疼痛，活动受限，可有枕部神经痛。下颈椎损伤表现为颈部疼痛、活动受限。合并脊髓损伤患者可出现不同程度的四肢瘫。

2. 辅助检查　大多数的颈椎骨折摄颈椎 X 线正侧位片就可诊断，CT、三维重建 CT 和 MRI 可明确骨折类型和脊髓损伤情况。

三、诊断与鉴别诊断

准确了解病史，明确颈部受伤时的体位、暴力大小、方向和作用部位有助于判断受伤机制。详细查体,重点是明确压痛点和神经系统检查,判断神经系统功能是否正常。

四、治疗

1. **急救治疗**　对怀疑有颈椎损伤的患者,现场立即用围领确切固定后才可搬动。转运中,必须将患者的头固定在担架上(用固定带或头两侧置沙袋),避免加重脊髓损伤(图 6 - 10)。

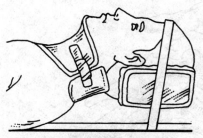
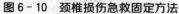
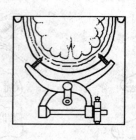
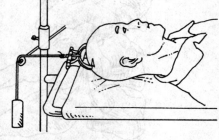

图 6 - 10　颈椎损伤急救固定方法　　　　　图 6 - 11　颅骨牵引

2. **复位治疗**　颈椎骨折脱位复位、固定及脊髓减压的首选方法是颅骨牵引(图 6 - 11)。颈椎损伤较轻,如寰枢椎半脱位,可采用枕颌带牵引(图 6 - 12)。

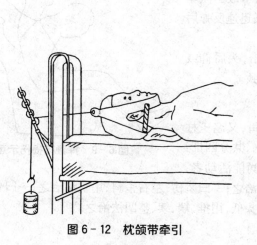
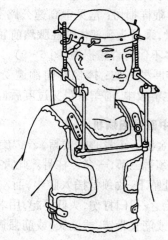

图 6 - 12　枕颌带牵引　　　　　　图 6 - 13　头环支架背心

3. **固定**　颈椎损伤的固定方式包括牵引、颌胸支具、头环支架背心等(图 6 - 13)。
4. **手术治疗**　颈椎手术包括复位、减压、固定和融合手术。
5. **中药治疗**　根据损伤的三期诊治原则进行辨证施治。

五、预防与调护

平时注意劳动保护,养成良好的驾驶习惯,减少事故的发生。进行颈项肌功能锻炼,以增强颈椎的稳定性。

第七章 胸腰骨盆损伤

导学　**掌握**胸部摒挫伤、腰部扭挫伤；**熟悉**肋骨骨折；**了解**胸腰椎骨折脱位、骨盆骨折。

第一节 胸部摒挫伤

一、病因病机

胸部摒伤多是由于强力负重，搬物摒气所致，以伤气为主。

胸部挫伤多为跌打、碰撞、压轧等暴力直接作用于胸部所致，以伤血为主。

二、临床表现

胸部摒伤多症见胸胁疼痛、闷胀，疼痛走窜不定，局部无明显压痛点。舌质红，苔薄白，脉弦缓，属伤气型。

胸部挫伤则痛处固定，压痛明显，局部微肿。胸闷，脉多见弦涩，属伤血型。

三、诊断与鉴别诊断

结合搬物摒气及胸部受伤史、症状等临床表现多能明确诊断。需摄 X 线片排除肋骨骨折。

四、治疗

1. **手法治疗**　胸部摒伤的手法以摇拍手法为主。对于胸壁挫伤的患者于伤后 24 h 后可开始行揉法和摩法治疗。

2. **中药治疗**

(1) 内治法：伤气型宜理气止痛，佐以活血化瘀，可选用理气止痛汤、柴胡疏肝散、金铃子散等。伤血型宜活血化瘀，佐以理气止痛，可选用和营止痛汤、复原活血汤等。

(2) 外治法：胸部损伤局部疼痛瘀肿者，宜消肿散瘀，行气止痛。用消瘀止痛膏、双柏膏等。

3. **针灸疗法** 取内关、公孙，配支沟、阳陵泉等穴，用泻法。

五、预防与调护

注意劳动保护，避免骤然用力屏气等活动。鼓励患者多做扩胸动作，预防胸膜和筋膜等组织的粘连，遗留胸痛。

第二节 肋骨骨折

肋骨古称"胸胁""胁肋"。肋软骨俗称"软肋"。《伤科补要》云："胁下小肋名季肋，俗名软肋，统胁肋之总。"第4～第7肋长而且两端固定，最易发生骨折。

一、病因病机

直接暴力和间接暴力均可造成肋骨骨折。直接暴力如棍棒打击或车辆等撞击等，可使肋骨向内弯曲折断，尖锐的骨折断端可刺破胸膜和肺，造成气胸和血胸。间接暴力如塌方、重物挤压及车轮碾压等形成前后挤压的暴力可使肋骨腋段向外弯曲、凸起并折断(图7-1)。

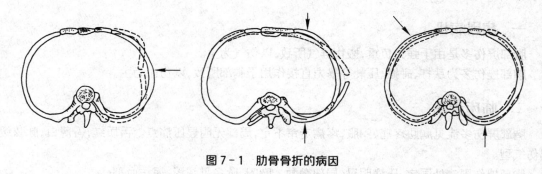

图7-1 肋骨骨折的病因

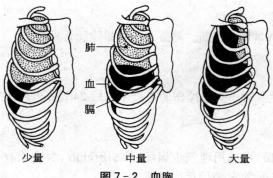
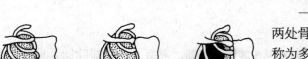

少量　　　　中量　　　　大量

图7-2 血胸

一根肋骨一处骨折称为单处骨折；一根肋骨两处骨折称为双处骨折；多根肋骨两处以上骨折称为多根多处骨折。单处骨折，对呼吸运动影响不严重，但多根多处肋骨骨折可使局部胸壁失去完整肋骨支撑而软化，称为浮动胸壁。出现反常呼吸，影响肺通气，严重时可发生呼吸和循环衰竭。

胸部外伤时，空气由胸壁伤口、肺或支气管的破裂口进入胸膜腔可造成气胸。胸部损伤可造成胸膜腔内积血，称为血胸，可与气胸并见(图7-2)。

二、临床表现

1. **症状**　肋骨骨折患者多有胸部挤压或撞击等外伤史,骨折处疼痛,在深呼吸、咳嗽和变换体位时疼痛加剧。疼痛常常导致患者呼吸变浅,咳痰无力,易于发生肺不张和肺内感染。

2. **体征**　查体时骨折处压痛明显,有时有畸形,胸廓挤压试验阳性(图7-3)。

3. **辅助检查**　X线片(肋骨正、斜位)可显示骨折肋骨的数量、部位和移位情况。

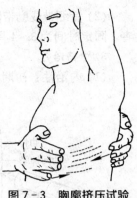

图7-3　胸廓挤压试验

三、诊断与鉴别诊断

结合胸部外伤史、胸部疼痛的症状、压痛及胸廓挤压试验等体征、X线表现多能明确诊断。

肋骨骨折主要与胸壁软组织损伤相鉴别。胸廓挤压试验与X线检查以及三维重建CT是重要鉴别手段。

四、治疗

1. **手法整复**　单处肋骨骨折无须整复。

(1) 坐位整复法:嘱患者端坐,助手立于患者背后,用膝部顶住患者背部,双手握其肩,缓缓用力向后牵开,使患者挺胸。术者立于患者前方,一手固定健侧,另一手按住患处,用推按的手法徐徐将高突的骨折断端抚平。

(2) 卧位整复法:若患者身体虚弱,可让患者仰卧,背部垫枕,同样采用挤压手法整复骨折(图7-4)。

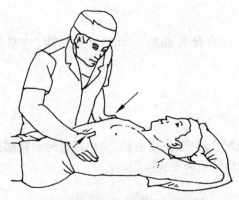

图7-4　肋骨骨折卧位复位手法

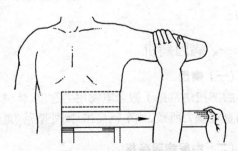

图7-5　肋骨骨折胶布固定法

2. **固定**　固定胸廓是为了减少呼吸等运动时肋骨断端的移位,减轻疼痛。

(1) 胶布固定法:患者端坐,深呼气,使胸围缩至最小,然后屏气,用宽7～10 cm长胶布,从健侧肩胛中线绕过患侧直至健侧锁骨中线,下一条覆盖前一条的上缘,相互重叠1/2,自后向前,自下向上进行固定,固定范围包括骨折上下邻近肋骨(图7-5)。对胶布过敏患者禁用。

（2）宽绷带或胸带固定法：适用于老年人、原患有呼吸系疾患影响呼吸功能和胶布过敏的患者。固定时间为3～4周。

3. 中药治疗

（1）内治法：初期治宜活血化瘀、理气止痛。伤气为主者，可选用柴胡疏肝散、金铃子散；

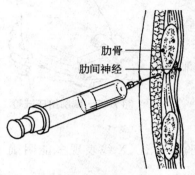

伤血为主者，可选用复元活血汤，血府逐瘀汤、和营止痛汤加减；气血两伤者，可用顺气活血汤等加减。中期宜补气养血接骨续筋，可选用接骨紫金丹、接骨丹等。后期胸胁隐隐作痛或陈伤者，可选用三棱和伤汤加减；气血虚弱者，用八珍汤和柴胡疏肝散。

肋骨
肋间神经

图7-6 肋间神经阻滞

（2）外治法：早期选用消肿止痛膏，中期选用接骨续筋膏，后期选用狗皮膏或海桐皮汤熏洗。

4. 西药治疗　肋骨骨折疼痛剧烈，可使用利多卡因或布比卡因肋间神经阻滞（图7-6）。痰液黏稠，难以咳出者，可行庆大霉素加α糜蛋白酶雾化吸入，也可应用盐酸氨溴索雾化吸入或静脉注射降低痰液黏度，使痰液易于咳出。

五、预防与调护

注意加强保护和锻炼，减少受伤的机会和减轻受伤时损伤的程度，可降低骨折的发生率。鼓励患者尽早坐起，主动咳嗽排痰，早期离床活动，减少呼吸系统感染的发生。

第三节　腰部扭挫伤

腰椎是脊柱负重最大，活动比较灵活的部位，在身体各部运动中起枢纽作用，容易遭受损伤。

一、病因病机

（一）病因

腰部扭伤常见于搬运重物用力过度、体位不正或配合不当、失足滑倒、突然扭腰时。腰部挫伤多为直接暴力所致，如车辆撞击、高处坠落、重物压砸而致肌肉筋膜挫伤。

（二）中医病因病机

中医学认为本病多由突受间接暴力，引起腰部筋肉瘀血郁滞，气机不通，或筋膜扭闪，或骨节错缝。

二、临床表现

1. 症状　患者有明确的外伤史，伤后腰部疼痛剧烈；深呼吸、咳嗽、转动体位均可诱发腰痛或加剧疼痛;部分患者伴有一侧或两侧的臀部及大腿放散痛;部分患者不能指出明确的疼痛部位;腰部活动受限,体位变动困难,立行时常用手托扶腰部。

2. **体征**　检查时可发现腰部肌肉紧张,大多数患者均有明显而固定的压痛点,严重者可出现腰椎生理弯曲消失或功能性侧弯。

3. **辅助检查**　X线摄片可能显示腰椎生理弯曲的改变或侧弯畸形。

三、诊断与鉴别诊断

依据损伤史、症状和体征,特别是典型的压痛点部位,多能明确诊断。

需摄腰椎X线片,以免漏诊腰椎骨折等。一般腰椎扭挫伤不伴有下肢神经放射痛,根据是否有坐骨神经受累临床表现及CT、MRI检查与腰椎间盘突出症等疾病鉴别。

四、治疗

1. **手法治疗**　患者俯卧位,术者双手沿背部到腰骶部,轻轻揉按3～5 min,以松解肌肉痉挛,再按压揉摩腰阳关、次髎等穴位,接着拿捏患侧肾俞、环跳等穴,最后,术者用左手压住腰部痛点,用右手托住患侧大腿,向背侧提腿扳动、摇晃拔伸数次,如两侧俱痛,可两腿同时扳动,在整个治疗过程中,痛点应作为手法重点区(图7-7)。

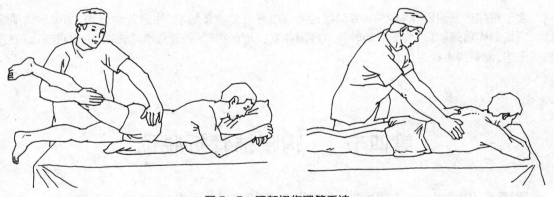

图7-7　腰部扭伤理筋手法

关节突关节滑膜嵌顿患者可用坐位脊柱旋转法解除嵌顿的滑膜。患者端坐于凳上,两足分开与肩同宽,以右侧滑膜嵌顿为例,术者立于患者的后右侧,右手经患者腋下至患者颈后,用手掌压住颈后,拇指向下,余四指扶持左颈部,同时嘱患者双足踏地,臀部正坐不要移动,术者左手拇指按住偏歪的棘突右侧压痛点,一助手面对患者站立,双腿夹持并用双手协助固定患者大腿,使患者在复位时能维持正坐姿势,然后术者右手压患者颈部,使上半身前屈60°～90°,再继续向右侧弯,在最大侧弯时,使患者躯干向后内侧旋转,同时,左拇指向左推顶棘突,此时可感到指下椎体轻微错动,并可有"喀拉"响声,最后使患者恢复端坐,术者用拇、示指自上而下理顺棘上韧带及腰肌(图7-8)。

2. **固定**　损伤初期,应卧硬板床休息并佩戴腰围,减轻疼痛,缓解肌肉痉挛。

3. **中药治疗**　挫伤者侧重于活血化瘀,可用桃红四物汤加土鳖虫、血竭等。扭伤者侧重于行气止痛,可用舒筋汤加枳壳、香附、木香等。

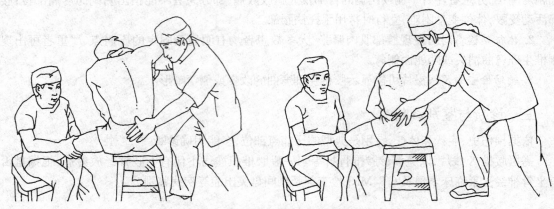

图 7 - 8　腰椎小关节滑膜嵌顿复位手法

4. 针灸疗法　取后溪、水沟两穴,强刺激手法,诸多患者针后腰痛立消。也可取肾俞、腰阳关、委中、次髎、阿是穴,翻身困难加绝谷。用泻法。

5. 其他疗法　可采用超短波、磁疗或中药离子导入等物理治疗方法进行治疗。

五、预防与调护

腰部扭挫伤强调以预防为主,劳动或运动前做好充分准备活动,注意劳动保护,加强腰背肌锻炼。恢复期疼痛缓解后,离床活动时佩戴腰围或宽布带保护,加强腰背肌功能锻炼,促进气血循行,防止粘连,增强腰椎稳定性。

第四节　胸腰椎骨折脱位

胸、腰椎均是由位于前方的短圆柱形椎体和后方板状的椎弓构成。椎弓由椎弓根、椎板、棘突、横突、上下关节突等组成。

椎体后壁与椎弓共同围成椎孔,各椎孔贯通,构成容纳脊髓的椎管,椎骨骨折脱位可损伤脊髓。相邻椎弓根切迹围成椎间孔,有脊神经通过(图 7 - 9)。

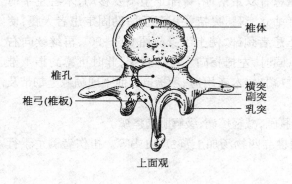

上面观

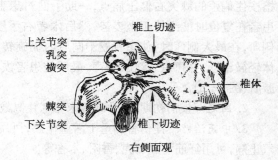

右侧面观

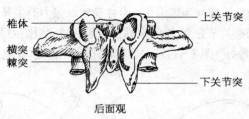

图 7-9 胸腰椎结构

各椎骨之间借椎间盘、韧带和关节突关节连接,分为椎体间连接和椎弓间连接。胸腰段脊柱
(T11～L2)处于后凸胸曲和前凸腰曲之间,同时也是运动范围较小胸椎和运动范围较大腰椎的移
行部。是应力较为集中的部位,损伤时,也就成为骨折的好发部位。

1983 年 Denis 提出胸腰椎三柱概念,将胸腰椎分成前、中、后三
柱。前柱包括椎体的前 1/2,椎间盘的前部和前纵韧带。中柱包括
椎体的后 1/2、椎间盘的后部和后纵韧带。后柱包括椎弓[椎弓根、
关节突、椎板、棘突和后部韧带复合物(棘上韧带、棘间韧带、关节囊
和黄韧带)](图 7-10)。损伤仅累及单柱,脊柱是稳定的。累及两
柱以上为不稳定型骨折脱位。

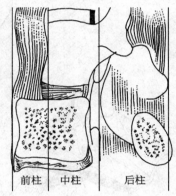

图 7-10 脊柱"三柱"

一、病因病机

造成胸腰椎损伤常见暴力有屈曲、压缩、侧屈、屈曲旋转、屈曲
分离、平移以及伸展分离 7 种。根据损伤机制将胸腰椎骨折分为以
下 6 型。

1. 屈曲压缩型骨折 临床上最为常见。躯干前屈位从高处坠落,臀部着地,或弯腰姿势(躯干
前屈)时重物坠落砸在肩背部,暴力传导到胸腰椎椎体,造成椎体前柱压缩变扁(图 7-11)。

2. 爆裂型骨折 脊柱的前、中、后三柱均遭受压缩暴力损伤,椎体骨折块向四周裂开,椎体前、
后高度均降低,椎体后壁骨折片进入椎管,常致硬膜囊前方受压(图 7-12)。

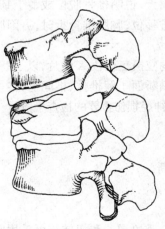

图 7-11 屈曲压缩型骨折

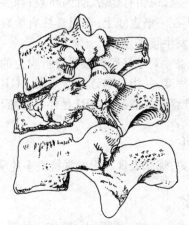

图 7-12 爆裂型骨折

3. **屈曲牵张型损伤** 又称"安全带损伤"。高速行驶的机动车撞车的瞬间,乘员因腰部被座带固定,躯干上部由于惯性而急剧前移,以前柱为枢纽,后、中柱受到牵张力而张开(图 7-13)。造成棘上韧带、棘间韧带与黄韧带断裂,关节突关节分离,椎间盘后部破裂,或折线横行经过伤椎棘突、椎板、椎弓根与椎体,折线后方裂开(Chance 骨折)(图 7-14)。本型损伤极为不稳定,脊髓损伤发生率较高。

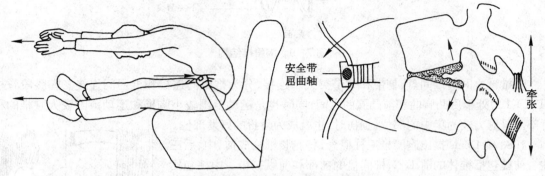

图 7-13 屈曲牵张型损伤受伤机制

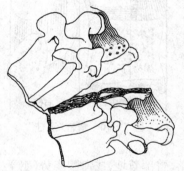

图 7-14 屈曲牵张型损伤

4. **屈曲旋转型损伤** 屈曲旋转暴力使前柱遭受旋转和压缩暴力损伤,而后、中柱遭受张力和旋转暴力损伤。

5. **剪力型脱位** 由垂直于脊柱纵轴的水平暴力造成。脊髓完全断裂发生率高。

6. **分离过伸型损伤** 患者自高处仰面跌落,腰背部撞击硬物,使脊柱骤然过伸,造成前纵韧带断裂,椎体前缘撕脱性骨折,棘突相互挤压撞击而骨折,椎弓根、关节突和椎板骨折,大多合并脊髓损伤。

二、临床表现

患者多有高处坠落、车祸撞击、坍塌事故等外伤史。

1. **症状与体征** 伤后腰背部疼痛及活动功能障碍为主要症状。检查时,沿脊柱中线自上而下逐个按压棘突,寻找压痛点,发现棘突后凸,椎旁肌痉挛,表明椎体压缩或骨折脱位;棘突周围软组织肿胀、皮下瘀血,说明有韧带、肌肉断裂;棘突间距增大,说明椎骨脱位或棘上韧带、棘间韧带断裂;棘突排列不在一条直线上,表明脊柱有旋转或侧方移位;胸腰椎骨折时,可因腹膜后血肿刺激交感神经从而发生腹胀、腹痛。

2. **辅助检查** 对于怀疑胸腰椎骨折脱位的患者均应摄正侧位 X 线片,以了解骨折的部位、损伤类型及严重程度,并指导制订治疗方案。CT 可从横断面了解椎体、椎间盘、椎弓和关节突的受损情况,以及椎管占位情况。MRI 是伴有脊髓和马尾神经损伤重要的检查手段。

三、诊断

结合损伤史,临床表现和影像学检查多能明确诊断。

四、治疗

1. **急救治疗** 在搬运过程中,要使脊柱保持平直,避免屈曲和扭转。可采用两人或多人同在患者一侧,动作一致地平托头、颈、躯干的平卧式搬运法(图7-15),或用滚动的方法,将患者移到有厚垫的木板担架或硬板床板上(图7-16)。如用帆布担架抬运屈曲型骨折患者时,在保证不影响呼吸的前提下,采用俯卧位。切忌用被单提拉四角,或一人抬肩、一人抬腿的搬运法,因其可使骨折的脊柱移位,加重脊髓的损伤(图7-17)。

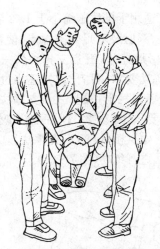

图7-15 平卧式搬运法

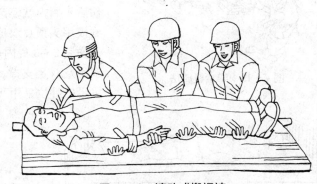

图7-16 滚动式搬运法

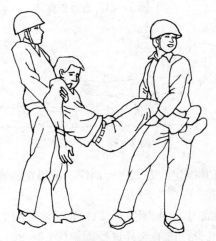

图7-17 错误的搬运方法

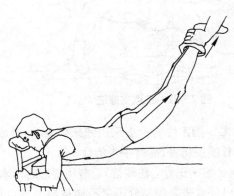

图7-18 双踝悬吊法

2. **整复疗法** 非手术复位法主要适用于屈曲压缩型骨折。古代医书记载了多种复位方法,但目前以垫枕复位法和功能锻炼复位法为最常用,两法配合使用效果更好。

元代危亦林在《世医得效方》中介绍了双踝悬吊法:"凡挫脊骨,不可用手整顿,须用软绳从脚吊起,坠下身直,其骨使自归窠,未直则未归窠,需要坠下,待其骨直归窠(图7-18)。"《医宗金鉴·正骨心法要旨》记载了攀索叠砖法:"现令病人以两手攀绳,足踏砖上,将腰拿住,各抽去砖一个,令病人直身挺胸,如此者三,其足着地,使气舒瘀散,则陷者能起,曲者可直也(图7-19)。"《普济方·折伤门》记载了攀门拽伸法。

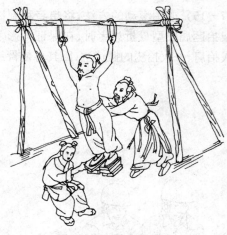

图 7-19　攀索叠砖法

（1）垫枕复位法：适用于伤后 1 周以内的胸腰段骨折（T11~L2）。患者仰卧于硬板床上，伤椎棘突处垫一高 5~10 cm 的软垫，软垫逐渐增高，使脊柱处于过伸位，不仅使椎体高度得以恢复，而且关节突关节的关系也得到恢复或改善（图 7-20）。

（2）练功疗法复位法：适用于椎体压缩小于 1/2 者。患者仰卧于硬板床上，用头、双肘及双足为支撑点，使背、腰、臀部抬离床面，身体呈弓形撑起（五点支撑法），一般伤后 1 周内就要达到此种练功要求（图 7-21）；逐步过渡到仅用头顶及双足支撑，全身呈弓形撑起（三点支撑法），在伤后 2~3 周内达到此种要求（图 7-22）；以后逐步改用双手及双足支撑，全身腾空如拱桥状（四点支撑法）。也可于俯卧位采用飞燕点水法进行练功（图 7-23）。

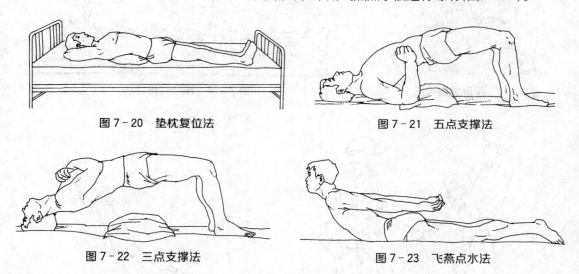

图 7-20　垫枕复位法　　　　　　　　图 7-21　五点支撑法

图 7-22　三点支撑法　　　　　　　　图 7-23　飞燕点水法

3. 固定　稳定性骨折多采用卧床休息、石膏或支具固定的方式进行治疗。不稳定的胸腰椎骨折或伴有脊髓损伤者，需行手术治疗。

《医宗金鉴·正骨心法要旨》记载用塑形的杉木制成的"通木"（图 7-24）与"腰柱"（图 7-25）固定。现代已经改进采用高分子聚乙烯材料或铝合金量身打造的支具进行固定（图 7-26），固定时间一般在 3 个月左右。

4. 手术治疗　胸腰椎手术分前路和后路手术。后路手术具有手术简单、对患者损伤小等优点，短节段的椎弓根固定技术具有三柱固定、固定节段短、间接复位、减压、可后方植骨融合等优点。前路手术主要适用于椎体破坏严重需要植骨或晚期脊髓受压需要进行减压手术者。

5. 中药治疗

早期：局部肿胀，疼痛剧烈，胃纳不佳，大便秘结，苔薄白，脉弦紧。证属气滞血瘀，治宜行气活血，消肿止痛。内服复元活血汤或膈下逐瘀汤，外敷消瘀膏或消肿散。兼有少腹胀满、小便不利者，证属瘀血阻滞、膀胱气化失调，治宜活血化瘀、行气利水，用膈下逐瘀汤合五苓散。若局部持续疼痛，

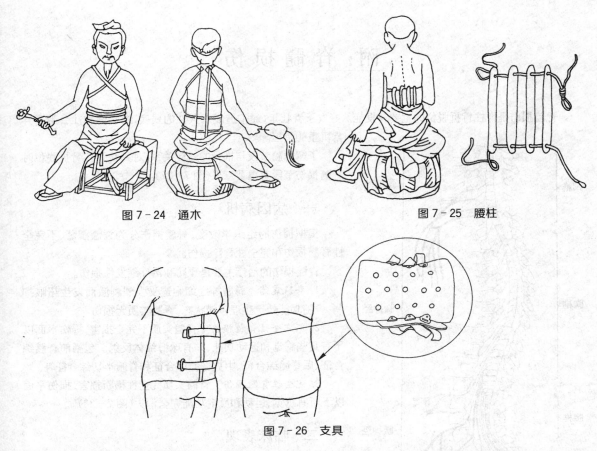

图 7-24　通木　　　　　　　　　　　　图 7-25　腰柱

图 7-26　支具

腹满胀痛,大便秘结,苔黄厚腻,脉弦有力,证属血瘀气滞,腑气不通,治宜攻下逐瘀,方用桃核承气汤或大成汤加减。

中期:肿痛虽消而未尽,仍活动受限,舌暗红,苔薄白,脉弦缓。证属瘀血未尽,筋骨未复,治宜活血和营,接骨续筋。复元通气散加当归调之。

后期:腰酸腿软,四肢无力,活动后隐隐作痛,色淡苔白,脉虚细,证属肝肾不足、气血两虚,治宜补益肝肾,调养气血。方用六味地黄汤、八珍汤或壮腰健肾汤加减,外贴万应膏或狗皮膏。

五、预防与调护

不伴有脊髓损伤的胸腰椎骨折,一般预后多良好。合并脊髓损伤的患者多不同程度留有残疾,康复训练可以提高治疗效果。

知识拓展

1. 胸腰椎爆裂型骨折可应用椎弓根钉棒系统进行治疗。

2. 胸腰椎压缩性骨折可行椎体成形术。临床全称为经皮穿刺椎体成形术,属于微创手术,是通过向病变椎体内注入骨水泥或人工骨达到强化椎体的技术。该术式可有效缓解骨折疼痛,但对恢复椎体高度来说疗效欠佳。

附：脊髓损伤

脊髓损伤是脊柱骨折脱位的主要并发症。好发于青壮年，通常造成永久性的残疾，给家庭和社会带来异常沉重的负担。

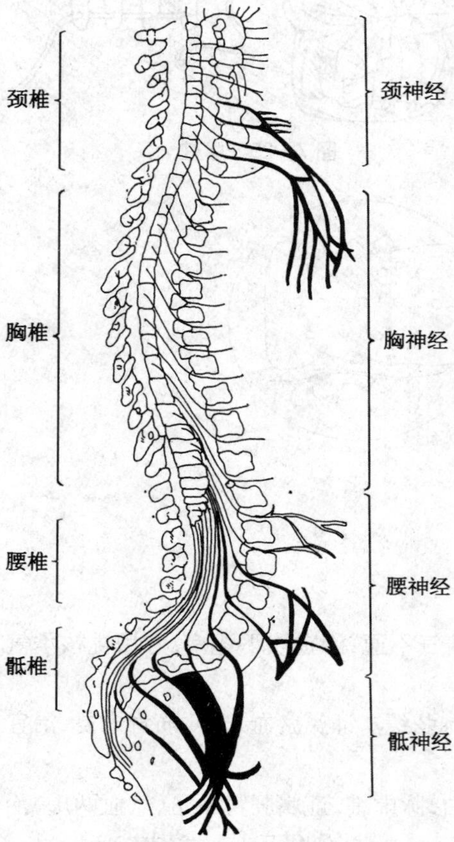

了解脊髓节段与椎骨的对应关系，对判断脊柱骨折脱位时脊髓损伤节段有重要意义(图 7-27)。

一、病因病机

根据损伤的组织学改变，脊髓损伤分为脊髓震荡、不完全性脊髓损伤和完全性脊髓损伤。

脊髓损伤的治疗主要是预防和治疗继发性损伤。

1. **脊髓震荡** 脊髓神经细胞遭受强烈刺激而发生超限抑制，脊髓功能处于生理停滞状态，脊髓实质无损伤。

2. **不完全性脊髓损伤** 脊髓实质不完全损害，损伤平面以下有某些感觉和运动功能，并有球海绵体反射。包括前脊髓综合征、后脊髓综合征、中央脊髓综合征和脊髓半切综合征等。

3. **完全性脊髓损伤** 脊髓实质完全性横断损害，损伤平面以下所有感觉、运动和反射功能完全消失(图 7-28)。

二、临床表现

1. **颈髓损伤** 多是颈椎骨折脱位的并发症。颈髓损伤出现四肢瘫，但下颈髓(颈 4～颈 8)损伤时，上肢可保留损伤平面以上的感觉和运动功能。由于支配膈肌的膈神经是由颈 3～颈 5 脊髓节段的分支组成，因此上颈髓(颈 1～颈 4)完全性损伤，膈肌、肋间肌和腹肌等呼吸肌全部瘫痪，伤者呼吸困难，如无人工辅助呼吸，在受伤现场多已窒息死亡。下颈髓损伤，胸式呼吸消失，腹式呼吸变浅。

图 7-27　脊髓节段与椎骨序数的关系

2. **胸髓损伤** 表现为截瘫。下肢肌张力增高，跟、膝腱反射亢进，病理征阳性。损伤平面以下感觉、运动和二便功能丧失。腹壁反射、提睾反射及缩肛反射等浅反射引不出。

3. **腰髓损伤** 下肢感觉、运动和大小便功能障碍。多表现为下肢肌张力降低、腱反射减弱或消失，病理征引不出的软瘫表现。

4. **脊髓圆锥和马尾神经损伤** 仅有脊髓圆锥损伤时，大小便失禁和性功能障碍，会阴部皮肤呈马鞍状感觉功能障碍，但下肢运动、感觉功能正常。第 2 腰椎以下骨折脱位只合并马尾神经损伤。

三、诊断与鉴别诊断

依据损伤史、临床表现尤其是全面系统的神经系统查体，基本就能明确诊断，但诊断应包括脊髓损伤平面和损伤严重程度。MRI 对于确定脊髓损伤的平面、程度有重要意义。

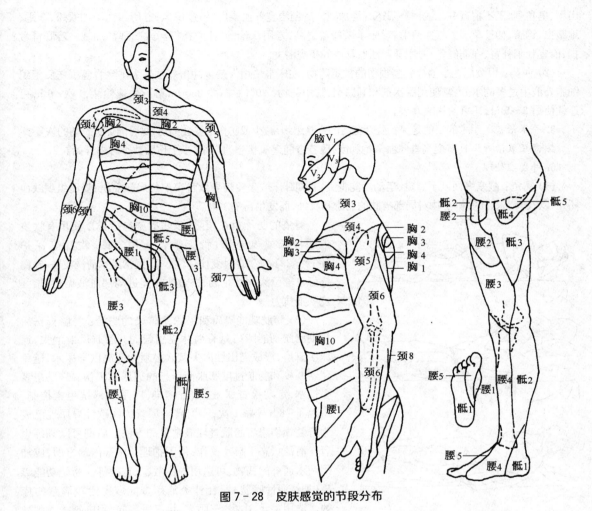

图 7 - 28　皮肤感觉的节段分布

1. 脊髓损伤严重程度分级　目前国际上较常用的是 Frankel 神经功能分级法：A：完全瘫痪，无感觉及运动功能；B：感觉功能不完全丧失，无运动功能；C：感觉功能不完全丧失，有非功能性运动功能；D：感觉功能不完全丧失，有功能性运动；E：感觉运动功能均正常。

2. 脊髓损伤的影像学诊断　脊髓损伤时，MRI 不仅可观察到脊髓损伤的平面、受压及损伤程度等形态学改变，还可观察到血肿、水肿、变性等生化改变。

3. 电生理检查　脊髓损伤时可作体感诱发电位检查和运动诱发电位检查，了解脊髓损伤情况，判断损伤程度、估计预后和观察疗效。

四、治疗

脊髓损伤的治疗原则是通过及时正确的早期治疗，最大程度减轻脊髓的原发性损伤，防止和减少脊髓的继发性损伤，积极预防和治疗并发症，科学地进行功能重建与康复，促进患者早日回归社会。

1. 急救治疗　参考颈椎骨折脱位和胸腰椎损伤急救内容。

2. 药物治疗

(1) 中药：脊髓损伤的早期，治宜活血化瘀、疏通督脉，兼以续骨壮筋，方以活血祛瘀汤加地龙、丹参、穿山甲、皂角刺、王不留行等。或用补阳还五汤加减。后期治宜养血柔肝、镇痉熄风,方用四物汤加蜈蚣、全蝎、地鳖虫、钩藤、伸筋草等。气血两虚者,应予以补益之品,方用八珍汤、补中益气汤或归脾汤加减。若肝肾亏损,治宜壮阳补肾、强筋健骨,方用补肾活血汤或健步虎潜丸。

(2) 西药:甲泼尼龙是治疗脊髓损伤的常规药物,临床常使用大剂量冲击疗法。为排除脊髓损伤后组织细胞外液中过多的水分,常使用脱水剂和利尿剂,常用药物:20%甘露醇 250 ml 静脉快速输注,1 次∕6 h,可连续使用 3~5 日,还可使用呋塞米。

3. 手术治疗　手术的目的是保护残余存活的脊髓组织,减少或防止继发性损伤,尽可能促进脊髓的恢复。

4. 高压氧治疗　具有提高脊髓血氧饱和度,改善脊髓乏氧状态的作用,多于伤后数小时内开始。

5. 并发症处理

(1) 褥疮:截瘫平面以下感觉、运动功能丧失,长期卧床或坐轮椅导致骨突部位局部受压,受压组织缺血坏死,以及粪、尿、汗等排泄物对局部皮肤的刺激和腐蚀,而发生褥疮。

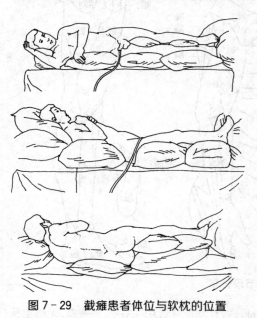

图 7-29　截瘫患者体位与软枕的位置

褥疮的防治重在预防,预防措施包括:① 使用有软垫的硬板床或气垫床,骨突部位应用气圈、软枕等保护(图 7-29)。② 定时变换体位。③ 经常温水清洗皮肤,在褥疮好发部位涂抹红花油、一效散等促进局部血液循环,增强皮肤抵抗力。

(2) 膀胱功能障碍和泌尿系感染的防治:脊髓损伤后早期膀胱功能障碍是脊髓休克引起的。膀胱反射消失,逼尿肌麻痹,形成溢出性尿失禁。必须立即施以导尿术,避免尿路感染和膀胱过度膨胀而引起的逼尿肌损伤。鼓励患者多饮水,定期检查尿液,如有感染,应用敏感抗生素控制。每隔 4~8 h 导尿 1 次,不留置导尿管的间歇性导尿现已成为脊髓损伤患者膀胱管理最常见的方法。后期可以训练患者在清洁状态下自行操作,便于护理。中药内治方面,应加用利水通淋的药物,可选用导赤散、八正散等。膀胱功能障碍(神经源性膀胱)配合针灸治疗多能取得比较满意的疗效。选用关元、中极、三阴交、足三里等穴,用电针或强刺激手法。

(3) 呼吸系感染的防治:应鼓励患者作深呼吸,主动咳嗽、咳痰、端坐、叩背,对于痰液黏稠,难以咳出者,可行庆大霉素加 α 糜蛋白酶雾化吸入,也可应用盐酸氨溴索雾化吸入或静脉注射降低痰液黏度,使痰液易于咳出。合并肺内感染患者,应进行痰细菌培养加药敏试验,全身应用敏感抗生素控制感染。中药内服鲜竹沥液或按辨证施治用药。

(4) 便秘与腹胀:脊髓损伤对肠道神经系统的影响可使肠蠕动减慢,肛门括约肌功能丧失,常发生便秘和腹胀。饮食控制,多饮水,进食粗纤维食物,训练患者定时排便,增加腹压,按压或扩张肛门,日久形成排便反射,自行排便。中药可服用麻仁滋脾丸等。

脊髓损伤还有体温调节失常、低钠血症、顽固性疼痛、肢体痉挛、下肢深静脉血栓形成和性功能障碍等并发症。

6. 针灸疗法　选穴以督脉穴为主,如百会、风府、大椎、身柱、至阳、悬枢、命门、腰阳关、腰俞、长强等,配以足阳明胃经穴。用电针或强刺激手法。

7. 推拿疗法　推拿与被动活动肢体具有改善患肢血液循环,防止肌肉、关节囊、韧带和肌腱挛缩的作用。多采用揉法、搓法、拿法等手法治疗。

五、预防与调护

练功活动可促进全身气血流通,加强新陈代谢,提高机体抵抗力;防治坠积性肺炎、褥疮、尿路感染等并发症;增强肌力,为恢复肢体功能与下地活动作准备。

不同损伤节段的患者功能丧失不同,可能恢复的结果也不同。颈 4 以上损伤:离开呼吸机不能维持生命,生活完全不能自理;颈 5～颈 6:生活部分自理,但需要大量帮助;颈 7～胸 2:生活自理,能独立自由地使用轮椅,但不能行走;胸 3 以下损伤患者借助拐杖还可不同程度恢复治疗性或功能性行走(图 7 - 30、图 7 - 31)。

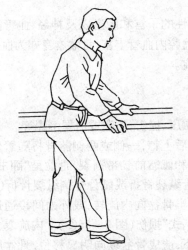
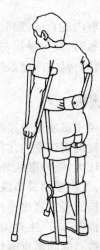

图 7 - 30 手扶双杠练习平衡和站立　　图 7 - 31 用双拐和支架练习站立和步行

第五节 | 骨 盆 骨 折

骨盆是躯干与自由下肢骨之间的桥梁,起着传导重力和支持体重的作用(图 7 - 32)。

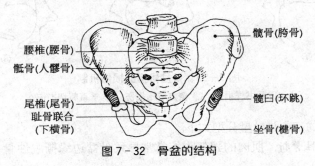

图 7 - 32 骨盆的结构

骨盆前部有两条约束弓,一条通过耻骨联合联结两侧耻骨上支,防止骶股弓被挤压,另一条为两侧耻骨下支与坐骨构成的耻骨弓,能约束骶坐弓不致散开(图 7 - 33、图 7 - 34)。

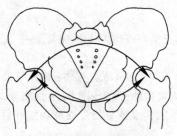 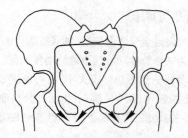

图 7 - 33　骶股弓及约束弓　　　　　图 7 - 34　骶坐弓及约束弓

骨盆对于盆腔内的直肠、膀胱、输尿管、尿道、女性的子宫和阴道以及神经、血管等有很重要的保护作用。但骨折时，又容易损伤这些器官。由于盆腔内血管丰富，骨盆本身亦为血循丰富的松质骨，因而骨盆骨折时，常常出血很严重，极易发生休克。

一、病因病机

骨盆骨折主要由高能量直接暴力所致，如车辆碾压、撞击，坑道或房屋倒塌等。

骨盆前后方向的挤压暴力作用在耻骨联合和髂后上棘，一侧或两侧髂骨将随着外旋使耻骨联合分离。如暴力较大，髂骨继续外旋，造成骶棘韧带和骶髂前韧带撕裂，骨盆呈"翻书状"分离。如果暴力继续外旋，发生骶髂关节脱位或发生一侧髂骨纵裂骨折或骶骨外侧纵裂骨折(图 7 - 35①)。内旋暴力或侧方挤压暴力直接作用在髂嵴上而产生半骨盆向内旋转，或外力间接通过股骨头作用于骨盆产生同侧损伤，或产生对侧骨盆骨折，即"桶柄式"损伤(图 7 - 35②)。内旋暴力致伤占骨盆骨折损伤的大多数。纵向垂直剪切暴力，如高处跌下，造成骨盆纵向明显移位，骨盆后侧所有韧带完全撕裂，耻骨联合分离，髂骨明显移位，极不稳定(图 7 - 35③)。

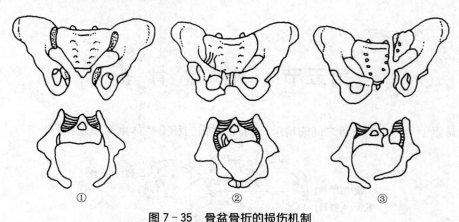

图 7 - 35　骨盆骨折的损伤机制
① 翻书样损伤　② 侧方挤压损伤　③ 垂直剪切损伤

骨盆骨折按骨折的部位与数量分型如下。

1. 骨盆边缘撕脱性骨折　肌肉的骤然收缩常常导致骨盆边缘撕脱性骨折。多发生于青少年剧烈运动中(图 7 - 36)。

2. 骶尾骨骨折　骶尾骨骨折往往是复合性骨盆骨折的一部分，有时引起骶神经根损伤。尾骨骨折于滑倒坐地时发生，一般无明显移位(图 7 - 37)。

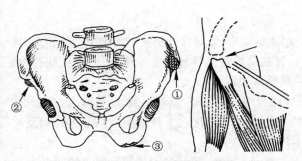

图7-36 骨盆边缘撕脱性骨折
① 髂前上棘 ② 髂前下棘 ③ 坐骨结节

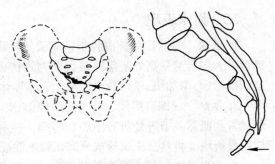

图7-37 骶尾骨骨折

   3.**骨盆环单处骨折** 包括：① 髂骨骨折。② 闭孔处骨折。③ 耻骨联合轻度分离。④ 骶髂关节的轻度分离。单处骨折往往不引起骨盆环的变形,对骨盆的稳定性影响小(图7-38)。

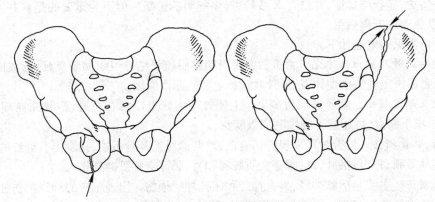

图7-38 骨盆环单处骨折

   4.**骨盆环双处骨折** 包括：① 双侧耻骨上下支骨折。② 一侧耻骨上下支骨折合并耻骨联合分离。③ 耻骨上下支骨折合并骶髂关节脱位。④ 耻骨上下支骨折合并髂骨骨折。⑤ 髂骨骨折合并骶髂关节脱位。⑥ 耻骨联合分离合并骶髂关节脱位。此类骨折对骨盆稳定性的影响较大(图7-39)。

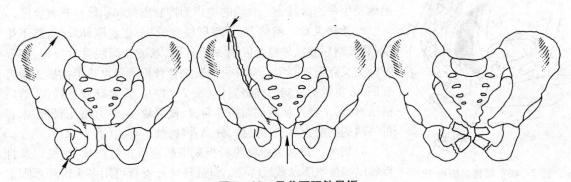

图7-39 骨盆环双处骨折

二、临床表现

1. **症状**   骨盆边缘撕脱骨折常有骤然起跳、起跑运动史,骶尾骨骨折常有滑倒坐地受伤史,其他骨折大多有遭受高处坠落等强大暴力致伤史。骨盆骨折常常导致失血性休克,出现皮肤苍白、意识模糊、心率加快、尿量减少以至于无尿等休克的临床表现。

2. **体征**   局部有疼痛、肿胀、皮肤擦伤、皮下瘀斑表现。在髂嵴、髂前上棘、耻骨联合、坐骨支、骶尾骨和骶髂关节等处可有压痛和叩痛。撕脱性骨折,可在髂前上、下棘或坐骨结节等处触及移位的骨折块。骨盆挤压试验或分离试验阳性提示骨盆骨折。

3. **辅助检查**   绝大多数骨盆骨折经摄 X 线平片均能明确诊断,摄片时除摄骨盆正侧位 X 线片外,有时可加摄骨盆入口位和出口位片。三维重建 CT 技术能使骨盆完整、直观、立体地展现于医生面前,对于判断骨折的类型和决定治疗方案有指导意义。

三、诊断与鉴别诊断

根据外伤史、症状与体征,并结合 X 线检查,多能明确诊断。但更为重要的是对并发症忌食诊断和处理,以免造成严重后果。

骨盆骨折常见并发症如下。

1. **腹膜后血肿及失血性休克**   骨折后血肿沿腹膜后疏松结缔组织间隙蔓延,形成巨大的腹膜后血肿。患者很快出现失血性休克,是骨盆骨折主要的死亡原因。

2. **膀胱及尿道损伤**   后尿道损伤多见。主要表现为尿道口常有血迹,膀胱充盈却不能排尿,会阴部肿胀、皮下瘀血,导尿管不能顺利插入膀胱。

3. **直肠、肛管损伤**   检查时可发现肛门有血迹,肛诊可扪及骨折端,指套上有鲜红的血迹。

4. **腹部脏器损伤**   包括肝、肾、脾等实质脏器和胃、肠等空腔脏器损伤。

5. **神经损伤**   主要包括骶神经、坐骨神经和闭孔神经损伤。出现相应的神经损伤临床表现。

6. **女性阴道及子宫损伤**   表现为下腹部、会阴疼痛,非月经期阴道出血。阴道指诊触痛明显,指套带血,可触及骨折断端及阴道破裂口。B超检查可发现子宫破裂,下腹部血肿。

四、治疗

1. **早期救治**   骨盆骨折可引起腹膜后大量出血等严重并发症,导致失血性休克,甚至造成患者死亡。因此,处理原则是首先积极救治危及生命的合并伤。救治的重点为控制出血和积极补充血容量。

2. **手法复位**   髂前上、下棘撕脱性骨折,患者取仰卧位,膝下垫枕,屈髋略屈膝以放松缝匠肌和股直肌,术者按撕脱骨片复位,必要时行交叉克氏针固定。有移位的骶尾骨骨折术者可将手指插入患者肛门内,将骨折片向后推挤复位(图 7-40)。骨盆环双处骨折,前后挤压骨折,术者可从两侧对挤髂骨翼,使之复位;侧方挤压骨折,术者可将两侧髂前上棘向外推按,分离骨盆,使之复位(图 7-41)。

3. **固定**   骨盆边缘撕脱骨折采取相应肌肉放松体位,骶尾骨骨折骶尾部垫气圈以减轻疼痛。骨盆环单处骨折可用多头带环形固定以减轻疼痛。前后挤压型骨盆环双处骨折可用骨盆兜悬吊固定。

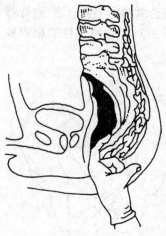

图 7-40   尾骨骨折检查及复位法

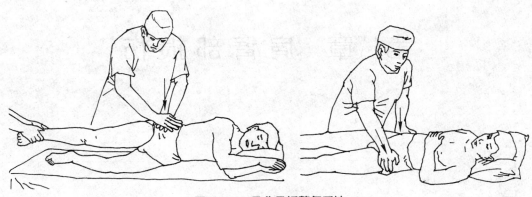

图7-41　骨盆骨折整复手法

对于不稳定的骨盆环双处骨折,急救多采用骨盆外固定器固定(图7-42)。

4. **手术治疗**　骨盆骨折急诊手术多是针对直肠、尿道等破裂而进行的剖腹探查修补术。目前,对于严重的骨盆环双处骨折,多采用手术复位内固定的方法,使骨折得到良好复位。

5. **中药治疗**　早期骨折局部疼痛,胃纳不佳,腹胀腹痛,大便秘结,苔薄白,脉弦紧,证属气滞血瘀,治宜行气活血,消肿止痛,多选用血府逐瘀汤、复元活血汤。中后期舌暗红、苔薄白、脉弦缓,治宜活血和营,接骨续筋,方用续骨活血汤或八珍汤加减。

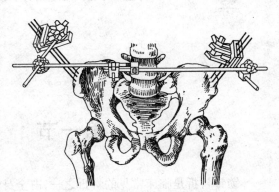

图7-42　骨盆外固定器固定

五、预防与调护

骨盆骨折易于愈合,早期可在床上进行下肢肌肉收缩和踝关节功能锻炼,稳定性骨盆骨折可于伤后3周后离床活动。不稳定性骨折伤后8周后根据骨折愈合情况逐步离床进行功能锻炼。

(姚啸生)

第八章 肩臂部损伤

导学

掌握锁骨骨折；**熟悉**肩关节、肩锁关节脱位；了解肱骨外科颈、肱骨干骨折。

第一节 锁骨骨折

锁骨骨折是临床常见的骨折之一，占全身骨折的6%左右，各种年龄均可发生，但青壮年及儿童多见。发病部位以中1/3处最多见。

一、病因病机

1. **间接暴力** 是引起锁骨骨折最常见的暴力，如跌倒时，手掌、肘部或肩部触地，传导暴力冲击锁骨发生骨折，多为横断形或斜形骨折。骨折内侧段因胸锁乳突肌的牵拉作用向后上移位，外侧段因上肢的重力作用和胸大肌的牵拉作用向前下方移位图(图8-1)。

2. **直接暴力** 暴力从前方或上方作用于锁骨，可发生锁骨的横断或粉碎骨折，幼儿多为横断或青枝骨折。骨折移位严重时可伤及锁骨下方的臂丛神经及锁骨下动、静脉。

二、临床表现

锁骨全长均位于皮下，骨折后局部有肿胀和压痛，触诊可摸到移位的骨折端，可闻及骨擦音和触到异常活动，患肩下沉，并向前、内倾斜。患者常用健侧手掌托起患肢肘部，以减轻因上肢的重量牵引所引起的疼痛；同时头部向患侧偏斜，使胸锁乳突肌松弛而减轻疼痛。患肢活动功能障碍。幼儿因不能自述疼痛部位，且锁骨处皮下脂肪丰满，畸形不甚明显。但若不愿活动上肢，且于穿衣伸手入袖或上提患肢有啼哭等症状时，应仔细检查是否有锁骨骨折。锁骨骨折刺破皮肤

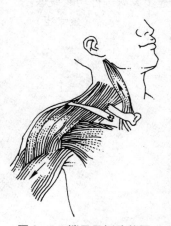

图8-1 锁骨骨折移位图

或损伤臂丛神经及锁骨下血管者较少见。

三、诊断与鉴别诊断

锁骨骨折的患者通过外伤史,临床的症状、体征及 X 线检查诊断并不困难。锁骨外侧 1/3 骨折需与肩锁关节脱位相鉴别。骨折患者一般疼痛、肿胀更加明显,有骨折的特有症状、骨擦音和异常活动等。X 线片可以明确诊断。

四、治疗

儿童青枝骨折及成人无明显移位的骨折可用三角巾或颈腕吊带悬吊 2～3 周即可痊愈,有移位骨折根据情况采用手法或手术治疗。

1. **手法整复**　骨折端局部血肿内麻醉。患者坐在凳子上,两手叉腰挺胸。首先进行牵引。

(1) 一助手立于患者背后,用两手反握两肩前下腋侧,两侧向外后上扳提,同时用一个膝部顶住患者背部胸椎棘突,使骨折远侧端在挺胸的作用及助手两手向后上扳提的作用下,使两骨折端被牵引拉开,两骨折端的轴线在一个直线上,多数可自行复位(图8-2)。

(2) 上述的牵引方法,向后上扳提的作用力较大,而向外的牵引力则较弱,常因远侧骨折端向外的牵引力不够,影响手法复位。因此,另一助手一手推顶伤侧胸壁,另一手向外牵拉伤肢上臂,协助第一助手缓缓将远侧骨折牵开,再行手法复位。

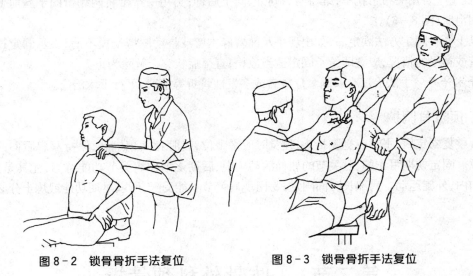

图 8-2　锁骨骨折手法复位　　　　图 8-3　锁骨骨折手法复位

(3) 手法复位,在助手牵引的情况下,术者立于患者面前,用两拇指及示指摸清并捏住两骨折端向前牵拉,即可使骨折复位。或用两拇指摸清两骨折端,并以一拇指及示指捏住近侧骨折端向前下侧牵拉,同时另一手拇指及示指捏住远侧骨折端向后上方推顶,也可使骨折端复位(图8-3)。

手法复位后,将向外的牵引力稍放松一些,使对位的两骨折端互相嵌紧,然后进行外固定。

2. **固定**

(1) "8"字形绷带固定:将棉垫或纸压垫放置于两骨折端的两侧,并用胶布固定;两侧腋窝放置棉垫,用绷带行"8"字形缠绕固定,绷带经患侧肩部腋下,绕过肩前上方,横过背部至对侧腋下,再绕过对侧肩前上方,经背部至患侧腋下,包绕8～12层,缠绕绷带时应使绷带的两侧腋部松紧合适,以免引起血管或神经受压(图8-4)。

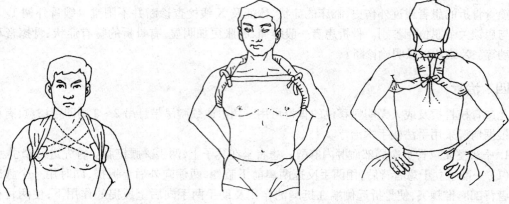

图8-4　锁骨骨折"8"字绷带固定法　　　　图8-5　锁骨骨折双圈固定法

(2) 双圈固定:用绷带缠绕棉花制作好大小合适的绷带圈两只,于手法复位前套于两侧腋部,待骨折复位后,用棉垫或纸垫将两骨折端上下方垫压合适,并用胶布固定。从患者背侧拉紧此两布圈,在其上下各用一布带扎牢,维持两肩向外、向上后伸;另用一布带将两绷带圈于胸前侧扎牢,以免双圈滑脱(图8-5)。

用以上两种固定方法固定后,如出现手及前臂麻木感或桡动脉搏动摸不清,表示固定过紧,有压迫血管或神经的情况,应立即给予固定适当放松,直至症状完全解除为止。

3.手术治疗　手法治疗难获满意疗效者或多发性骨折等情况,可行手术治疗。

五、预防与调护

骨折整复固定后,平时应挺胸抬头,睡觉时应平卧位,肩胛骨间稍垫高,保持双肩后仰,有利于骨折复位。固定初期可作腕、肘关节的屈伸活动。中、后期逐渐作肩关节功能练习,尤其是肩关节的外展和内、外旋运动。肩部长时间固定,易出现肩关节功能受限,所以早期功能锻炼十分必要。

第二节　肱骨外科颈骨折

肱骨外科颈位于肱骨上端,解剖颈下2～3 cm,相当于大、小结节下缘与肱骨干的交界处,也是松质骨与皮质骨的交界处,是骨折的好发部位。肱骨外科颈骨折较常见,各种年龄均可发生,以老年人居多,肱骨外科颈骨折移位多较明显,局部出血较多。严重移位骨折可损伤腋部的神经、血管。

一、病因病机

骨折多为间接暴力所致,如跌倒时手或肘部触地,暴力沿肱骨干向上传导冲击引起肱骨外科颈骨折;肩部外侧直接暴力亦可引起骨折。

1. **间接暴力**　由于受伤时上臂的体位不同,可导致肱骨外科颈的外展或内收型骨折。

(1) 外展型骨折:跌倒时上肢处于外展位,骨折后骨折的远侧段呈外展,骨折的近侧段相应内收,两骨折端向内成角移位,且常出现两骨折端外侧互相嵌插。

(2) 内收型骨折:跌倒时上肢处于内收位,骨折后骨折的远侧段内收,骨折的近侧段外展。形成两骨折端向外成角移位,两骨折端内侧常出现互相嵌插。

(3) 肱骨外科颈骨折合并肩关节前脱位:多为上肢外展外旋暴力所致,骨折后暴力继续作用导致肩关节前脱位。骨折合并脱位后,肱骨头常因翻转或因喙突、肩胛盂、关节囊的阻碍而整复困难(图8-6)。

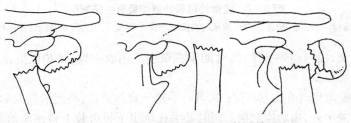

图8-6　肱骨外科颈骨折严重位移情况

2. **直接暴力**　暴力直接作用于肱骨上端外科颈处可造成裂纹骨折或粉碎骨折。

二、临床表现

1. **症状与体征**　肱骨外科颈骨折的患者有明显的外伤史,可出现肩部疼痛,肩部活动时疼痛加重,肱骨上端周围压痛明显,纵向叩击痛,肩部活动功能严重受限等骨折的一般症状。如骨折无嵌插,可出现肱骨上端的异常活动和骨擦音等骨折的特有症状。

2. **辅助检查**　肩部X线检查可明确诊断,也可显示骨折的类型情况。

三、诊断与鉴别诊断

通过受伤史、临床的典型症状和体征以及X线检查可做出明确的诊断。尤其要注意有无合并肩关节脱位。并需与单纯肩关节脱位相鉴别。肩关节脱位时疼痛没有肱骨外科颈骨折严重,可出现方肩畸形、弹性固定等脱位的症状和体征,而没有骨擦音和异常活动等骨折的症状和体征。

四、治疗

无移位的裂纹骨折或嵌插骨折,可用三角巾悬吊患肢1~2周即可活动患肢。有移位的骨折应行手法复位。复位不满意者手术治疗,老年近端粉碎骨折可行肩关节置换术。

(一) 外展型骨折手法复位与固定

1. **外展型骨折手法复位**(图8-7)

(1) 拔伸牵引:在局部麻醉下,患者仰卧位,伤肩外展45°,前屈30°,上臂中立位,肘关节屈曲90°拔伸牵引。用宽布带绕过患侧腋下作对抗牵引,即宽布带两头由一助手执握。另一助手两手分别握住肘部及腕部,沿肱骨纵轴方向进行牵引。

(2) 外展型骨折矫正向内成角及向内侧方移位:术者一手置于伤肩外侧,固定近折段,另一手

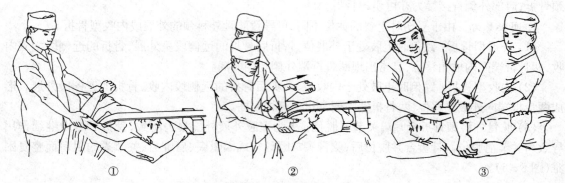

图 8-7 肱骨外科颈外展型骨折手法复位
① 拔伸牵引   ② 矫正向内成角及向内侧方移位   ③ 矫正向前成角及向前侧方移位

握住骨折远折端内侧,由内向外挤压,同时助手在牵引下内收上臂,使患肢肘部到达胸前,矫正向内成角及向内侧方移位。

(3)矫正向前成角及向前侧方移位:术者一手置于肩部前方,将远折端向后推按,另一手置于上臂远端后方近肘关节处,由后推向前。同时助手在牵引下将患肢上臂逐渐前屈、内收,直至肘窝对准患者鼻部,以矫正骨折段向前成角及向前侧方移位。

(4)用触碰合骨法使两骨折端互相嵌入:术者两手固定好骨折端,助手将患肢上臂近侧端顶推,或叩击屈肘后的尺骨鹰嘴处,使两骨折互相嵌插,加强骨折复位后的稳定性,逐渐将患肢放下,置于肩外展10°、前屈30°位置,作上臂超肩小夹板固定。

2. 外展型骨折的固定方法

(1)上臂超肩小夹板固定:夹板共四块,每块小夹板的宽度为上臂最大周径的1/5左右,但前、后及外侧夹板的上段超肩关节以上后使成椭圆形。小夹板的长度前、后及外侧夹板的上端从肩锁关节上2cm起,下达肘关节止;内侧平板从腋窝至肱骨内上髁。

(2)固定垫:用棉垫包裹内侧夹板的近端,使呈大头型垫。在大头垫中放置一布带,固定于大头垫中,位于大头垫外的两段布带应等长。在外侧夹板的近端(相当于骨折线上方处)及远端各放一固定垫,与内侧近端成角处的大头垫形成三垫固定。防止骨折部再发生向内成角和向内侧方移位。以同样方法,在前、后夹板中加用三垫固定,防止骨折部再发生向前成角和向前方移位。

(3)上臂超肩小夹板固定的包扎:在外、前、后三块夹板上端,肩部上方用一条布带贯穿三块夹板进行结扎。腋下部分四块夹板用四条横带结扎。其中,近端的一条可使用在内侧夹板上端穿大头垫备用的横带,进行结扎。再取宽绷带一条,将其中部置于患侧腋窝内,将其两段分别从前、后绕到外侧夹板上,进行打结,然后将其两头分别经过胸前及背后到对侧腋窝前打结,呈横"8"字形包扎,用以加强夹板固定。在健侧腋窝内,可先安置一厚棉垫,以防损伤皮肤。其他三条横带结扎后,患肢用三角巾或吊带将患肢悬吊于胸前。固定4~6周。

(二)内收型骨折手法复位与固定

1. 内收型骨折手法复位(图 8-8)

(1)拔伸牵引:在局部麻醉下,体位与外展型相同,但患肢上臂应置于外展60°~70°位置。拔伸牵引的方法同外展型。

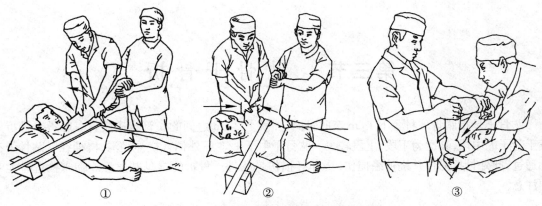

图 8-8　肱骨外科颈内收型骨折复位手法

① 矫正向外成角及向外侧方移位　② 上臂外展并上举至120°左右　③ 矫正向前成角及向前侧方移位

（2）矫正向外成角及向外侧方移位：术者一手置于骨折近端的外侧，由外向内推压；另一手置于患肢上臂骨折远端的内侧，由内向外推拉。同时助手使患肢肩关节加大外展位超过90°，上举到120°，以矫正向外成角及向外侧方移位。

（3）矫正向前成角及向前侧方移位：术者一手置于患肩后部，固定骨折近段，一手顶住骨折远端的前侧并向后推压。助手在牵引下将患肢上臂逐渐前屈达90°，以矫正向前成角及向前侧方移位。

（4）用触碰法使两骨折端互相嵌插：术者两手固定好骨折端，助手将患肢上臂向近侧端顶推，并叩击肘部尺骨鹰嘴处，使两骨折端互相嵌插。

（5）逐渐将患肢放下，使患肢处于外展10°，前屈30°位置，作小夹板固定。合并肩关节脱位者可先整复骨折，再整复脱位。也可在持续牵引下，使肩肱关节间隙加大，先纳入肱骨头，然后整复骨折。

2. 内收型骨折小夹板固定方法　与外展型相似，固定垫按三垫固定法放于相应位置，但须注意内侧夹板的大头垫应放在肱骨远端内上髁上部。同时内侧夹板近端应按腋窝部塑形，以免损伤腋部。对不稳定的内收型骨折，固定后应将患肢放置在外展架上，固定患肢于外展70°，前屈30°及肘屈90°位置。半个月后骨折端已初步连接时，可拆除外展架。继续小夹板固定2～4周。

五、预防与调护

无移位的骨折，一般用三角巾或绷带悬吊2～3周。自伤后3日起即可开始练习肩部摆动，即将上体向患侧及前方倾斜，使患肢上臂放松下垂，在此姿势位作肩前后及左右摆动练习，同时作握伸拳、屈、伸腕及肘的练习。

有移位的肱骨外科颈骨折，经复位后须夹板固定4～6周，在此期间要进行腕和肘的运动练习。外展型骨折要禁忌肩外展肌静力性收缩，内收型骨折要禁忌肩内收肌静力性收缩。去除固定后，早期要做恢复肩关节前屈、后伸的关节活动范围的训练及肌力练习，以后再逐步增加肩关节外展与内收的练习。外展型骨折患者的肩外展练习和内收型骨折患者的肩内收练习要待骨折愈合后进行。

第三节　肱骨干骨折

肱骨干是指肱骨外科颈下 1 cm 至肱骨内、外髁上 2 cm 之间的长管状皮质骨。肱骨干骨折好发于骨干的中段，其次为下段，上段较少。肱骨干中下 1/3 后外侧有桡神经沟，桡神经紧贴骨干在此通过，此处骨折易合并桡神经损伤，桡神经损伤是肱骨干骨折的常见并发症。临床检查时尤其要注意。

一、病因病机

1. **直接暴力**　如打击伤、挤压伤或火器伤等直接作用于肱骨干，多发生于肱骨干的中 1/3 处，常见横形骨折、粉碎骨折或开放性骨折，有时亦可发生多段骨折。

2. **间接暴力**　间接暴力又分传导暴力和旋转暴力。

(1) 传导暴力：如跌倒时手或肘部触地，地面暴力向上传导，与跌倒时体重向下的暴力相交于肱骨干某个部位，即可发生肱骨干的斜形骨折或螺旋形骨折，多见于肱骨中下 1/3 处，此种骨折尖端易插入肌肉，影响手法复位。

(2) 旋转暴力：如投掷手榴弹、标枪或掰腕扭转前臂时，多可引起肱骨干中下 1/3 交界处骨折，所引起的肱骨干骨折多为螺旋形骨折。

3. **骨折移位的特点**　肱骨干骨折后，由于骨折部位肌肉附着点不同，暴力作用方向及上肢体位的关系，肱骨干骨折可有不同的移位情况(图 8-9)。

(1) 骨折位于三角肌止点以上：近侧骨折端受到胸大肌，大圆肌和背阔肌的牵拉作用向内侧移位；远侧骨折端因三角肌的牵拉作用而向外上移位。

(2) 骨折位于三角肌止点以下：近侧骨折端因受三角肌和喙肱肌的牵拉作用而向外、向前移位；远侧骨折端受到肱二头肌和肱三头肌的牵拉作用，发生向上重叠移位。

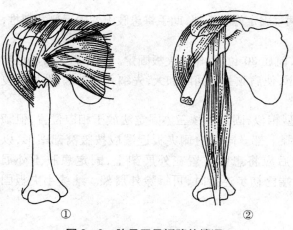

图 8-9　肱骨干骨折移位情况
① 骨折在三角肌止点以上　② 骨折在三角肌止点以下

(3) 骨折位于中、下 1/3 处：由于患者常将前臂悬吊于胸前，引起远侧骨折端内旋移位，手法整复时要注意纠正。

二、临床表现

1. **症状与体征**　患者有明显的外伤史，局部疼痛、肿胀明显，压痛剧烈，伤肢有环形压痛，上臂可出现畸形，触摸有异常活动和骨擦音。如骨折合并桡神经损伤者，可出现典型的垂腕和伸拇及伸掌指关节功能丧失;第 1、第 2 掌骨间背侧皮肤感觉丧失。

2. **辅助检查**　X 线检查,不仅可以确诊骨折,还可明确骨折部位、类型及移位情况。

三、诊断与鉴别诊断

肱骨干骨折通过患者的外伤史,临床的典型症状和体征,X 线检查等诊断并不困难。肱骨干骨折要注意骨折发生的部位,尤其要注意检查有无桡神经损伤。

四、治疗

1. 手法整复

(1) 体位:局部麻醉下,患者仰卧位,患肩关节前屈 30°,骨折线在三角肌止点以上、胸大肌止点以下者,肩关节内收 30°。骨折线在三角肌止点以下者,肩关节外展 40°～50°,屈肘 90°。

(2) 拔伸牵引:用宽布带绕过患侧腋下,固定于健侧病床头端或一助手握住布单两头,作对抗牵引。前臂置于中立位。一助手握住患者肘部及前臂,沿上臂纵轴方向牵引,矫正短缩移位及成角移位。因桡神经贴附于肱骨干中、下 1/3 交界处,用折顶手法容易损伤桡神经,故应慎用。

(3) 矫正侧方移位及旋转移位:用端挤、提按手法矫正侧方移位。对螺旋形骨折,应分析了解是否由内旋或外旋暴力所引起。在矫正侧方移位及旋转移位时,可握住远侧段肢体与旋转暴力方向相反的方向回旋。内旋暴力引起的骨折,则应将骨折远侧段肢体置于外旋位进行复位。外旋暴力引起的骨折则相反。复位后,若上、下两骨折端间仍有间隙存在,可用触碰手法,使两骨折面紧密吻合(图 8-10)。

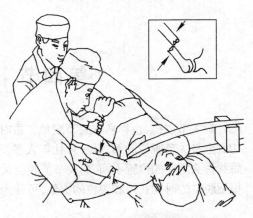

图 8-10　在牵引下用端挤及提按手法
矫正肱骨干中段骨折后的侧方移位

2. 固定(小夹板)

(1) **小夹板规格**:共四块。其长度应根据骨折的部位而定,中 1/3 骨折不超关节,前侧小夹板自肩部至肘窝,后侧小夹板自肩部至尺骨鹰嘴上 1 cm,内侧小夹板自腋窝至肱骨内上髁,外侧小夹板自肩部至肱骨外上髁上 1/3 骨折,前、外、后三块小夹板上端应超肩关节固定,下 1/3 骨折,前、外、后三块小夹板下端应超肘关节固定。肱骨干中段骨折四块小夹板均不超关节固定。

(2) **固定垫**:按骨折移位的情况选用两垫、三垫或四垫固定法。肱骨中、下段骨折,为了防止因悬挂患肢前臂于胸前时,远折段因上臂内收而引起向外成角移位,应在内、外侧小夹板内加用三垫固定。侧方移位选用两垫固定。

(3) **包扎方法**:上 1/3 骨折,超肩小夹板固定,应在肩上方将前、外、后侧小夹板贯穿固定。下 1/3 骨折,超肘小夹板固定,应在肘关节下方将前、外、后小夹板用布带贯穿固定。其他部位可选择 3～4 条横带捆扎。捆扎夹板后,用三角巾悬挂于胸前。有分离移位时,可应用外展架或肩肘带固定。固定时间成人 6～8 周,少儿 4～6 周(图8-11)。

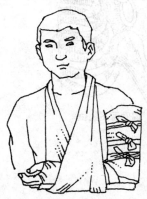

图 8-11　上臂小夹板固定

3. 手术治疗　肱骨干骨折经过保守治疗多数患者都能达到满意的疗效。但有下述情况时可考虑手术治疗。手术内固定可选择钢板、髓内针等内固定物。

（1）开放性骨折或多发性骨折手法整复不能满意者。

（2）肱骨干骨折合并肩、肘关节骨折。

（3）血管损伤者。肱骨干骨折合并肱动脉损伤应手术探查吻合血管的同时，行骨折内固定。

（4）肱骨干骨折合并桡神经损伤。这种损伤多为神经挫伤，应先观察2～3个月，一般挫伤都能逐渐恢复。若骨折愈合后神经仍未恢复时，可作肌电图测定，如有手术指征，可手术探查。观察期间应注意防止前臂屈肌群挛缩及手指关节僵硬，可安装伸指及伸腕弹力装置，使屈肌群能经常被动伸展。另一种情况，经手法整复、固定后，桡神经麻痹加重，也可手术探查并行内固定。

五、预防与调护

肱骨干骨折小夹板，石膏或切开复位内固定后第3日即开始作握、伸拳练习，第2周开始做肩关节前、后摆动练习，第3周增加肩关节内、外摆动练习。除去外固定后作肩、肘关节活动练习，肩外展、肘屈伸、握力等肌力练习。肩关节旋转运动应在骨折愈合牢固后进行。

第四节　肩关节脱位

肩关节脱位，也称肩肱关节脱位。古时称"肩胛骨出""肩骨脱臼"。肩关节脱位是临床常见病，约占全身关节脱位的第二位，青壮年人多发。肩关节脱位分前脱位和后脱位，前脱位多见。因脱位后肱骨头所在的位置不同，肩关节前脱位又分肩胛盂下脱位、喙突下脱位及锁骨下脱位（图8-12）。根据脱位的时间长短和脱位的次数，可分为新鲜性、陈旧性及习惯性脱位。肩关节后脱位极为少见。

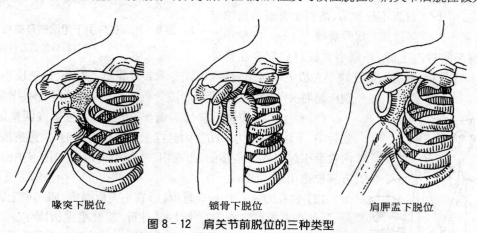

喙突下脱位　　　　　锁骨下脱位　　　　　肩胛盂下脱位

图8-12　肩关节前脱位的三种类型

一、病因病机

肩关节前脱位可因间接暴力和直接暴力所致，以间接暴力最多见。

1. **间接暴力** 间接暴力又可分为传导外力和杠杆作用力。

(1) 传导外力：当患者向前外侧跌倒时，手掌触地，躯干向前外侧倾斜，肱骨干呈外展姿势，由手掌传导到肱骨头的外力可冲破肩关节囊前壁，向前脱位到喙突下，形成喙突下脱位，较多见；如外力继续作用，肱骨头可被推到锁骨下，形成锁骨下脱位。

(2) 杠杆作用力：当上臂过度外展、外旋伸展时跌倒，肱骨颈或肱骨大结节抵触于肩峰时，肩峰构成杠杆的支点，使肱骨头向关节盂下滑脱，形成肩胛盂下脱位；外力继续作用，使肱骨头至肩胛前部成为喙突下脱位。此型脱位并常伴有肱骨大结节撕脱性骨折。腋神经或臂丛神经有时被牵拉或被肱骨头压迫，引起不同程度的腋神经和臂丛神经损伤。

2. **直接暴力** 直接暴力所致的肩关节脱位，多因外力从肱骨头后部直接撞击，使肱骨头向前脱位，但较少见。

肩关节脱位后的病理，主要为肩关节囊的破裂和肱骨头的移位。并伴有肩胛盂边缘的骨折，肱骨大结节骨折和肱骨上端的骨折。其中肱骨大结节撕脱骨折最常见。

二、临床表现

1. 肩关节前脱位

(1) 症状与体征：肩关节脱位有明显的外伤史，肩部疼痛、肿胀及功能障碍等脱位的一般损伤症状。肱骨头向前脱位，肩峰突出形成方肩畸形(图 8-13)。可触及肩峰下有空虚感，从腋窝可摸到前脱位的肱骨头。上臂呈外展、内旋畸形，弹性固定于这种畸形位置。搭肩试验阳性。自肩峰到肱骨外髁的长度较健侧长，直尺检查可以放平。检查骨折的同时要注意检查血管和神经损伤。

(2) 辅助检查：X 线摄片检查，可以确诊肩关节脱位的位置和类型，并观察有无合并骨折。

2. 肩关节后脱位

(1) 症状与体征：肩关节后脱位极少见，而且容易误诊。肩关节后脱位多为肩峰下脱位，在肩关节前方遭到暴力作用后而发生脱位，患者肩前部扁平塌陷，喙突突出，在肩胛冈下可触到突出的肱骨头，上臂呈明显内旋畸形。

(2) 辅助检查：X 线片检查肩部上下位时(从头部向足部摄片)，可见肱骨头向后脱位，三维 CT 重建可以直观地显示脱位状态。

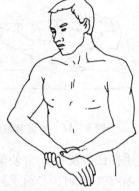

图 8-13 肩关节前脱位患者的姿势以及方肩畸形

三、诊断与鉴别诊断

肩关节脱位有明确的外伤史，具有脱位的一般症状，如疼痛、肿胀和功能障碍等以及肩关节脱位的典型症状，如方肩畸形、弹性固定、搭肩试验阳性等。X 线片可明确诊断。在诊断肩关节脱位的同时要注意检查有无合并肱骨外科颈骨折、肱骨大结节骨折、肩袖损伤和血管、神经损伤等。

1. **肱骨外科颈骨折** 肩关节脱位合并肱骨外科颈骨折时，疼痛和肿胀严重，肩部有异常活动和骨擦音，X 线片可以明确诊断。

2. **肱骨大结节骨折** 是肩关节脱位的常见并发症，除肩关节脱位的一般症状外，疼痛肿胀更加明显，可触及骨折碎片或骨擦音。骨折多为撕脱性骨折。

3. **肩袖损伤** 肩关节脱位后肩关节处疼痛和功能障碍，肩关节脱位复位后，检查肩关节的外展功能。如无肱骨大结节撕脱骨折,肱骨头与肩胛骨关节盂的间隙较大,呈半脱位状态应考虑肩袖损伤。如诊断困难,可行肩关节造影以明确诊断。

4. 血管和神经损伤 肩关节脱位后由于牵拉或肱骨头压迫可至腋神经、臂丛神经和腋动脉损伤。腋神经损伤后,三角肌瘫痪,肩部前外侧、后侧的皮肤感觉消失。血管损伤少见,如有损伤可见患肢前臂和手部发凉或紫绀,桡动脉搏动逐渐减弱或消失。

四、治疗

肩关节脱位后,应尽早进行手法复位和固定治疗。整复操作可在麻醉下进行,操作手法应准确,切忌暴力。大部分患者可以通过手法整复进行复位,只有少数情况下需要手术治疗。

1. 手法整复

(1) 牵引推拿复位法:患者仰卧位,自伤侧腋下经胸前及背后绕套一布单,助手牵拉布单两头向健侧牵引固定,作为对抗牵引;另一助手握住伤肢腕部及肘部,沿上臂弹性固定的纵轴方向,即外展60°位牵引并适当外旋,术者用手自腋部将肱骨头向外后推挤,即可使之复位。此法操作简便,效果满意,危险性小,最为常用。

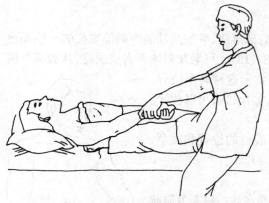

图 8-14 肩关节脱位手牵足蹬复位法

(2) 手牵足蹬复位法(Hippocrates):患者仰卧位,术者立于伤侧面对患者,两手握住伤肢腕部,同时将脚伸至伤侧腋下,向上蹬住附近胸壁(右肩用右脚,左肩用左脚),使之在牵引过程中,用足挤压肱骨头而复位。操作方法即用两手握住患肢腕部,臂外展,沿上臂纵轴方向牵引1~3 min,并向外旋转,足蹬腋部和胸壁,内收、内旋即可使肱骨头复位(图 8-14)。

(3) 牵引回旋复位法(Kocher):患者采用坐位或仰卧位,以右肩关节脱位为例,助手扶住患者双肩,术者立于伤侧,第一步:右手握住伤肢腕部,左手握住伤肢肘部,并使伤肢屈肘 90°;第二步:徐徐沿上臂纵轴方向牵引,并外旋上臂;第三步:逐渐内收,使肘部与前下胸壁接触,在上臂牵引外旋及内收时,听到滑动响声即已复位;第四步:再将上臂内旋,伤肢手掌扶于健侧肩峰上,保持复位(图 8-15)。

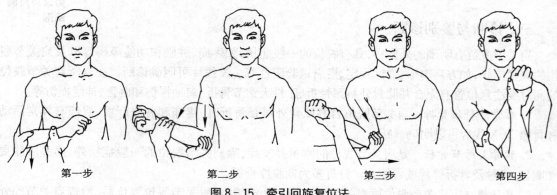

| 第一步 | 第二步 | 第三步 | 第四步 |

图 8-15 牵引回旋复位法

（4）膝顶复位法：术者屈曲膝关节用膝部顶住患者的腋窝（左肩脱位用左膝，右肩脱位用右膝），以左肩脱位为例，左手反握患肢腕部，右手绕过患肢肘前握住术者左前臂，以肘部扣住患者的肘部，牵引几分钟，略内收、外旋即可复位（图8-16）。

（5）椅背复位法：肩部肌力较弱的脱位者，可令患者坐在座椅上，将患肢放在椅背外侧，腋和胸部紧贴椅背，腋下放置棉垫以防血管、神经损伤。此法利用椅背的杠杆作用，术者握住患肢外展、外旋牵引，再逐渐内旋，并将患肢下垂，内旋屈肘即可复位。

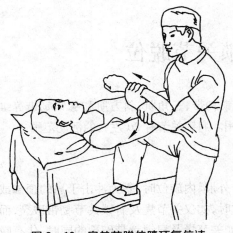

图 8-16 肩关节脱位膝顶复位法

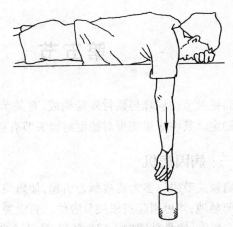

图 8-17 肩关节脱位悬吊复位法

（6）悬吊复位法：此法适合于老年人，安全有效。令患者俯卧于床，患肢垂于床旁，在患肢腕部系布带并悬挂 25 kg 重物，自然位持续牵引 15 min 左右，多可自行复位。如复位困难，术者可以双手自腋窝向外上方轻推肱骨头或旋转上臂即可复位（图8-17）。

脱位整复后肩部隆起丰满，喙突下或肩胛盂下摸不到肱骨头，伤肢手掌可以抚摸健侧肩部。

2. 固定 采用胸壁绷带固定患肢上臂于内收、内旋位，肘关节屈曲 60°～90°，前臂悬挂三角巾，依附胸前固定 2～4 周。

3. 手术治疗

（1）合并肱二头肌腱向后滑脱、肱骨外科颈骨折、关节盂大块骨折等影响复位，手法复位不能成功者。

（2）肩关节脱位合并神经、血管损伤症状较重，且进行性加重者。

（3）陈旧性脱位 2～4 个月以上或合并神经、血管损伤及肱骨大结节、肱骨外科颈骨折闭合复位不成功者，应采用手术复位的方法。

（4）习惯性肩关节前脱位：多见于青壮年，一般认为系首次肩关节脱位整复后未得到适当的有效固定，撕裂的关节囊或盂唇未得到适当的良好修复，肩胛盂前缘或肱骨头后外侧有缺损的病理改变，以后轻微的暴力或日常生活中某些动作，如上肢外展外旋及后伸的动作，穿衣、举臂等动作，即可反复发生肩关节前脱位。手术方式可采用肩胛下肌关节囊重叠缝合术，肩胛下肌止点外移术等。

五、预防与调护

肩关节脱位复位后用绷带将上臂固定于胸壁，或用三角巾将上肢悬挂胸前 2～4 周。功能锻炼从固定当日开始做指、腕、肘的主动练习,1周后在上肢悬挂和上体侧曲的姿势做肩前屈和内外摆动练习,忌用力后伸、外旋、外展。2周后,每日定时去除固定,作肩关节的主动前屈和内收运动。第3周起作主动后伸与外展。练习动作要轻柔缓慢,以有酸胀感为度,不强求增大运动幅度。4周后去除固定进入功能康复第二期,增加肩前屈的牵引运动,6周后逐步增加肩外展、外旋、后伸等方向的牵引运动。

第五节 肩锁关节脱位

肩锁关节由肩峰与锁骨外端构成,有关节囊、肩锁韧带、三角肌、斜方肌和喙锁韧带等维持关节的稳定。其中喙锁韧带对稳定肩锁关节有重要作用。肩锁关节有 20°左右的活动范围。

一、病因病机

肩锁关节脱位多为直接暴力引起,如肩关节处于外展、内旋位时,暴力冲击于肩的顶部或跌倒时肩部触地,均可引起肩锁关节脱位。肩锁关节脱位时,如仅关节囊及肩锁关节韧带破裂,而喙锁韧带未断裂,锁骨外端向上移位较轻,为不全脱位。如关节囊及肩锁韧带破裂的同时,伴有喙锁韧带断裂,锁骨外端与肩峰完全分离,即为完全脱位。

二、临床表现

1. **症状与体征** 肩锁关节脱位有明确的外伤史。肩锁关节位于皮下,可看出锁骨外端肩锁关节局部高起,双侧对比时较明显,有局部疼痛、肿胀及压痛;伤肢外展或上举运动较困难,查体时肩锁关节处可摸到一个凹陷,将突起的锁骨向下按压时弹性明显,说明肩锁关节脱位后关节明显松动。

2. **辅助检查** X线检查可见锁骨外端向上移位,喙锁韧带断裂时可见锁骨完全脱位到肩峰之上,喙锁韧带无断裂时锁骨向上移位较轻。

三、诊断与鉴别诊断

肩锁关节完全脱位具有明显的外伤史和临床的典型症状。一般诊断并不困难。肩锁关节不全脱位,因锁骨向上方移位较轻,肿胀不明显,有时诊断较困难。应同时向下牵引双上肢拍摄双侧肩锁关节正位像,对比检查,方可明确诊断。

四、治疗

1. **肩锁关节不全脱位的治疗** 喙锁韧带无断裂,肩锁关节不全脱位可用手法复位胶布固定、肩肘带或颈腕吊带固定治疗,4周后除去固定,开始作肩关节的功能锻炼。

2. **肩锁关节完全脱位的治疗** 由于喙锁韧带断裂使肩锁关节完全失去稳定的维持力,可采用开放复位内固定并修复喙锁韧带。临床上常用钩状锁骨钢板治疗。

五、预防与调护

在用肩肘带或颈腕吊带固定治疗时均应作肘、腕和手指的主动功能锻炼,三角肌的静力性收缩。去除固定后,早期应以锻炼肩前、后伸的关节活动范围及肌力为主,逐渐增加肩内收、外展功能的锻炼。手术治疗的患者可适当早期作肩关节的功能练习,以防肩关节粘连,影响肩关节的功能。

第九章　肘部损伤

> **导学**
>
> **掌握**桡骨头半脱位；**熟悉**肘关节脱位；**了解**肱骨髁上、髁间、内上髁、外髁骨折和尺骨鹰嘴骨折、桡骨头颈部骨折。

第一节　肱骨髁上骨折

肱骨下段比较扁薄，髁上部处于疏松骨质和致密骨质交界处，后有鹰嘴窝，前有冠状窝，两窝之间仅为一层极薄的骨片，两髁稍前屈，并与肱骨纵轴成向前 30°～50°的前倾角。前臂完全旋后，肘关节伸直时，上臂与前臂纵轴成 10°～15°外翻的携带角，骨折移位可以此角改变而呈肘内翻或肘外翻畸形。肱动脉和正中神经从肱二头肌腱膜下通过(图 9-1)，桡神经通过肘窝前外方并分成深浅两支进入前臂。肱骨髁上骨折时，易被刺伤或挤压而合并血管神经损伤(图 9-2)。

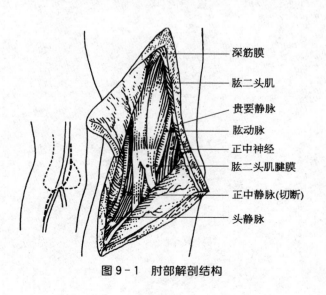

深筋膜
肱二头肌
贵要静脉
肱动脉
正中神经
肱二头肌腱膜
正中静脉(切断)
头静脉

图 9-1　肘部解剖结构

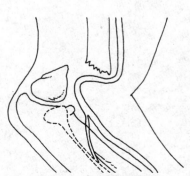

图 9-2　骨折合并血管神经损伤

一、病因病机

肱骨髁上骨折多见于儿童,多因跌倒所致。根据暴力形式和受伤机制的不同,可将肱骨髁上骨折分为伸直型、屈曲型两种。

1. 伸直型　最多见,占90%以上。跌倒时肘关节在半屈曲或伸直位,手心触地,暴力经前臂传达至肱骨下端,将肱骨髁推向后方。由于重力将肱骨干推向前方,造成肱骨髁上骨折。骨折线由前下斜向后上方。骨折近段常刺破肱前肌损伤正中神经和肱动脉。骨折时,肱骨下端除接受前后暴力外,还可伴有侧方暴力,按移位情况又分尺偏型和桡偏型。

(1) 尺偏型:骨折暴力来自肱骨髁前外方,骨折时肱骨髁被推向后内方。内侧骨皮质受挤压,产生一定塌陷。前外侧骨膜破裂,内侧骨膜完整。骨折远端向尺侧移位。因此复位后远端容易向尺侧再移位。即使达到解剖复位,因内侧皮质挤压缺损而会向内偏斜。尺偏型骨折后肘内翻发生率最高。

(2) 桡偏型:与尺偏型相反。骨折断端桡侧骨皮质因压挤而塌陷,外侧骨膜保持连续,尺侧骨膜断裂,骨折远端向桡侧移位。此型骨折不完全复位也不会产生严重肘外翻,但解剖复位或矫正过度时,亦可形成肘内翻畸形。

2. 屈曲型　较少见。肘关节在屈曲位跌倒,暴力由后下方向前上方撞击尺骨鹰嘴,髁上骨折后远端向前移位,骨折线常为后下斜向前上方,与伸直型相反。很少发生血管、神经损伤。

二、临床表现

伤后局部迅速肿胀、疼痛,功能丧失,压痛点明显,完全骨折者很易察觉骨折摩擦征。伸直型者,肘后突畸形,但仔细触摸肘三点(肱骨内、外髁和鹰嘴)之正常关系未变。屈曲型者,肘后平坦,肘前饱满。有侧方移位者,肘尖偏向一侧。有血管损伤者,桡动脉、尺动脉搏动减弱或消失,末梢循环障碍,若不及时处理,可发生前臂肌肉缺血性坏死,纤维化后形成缺血性肌肉挛缩,导致爪形手畸形,功能障碍,造成严重残疾。尺神经损伤时,小指与环指的指间关节屈曲,掌指关节过伸,腕不能尺侧屈,各指不能分开及并拢。拇指内收障碍,小指与环指的尺侧半皮肤感觉障碍。日久则小鱼际肌、骨间肌萎缩。桡神经损伤时,出现腕下垂等症状。正中神经损伤时,拇、示两指不能屈曲,拇指不能对掌,腕不能桡屈。桡侧3个半手指及手掌桡侧皮肤感觉障碍,日久则大鱼际肌萎缩。

三、诊断与鉴别诊断

无移位骨折者,肘部可有肿胀、疼痛,肱骨髁上处有压痛,功能障碍。骨折有移位时,肘部肿胀、疼痛较明显,甚至出现张力性水疱,肘部呈靴形畸形,但肘后肱骨内、外髁和鹰嘴三点关系仍保持正常,这一点可与肘关节后脱位相鉴别。肘关节正侧位 X 线片可显示骨折类型和移位方向。伸直型骨折远端向后上方移位,骨折线多从前下方斜向后上方。屈曲型骨折远端向前上方移位,骨折线多从后下方斜向前上方。根据受伤史、临床表现和 X 线片可以做出诊断。

肱骨髁上骨折需与肘关节脱位互相鉴别,肱骨髁上骨折肘关节可部分活动,肘后三角无变化,上臂短缩、前臂正常。而肘关节脱位肘关节弹性固定,肘后三角有变化,上臂正常、前臂短缩。

四、治疗

无移位骨折可置患肢于屈肘 90°位,用颈腕带悬吊 2~3 周。有移位骨折应按以下方法处理。

1. **手法整复** 肱骨髁上骨折整复手法较多,现将临床上常用的伸直型骨折整复手法介绍如下。

患儿仰卧于床上或由家属抱坐于椅子上。两助手分别握住上臂和前臂(如疼痛较剧烈,可用利多卡因骨折断端局部麻醉),做顺势拔伸牵引,术者两手分别握住骨折远近两端。有旋转移位者先纠正旋转移位,然后双手握上臂前侧,在牵引下用双拇指从肘后向前推挤骨折远端,后移位纠正后,双手四指握住骨折近端内侧,双拇指推挤内髁向桡侧,触摸复位后见畸形纠正,然后一手四指托住肘后,同时拇指按压髁部骨折远端,另一手握前臂屈肘做旋后旋前屈伸活动试验。(图9-3)如活动功能良好,说明已复位,助手握患儿上臂及手腕部,维持位置,术者用夹板进行固定。

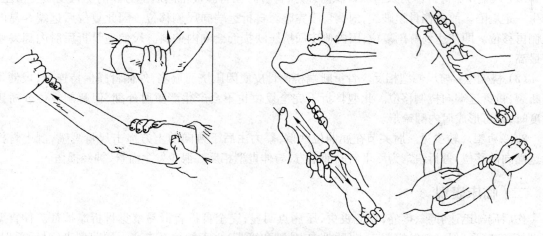

图9-3 肱骨髁上骨折整复手法

开放性骨折则应在清创缝合伤口后进行手法复位。若系粉碎型骨折或软组织肿胀严重,水疱较多而不能手法整复或整复后固定不稳定者,可在屈肘45°~90°位置进行尺骨鹰嘴牵引或皮肤牵引,重量1~2 kg,一般在3~7日后,再进行复位。肱骨髁上粉碎骨折并发血循环障碍者,必须紧急处理,首先应在麻醉下整复移位的骨折断端,并行尺骨鹰嘴牵引,以解除骨折端对血管的压迫,如冰冷的手指温度逐渐转暖,手指可自主伸直,则可继续观察。如经上述处理无效,则必须及时探查肱动脉情况。肱骨髁上骨折所造成的神经损伤一般多为挫伤,在3个月左右多能自行恢复,除确诊为神经断裂者外,不需过早地进行手术探查。

2. **固定** 骨折复位后,维持对位,将患肢置于外展位,肘关节屈曲90°~110°,前臂旋前位3周。夹板长度应上达三角肌中部水平,内外侧夹板下达(或超过)肘关节,前侧板下至肘横纹,后侧板远端呈向前弧形弯曲,并嵌有铝钉,使最下一条布带斜跨肘关节缚扎而不致滑脱;采用杉树皮夹板固定时,最下一条布带不能斜跨肘关节,而在肘下仅扎内外侧夹板。为防止骨折远端后移,可在鹰嘴后方加一梯形垫(图9-4);为防止内翻,可在骨折近端外侧及远端内侧分别加塔形垫。夹缚后用颈腕带悬吊。屈曲型骨折应固定肘关节于屈曲40°~60°位置3周,以后逐渐屈曲至90°位置1~2周。固定后观察患肢

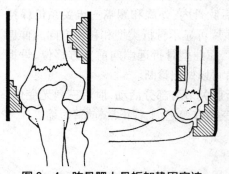

图9-4 肱骨髁上骨折加垫固定法

血运,出现麻木或血运障碍立即松弛夹板,置肘关节于屈曲45°位置进行观察,按时摄X线片观察,及时调整固定。如肿胀严重或水疱形成,给予放松夹板,换药处理。

3. **手术治疗** 肱骨髁上骨折一般无须手术治疗,除非手法复位失败或伴有血管神经损伤,才考虑手术治疗。

4. **中药治疗** 肱骨髁上骨折的患者若骨折局部血液供应良好,则愈合迅速,若合并血管神经损伤,治疗时应注意并发症和后遗症。内服药治则,早期重在活血祛瘀,消肿止痛。肿胀严重、血运障碍者加用三七、丹参,并用祛瘀、利水、消肿药物,如白茅根、川木通之类;中后期内服药可停药。合并神经损伤者,应加用行气活血、通经活络之品。早期局部水疱较大者可用针头刺破,或将疱内液体吸出,并用酒精棉球挤压干净,无菌敷料包扎。解除夹板固定后,可用中药熏洗,有舒筋活络、通利关节的作用,是预防关节强直的重要措施。

五、预防与调护

本骨折多数为伸直型骨折,早期换药、调整夹板松紧度或护送患者拍X线片检查等都不可使患肘伸直,否则易引起骨折再移位。反之,屈曲型骨折,早期不可随意做屈肘动作。骨折固定后应密切观察患肢的血运情况。

外固定期间多做握拳、腕关节屈伸等活动,骨折愈合解除固定后,应积极主动锻炼肘关节伸屈活动,严禁暴力被动活动。

第二节 肱骨髁间骨折

肱骨髁间骨折的发生率约为成人骨折的1‰,但在成人肱骨远端骨折中较常见,并以中老年人多见,是肘部外伤中最为复杂的关节内骨折。肱骨髁间骨折常累及关节面,复位后不稳定,晚期常并发创伤性关节炎或遗留肘关节功能障碍。严重的髁间骨折伴有移位,滑车关节面损伤,内外髁分离,且可伴有旋转移位。

一、病因病机

导致肱骨髁间骨折的外力相当复杂,骨折的类型也是多种多样的。在青年患者中,髁间骨折往往由高能量损伤引起,老年患者低能量损伤即可造成此类骨折。根据受伤机制和骨折端移位方向,肱骨髁间骨折可分为伸直和屈曲两型。

1. **伸直型** 患者前仆跌倒时,肘关节在伸直位手掌触地,自下而上的传导暴力将肱骨两髁推向后方,将肱骨干近端推向前方。在造成髁上骨折的同时,尺骨鹰嘴半月切迹撞击滑车沟将肱骨髁部劈成两半,骨折近端向前,髁部向后移位。

2. **屈曲型** 患者跌倒时肘关节屈曲位着地,暴力作用于尺骨鹰嘴,尺骨鹰嘴向上、向前推顶肱骨滑车沟,在造成肱骨髁上骨折的同时嵌插在肱骨内外髁之间,楔形如凿的尺骨鹰嘴半月切迹关节面从中间将两髁劈裂分开,造成骨折近端向后移位,髁部向前移位。

二、临床表现

肘关节外伤后有剧烈疼痛,压痛广泛,肿胀明显,并可伴有皮下瘀血。骨折移位严重者可有肱骨下端横径变宽,重叠移位重者可有上臂短缩畸形。肘关节呈半伸位,前臂旋前,肘后三角形骨性结构紊乱,可触及骨折块,骨擦感明显。有时可合并神经、血管损伤,检查时应予以注意。

根据骨折的移位情况将骨折分为 4 型(图 9-5)。

Ⅰ型:骨折无分离及移位。

Ⅱ型:骨折有轻度的分离及移位,但两髁无旋转。

Ⅲ型:骨折有分离,两髁有旋转移位。

Ⅳ型:骨折为粉碎性,关节面严重破坏。

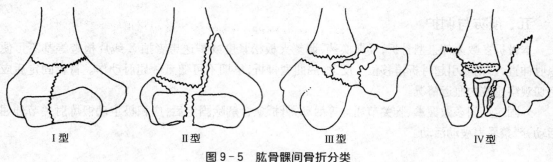

| Ⅰ型 | Ⅱ型 | Ⅲ型 | Ⅳ型 |

图 9-5　肱骨髁间骨折分类

三、诊断与鉴别诊断

患者有明显的外伤史,局部肿胀、疼痛。因髁间移位、分离致肱骨髁变宽,断端缩短移位使前臂变短。可出现骨擦音,肘后三角关系改变。明显移位者,肘部在所有方向均呈现不稳定。X 线正位和侧位片检查可帮助评估骨折移位和粉碎程度,临床常结合三维重建 CT 检查。

四、治疗

根据不同年龄的患者对功能恢复的要求不同,选择最合适的治疗方案。年轻患者应尽可能获得关节面的解剖复位;老年骨质疏松者,若骨折粉碎,内固定效果差,或不可能获得满意的固定,可行一期或二期全肘关节置换术,以便早期恢复肘部活动。

1. 非手术治疗

(1) 石膏固定:主要适用于Ⅰ型无移位骨折,屈肘 90°用石膏前后托或管型固定,直至肿胀消退。2~3 周开始主动活动。应告知患者此种骨折有可能发生再移位,需密切随诊观察,一旦发生移位应及时处理。

(2) 尺骨鹰嘴牵引整复法:适用于骨折时间较久或软组织严重损伤或有水疱形成,不能手法整复或整复后固定不稳定的病例。尺骨鹰嘴滑动悬吊牵引,重量 1~2 kg 为宜。经 X 线片证实复位后,维持牵引 3 周即可。或者先使用尺骨鹰嘴牵引,待局部肿胀消退后再进行手法复位,用夹板或石膏托固定,但不应迟于 7~8 日。2 周后拆除外固定,练习功能活动。也可用前臂皮牵引代替骨牵引。

2. 手术治疗

(1) 清创、复位后钢针内固定术:适于开放性骨折。在清创后复位,用 2 枚克氏针自内外髁交叉固定。

（2）切开复位、血管神经的探查术：肱骨髁间骨折合并血管神经损伤者，应考虑手术探查并进行复位内固定。

（3）陈旧性肱骨髁间骨折的手术治疗：对于移位严重未得到正确治疗的陈旧性肱骨髁间骨折，若不进一步治疗，会遗留肘关节功能障碍、肘内翻畸形的病例，可采用手术治疗。常用的手术方法为鱼嘴式手术或骨突切除术。若无前后移位，仅有单纯肘内翻畸形可用肱骨下端楔形截骨术。

五、预防与调护

早期合理的功能锻炼，可促进患肢血液循环，减少肌肉萎缩，保持肌肉力量，防止关节僵硬，促进骨折愈合。所以，被固定的肢体，均要作适当的肌肉收缩和放松锻炼。对于没有固定的关节，应及时鼓励患者做主动的功能锻炼，当骨折端已达临床愈合就逐渐加强肘关节屈伸功能锻炼。

第三节　肱骨内上髁骨折

肱骨内上髁为肱骨内髁的非关节部分，有前臂屈肌群，旋前圆肌和肘部内侧副韧带附着。内上髁后面有尺神经沟，尺神经紧贴此沟通过。肱骨内上髁骨折是肘部损伤中最常见的一种，多见于青少年，约占肘关节骨折的10％，仅次于肱骨髁上骨折与肱骨外髁骨折，占肘部损伤的第三位。

一、病因病机

肱骨内上髁骨折多由间接暴力所致。当肘关节伸直位摔倒时手部撑地，肘关节处于伸直过度外展位，外翻应力使肘关节外翻，同时前臂屈肌群猛然收缩，将内上髁撕脱，发生骨骺分离，牵拉向下向前，甚至旋转移位。同时肘关节内侧间隙暂时被拉开，或发生肘关节后外侧脱位，撕脱的内上髁（骨骺），被夹在关节内。根据骨折块移位程度一般可分为四度（图9-6）。

Ⅰ度：裂缝骨折或仅有轻度移位，因其部分骨膜尚未完全离断。

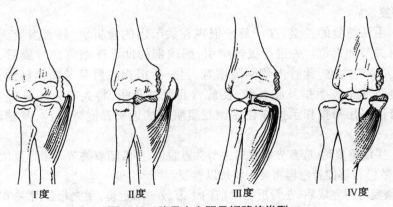

| Ⅰ度 | Ⅱ度 | Ⅲ度 | Ⅳ度 |

图9-6　肱骨内上髁骨折移位类型

Ⅱ度：骨折块有分离和旋转移位，但骨折块仍位于肘关节间隙的水平面以上。

Ⅲ度：由于肘关节受到强大的外翻暴力，使肘关节的内侧关节囊的软组织广泛撕裂，肘关节腔内侧间隙张开，致使撕脱的内上髁被带进其内，并有旋转移位，且被肱骨滑车和尺骨半月切迹关节面紧紧夹住。

Ⅳ度：骨折块有旋转移位并伴有肘关节向桡侧脱位，骨折块的骨折面朝向滑车，并嵌入尺骨鹰嘴和肱骨滑车之间。此类骨折常易被忽略，而被误认为单纯肘关节脱位，仅采用一般肘关节脱位复位方法，致使骨折块嵌入尺骨鹰嘴和肱骨滑车之间，转成Ⅲ度骨折。

二、临床表现

儿童比成年人多见。受伤后肘内侧和内上髁周围软组织肿胀，或有较大血肿形成。特别是肘内侧局部肿胀、疼痛，压痛明显，正常内上髁的轮廓消失。肘关节活动受限，前臂旋前、屈腕、屈指无力。合并肘关节脱位者，肘关节外形明显改变，屈伸活动功能障碍，常合并有尺神经损伤症状。发生肱骨内上髁的撕脱骨折时，肘关节内侧组织，如侧副韧带、关节囊、内上髁和尺神经等均可损伤。有时可触及骨摩擦感。肘关节伸屈和旋转功能受限。

三、诊断与鉴别诊断

伤后肘关节呈半屈伸位，肘关节功能障碍，肘内侧和内上髁周围软组织肿胀或有较大血肿形成。骨折块有分离时，可扪到活动骨块。Ⅰ度、Ⅱ度骨折时仅有肘内侧牵拉性疼痛，关节活动轻度障碍；Ⅲ度骨折时肘关节屈伸明显障碍；Ⅳ度骨折时，肘关节明显畸形，肿胀较严重，肘后三点关系不正常。常合并尺神经损伤，可出现手指尺侧发麻及屈曲无力。肘关节正侧位 X 线片可以确定骨折类型和移位方向、程度。

儿童肱骨内上髁骨折，较易与肱骨内髁有移位者相混淆，儿童肱骨内髁骨骺尚未出现之前（通常 6 岁），骨化中心的征象不能在 X 线片显示出来，骨骺线未闭合，必要时拍对侧肘关节 X 线片。

四、治疗

1. 手法整复

Ⅰ度骨折：用保守治疗可获得良好的功能，采用夹板固定于屈肘 90°位 2 周左右即可。

Ⅱ度骨折：取坐位或平卧位，患肢屈肘 45°，前臂中立位，术者以拇、示指固定骨折块，拇指自下向上推挤，使其复位。

Ⅲ度骨折：手法整复的关键，在于解脱嵌夹在关节内的骨折块，将Ⅲ度变为Ⅰ度或Ⅱ度。先取平卧位，肘关节伸直位。先进行拔伸牵引，握腕部的助手逐渐将前臂旋后、外展，术者一手置于肘关节外侧向内推，此时内侧间隙增宽，另一手拇指在肘关节内侧触到骨折块的边缘时，助手即极度背伸患肢手指及腕关节，使前臂屈肌群紧张，将关节内的骨折块拉出关节间隙，必要时术者还可用拇指和示指抓住后侧屈肌肌腹的近侧部向外牵拉，及辅助将骨折块拉出关节间隙。

Ⅳ度骨折：手法整复时，应首先整复肘关节侧方脱位，多数随着关节脱位的复位而骨折块亦同时得到复位，少数仍有移位者应再将骨折块加以整复。

2. 固定
整复对位完成后，在骨折块的前内下方放一固定垫，用夹板超肘关节、屈肘 90°固定 2～3 周。

3. **手术治疗** 儿童肱骨内上髁骨折明显移位或嵌入肘关节内以及伴有尺神经损伤者需要手术治疗。

4. **中药治疗** 参照肱骨髁上骨折。

五、预防与调护

在 1 周之内作手指的轻微屈伸活动,1 周后可逐渐加大力度,但仍禁忌用力握拳、前臂旋转活动。2 周后,Ⅰ度、Ⅱ度骨折可开始肘关节屈伸活动,Ⅲ度和Ⅳ度骨折应在 3 周后开始肘关节屈伸活动。

第四节 肱骨外髁骨折

儿童肘关节有肱骨下端 4 个骨骺、桡骨头骨骺和鹰嘴骨骺共 6 个骨骺。肘部各骨骺的出现和闭合都有一定的年龄(图 9 - 7)。肱骨外髁包含非关节面(包括外上髁)和关节面两部分。前臂伸肌群附着于肱骨外髁。肱骨外髁骨折属关节内骨折,又是骨骺骨折,是儿童常见的一种肘关节损伤。

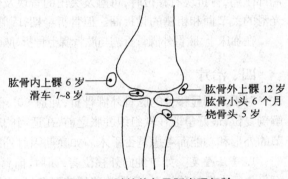

肱骨内上髁 6 岁
滑车 7~8 岁
肱骨外上髁 12 岁
肱骨小头 6 个月
桡骨头 5 岁

图 9 - 7 肘关节各骨骺出现年龄

一、病因病机

暴力直接撞击肱骨外髁而引起骨折者极少见。肱骨外髁骨折多由间接暴力引起,跌倒时肘部先着地,肘关节处于外展位或内收位均可引起肱骨外髁骨折,绝大多数发生在 5～10 岁儿童。一般多由外力从手部传达至桡骨头撞及肱骨外髁而引起,或因附着肱骨外髁的前臂伸肌群强烈收缩而将肱骨外髁拉脱。分离的骨折块包括整个肱骨外髁、肱骨小头骨骺、邻近的肱骨滑车一部分和属于肱骨头之上的一部分干骺端。由于前臂伸肌群的牵拉,骨折块可发生翻转移位,有的甚至可达 180°。根据骨折块的移位情况可分为无移位骨折、轻度移位骨折和翻转移位骨折三种(图 9 - 8):① 无移位骨折:暴力的作用较小,仅发生骨折,如裂缝骨折或移位很小的肱骨外髁骨折。② 轻度移位骨折:骨折块向外移位,或有 45°以内的旋转移位,骨折块仍位于肱骨小头和肱骨近段骨折面之间。③ 翻转移位骨折:翻转移位骨折又可分为后移翻转型和前移翻转型。后移翻转型又被称为伸直翻转移位型,此型相对多见;前移翻转型又被称为屈曲翻转移位型,此型少见。

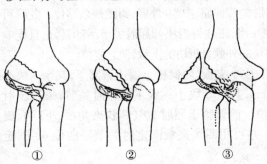

① ② ③

图 9 - 8 肱骨外髁骨折

二、临床表现

1. **症状与体征**　肘关节外侧肿胀,并逐渐扩散,可及整个关节。肘外侧出现瘀斑,逐渐扩散可达腕部。伤后2～3日皮肤出现水疱。肘外侧明显压痛,甚至可发生肱骨下端周围压痛。移位型骨折,可能触到骨擦音及活动骨块。可发生肘外翻畸形,肘部增宽,肘后三点关系改变,肘关节活动丧失。被动活动时疼痛加重,旋转功能一般不受限。

2. **辅助检查**　X线片显示肱骨小头的骨折线多超过化骨核的1/2或不通过小头化骨核,而通过肱骨小头与滑车间沟的软骨在干骺端处有一骨折线。骨折块可向外侧移位。在年幼患者,大部分骨折块属于软骨性,仅骨化中心才在X线片上显影,以致常被误认为仅是一块小骨片的轻微骨折,甚至被漏诊。事实上,骨折块是相当大的一块,几乎等于肱骨下端的一半,属关节内骨折,在X线诊断中必须要摆好正确的投照位置进行投照,诊断时运用熟练解剖关系,严格要求客观、仔细、全面分析,提出准确不误之诊断。若处理不恰当,往往会引起肢体严重的畸形和功能障碍。

三、诊断与鉴别诊断

肱骨外髁骨折患者,肘关节呈半伸直位,活动功能严重障碍,以肘外侧为中心明显肿胀疼痛、局部压痛,骨折块有移位时,可触及突出的骨块及骨擦音。骨折块有翻转移位、驱散肿胀后,可触及光滑的关节面和粗糙的骨折面。但骨折早期,因肿胀局限,肘关节外形无明显变化。

在临床上,肱骨外髁骨折需与肱骨髁上骨折、肱骨下端全骨骺分离及肱骨小头骨骺分离相鉴别。

四、治疗

对于无明显移位的肱骨外髁骨折,屈肘90°、前臂悬吊胸前处理即可。若骨折有移位,则要求解剖复位,最好争取在软组织肿胀之前,在适当的麻醉下,予以手法整复。晚期未复位者,则视肘关节的外形和功能而考虑是否手术。如晚期因肘外翻引起牵拉性尺神经麻痹,可施行尺神经前置术。

1. **手法整复**　如单纯向外移位者,屈肘、前臂旋后,将骨折块向内推挤,使骨折块进入关节腔而复位。有反转移位者,凡属前移翻转型者,先将骨折块向后推按,使之变成后移翻转型,然后用以下方法整复(以右肱骨外髁翻转骨折为例)。

患儿取仰卧位,助手固定患者上臂近端,术者一手握其腕部,置前臂旋后,屈肘约45°,以另一手拇、示指仔细触摸骨折块,辨认摸清滑车端和外髁端部位及翻转移动方向情况。加大肘内翻,使关节腔外侧间隙增宽,腕关节尽量背伸,以使前臂伸肌群松弛,术者以左手示指或中指扣住骨折块的滑车端,左手拇指扣住肱骨外上髁端,先将骨折块稍平行向后方推移,再将滑车端推向后内下方,把肱骨外上髁端推向外上方,以纠正旋转移位,然后左手拇指向内推压,并将肘关节伸屈、内收、外展,纠正残余移位。此时可感觉到骨折块滑进关节内的空虚感,检查肱骨外髁骨嵴平滑,压住骨折块伸屈肘关节活动良好,且无响声,证明复位成功。另一方法是用钢针插入顶拨翻转移位的外髁骨折块的上缘,使之复位。

2. **固定**　采用屈肘位外固定法。取4块杉木皮制成小夹板,内侧板上端达腋窝下,其余3块小夹板上端与内侧板持平。前侧板下端达肘横纹上1cm,其余3块小夹板下端超肘关节,采用超肘关节外固定,外髁外后方加一梯形棉花垫,以维持骨位。前臂置于屈肘90°(邻肢夹角法,下同)、旋后、腕背伸位,用三角巾悬吊于胸前,固定4～5周。亦可用四块夹板固定肘关节屈曲位60°固定3周,骨折临床愈合后解除固定。

3. **中药治疗**　与肱骨髁上骨折相同。

五、预防与调护

固定期间应注意观察患肢血液循环,经常调整夹板松紧度,若肱骨外髁处有疼痛时,应拆开夹板检查有无压疮,如皮肤呈局限性暗红色时,应放松夹板或稍移动位置。

有移位骨折阻碍复位1周内,可做手指轻微活动,不宜做前臂强力旋转、握拳、腕关节屈伸活动。1周后,逐渐加大指、掌、腕关节的活动范围。解除固定后,开始进行肘关节屈伸、前臂旋转和腕、手的功能活动。

第五节　尺骨鹰嘴骨折

尺骨鹰嘴骨折多发生于成年人,是肘部常见损伤之一,占全身骨折的1.17%。尺骨近端后方位于皮下的突起为鹰嘴。尺骨鹰嘴是肱三头肌的附着点,尺骨半月切迹关节面与肱骨滑车关节面共同构成肱尺关节。尺骨鹰嘴骨折是波及半月切迹的关节内骨折。

一、病因病机

尺骨鹰嘴骨折是肘关节常见损伤之一,多发生于成年人,少年儿童亦可发生,除少数鹰嘴尖端撕脱骨折外,大多数病例是骨折线涉及半月状关节面的关节内骨折。尺骨鹰嘴骨折多由直接暴力引起,低能量的直接暴力可致简单骨折。当高能量损伤的直接暴力作用于肘关节后侧,可造成尺骨鹰嘴粉碎性骨折。同时,强大的外力使尺桡骨同时向前移位,常发生"鹰嘴骨折合并肘关节前脱位"现象。间接暴力使肘关节突然地强力屈曲,鹰嘴被猛烈收缩的肱三头肌撕裂。

二、临床表现

尺骨鹰嘴部有局限性肿胀和疼痛,明显压痛,肘关节屈曲活动疼痛加重,主动伸直活动障碍。骨折有分离移位时,可触及骨折裂隙或骨擦音。临床上将骨折分为三种。

1. **无移位骨折**　多由直接暴力造成,骨折块无移位。
2. **移位骨折**　多由间接暴力造成,骨折块有明显移位,骨折线为横断或斜行。
3. **粉碎性骨折**　严重的直接暴力造成,骨折碎片多无明显移位。

三、诊断与鉴别诊断

受伤后尺骨鹰嘴部疼痛、压痛明显,局限性肿胀,活动肘痛加剧。分离移位时,主动伸肘功能丧失,可在局部扪及鹰嘴骨折片上移和明显的骨折间隙或骨擦感。肘关节正侧位X线片可明确骨折类型和移位程度。一般根据受伤史、临床表现和X线片结果可以确诊。

四、治疗

无移位的尺骨鹰嘴骨折一般不需手法整复,有分离移位者需要手法整复;手法整复效果不佳,可行切开复位。

1. **手法整复**　无移位的尺骨鹰嘴骨折一般不需手法整复,有分离移位者需要手法整复。患者取坐位或仰卧位。若局部肿胀明显,则先在伤肢肘后局部皮肤消毒用注射器作关节穿刺,抽出关节内血肿块。伸直肘关节,令助手维持此位置不变。术者站立于患者伤肢外侧,一手固定骨折远端,如果是粉碎性骨折,则可用固定于远端之手的示、中指指腹放于碎骨块后方按压碎骨块,另一手的拇、示指将尺骨鹰嘴近折端骨折块向远折端推挤,使其复位。同时助手将其伤肢肘关节做轻度反复伸屈活动,以矫正骨折端残余错位,促进关节面平整光滑。

2. **固定**　无移位的尺骨鹰嘴骨折,因伸肘装置多未损伤,屈肘至功能位不会导致骨折端分离,一般采取功能位固定 3 周,亦可固定肘关节于屈曲 20°~60°位 3 周。有移位骨折手法整复后,在尺骨鹰嘴上端置一块有半圆形缺口朝下的抱骨垫,用以顶住尺骨鹰嘴的上端,不使骨折块再向上移位,并用前、后侧超肘夹板固定肘关节 0°~20°位 3 周,以后再逐渐改为固定在屈肘 90°位 1 至 2 周。亦有人用石膏托、树脂绷带外固定。

3. **手术治疗**　手法整复效果不佳,可行切开复位。骨折移位明显或属粉碎性骨折,应切开做碎骨片清除,内固定治疗。尺骨鹰嘴骨折合并血管神经损伤者,应考虑手术探查并进行复位内固定。

4. **中药治疗**　内服中药按骨折三期辨证施治。去掉夹板后肘关节局部配合活血通络、理气舒筋之剂熏洗或外敷。

五、预防与调护

自复位固定 3~5 日后即指导患者进行握拳、腕关节活动功能锻炼,并禁止肘关节屈伸活动。第 4 周后,逐渐开始肘关节的自主屈伸运动,严禁暴力被动功能锻炼。

保持肘关节处于伸直位固定,逐渐屈曲肘关节,正确合理的功能锻炼。绑缚应适宜,过松则达不到稳定固定的目的,过紧则易影响血液在肢体远端的供应,应注意观察肢体远端皮肤颜色、温度。

尺骨鹰嘴骨折并发症包括运动丧失、不愈合、尺神经麻痹、畸形愈合、创伤后关节炎等。尽量做好初次固定,稳定固定,治疗后积极功能锻炼,必要时的尺神经前置术可以减少后遗症的发生。

第六节　桡骨头颈部骨折

桡骨头颈部骨折是临床常见的骨折类型之一,约占全身骨折的 0.8%,属于关节内骨折。由于其解剖结构复杂,比一般骨折难以处理,治疗结果关系到肘关节的稳定性和前臂的功能,因此正确的临床治疗尤显重要。

一、病因病机

桡骨头颈部骨折多见于青壮年。多由间接暴力所致,如跌倒时手掌着地,暴力沿桡骨向上传达,引起肘过度外翻,使桡骨头撞击肱骨小头,反作用力使桡骨头受到挤压而发生骨折。儿童由于桡骨近端薄弱,暴力作用可造成头骺分离或干骺端骨折,即桡骨颈骨折。如暴力继续作用,肘关节进一步外翻,则造成肘关节内侧副韧带支持结构的损伤——内侧副韧带损伤或肱骨内上髁撕脱骨折;而伸肘位时尺骨鹰嘴紧嵌于鹰嘴窝内可造成尺骨鹰嘴骨折;桡骨结节对尺骨的顶压可导致尺骨上段骨折;由于外翻暴力的影响,桡神经与桡骨头关系又极为密切,故容易受到挤压或牵拉而致伤;本病伤后还常合并肱骨内上髁、尺骨鹰嘴骨折及桡神经、正中神经、尺神经损伤。

二、临床表现

桡骨头处有明显疼痛感、压痛及前臂旋转痛。桡骨头处局限性肿胀,并可伴有皮下瘀血。肘关节屈伸、前臂旋转活动明显障碍。还可伴有桡神经损伤。

依据影像学所见,一般分为以下四型。

1. **无移位型**　指桡骨颈部的裂缝及青枝骨折,此型稳定,一般无须复位。多见于儿童。

2. **嵌顿型**　多系桡骨颈骨折时远侧断端嵌入其中,此型亦较稳定。

3. **歪戴帽型**　即桡骨颈骨折后,桡骨头部骨折块偏斜向一侧,犹如头戴法兰西帽姿势。

4. **粉碎型**　指桡骨、颈及(或)头部骨折呈三块以上碎裂者。

三、诊断与鉴别诊断

患者有明显的外伤史,局部疼痛、肿胀,前臂屈伸功能障碍,前臂旋转功能受限,以旋后运动受限明显。如合并伴有肘关节脱位,肘部明显畸形,肘窝部饱满,前臂外观变短,尺骨鹰嘴后突,肘后部空虚和凹陷,出现肘后三角关系破坏的表现。一般X线检查可以确诊。

四、治疗

对于无移位或轻度移位骨折采用非手术保守治疗为主,移位明显者用切开复位内固定术。

1. **手法治疗**　手法复位。在局麻下,助手辅助持续牵引,术者一手拇指置于桡骨头处,另一手持住患者腕部在略施牵引情况下快速向内、外两个方向旋转运动数次,轻度移位者一般多可复位。

2. **固定**　无移位及嵌入型仅在肘关节用上肢石膏托或石膏功能位固定3～4周。

3. **手术治疗**　手法复位不佳者,可行桡骨头切开复位,必要时同时行内固定术。在桡骨头严重粉碎性骨折,无法重建修复桡骨头时,可行桡骨头切除术,也可在切除后内置人工桡骨头。14岁以下儿童不宜做桡骨头切除术。

五、预防与调护

复位成功后即可进行简单的手指及腕关节的屈伸活动,2～3周后,可以开始肘关节屈伸功能训练。合理的功能锻炼有助于功能最大限度恢复,采取循序渐进的原则,早期以被动活动为主,晚期则改为主动活动为主,并根据骨痂生长情况,给予适当的负荷锻炼,促进功能康复。

第七节　肘关节脱位

肘关节由肱尺、肱桡和桡尺近侧三组关节包于一个关节囊内构成。其中肱骨滑车与尺骨半月切迹构成肱尺关节,属于蜗状关节,是肘关节的主体部分;肱骨小头与桡骨头凹构成肱桡关节,属球窝关节;桡骨头环状关节面与尺骨的桡骨切迹构成桡尺近侧关节,属车轴关节。关节囊前后松弛薄弱,两侧紧张增厚形成侧副韧带。尺侧副韧带呈三角形,起自肱骨内上髁,呈放射状止于尺骨半月切迹的边缘,有防止肘关节侧屈的作用。桡侧副韧带也呈三角形,附于肱骨外上髁与桡骨环状韧带之间。在桡骨头周围有桡骨环状韧带,附着于尺骨的桡骨切迹的前后缘,此韧带同切迹一起形成一个漏斗形的骨纤维环,包绕桡骨头。

肘关节脱位是构成肘关节的骨端关节面脱离了正常位置,而致功能障碍者。本病是肘部常见的损伤,在全身大关节脱位中占 1/2 左右,居于第一位,多发于青壮年,成人和儿童也时有发生。正常肘关节由肱尺、肱桡和尺桡上关节组成,主要是肱尺关节进行伸屈活动(伸180°,屈30°)。肘关节关节囊侧方有坚强的桡侧副韧带和尺侧副韧带保护,而后部关节囊及韧带较薄弱,因此肘关节后脱位最为常见。

一、病因病机

本病多由传达暴力和杠杆作用所造成。其临床大致可分为四类:肘关节后脱位、侧后方脱位、前脱位和陈旧性肘关节脱位。

跌倒时用手撑地,肘关节在半伸直位,作用力沿尺、桡骨长轴向上传导,使尺、桡骨上端向近侧冲击,并向上后方移位。当传达暴力使肘关节过度后伸时,尺骨鹰嘴冲击肱骨下端的鹰嘴窝,产生一种有力的杠杆作用,使止于喙突上的肱前肌和肘关节囊前壁撕裂。肱骨下端继续前移,尺骨鹰嘴向后移,形成肘关节后脱位。

由于暴力方向不同,尺骨鹰嘴除向后移位外,有时还可向内侧或外侧移位,引起桡侧副韧带和尺侧副韧带撕脱或断裂,形成后内侧、后外侧脱位。

肘关节前脱位很少见,当跌伤时,肘关节屈曲位肘尖着地,暴力由后向前,先发生尺骨鹰嘴骨折,暴力继续作用,可将尺桡骨上端推移到肱骨下端的前方,导致肘关节前脱位,前脱位不合并鹰嘴骨折的罕见。

肘关节脱位时,肱三头肌腱和肱前肌腱会被撕脱、剥离,骨膜、韧带,关节囊均被撕裂,伤及经络,瘀血留滞,肘窝部形成血肿,且易发生纤维化或骨化,引起骨化性肌炎,成为陈旧性肘关节脱位,并影响复位后肘关节的功能活动,严重移位者会引起肘部血管神经损伤的并发症,应引起注意。

二、临床表现

患者肘部肿胀、疼痛、畸形,肘关节功能障碍;具有脱位的特殊表现:肘部明显畸形,肘窝部饱满,前臂外观变短,尺骨鹰嘴后突,肘后部空虚和凹陷。关节弹性固定于 120°～140°,只有微小的被动活动度。肘部三点关系完全破坏。临床上可以分为三种。

1. 后脱位　肘关节呈弹性固定于 45°左右的半屈曲位,呈靴形畸形,肘窝前饱满,可触到肱骨下端,肘后空虚凹陷,尺骨鹰嘴后突,肘后三点骨性标志关系不对。

2. 侧后方脱位　除具有后脱位的症状体征外,可呈现肘内翻、肘外翻畸形,肘关节出现内收、外展功能障碍,肘部左右径增宽。

3. 前脱位　肘关节过伸,屈曲受限,肘窝隆起,可触及突出的尺桡骨上端,肘后可触及鹰嘴骨折片。

三、诊断与鉴别诊断

有外伤史,患处肘部肿胀、疼痛、畸形,肘关节被动屈伸不利,活动功能障碍,患者以健手托住患侧前臂,肘关节处于半伸直位,被动运动时伸不直肘部。肘后空虚感,可摸到凹陷处。X线检查可确诊。

肘后骨性标志关系改变,在正常情况下肘伸直位时,尺骨鹰嘴和肱骨内、外上髁三点呈一直线;屈肘时则呈一等腰三角形。脱位时上述关系被破坏,肱骨髁上骨折时三角关系保持正常,此征是两者的鉴别要点。

四、治疗

新鲜的肘关节脱位应以手法整复为主,并宜及早复位和固定。复位后将肘关节被动活动2～3次,无障碍,给予适当固定。闭合手法整复失败或脱位时间久,有明显功能障碍者及陈旧性脱位无法手法整复者手术治疗。

1. **手法治疗**

(1) 肘关节后脱位

1) 拔伸屈肘法:患者取坐位,助手立于患者背侧,以双手握其患肢上臂,术者站在患侧对面,双手握住腕部,置前臂于旋后位,与助手相对拔伸牵引3～5 min,术者一手握腕部继续牵引,另一手拇指抵住肱骨前下端向后推按,其余四指置于鹰嘴处,向前端提,并缓慢地将肘关节屈曲,当闻及入臼声,即已复位(图9-9)。

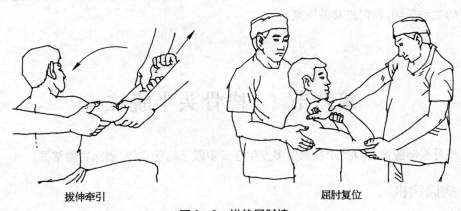

拔伸牵引   屈肘复位

图9-9 拔伸屈肘法

2) 膝顶复位法:患者取坐位,术者立于患侧前面,一手握其前臂,一手握其腕部,同时一足踏在凳子上,以膝盖顶在患侧肘窝内,先顺势牵拉,然后逐渐屈肘,闻及入臼声,说明已复位(图9-10)。

(2) 肘关节侧方脱位:推肘尖复位法:患者取坐位,一助手双手握其患侧上臂固定患肢,第二助手握患侧腕部,沿前臂纵轴方向慢慢拔伸牵引,术者立于患侧,双手拇指置于鹰嘴尖部由后上方向前下方用力推鹰嘴,其余四指环握前臂上端,拉前臂向后侧,使冠突与肱骨下端分离。同时第二助手在维持牵引下和术者协同逐渐屈曲肘关节,此时,即能还纳复位。

(3) 肘关节前脱位:单纯性新鲜的肘关节前脱位,患者取仰卧位或坐位,复位时,使肘关节呈高度屈曲位进行,助手牵拉上臂,术者一手握住肘部,另一手握住腕部,稍加牵引,保持患肢前臂旋内的

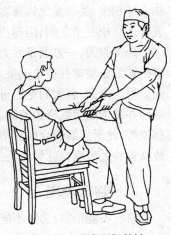

图9-10 膝顶复位法

同时，在前臂上段向后加压，可听到入臼复位的响声，即已复位。

（4）肘关节陈旧性脱位：肘关节超过3周的陈旧性脱位，由于关节囊及侧副韧带和周围组织广泛粘连，甚至出现血肿机化等损伤后的病理变化，造成复位困难。临床上对脱位3周以上的、不合并骨折或血管、神经损伤及骨化性肌炎及骨质疏松的单纯性后脱位的成年人，若肘关节仍有一定活动范围者，仍可采用手法复位。若经上述活动无效，或活动范围改善不大，不宜强行手法复位，以免发生骨折等并发症。

2. 固定　肘关节复位后，一般用绷带作"8"字形固定肘关节于60°～80°屈曲位，并用三角或直角夹板固定在胸前，固定时间2～3周后，除去固定。若合并肱骨内、外上髁骨折的，可用夹板固定，并于内、外上髁处加垫，以加强固定。

3. 中药治疗　整复后按损伤三期辨证施治。

五、预防与调护

肘关节脱位因暴力的强大可伴见肱骨内或外上髁撕脱骨折，尺骨冠状突骨折，桡骨头或桡骨颈骨折，桡神经、尺神经损伤。后期可见侧副韧带骨化，损伤性骨化性肌炎，创伤性关节炎，肘关节僵直。因此，需要积极地康复治疗，固定期间可进行肩关节、腕及手指的活动；去除固定后，积极进行肘关节的主动活动，以促进功能恢复。

第八节 ｜ 桡骨头半脱位

小儿桡骨头半脱位，又称"牵拉肘"，多发生在5岁以下的幼儿，左侧比右侧常见。

一、病因病机

生理上，小儿尤其是4岁以下的幼儿桡骨头发育不完善，头、颈周径等粗。甚至有的头小于颈，加上环韧带、关节囊比较薄弱，当上肢突然牵拉时，肘关节处于过伸位，环状韧带滑出桡骨头，关节囊嵌入肱桡关节之间，阻碍桡骨头恢复原来位置，于是形成桡骨头半脱位。

外部原因，一方面是强力的扭转力作用，特别是前臂旋后时，作为肘关节囊组成部分的环状韧带扭转形成皱褶并被迫向肱桡关节处移位，滑脱超过桡骨头而嵌于桡骨头与肱骨小头关节面之间。另一方面，强力的牵引可产生关节内瞬间的负压，造成环状韧带被迫向肱桡关节处移位，形成皱褶并被卡压于肱桡关节间。还有肘关节后外侧间隔内有一半月形滑膜皱襞，当环状韧带向近侧移位时，此滑膜皱襞会嵌在桡骨与肱骨小头关节面之间，从而产生疼痛和活动障碍。以上因素导致桡骨头关节面与肱骨小头关节面有部分未能接触，形成头臼关系部分异常的半脱位状态。

二、临床表现

患肢不能抬举，患肘不能屈伸，前臂处于旋前位不敢旋后，拒绝持物。患儿因疼痛而啼哭，并拒绝使用患肢，更怕别人触动。

三、诊断与鉴别诊断

幼儿的患肢有纵向被牵拉受伤史。小儿诉肘部疼痛,患肘不能屈伸,前臂处于旋前位不敢旋后,拒绝持物,拒绝别人触摸。检查所见体征很少,无明显肿胀和畸形,肘关节略屈曲,桡骨头处有压痛。X线检查多阴性。

临床上应与肱骨髁上无移位骨折相鉴别,前者多仅有患肢牵拉史,而后者多有跌扑受伤史。

四、治疗

一般非手术治疗,手法整复都能成功。

1. **手法治疗** 家长抱患儿正坐,术者与患儿相对。以右侧为例,术者左手拇指放于桡骨头外侧处,右手握其腕上部,并慢慢地将前臂旋后,一般半脱位在旋后过程中常可复位。若不能复位,则右手稍加牵引至肘关节伸直旋后位,左手拇指加压于桡骨头处,然后屈曲肘关节,常可听到或感到轻微的入臼声。患者症状随即消失,被动或主动屈伸肘关节时无哭闹,患手可握物上举,则提示复位成功。

2. **固定** 复位后一般将患肢屈肘 90°位固定 3 日,避免用力牵拉或前臂过度扭转,防止形成习惯性脱位。

五、预防与调护

此证一般少有并发症,但应预防再脱位。嘱咐家长应避免用力牵拉前臂,在穿脱衣物时尤应注意,以防复发和习惯性脱位。

(毕荣修)

第十章 前臂损伤

导学

　　熟悉尺骨上 1/3 骨折合并桡骨头脱位、桡骨下 1/3 骨折合并下桡尺关节脱位；**了解**尺桡骨干骨折。

第一节 尺桡骨干骨折

　　前臂骨由尺骨、桡骨组成。尺骨上端粗而下端细，是构成肘关节的重要部分。桡骨上端细而下端粗，是构成腕关节的重要部分。正常的尺骨是前臂的轴心，通过桡尺近侧、远侧关节及骨间膜与桡骨相连，桡骨沿尺骨旋转。骨间膜几乎连接桡尺骨的全长，前臂中立位时，两骨干接近平行，骨干间隙最大，骨间膜上下松紧一致，对桡尺骨起稳定作用。因此，在处理桡尺骨干双骨折时，为了保持前臂的旋转功能，应使骨间膜上下松紧一致，并预防骨间膜挛缩，尽可能在骨折复位后将前臂固定在中立位。由于前臂肌肉较多，有屈伸肌群、旋前、旋后肌群，骨折后可出现重叠、成角、旋转及侧方移位，故整复较难。尺桡骨干双骨折多见于青少年。

一、病因病机

　　桡、尺骨干双骨折可由直接暴力、传达暴力、扭转暴力造成(图 10-1)。

　　1. **直接暴力**　外力的直接打击、碰撞作用在前臂上，引起尺桡骨同一水平面的双骨折，骨折多为横断性或粉碎性，常合并不同程度的软组织损伤。

　　2. **传达暴力**　多因跌倒时手掌着地，暴力通过腕关节传导至桡骨，桡骨骨折后残余暴力沿着骨间膜传至尺骨，引起尺骨远端骨折，故桡骨折线高，多为横形；尺骨折线低，多为短斜形。儿童多致中 1/3 双骨折，骨折水平常为桡骨高于尺骨。

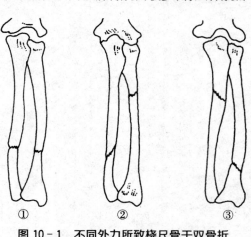

图 10-1　不同外力所致桡尺骨干双骨折
① 直接暴力　② 传达暴力　③ 扭转暴力

3. 扭转暴力　绞压、扭转等高能量致伤，常造成尺桡骨的多段骨折，多为双骨斜形或螺旋形骨折，并易于合并肘关节及肱骨的损伤。软组织损伤严重，常有皮肤挫裂、撕脱，开放骨折多见。肌肉、肌腱常有断裂，也易于合并神经血管损伤。

二、临床表现

1. 症状　外伤史明确，伤处局部肿胀、疼痛，前臂旋转功能障碍。

2. 体征　骨折处多出现成角畸形，局部压痛明显，可触及骨擦音(感)和异常活动。青枝骨折仅有轻度成角畸形。

3. 辅助检查　X线片可显示骨折部位及移位情况。摄片时应包括肘关节和腕关节，除确定骨折类型和移位方向外，还可排除有无桡尺近侧、远侧关节脱位。

三、诊断与鉴别诊断

有明确外伤史，伤肢局部肿胀、疼痛及成角畸形，甚至可触及骨擦音，再结合影像学检查，可确定诊断。本病应与孟氏骨折、盖氏骨折相鉴别。

四、治疗

尺桡骨双骨折可发生多种移位，如重叠、成角、旋转及侧方移位等。若治疗不当可发生尺、桡骨交叉愈合，影响旋转功能。因此治疗的目标除了良好的对位、对线以外，特别应注意恢复前臂旋转功能。

1. 手法整复　最好在臂丛麻醉下整复，患者取仰卧位或坐位，肩外展90°。第一步进行牵引，桡骨骨折位于上1/3者，旋后位牵引；位于中、下1/3者，中立位牵引，矫正旋转及成角移位。第二步进行分骨，双手拇、示指分别置于掌背侧骨间隙，由近至远分骨，重复2～3遍。第三步进行折顶，用于横形骨折重叠移位。先成角，再反折，须力点准确，配合默契。最后进行挤按，用双拇指或小鱼际掌根对向挤按，矫正残余侧方移位。

2. 固定　若复位前桡、尺骨相互靠拢者，可采用分骨垫放置在两骨之间(图10-2)，若骨折原有成角畸形，则采用三点加压法。各垫放置妥当后，依次放掌、背、桡、尺侧夹板，缚扎后，伤肢置托板上中立位固定，固定时间成人6～8周，儿童3～4周。肿胀严重者石膏托固定，抬高患肢(图10-2)。

3. 手术治疗　若手法复位失败；受伤时间短且伤口污染不重的开放性骨折；合并神经、血管、肌腱损伤；同侧肢体有多发性损伤者。行手术治疗，采用加压钢板螺钉固定或髓内钉固定。

4. 中药治疗　按骨折三期辨证用药，若尺骨下1/3骨折愈合迟缓时，要着重补益肝肾、壮筋骨以促进其愈合，若后期前臂旋转活动仍有受限者，应加强中药熏洗。

5. 练功疗法　初期鼓励患者作手指、腕关节屈伸活动及上肢肌肉舒缩活动。中期开始作肩、肘关节活动，但不宜做前臂旋转活动。后期加强锻炼肩肘关节伸屈，解除固定后作前臂旋转活动。

五、预防与调护

复位固定后，注意患肢远端血运情况并及时调整夹板松紧度。在固

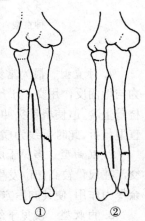

图 10-2
分骨垫放置方法
① 骨折线不同平面放置法
② 骨折线同平面放置法

定期间,应使前臂维持在中立位,要鼓励和正确指导患者作适当的练功活动。固定早期应每隔3～4日复查 X 线片一次,观察有无发生再移位,如发现移位及时纠正。更换外敷药物时应双手平托患肢,切不可一手端提患肢,早期严格限制前臂的任何旋转活动,待拆除夹板后可适当进行练功活动,促进骨折愈合。

第二节 尺骨上 1/3 骨折合并桡骨头脱位

尺骨上 1/3 骨折合并桡骨头脱位又称孟氏骨折。1914 年意大利外科医生 Monteggia 最早报道了这种类型骨折。孟氏骨折多发生于儿童及青少年。桡神经在桡骨头附近分为深浅两支,深支穿旋后肌走行于前臂背侧,浅支伴桡动脉走行于掌侧。脱位的桡骨头,可牵拉桡神经造成损伤。

一、病因病机

直接暴力和间接暴力均可造成尺骨上 1/3 骨折伴桡骨头脱位,但以间接暴力多见。暴力先造成尺骨上 1/3 骨折,残余暴力的牵拉力继续引起环状韧带撕裂,导致桡骨头从肱桡关节、桡尺关节脱位。根据暴力的方向及受伤时肘关节的位置,临床上可引四种类型的骨折(图 10 - 3)。

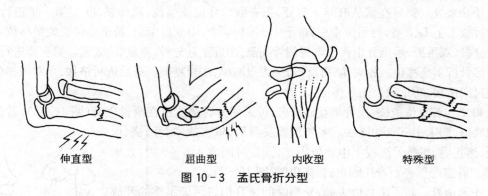

伸直型　　　　　　屈曲型　　　　　　内收型　　　　　　特殊型

图 10 - 3　孟氏骨折分型

1. **伸直型**　最为常见,多见于儿童。肘关节伸直或过伸位跌倒,前臂旋后,掌心触地,身体重力与地面反作用交汇于尺骨干上 1/3,造成尺骨斜形骨折,骨折断端向掌侧成角。残余暴力转移至桡骨上端,迫使桡骨头冲破环状韧带,向前外方脱位。如为成人,外力直接打击尺骨背侧,可造成伸直型骨折,此时折线为横断或粉碎形。

2. **屈曲型**　多见于成年。肘关节屈曲,前臂旋前位跌倒,掌心触地,躯干重力与地面反作用力交汇在尺骨较高部位发生骨折。骨折线呈横断或短斜形,桡骨头由于肘关节屈曲及向后传达的残余暴力作用,使其向后方脱位。骨折断端向背侧成角。

3. **内收型**　仅见于幼儿。肘关节处于伸直位,前臂旋前时跌倒,躯干重力与地面反作用力传导至肘部,自肘内侧传向外侧,多在尺骨喙突处发生横断骨折或纵行劈裂骨折,向桡侧成角移位,并且引起桡骨头向外侧脱位。此类型骨折移位不明显,容易漏诊。

4. **特殊型**　尺骨及桡骨上 1/3 或中上 1/3 双骨折,桡骨头向前脱位。成人和儿童均可发生。

5. **特殊型** 较少见。

二、临床表现

1. **症状** 伤后肘部及前臂肿胀,疼痛,前臂旋转功能及肘关节伸屈功能障碍。移位明显者,可见尺骨成角畸形。

2. **体征** 在肘关节前、外方或后方可打到脱位的桡骨头。在骨折和脱位处压痛阳性,被动旋转前臂时有锐痛,并可引出骨擦音及假关节活动。检查时应注意腕和手指的感觉及运动功能,以便确定有无合并桡神经损伤。

3. **辅助检查** 主要以 X 线片为主,正常时桡骨头与肱骨小头相对,并且桡骨干纵轴线的延长线通过肱骨小头的中心。因肱骨小头骨骺在 1~2 岁时才出现,所以,对 1 岁以内的患儿,应同时摄健侧 X 线片以便对照。如 X 线片仅见尺骨干上端骨折而无脱位,亦应视做孟氏骨折处理,因桡骨头脱位后可能自动还纳。MRI 可明确是否有韧带及软组织损伤。

三、诊断与鉴别诊断

根据患者有明确外伤史,结合症状、体征及辅助检查,可基本明确诊断。

孟氏骨折应与盖氏骨折相鉴别。盖氏骨折为桡骨干中下 1/3 骨折合并下尺桡关节脱位,故拍摄 X 线片时应包含腕关节,排除是否存在桡骨远端骨折或下尺桡关节脱位。

四、治疗

1. **手法复位** 应用手法治疗新鲜闭合性孟氏骨折是一种有效而简便的治疗措施。尤其小儿肌肉组织较纤弱,韧带和关节囊弹性较大,容易牵引分开,桡骨头也易还纳。原则上先整复桡骨头脱位,后整复尺骨骨折。根据不同的损伤类型,采用不同的手法操作。

(1) 伸直型:患肢平卧,将肘关节屈曲 90°,前臂旋后,术者以拇指自前向后按压桡骨头,同时将前臂做旋转动作,有时可听到桡骨头复位声或有复位感。由于牵引和桡骨的支撑作用,尺骨骨折成角移位可同时获得复位。若骨折未能复位,可将肘关节屈曲略<90°,在维持桡骨头复位的情况下将尺骨骨折折屈复位。

(2) 屈曲型:牵引时将肘关节自 90°略加伸展达 120°~130°,术者拇指向前按压桡骨头,然后将向后成角的尺骨骨折复位。

(3) 内收型:牵引方法与前侧型相同。术者拇指加压方向应自外向内,先使桡骨头复位后尺骨成角亦随之纠正。

(4) 特殊型:牵引后,复位的注意力仍在桡骨头脱位。然后按尺桡骨双骨折处理。

2. **固定**

(1) 压垫放置:以尺骨骨折平面为中心,于前臂的掌侧与背侧各置一分骨垫。平垫放置于伸直型骨折的掌侧,屈曲型骨折的背侧,以及尺骨尺侧的上、下端。葫芦垫放置于伸直型和特殊型骨折的前外侧、屈曲型骨折的后侧、内收型骨折的外侧,用胶布固定,然后放置长度适宜的夹板,用四条扎带扎缚。

(2) 固定位置:伸直型骨折固定于肘关节屈曲位 4~5 周;屈曲型或内收型骨折固定于肘关节伸直位 2~3 周后,改为肘关节屈曲 90°位固定 2 周。

3. **手术治疗** 多系青少年手法复位失败者;陈旧性损伤,肘关节伸屈功能受限及前臂旋转障碍者。手术治疗的目的在于矫正尺骨畸形及维持桡骨头稳定性并恢复其功能。

4. 中药治疗 可按骨折三期辨证施治给予中药内服,中后期拆除固定后可选用中药熏洗,以尽快恢复关节功能。

5. 练功疗法 伤后三周内做手、腕诸关节的屈伸锻炼,以后逐步作肘关节屈伸锻炼。前臂的旋转活动须在 X 线片显示尺骨骨折线模糊并有连续性骨痂生长时,才开始锻炼。

五、预防与调护

骨折复位后,应注意观察患肢血液循环情况,卧床时应抬高患肢,以利于肿胀消退。要经常检查夹板固定的松紧度,注意压垫是否移动,防止压疮。定期复查 X 线片,了解骨折愈合情况。加强营养,以促进骨质新生及骨折愈合。

第三节 | 桡骨下 1/3 骨折合并下桡尺关节脱位

桡骨下 1/3 骨折合并下桡尺关节脱位临床较为常见,多见于成人,儿童较少见。1934 年 Galeazzi 详细描述了此种损伤,故称之为 Galeazzi 骨折(盖氏骨折)。桡骨下 1/3 骨折极不稳定,复位固定较难,下桡尺关节脱位容易漏诊,造成不良后果。故对这种损伤应于足够重视。

一、病因病机

盖氏骨折可因直接暴力或间接暴力引起。间接暴力多为跌倒时手掌撑地,地面向上的传达力与身体重力集中于桡骨下端而发生骨折。如前臂旋前,则桡骨远侧段向背侧移位;如前臂旋后,则桡骨远侧段向掌侧和尺侧移位。骨折线多为螺旋形或长斜型。直接暴力较少见,多由暴力直接打击桡骨背侧造成桡骨下段骨折,远折端向尺侧移位,引起下尺桡关节脱位,有时合并尺骨下段骨折。折线多为横形、短斜形或粉碎形。儿童桡骨下段骨折时,可合并尺骨下端骨骺分离,应注意鉴别。盖氏骨折的病理变化比较复杂,临床可分为三型。

(1) 桡骨下 1/3 发生青枝骨折合并尺骨小头骨骺分离,均为儿童。

(2) 桡骨下 1/3 骨折伴下尺桡关节脱位,骨折可为横形、螺旋形或斜形。多因跌倒手掌撑地,骨折短缩移位明显,临床以屈曲型多见。此型最多见。

(3) 桡骨下 1/3 骨折伴下尺桡关节脱位,合并尺骨干骨折或尺骨干外伤性弯曲畸形。多为机械绞轧伤所致。此型损伤重,可能造成开放伤口。

二、临床表现

1. 症状 前臂及腕部皮下瘀斑,局部肿胀、疼痛,可见短缩、成角畸形。

2. 体征 触摸前臂远端 1/3 处压痛明显,可扪及骨折断端及骨擦感,下尺桡关节松弛并有挤压痛。

3. 辅助检查 X 线检查是诊断盖氏骨折最常用的手段。摄片时除了拍摄前臂正侧位,还必须包括肘关节和腕关节,以观察有无下尺桡关节脱位及尺骨茎突骨折。必要时加摄健侧肘部 X 线片对比。

三、诊断与鉴别诊断

明确外伤史,局部疼痛、肿胀、压痛,前臂出现短缩、成角畸形,结合 X 线检查可基本确诊。应注意与孟氏骨折脱位鉴别。

四、治疗

1. **手法复位**　患者平卧,肩外展,肘关节屈曲,前臂中立位。两助手对抗牵引 3～5 min,纠正重叠移位。术者用左手拇指及示、中二指挤平掌背侧移位;再用两拇指于患腕尺桡两侧向中心合挤,矫正下尺桡关节分离移位。骨折整复后,再次扣挤下尺桡关节。用分骨垫、夹板固定,经 X 线透视检查,位置满意,正式包扎固定。

2. **固定**　在维持牵引和分骨下,捏住骨折部,掌背侧各放一个分骨垫。分骨垫在骨折线远侧占 2/3,近侧占 1/3。用手捏住掌、背侧分骨垫,各用 2 条粘膏固定。根据骨折远段移位方向,再加用小平垫。然后再放置掌、背侧夹板,用手捏住,再放桡、尺侧板,桡侧板下端稍超过腕关节,以限制手的桡偏,尺侧板下端不超过腕关节,以利于手的尺偏,借紧张的腕桡侧副韧带牵拉桡骨远折段向桡侧,克服其尺偏倾向。对于桡骨骨折线自外侧上方斜向内侧下方的患者,置分骨垫于骨折线近侧,尺侧夹板改用固定桡、尺骨干双骨折的尺侧夹板(即长达第 5 掌骨颈的尺侧夹板),以限制手的尺偏,利于骨折对位。成人固定前臂中立位 6 周左右,儿童固定 4 周左右。

3. **手术治疗**　适用于骨折端嵌入软组织,手法复位失败或固定不稳,桡骨骨折畸形愈合或桡骨骨折不愈合者。为了获得良好的前臂旋转功能,避免下尺桡关节紊乱,桡骨骨折必须解剖复位,切开复位内固定常选择钉板固定术。

4. **中药治疗**　可按骨折三期辩证施治给予中药内服,中后期拆除固定后可选用中药熏洗,以尽快恢复关节功能。

5. **练功疗法**　与孟氏骨折大致相同,但要严格限制前臂旋转。

五、预防与调护

盖氏骨折属于不稳定性骨折,复位与固定后极易发生再移位,3 周内必须每周复查 X 线片,如有移位及时调整。经常检查夹板与分骨垫的位置是否合适,松紧度如何。拆除夹板后尽早练习握拳、伸指活动,注意严格限制前臂旋转与手尺偏活动。

第十一章 腕及手部损伤

导学　　**掌握**桡骨远端骨折；**熟悉**月骨脱位、掌指及指间关节脱位；**了解**腕舟骨骨折、掌指骨骨折。

第一节 桡骨远端骨折

桡骨远端骨折系指桡骨下端关节面以上 2~3 厘米处发生的骨折。本病发生率甚高，是腕部常见的损伤。女性多于男性，好发于中老年及青少年。桡骨下端是松质骨与密质骨交界的部位，也是受伤时应力集中点，故在此处易形成骨折。桡骨远端与腕骨(舟状骨与月骨)形成关节面，其背侧边缘长于掌侧，故关节面向掌侧倾斜 10°~15°(掌倾角)。桡骨下端内侧缘切迹与尺骨头形成下尺桡关节，切迹的下缘为三角纤维软骨的基底部所附着，三角软骨的尖端起于尺骨茎突基底部。前臂旋转时桡骨沿尺骨头回旋，而以尺骨头为中心。桡骨下端外侧的茎突，较其内侧长 1~1.5 cm，故其关节面还向尺侧倾斜 20°~25°(尺偏角)。这些关系在骨折时常被破坏，在整复时应尽可能恢复其正常解剖。

一、病因病机

可由直接暴力和间接暴力所致。以间接暴力多见，跌倒时手部着地，躯干向下的重力与地面向上的反作用力交汇于桡骨远端，从而在此处发生骨折。临床上可根据手着地时的姿势与骨折移位的方向分为四型。

1. 伸直型(colles 骨折)　临床最为常见。跌倒时，腕关节呈背伸位，手掌先着地，应力通过手掌传导至桡骨远端，骨折的远端向背桡侧移位，近端向掌侧移位。桡骨远端关节面改向背侧倾斜，尺倾角减少或消失。严重者可伴有下尺桡关节脱位和尺骨茎突骨折。

2. 屈曲型(Smith 骨折)　此类型骨折少见。跌倒时，腕关节处于屈曲位，手背着地，应力传导至桡骨远端，骨折的远折端向掌桡侧移位，近端向背侧移位。也可由外力直接撞击腕背部发生此型骨折。

3.**背侧缘型**(Barton 骨折)　跌倒时前臂旋前,腕背伸位手掌着地,外力通过腕骨冲击桡骨远端关节面背侧缘,造成桡骨远端背侧劈裂骨折,伴有腕关节向背侧脱位或半脱位。

4.**掌侧缘型**　跌倒时,腕关节呈掌屈曲位,手背先着地,造成桡骨远端掌侧缘劈裂骨折,同时伴腕关节向掌侧脱位或半脱位。

二、临床表现

1.**症状**　伤后腕部肿胀、疼痛,腕关节功能明显障碍。伸直型骨折侧位观时腕部及手掌形成"餐叉样"畸形,正面观时呈"枪刺样"畸形。屈曲型骨折腕关节近端背侧突起,而远端掌侧饱满,并伴有腕桡偏现象。患侧手指呈被动屈曲位。

2.**体征**　短缩移位时可触及上移的桡骨茎突,无移位或不完全骨折时肿胀多不明显,腕部周围环状压痛和纵轴叩击痛,腕关节处可触及骨擦感。

3.**辅助检查**　腕关节 X 线正侧位片可明确骨折类型和移位方向。若骨折移位不明显,骨折线不清晰,可行腕关节 CT 三维重建明确诊断。

三、诊断及鉴别诊断

根据患者明确的外伤史,伤肢局部肿胀、疼痛及畸形、腕关节功能障碍,甚至可触及骨擦音,再结合影像学检查,可确定诊断。本病应与腕部软组织扭伤相鉴别。

四、治　疗

1.**手法整复**　无移位的骨折不需要整复,仅用掌、背两侧夹板固定 2～3 周即可。有移位的骨折则必须根据骨折类型采用不同的复位方法。

(1)伸直型:① 牵引:近端助手牵引前臂上 1/3 部,术者握住患手大小鱼际进行对抗牵引。牵引 1～2 分钟,矫正嵌插、重叠、成角移位。② 成角反折:术者双手拇指移至骨折远端,其余四指移至掌侧的骨折近端,先加大成角,再骤然反折。反折时,拇指压远端向掌侧,示指顶近端向背侧。③ 尺偏:术者以牵引小鱼际之手虎口部顶住尺骨下端,牵大鱼际之手使腕关节向尺侧偏移。整复时,成角反折、尺偏等手法一气呵成。

(2)屈曲型:① 牵引:患肘屈曲,前臂旋后位。术者与近端助手的牵引部位同伸直型骨折。② 成角反折:术者双手拇指置于远折端的掌侧,示指置于近折端的背侧,先加大成角,再骤然反折。反折时,拇指压远折端向背侧,示指顶近折端向掌侧。③ 尺偏:同伸直型骨折手法。

(3)背侧缘型:患者取仰卧位,术者与助手先拔伸牵引,并将腕部轻度屈曲,然后双手相对挤压,腕部的拇指推按背侧缘骨折片,使其复位。

(4)掌侧缘型:患者取坐位,前臂中立位。两助手握持患者手指及前臂下段进行拔伸牵引,并将患肢轻度背伸。术者用两手掌基底部在骨折处相对挤按,使得掌侧缘骨折片复位。

2.**固定方法**　伸直型骨折先在骨折远端背侧和近端掌侧分别放置一平垫,然后放上夹板,夹板上端达前臂中、上 1/3,桡、背侧夹板下端应超过腕关节,限制手腕的桡偏和背伸活动;屈曲型骨折则在远端的掌侧和近端的背侧各放一平垫,桡、掌侧夹板下端应超过腕关节,限制桡偏和掌屈活动。扎上 3 条布带,最后将前臂悬挂胸前,保持固定 4～5 周。背侧缘型或掌侧缘型骨折,在整复成功后用石膏超腕关节固定。复位固定后应观察手部血液循环,随时调整夹板松紧度。

3.**手术治疗**　关节面移位大或伴有关节面压缩塌陷,可考虑切开复位内固定术。陈旧性骨折畸形愈合有旋转障碍者,可作尺骨头切除术,畸形严重无前臂旋转障碍者,可做尺骨头部分切除及桡骨远端截骨术。

4. 中药治疗 初期局部肿胀较重治宜活血祛瘀,消肿止痛,内服桃红四物汤、复元活血汤加利尿消肿药,外敷双柏散。中期宜和营生新、接骨续筋,内服续骨活血汤、新伤续断汤、接骨丹等,外敷接骨续筋膏。后期宜调养气血、补益肝肾、强壮筋骨,内服八珍汤等。老年人在初期不宜攻下太过,中后期可重用补益类药物。肝肾不足:偏肝肾阴虚者,治宜补益肝肾,方用六味地黄汤、知柏地黄汤、左归丸等;若为肾阳虚者,治宜温补肾阳,方用金匮肾气丸、右归丸合虎潜丸等。各类型骨折拆除外固定后,可用中药熏洗以尽快恢复关节功能。

5. 练功疗法 固定期间积极作指间关节、指掌关节屈伸锻炼及肩肘部活动。解除固定后,作腕关节屈伸和前臂旋转锻炼。

五、预防与调护

复位固定后应随时观察手指远端血供情况,随时调整夹板松紧度。尽量将患肢前臂保持在中立位。伸直型骨折固定期间避免腕关节桡偏与背伸活动。复位后每周复查 X 片 1 次,如有移位及时再次手法复位或行手术治疗。拆除夹板固定后加强患肢功能锻炼,避免后期关节强直。

第二节 | 腕舟骨骨折

腕舟骨骨折在临床上比较常见,约占腕骨骨折的 80% 以上,好发于成年人。腕舟骨是最大的一块腕骨,呈长弧形,其状如舟,中段较细者为腰。舟骨、月骨和三角骨由坚强的韧带联系在一起,近端共同构成椭圆形的关节面,与桡骨远端关节面构成腕关节。在腕关节活动中,舟骨占有比较重要的位置。腕舟骨分为结节、腰部和体部三个部分,共五个关节面,仅背侧的一小部分及掌侧舟骨结节处有韧带附着,为营养血管进入的孔道。故舟骨腰部骨折时,近侧骨折块容易发生缺血性坏死。

一、病因病机

腕舟骨骨折常由传达暴力造成。骨折可发生于腰部、结节部或近端,其中以腰部多见。前扑跌倒时,手掌触地,腕关节处于极度桡偏和背伸位,地面的反作用力由舟骨结节向上传递,身体的重力由桡骨干向下传递,两力将腕舟骨挤压在桡骨远端背侧缘和远排腕骨之间。舟骨被锐利的桡骨关节面的背侧缘或茎突缘切断从而发生舟骨腰部骨折。腰部发生骨折后,舟骨远侧的骨折块就与远排腕骨一起活动,两排腕骨间的活动就改为通过舟骨骨折处的活动,故舟骨骨折线所受的剪力很大。难以固定。腕部诸骨紧密接触,又没有肌肉和强大韧带附着,所以,腕舟骨骨折多无明显移位,早期影像学检查不易发觉。根据腕舟骨骨折的部位不同分型如下(图 11-1)。

1. 舟骨结节骨折 骨折线近侧与远侧的骨折块均有丰富的血液供应。骨折愈合快,不会发生缺血性坏死。

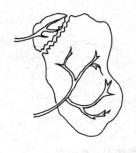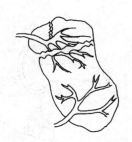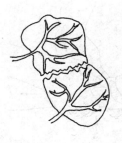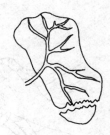

图 11-1 腕舟骨骨折不同部位

2. **舟骨腰部骨折** 腰部骨折是腕舟状骨折中最多见的一型骨折。骨折线远侧的骨折块血液供应佳,而近侧骨折块的血液供应可能部分或大部分被破坏。因而腰部骨折的愈合缓慢,近侧骨折块可能发生缺血性坏死。

3. **舟骨近端 1/3 骨折** 骨折线的远侧骨折块血液供应良好,而近侧骨折块的血液供应大部丧失,故近侧骨折块多数发生缺血性坏死。

4. **舟骨远端 1/3 骨折** 舟骨远端血运较好,整复愈合大多没有问题,但所需时间较长。

二、临床表现

1. **症状** 伤后局部轻度疼痛,腕关节活动功能障碍。

2. **体征** 鼻烟窝部位肿胀、压痛明显,将腕关节桡倾、屈曲拇指、食指和中指,叩击其掌指关节时可引起疼痛。

3. **辅助检查** X 线检查,腕部正位、侧位和尺偏斜位片可协助诊断。但第一次拍摄 X 线片未发现骨折而临床表现仍有可疑时,可先行腕关节石膏固定 2 周左右后复查 X 线检查,由于骨折部位的骨折吸收,使骨折线更加明显。

三、诊断与鉴别诊断

根据患者的明确外伤史,鼻烟窝处肿胀、疼痛,查体腕关节桡倾、屈曲拇指和示指后掌指关节叩击痛阳性,再结合影像学检查,可确定诊断。新鲜的腕舟骨骨折早期不易发觉,故应与其他腕骨骨折及脱位相鉴别。

四、治疗

1. **手法整复及固定** 腕舟骨骨折,很少移位,一般不需整复。若有移位时,可在牵引下,使患腕尺偏,以拇指按压骨块,即可复位(图 11-2)。复位后用塑形纸夹板或短型石膏管型固定患腕于功能位。即腕关节背伸 25°~30°,尺偏 10°,拇指对掌、前臂中立位(图 11-3)。塑形纸夹板或石膏管型包括前臂近侧 1/4,拇指掌骨全长及其他四个掌骨近侧 2/3,相当于掌横纹处,以不妨碍握拳及各指屈伸活动为度。结节部骨折一般需要固定 6 周,其余部位骨折愈合时间为 3~6 个月,甚至更长时间,故应定期复查 X 线观察骨折愈合情况。

2. **手术治疗** 若骨折长时间不愈合且有明显症状,以及发生缺血性坏死者,可根据年龄、工作性质、临床症状及腕舟骨的病理变化采用不同的手术治疗方法。

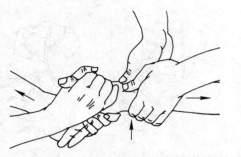 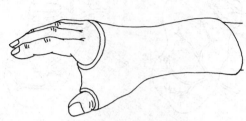

| 图 11-2　腕舟骨骨折手法复位 | 图 11-3　腕舟骨骨折管型石膏固定 |

3.**中药治疗**　初期治宜活血祛瘀，消肿止痛，可内服桃红四物汤、复元活血汤。中期接骨续损，内服和营止痛汤、新伤断续汤。后期宜养气血、补肝肾、壮筋骨。内服八珍汤、六味地黄汤，外用五加皮汤熏洗。

4.**练功疗法**　固定期间积极作指间关节、指掌关节屈伸锻炼。避免盲目过早拆除夹板或石膏进行活动。

五、预防与调护

腕舟骨骨折可靠的固定是决定骨折愈合的关键。故应定期摄 X 线片观察骨折愈合情况，避免过早解除固定，并遵医嘱进行功能锻炼。

第三节　掌骨、指骨骨折

掌骨和指骨骨折均是临床比较常见的手部骨折，一般多见于成年人，且男性多于女性，儿童少见。

一、病因病机

（一）骨折机制

第 1 掌骨短而粗，活动度较大，骨折多发生在基底部。第 2、第 3 掌骨细长，且较突出，握拳击物时，暴力常落在第 2、第 3 掌骨上，故易骨折，也称为"拳击骨折"。第 4、第 5 掌骨短细，其中以第 5 掌骨易受直接暴力而骨折，而当其受间接暴力时可致掌骨颈骨折。

指骨共 11 块，均为短管状骨，每节指骨的近端为基部，远端为头部，相邻指骨间都有关节软骨覆盖，成关节面。指骨骨折多由直接暴力所致，易引起开放性骨折。骨折可发生于近节、中节或末节，而以近节骨干骨折多见。

（二）骨折分型

1.**掌骨骨折分型**

（1）第 1 掌骨基底部骨折：多由间接暴力引起，骨折远端受拇长屈肌、拇短屈肌与拇指内收肌的牵拉，近端受拇长展肌的牵拉，骨折总是向桡背侧突起成角（图 11-4）。

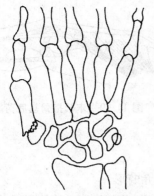

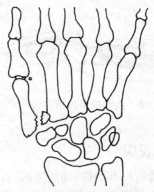

图 11-4　第 1 掌骨基底部骨折　　　　图 11-5　第 1 掌骨基底部骨折脱位

（2）第 1 掌骨基底部骨折脱位：亦由间接暴力引起,骨折线呈斜形经过第 1 掌腕关节面,第 1 掌骨基底部内侧的三角形骨块,因有掌侧韧带相连,仍留在原位,而骨折远端从大多角骨关节面上脱位至背侧及桡侧（图 11-5）。

（3）掌骨颈骨折：由间接暴力或直接暴力所致,但以握拳时掌骨头受到冲击的传达暴力所致者为多见。第 5 掌骨因其易暴露和受打击,故最多见,第 2、第 3 掌骨次之。骨折后断端受骨间肌与蚓状肌的牵拉,而向背侧突起成角,掌骨头向掌侧屈转;又因手背伸肌腱牵拉,以致近节指骨向背侧脱位,掌指关节过伸,手指越伸直,畸形越明显（图 11-6）。

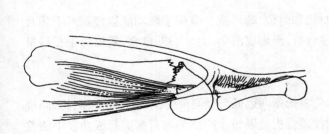

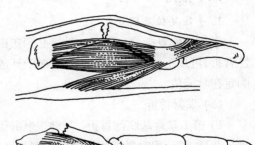

图 11-6　掌骨颈骨折　　　　　　　　　图 11-7　掌骨干骨折
受骨间肌和蚓状肌牵拉产生背侧成角畸形　　　　受骨间肌和蚓状肌牵拉产生背侧成角畸形

（4）掌骨干骨折：可为单根骨折或多根骨折。由直接暴力所致者,多为横断或粉碎骨折。扭转及传达暴力引起者,多为斜形或螺旋形骨折。骨折后因骨间肌及屈指肌的牵拉,使骨折向背侧成角及侧方移位,单根的掌骨骨折移位较轻,而多根骨折则移位较明显,且对骨间肌的损伤也比较严重（图 11-7）。

2. 指骨骨折分型

（1）近节指骨骨折：骨折断端因骨间肌与蚓状肌牵拉而向掌侧突起成角（图 11-8）。

（2）指骨颈骨折：骨折向掌侧突起成角,由于指伸肌腱中央的牵拉,远端向背侧旋转达 90°,使远端的背侧与近端的断面相对而阻止骨片的整复。

（3）末节指骨基底背侧骨折：末节指骨基底背侧为指伸肌腱扩张的止点,由于手指伸直时,指端受暴力弯曲引起撕脱性骨折。骨折后末节手指屈曲呈锤状畸形,不能伸直,又称锤状指（图 11-9）。

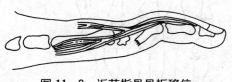

图 11-8　近节指骨骨折移位

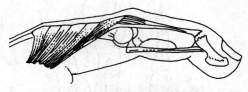

图 11-9　末节指骨基底背侧骨折

二、临床表现

1. **症状**　骨折局部肿胀,功能障碍,有时伴有明显成角畸形。

2. **体征**　局部压痛明显,纵压或叩击掌、指骨头则疼痛加剧,如有重叠移位,则该掌、指骨呈短缩、成角畸形。

3. **辅助检查**　一般拍摄手掌的正斜位 X 线片或单个手指的正侧位 X 线片可明确骨折类型。

三、诊断与鉴别诊断

多有明显外伤史,结合患肢局部肿胀、疼痛或伴有畸形及辅助检查可基本明确诊断。本病应与掌指、指间关节韧带损伤相鉴别。

四、治疗

1. 手法复位及固定

手的功能复杂,灵巧精细,骨折必须正确对线和对位,畸形愈合有碍手部功能恢复。对于闭合性骨折,可用手法复位、夹板固定。对于开放性骨折,应彻底清创,力求一期愈合,复位后手指尽量固定在功能位。

(1)掌骨骨折

1)第 1 掌骨基底部骨折:在常规麻醉下,先将拇指向远侧与桡侧牵引,以后将第 1 掌骨头向桡侧与背侧推扳,同时以拇指用力向掌侧与尺侧按顶骨折处以矫正向桡侧与背侧突起成角。手法整复后应用外展夹板固定,4 周后解除外固定,进行功能锻炼(图 11-10、图 11-11)。

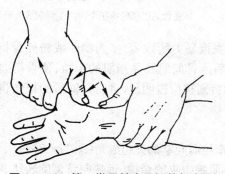

图 11-10　第 1 掌骨基底骨折整复方法

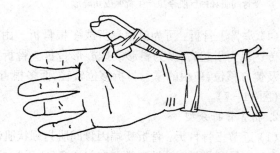

图 11-11　第 1 掌骨基底骨折固定法

2)第 1 掌骨基底部骨折脱位:整复手法和固定方法同掌骨基底部骨折。但因这种骨折脱位很不稳定,容易引起短缩与移位。若复位后不能稳定时,可采用细钢针经皮肤作闭合穿针内固定。亦可采用局部加压短臂石膏管形外固定的同时加用拇指牵引,在石膏上包一粗铁丝,于拇指的两侧粘一条 2 cm×10 cm 胶布作皮肤牵引,或作拇指末节指骨骨牵引3～4周。陈旧性骨折脱位宜行切开复位内固定,固定拇指于握拳位。

3) 掌骨颈骨折:由于骨折端向背侧成角,常有错误地将掌指关节固定于过伸位者。因在过伸位时,侧副韧带松弛,掌骨头仍向掌侧屈转不能整复。只有在屈曲 90°位时,侧副韧带紧张,用示指压顶近节指骨头,使指骨基底部位于掌骨头之掌侧,将骨断片向背侧顶,同时用拇指将掌骨干向掌侧压才能准确整复(图 11－12、图 11－13)。

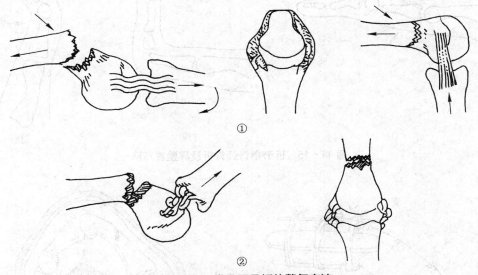

①

②

图 11－12　掌骨颈骨折的整复方法

4) 掌骨干骨折:横断骨折、短斜骨折整复后比较稳定者,宜采用手法整复、夹板固定。在牵引下先矫正向背侧突起成角,以后用示指与拇指在骨折的两旁自掌侧与背侧行分骨挤压,并放置两个分骨垫以胶布固定,如骨折片向掌侧成角则在掌侧放一小毡垫以胶布固定,最后在掌侧与背侧各放一块夹板,厚 2～3 mm,以胶布固定,外加绷带包扎。斜形、粉碎、短缩较多的不稳定骨折,宜加用指骨末节骨牵引(图 11－14)。

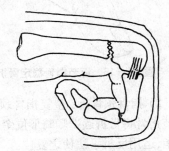

图 11－13　掌骨颈骨折固定方法

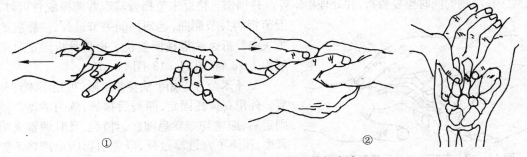

①

②

图 11－14　掌骨干骨折的整复方法

(2) 指骨骨折

1) 近节指骨骨折：患者取坐位,助手握住患侧手掌,拇指和示指捏住骨折的近端固定患指;术者一手的示指和中指扣住患指中节,将患指关节置于屈曲位进行拔伸牵引,以纠正骨折的重叠移位;另一手的拇指和示指分别置于骨折处的尺侧和桡侧进行挤捏,以纠正侧方移位;最后按压骨折端将其推向背侧纠正掌侧成角畸形(图 11-15、图 11-16、图 11-17)。

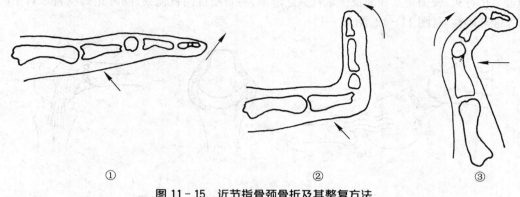

① ② ③

图 11-15 近节指骨颈骨折及其整复方法

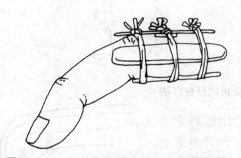

图 11-16 近节指骨稳定骨折的夹板固定方法

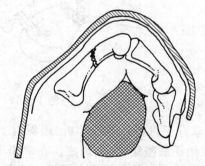

图 11-17 近节指骨不稳定骨折的固定方法

2) 指骨颈骨折：整复指骨颈骨折时,术者一手拇指顶压骨折近端的掌侧向背侧,另一手扣紧中节指骨将骨折远端顺畸形位牵引,并逐渐加大背伸角度直至 90°位,俟两断端接触时,迅速屈曲手指,运用反折手法使之复位。

3) 末节指骨基底背侧骨折：末节指骨骨折一般移位不著,进行挤捏即可复位。若为开放性骨折,则应在清创的同时整复骨折,并处理甲床等合并损伤。整复末节指骨基底背侧撕脱骨折时,将近节指间关节屈曲,远侧指间关节过伸,使撕脱的骨折块向骨折远端靠拢而复位。指骨骨折固定时间一般为 4～6 周(图 11-18、图 11-19)。

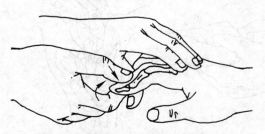

图 11-18 末节指骨骨折整复方法

2.手术治疗 如手法整复失败,可用手术切开整复。外用石膏托固定,四周后拔针,练习活动。复位固定后,应密切观察患部血运情况,及时调整夹板松紧度,压垫不宜过厚过硬,以免引起压迫溃疡。要及时调整夹板的松紧度,手指要保持适当的位置,以防

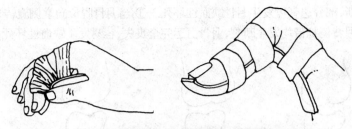

图 11-19　末节指骨基底部背侧撕脱骨折固定方法

造成重新移位、骨折畸形愈合及关节僵硬。此类骨折如果复位良好，固定正确，护理得当，一般都可痊愈，预后较好。但如果整复不当或固定不良，可造成创伤性关节炎。

3. **练功疗法**　复位固定后，在不影响患指固定的情况下，其余手指需加强活动。骨折临床愈合拆除外固定后，即应进行积极的功能锻炼，以避免关节僵硬的发生。

4. **中药治疗**　早期宜活血祛瘀，消肿止痛，内服四物止痛汤或七厘散，外敷跌打万花油；中期宜和营生新，接骨续损，内服续骨活血汤或驳骨丹；后期宜培补肝肾，强壮筋骨，内服六味地黄丸等。解除固定后，外用海桐皮汤熏洗。

五、预防与调护

掌骨骨折复位固定后，应密切观察患肢血运情况，及时调整夹板松紧度，防止压迫性溃疡。手指应保持适当位置，以防止造成重新移位、骨折畸形愈合及关节僵硬。指骨骨折复位后应固定于功能位，以免引起关节囊和侧附韧带挛缩而造成关节僵硬。尽量抬高患肢，利于消肿，在不影响患指的情况下活动其余手指。骨折愈合拆除固定后，及时进行手指功能锻炼。

第四节　月骨脱位

月骨脱位是腕骨脱位中最常见者。月骨位于近排腕骨的正中，分别与近端的桡骨远端、远端的头状骨、内侧的三角骨、外侧的舟状骨构成关节。月骨与桡骨下端掌侧与背侧分别有桡月掌侧、背侧韧带相连，营养血管即通过韧带进入月骨来维持月骨的血液供应。月骨脱位伴有不同程度的韧带损伤或断裂，月骨血供部分受阻甚至中断，可发生月骨缺血性坏死等严重并发症。

一、病因病机

月骨脱位多由传导暴力所致。患者跌倒时腕关节呈极度背伸位，头状骨与桡骨间掌侧间隙增大，月骨被桡骨下段和头状骨挤压使关节囊破裂，产生月骨向掌侧移位。由于外力作用的大小不同，月骨向前脱出的程度不一，其预后亦有区别。临床分为三型：① 当损伤暴力较小，桡月背侧韧带断裂，或月骨后角撕脱骨折，月骨向前旋转<90°，脱于桡骨下端的前部，其凸面朝后，凹面朝前，由于掌侧血供存在，月骨一般不发生缺血坏死。② 如暴力较大，月骨向前翻转移位超过 90°甚至达 270°，严重者可出现月骨凹面向后，凸面向前，此时桡月背侧韧带断裂，桡月掌侧韧带扭曲或断裂，月骨血液供

应部分受阻甚至中断,部分患者可发生月骨缺血性坏死。③ 当月骨脱位向掌侧旋转90°,并向掌侧移位,桡月掌侧韧带和桡月背侧韧带均发生断裂,月骨血运完全丧失,容易发生缺血性坏死(图11-20)。

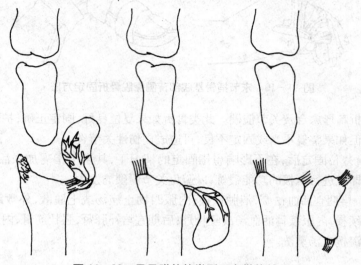

图 11-20　月骨脱位的类型及血供的关系

二、临床表现

1. **症状**　腕部疼痛、肿胀、隆起,局部压痛明显。腕关节活动受限,手指屈伸困难。

2. **体征**　由于月骨向掌侧突出,月骨脱位压迫正中神经压迫屈指肌腱,则肌腱张力加大,腕关节呈屈曲位,中指不能完全伸直,握拳时第3掌骨头明显塌陷,叩击该掌骨头时有纵轴叩击痛。若脱位的月骨压迫正中神经,则拇、示、中指感觉障碍与屈伸受限。

3. **辅助检查**　X线摄片正常月骨正面观为四方形,侧面观呈半月形,且桡骨、月骨、头状骨及第3掌骨轴线在一条直线上。正位片显示,脱位的月骨呈三角形,且投影与头状骨下端重叠。侧位显示月骨脱向掌侧,半月形凹面转向掌侧(图11-21)。

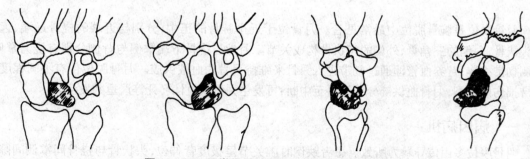

图 11-21　正常月骨以及月骨脱位的 X 线表现

三、诊断与鉴别诊断

根据受伤史,临床症状体征及 X 线检查可作出诊断。临床主要与月骨周围腕骨脱位和舟骨、月骨周围腕骨脱位鉴别。

四、治疗

新鲜脱位手法复位,一般可成功。少数手法复位不成功者可采用钢针撬拨复位。手法复位失败可切开复位。

1. 整复方法

(1) 手法复位:臂丛麻醉或局麻下,患者卧位,肘关节屈曲 90°,前臂置于旋后位,腕部极度背伸,近端助手握住肘部,远端助手握住示指与中指,对抗牵引 3～5 min,术者两手四指托住腕背部,向掌侧端提,使桡骨与头状骨之间的关节间隙加宽,然后用两手拇指尖推压月骨凹面的远端,迫使月骨进入桡骨与头状骨间隙,同时令远端助手逐渐将腕关节掌屈,术者指下如有滑动感,中指可以伸直者,说明复位成功(图 11-22)。

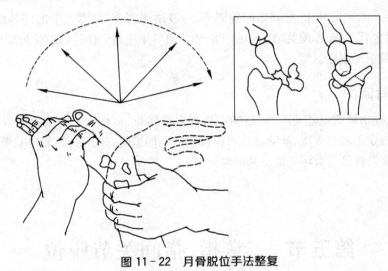

图 11-22　月骨脱位手法整复

(2) 针拨整复法:臂丛麻醉后,采用无菌操作,在 C 型臂 X 线透视引导下,用细克氏针自掌侧刺入月骨凹面的远端,在对抗牵引下将腕关节高度背伸,然后由掌侧向背侧顶拨,并逐渐将腕关节掌屈,使之复位。拍摄腕关节正侧位 X 线片,若月骨凹形关节面与头状骨已构成关节,说明已复位(图 11-23)。

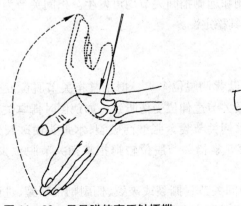

图 11-23　月骨脱位克氏针撬拨

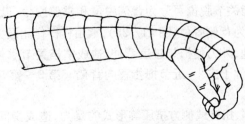

图 11-24　月骨脱位复位后固定

2. **固定** 复位后,用塑形夹板或石膏托将腕关节固定于掌屈30°～40°位,1周后改为中立位,再固定2周解除固定(图11-24)。

3. **手术治疗** 陈旧性月骨脱位,因桡骨与头状骨间隙为肉芽组织或纤维组织填充,手法不易整复者,可考虑切开复位,若月骨脱位时间太长,或伴有正中神经损伤的刺激症状;估计瘢痕组织较多,切开复位亦不易成功,月骨游离后可能发生坏死,或虽是新鲜脱位,但桡月前、后韧带均已断裂,日后月骨亦可发生缺血坏死;或合并创伤性关节炎者,均可考虑月骨切除。月骨切除后,固定1周即可开始腕关节运动的锻炼,一般日后对腕关节功能影响不大。

4. **中药治疗** 按损伤三期辨证论治。初期治宜活血化瘀,消肿止痛,可内服活血止痛汤、舒筋活血汤。可在肿消后,尽早补益肝肾,强筋壮骨。拆除外固定后,外用海桐皮汤熏洗,促进腕关节功能恢复。

5. **练功疗法** 固定期间,除被固定的腕部外,应鼓励患者作指、掌关节的屈伸活动,以促进患肢消肿。解除固定后,逐渐作腕关节主动屈伸活动。但早期应避免作过度腕背伸动作,应逐步加大活动度,以防月骨重新脱出。

五、预防与调护

月骨脱位如损伤较重或处理不当,后期有出现月骨坏死、创伤性关节炎等并发症的可能。应严格制动,一般固定不超过3周,解除固定后积极进行功能锻炼,防止腕关节功能受损。定期复查X线片,动态观察月骨是否有坏死情况并即时处理。

第五节 掌指、指间关节脱位

掌指关节脱位是指近节指骨基底部与掌骨头发生移位。以拇指掌指关节脱位常见,示指掌指关节脱位次之,第3～第5指掌指关节脱位少见。掌拇关节为屈戌关节,可作屈伸活动,其余四指掌指关节为球窝关节,能作屈伸、内收、外展及环绕活动。其内外侧、掌侧及背侧均有韧带加强。

指间关节脱位临床也颇为多见,各手指的近侧和远侧指间关节均可发生。指间关节为屈戌关节,仅能作屈伸活动,关节囊两侧有侧副韧带维持其稳定性。

一、病因病机

掌指关节脱位可分为背侧脱位和掌侧脱位,以背侧脱位多见。拇指掌指关节脱位发生率较高,且多为背侧脱位(图11-25),常由杠杆作用及关节过伸位受伤所致。如跌倒时拇掌关节在伸直位触地,外力使拇指过度背伸,造成掌指关节掌侧关节囊紧张继而破裂,掌骨头由破裂处脱向掌侧,移位于皮下,近节拇指移向背侧。第2～第5掌指关节脱位较拇指掌指关节脱位少见(图11-26)。

过伸、扭转或侧方挤压等形式的暴力,造成指间关节囊撕裂或破裂、侧副韧带断裂,进而产生指间关节脱位。有时伴有指骨基底撕脱性骨折。临床以背侧或内侧脱位多见,前侧脱位极少见。

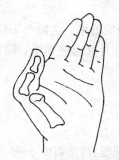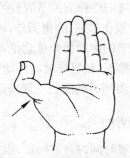

图 11-25　拇指掌指关节背侧脱位　　图 11-26　拇指掌指关节脱位外观

二、临床表现

1. **症状**　伤后患处出现疼痛、肿胀、畸形或呈弹性固定,关节屈伸功能受限。

2. **体征**　掌指关节脱位可在掌横纹处触及高突的掌骨头。指间关节脱位伴有侧副韧带断裂,可出现关节的侧向活动。

3. **辅助检查**　掌指关节脱位 X 线片显示近节指骨基底部向背侧移位;指间关节脱位 X 线片显示远端指骨基底部向背侧移位,或向内、外侧移位。

三、诊断与鉴别诊断

根据外伤史,临床表现和 X 线检查,可作出诊断。X 线正位片显示关节间隙消失,侧位或斜位片可见指骨呈过伸位向上、向背侧移位,指骨基底部位于掌骨头的后上方。本病应与掌、指骨骨折相鉴别。

四、治疗

1. **手法整复**

(1) 掌指关节脱位:患者取坐位,将患肢腕关节及近节指间关节屈曲,以放松屈指肌腱。一助手固定患侧腕关节,术者用一手拇、示指握住脱位指骨,顺畸形方向持续牵引,同时另一手握住腕关节相对牵引,并用拇指向背侧推按脱位的掌骨头。然后向掌侧屈曲患指即可复位。

(2) 指间关节脱位:术者双手握持伤指,适当用力牵引,再轻度屈曲或扳正侧偏的手指即可复位。

2. **固定**　掌指关节脱位复位后,将患置于轻度屈曲,对掌功能位,用铝板或竹板压弯塑形,固定 1~2 周。然后进行主动屈伸关节的功能锻炼。注意关节应固定在屈曲位,在此位置侧副韧带紧张关节稳定,可避免侧方移位。指间关节脱位复位后用塑形铝板或竹片,置于手指的掌侧,固定患指于轻度对掌位 1~2 周。或用绷带卷置于手掌心,将手指固定于屈曲位亦可。此外亦可用邻指胶布法固定。

3. **手术治疗**　手术治疗若多次未能复位时,说明掌骨头前方关节囊或拇指屈肌腱卡住掌骨头,阻碍复位,应手术切开复位。掌指关节脱位,如出现关节交锁征,采用暴力牵拉,可造成组织损伤甚至掌骨头骨折。若合并骨折,骨折片有明显分离移位,骨折片旋转或嵌入关节间隙,导致手法复位失败者,或复位后不能维持对位者,应切开复位细钢针固定。若合并侧副韧带断裂者,则需手术修补侧副韧带。陈旧性指间关节脱位可行关节融合术。

4. 练功疗法 损伤早期,除患指外,可作其余关节的功能锻炼。去除外固定后,即可开始患指掌指关节及指间关节的主动屈伸练功活动,范围从小到大,力量由轻到重。同时配合应用中药熏洗疗法。切忌强力推扳、扭晃等被动活动。

5. 中药治疗 参照月骨脱位三期辨证论治。

五、预防与调护

复位后应行足够时间的有效固定,指间关节囊的修复缓慢,常常需要 3～5 个月才能彻底恢复。拆除固定后应早期功能锻炼,否则后期极易引起关节粘连、僵硬。还应避免二次损伤,以免关节发生增生及粘连,致肿胀长期不消并遗留慢性疼痛症状。

(杨利学)

第十二章 髋大腿部损伤

导学

熟悉股骨颈骨折、髋关节脱位;**了解**股骨干骨折、股骨转子间骨折。

第一节 股骨颈骨折

股骨颈骨折是指股骨头下至股骨颈基底部的骨折。为临床常见损伤,多发生于老年人,患者平均年龄在 60 岁以上。

一、病因病机

1. **骨折机制** 股骨颈为松质骨与密质骨交界处,且细小而负重量大,故应力易于在此处集中而发生骨折。

(1) 老年人骨折:老年人因肝肾不足,筋骨衰弱,骨质疏松,股骨颈骨小梁结构脆弱,故遭受轻微外力即可导致骨折。如平地滑倒或从床边跌下甚至行走时闪挫,臀部或大转子着地,或患肢突然外展扭转等。

(2) 青壮年骨折:少见。青壮年股骨上段骨结构十分坚强,多由高能量暴力致伤,如从高处坠落、重物砸击、车祸等。

2. **骨折类型** 骨折类型股骨颈骨折的分类方法常用的有 3 种,各有其临床意义。

(1) 按骨折部位分类:可分为头下部、颈中部和基底部骨折三种。

头下部和颈中部骨折的骨折线在关节囊内,故称囊内骨折,不但骨折难以愈合而且容易发生股骨头缺血性坏死;基底部骨折因骨折线的后部在关节囊外,故又称囊外骨折,骨折不愈合和股骨头缺血性坏死的发生率较低。

(2) 按 X 线片上骨折线倾斜度分类:可分为外展型和内收型两种(图 12-1)。外展型骨折的骨折机制系由于下肢外展时受伤而发生骨折。骨折常无明显移位或嵌插(多为远端外侧嵌于近端内侧),X 线显示 Pauwel 角<30°。该型骨折因关节囊血运破坏少,骨折愈合率较高,股骨头坏死率

较低。内收型骨折因下肢骤然内收受暴力作用而受伤,骨折端极少嵌插,远端受外旋肌及内收肌群的牵拉而外旋上移,骨折处剪力大,骨折不稳定,关节囊血运破坏大,愈合率较低,股骨头坏死率较高。

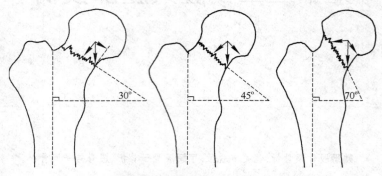

图 12 - 1　股骨颈骨折按 X 线片上骨折线倾斜度分类

　　(3) 按骨折移位程度分类(Garden 分型): 根据骨折的移位程度可分为四型(图 12 - 2)。Ⅰ型骨折系不完全骨折,由于股骨颈下缘皮质骨未完全破坏,故其预后较好,国内学者最新研究观点认为此型亦为完全骨折,行业提出修订建议;Ⅱ型属完全骨折,股骨颈部压力骨小梁断裂但未成角,骨端虽无明显移位,但由于容易移位,因此其预后常不理想;Ⅲ型亦属完全骨折,骨折端部分移位,股骨头在髋臼内有旋转,骨折远端轻度上移并外旋,预后差;Ⅳ型骨折,骨折完全错位,远端明显上移并外旋,股骨头一般无旋转,其预后最差。

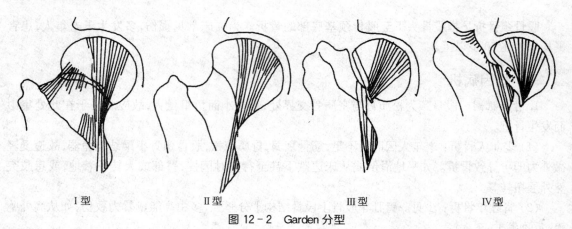

Ⅰ型　　　　　　Ⅱ型　　　　　　Ⅲ型　　　　　　Ⅳ型

图 12 - 2　Garden 分型

二、临床表现

　　1. **症状**　老年人骨折多为平地跌倒等轻微外伤所致,儿童及青壮年骨折则多为强大暴力致伤。伤后患侧髋部疼痛活动加剧,可牵涉至膝部。囊内骨折肿胀多不明显,囊外骨折局部可有肿胀甚至出现瘀斑。患肢不能站立及行走。

　　2. **体征**　检查时压痛部位以髋关节前方(腹股沟韧带中点下方)为著,叩击足跟及大转子均可加剧骨折局部疼痛。完全移位型骨折患者,患肢呈现外旋并短缩畸形,髋、膝关节轻度屈曲,或处于轻度内收畸形位,患肢畸形的程度与骨折移位的程度呈正比。

3. **辅助检查** 拍摄髋关节 X 线正、侧位片，可明确骨折部位、类型及移位情况，对决定治疗方案及估计预后均有重要意义。若受伤后临床症状可疑，可行 CT 或 MR 检查。

三、诊断与鉴别诊断

根据受伤史、临床及 X 线表现可作出诊断。但须注意的是，部分不全骨折或嵌插骨折患者，其临床症状可能非常轻微，少数患者仍可坚持行走或骑车，易被漏诊，特别是股骨头部的应力性骨折（亦称疲劳性骨折）。可从间接叩击痛阳性、患侧髋关节活动度减少及活动时肌肉呈防御性肌紧张等体征中，考虑股骨颈骨折的可能，可行 CT 或 MR 检查，以进一步明确诊断。

四、治疗

1. **治法选择** 对不全骨折、无移位骨折可保守治疗，但应定期复查 X 线片，了解骨折位置情况。对于移位骨折应该考虑手术治疗，采用内固定或髋关节置换。

2. **复位方法**

（1）手法复位：患者平卧位，助手按住两侧髂嵴以固定，术者立于伤侧，面对患者，用肘弯套住患肢腘窝部，另一手握患肢踝部，使之屈髋屈膝 90°，顺势拔伸牵引。远端牵下后，伸髋至 135°左右，将患肢内旋（使骨折端扣紧），并适当外展后伸直。骨折远端仍有后移者，可令助手固定骨盆，另一助手握小腿牵引患肢并稍外旋，术者以宽布带套在自己颈上并绕过患者大腿根部，做挺腰伸颈动作，纠正后移，再令助手内旋患肢。骨折处仍有向前成角者，两助手维持牵引下，术者一手扣住大转子后侧向前端提，另一手按股骨颈前方向后压，并令助手将患肢内旋，向前成角可纠正。检查复位成功与否：将患肢置于平台上或术者手掌平托患足，患肢无外旋者即为成功。

（2）牵引台快速牵引复位：患者平卧骨折牵引台上，固定骨盆，插木棒顶住会阴部，双下肢伸直，对称外展约 30°，双足固定足托上，X 线监视下，牵引患肢使双下肢等长，双侧各内旋约 20°，然后将患肢内收至中立位或稍外展位，叩击大转子使断端嵌紧。

（3）骨牵引逐步复位：行患肢股骨髁上或胫骨结节骨牵引，牵引重量 4～8 kg。牵引方向应与股骨头移位方向一致。2～3 日后床边 X 线检查，若骨端已牵下则改外展内旋位牵引，以便纠正向前成角及扣紧断端；若未复位，则应及时调整牵引重量及角度，力争复位在一周内完成。

3. **手术治疗**

（1）空心钉固定：常用于无明显移位的股骨颈骨折，如 Garden Ⅰ、Ⅱ型。是用空心钉，拧入股骨头、颈内实施固定的方法，对青壮年的头下型及部分经颈型骨折可加用股方肌蒂骨瓣移植或旋髂深血管蒂髂骨瓣移植术。

（2）人工关节置换术：大于 65 岁的头下型骨折，经颈型骨折或粉碎而有移位的骨折，或 Garden Ⅲ型骨折或由于骨质疏松症的影响，内固定常常不能达到预期的治疗效果及固定效果，治疗首选应为人工髋关节置换手术。

4. **固定** 无移位或嵌插型骨折，可让患者卧床休息，将患肢置于外展、膝关节轻度屈曲、足中立位。为防止患肢外旋，可在患足穿一带有横木板的丁字鞋。亦可用轻重量的皮肤牵引固定 6～8 周。在固定期间应嘱咐患者做到"三不"：不盘腿，不侧卧，不下地负重。

5. **练功疗法** 固定期间应积极进行患肢股四头肌的收缩活动，以及踝关节和足趾关节的屈伸功能锻炼。解除固定和牵引后，逐渐加强患肢髋、膝关节的屈伸活动，并可扶双拐不负重下床活动。以后每 1～2 个月 X 线片复查 1 次，至骨折坚固愈合，股骨头无缺血性坏死现象时，方可弃拐逐渐负重行走,一般需半年左右。

6. **中药治疗**   早期宜活血化瘀,消肿止痛,方用桃红四物汤加三七等。若有大便秘结、脘腹胀满等症,可酌加枳实、大黄等通腑泄热。中期宜舒筋活络,补养气血,方用舒筋活血汤。后期宜补益肝肾,强壮筋骨,方用壮筋养血汤。

五、预防与调护

股骨颈骨折愈合较慢,平均为 4～6 个月,无移位骨折不愈合者少见,而移位骨折则有 20％～30％发生不愈合。

股骨头缺血坏死是股骨颈骨折十分常见的晚期并发症,治疗困难,缺血坏死的发生率20％～40％,发生时间伤后最早 1.5 个月、最晚 17 年,其中 80％～90％发生于伤后 3 年以内。

股骨颈骨折术后,应置患肢于外展中立位。3 个月内做到"三不"要求(不盘腿、不侧卧、不负重),卧床期间应加强全身锻炼,鼓励患者作深呼吸和扩胸运动,并主动咳嗽排痰,防止发生长期卧床引起的并发症。术后早期练习髋、膝、踝及跖趾关节活动,同时还应积极地进行伤肢股四头肌练习,以防肌肉萎缩,关节僵硬的发生。6～8 周后扶双拐行患肢不负重下地活动,1～2 个月摄片复查1 次,4～6 个月骨折愈合后,可逐渐弃拐行走。

第二节   股骨转子间骨折

股骨转子间骨折系指股骨大小转子间部位的骨折,属于关节囊外骨折。多发于老年人,常为粉碎性骨折。

一、病因病机

1. **骨折机制**

(1)间接暴力:下肢突然扭转或下肢纵向冲击力,作用于转子部,由于股骨干偏心负重,转子部承受内翻及向前成角的复合应力而发生转子区骨折。

(2)直接暴力:转子部乃松质骨构成,高龄老人骨质疏松,活动不灵便。平地滑倒后,暴力直接撞击转子部而导致骨折。

2. **分型及其特点**   通常按骨折线走向进行分类,可分为顺转子间骨折和逆转子间骨折两大类。参照 Tronzo 和 Evans 的分类法可将转子间骨折分为五型:Ⅰ 型,为单纯转子间骨折,骨折线由外上斜向下内,无移位。Ⅱ型,在 Ⅰ 型的基础上,发生移位,合并小转子撕脱骨折,但股骨矩完整。Ⅲ型,合并小转子骨折,骨折累及股骨矩,有移位,常伴转子间后部骨折。Ⅳ型伴有大、小转子粉碎骨折,可出现股骨颈和大转子冠状面的爆裂骨折。Ⅴ型为反转子间骨折,骨折线由内上斜向下外,可伴有小转子骨折,股骨矩破坏(图 12 - 3)。

股骨转子间骨折的稳定性,通常用股骨矩完整程度衡量,若股骨矩完整或保持正常对位者,为稳定性骨折;若股骨矩断裂、分离或小转子撕脱,则为不稳定骨折。此外,不能单纯以骨折类型判断骨折的稳定与否,而应以骨折的原始移位情况如何而定,凡骨折后即有髋内翻者,为不稳定性骨

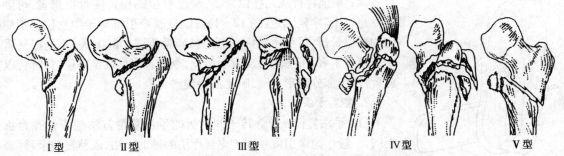

图12-3　转子间骨折 Tronzo 和 Evans 分类

| I型 | II型 | III型 | IV型 | V型 |

折。原始髋内翻越严重者，后遗髋内翻畸形的可能性越大；反之，原始移位无髋内翻者，后遗髋内翻畸形的可能性则较小。

股骨转子下骨折是发生在股骨上1/3，大、小转子以下的骨折。较股骨颈或股骨转子间骨折的发生年龄小。多由较大的直接外力引起。其临床表现及处理与股骨干上1/3骨折基本相同，故在此不做讨论。

二、临床表现

1. **症状**　患者多为高龄老人，平均年龄高于股骨颈骨折。外伤史常较轻微。临床上亦可发生于青壮年，但少见。伤后髋部疼痛、肿胀，甚至出现髋外侧皮下瘀斑。患肢功能丧失，不能站立行走。

2. **体征**　查体时可见患肢有短缩、外旋畸形，大转子在 Nalaton 线上方；无移位骨折或嵌插骨折，则可无畸形。大转子间压痛、纵向叩击痛均为阳性。

3. **辅助检查**　根据X线片表现可明确骨折的类型，有无髋内翻畸形。

三、诊断与鉴别诊断

根据外伤史及临床表现，一般均能作出诊断。但股骨转子间骨折与股骨颈骨折损伤机制、临床表现及全身并发症相似，故在诊断中应予以鉴别，其鉴别要点见表12-1。

表12-1　股骨转子间骨折与股骨颈骨折鉴别要点

项　　目	股 骨 转 子 间 骨 折	股 骨 颈 骨 折
局部肿胀	明显	不很明显
皮下瘀斑	常有	少有
压痛点	大转子及转子部	腹股沟韧带中点下方
骨折远端	外旋移位，囊外骨折	极度外旋移位，囊内骨折
X线片	转子间骨的连续性破坏	股骨颈骨的连续性破坏

四、治疗

股骨转子间骨折治疗的关键是稳定骨折和防止发生髋内翻畸形。

1. **治法选择**　临床治疗应根据患者的年龄、全身状况及骨折的局部情况，分别采取不同的治

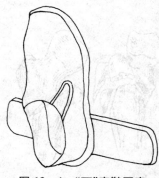

图 12-4 "丁"字鞋固定

疗方案：不全骨折或无移位骨折，轻度移位的稳定性骨折患者，可卧床休息，"丁"字鞋固定(图 12-4)或以皮肤牵引维持于中立位。不稳定的移位骨折，可手术治疗。严重粉碎骨折或年龄太大，不能接受骨牵引及手术者，可考虑行皮牵引治疗，令患者尽早取半卧位，骨折可以愈合，残留部分畸形，不影响生活自理。

2. **整复方法**

(1) 手法复位：股骨转子间骨折的手法复位方法与股骨颈骨折相同，一般作为牵引或外固定支架疗法的辅助手法，以整复残余移位。

(2) 牵引复位

1) 普通皮牵引：适用于移位不多的稳定骨折。使之保持外展中立位(患肢两侧用沙袋维持)，牵引重量为 4～5 kg。12 周后双拐下地。

2) 合力牵引：亦用于移位不多的稳定骨折。于患肢膝下置一垫枕使关节屈曲 30°～45°，用一宽布带绕过腘窝部及小腿上端，连接尼龙绳并通过滑轮向上牵引，同时患肢小腿行水平皮牵引，使两牵引力的合力与股骨干纵轴成一直线。悬垂重量约为所需牵引力的一半。此类牵引便于患者起坐，故感觉舒适。

3) 骨牵引：适用于移位明显而全身情况尚可的患者。患肢置于托马斯架上，常规操作，行胫骨结节或股骨髁上骨牵引。牵引重量为体重的 1/7 左右。牵引伊始患肢应置于轻度外旋中立位，2～3 日后摄片检查，据此调整牵引角度和重量。一周内完成复位。约 12 周，骨痂生长良好，可扶拐下地。

3. **手术治疗** 对不稳定骨折，可以采用外固定支架、动力髋螺钉，锁定钢板，髓内固定，如 (PFN)λ 钉等内固定治疗。固定期间应注意不盘腿、不侧卧、不负重。每半个月～1 个月复查 X 线片，直至愈合。

4. **练功疗法** 固定期间，应鼓励患者早期在床上进行全身锻炼，嘱患者每日做踝关节屈伸运动与股四头肌收缩锻炼。解除固定后，先在床上做髋、膝关节的功能活动，以后可扶双拐做不负重步行锻炼，待 X 线片证实骨折愈合后才可逐步负重。

5. **中药治疗** 根据骨折三期辨证用药，早期尤应注意采用活血化瘀、消肿止痛之品，对年老体衰气血虚弱者，不宜重用桃仁、红花之类，宜用三七、丹参等活血止痛之品，使瘀去而又不伤新血。后期宜补气血、壮筋骨，可内服八珍汤、健步虎潜丸等。局部瘀肿明显者，可外敷消肿止痛膏，肿胀消退后，则外敷接骨续筋药膏。

五、预防与调护

股骨转子部骨折多能顺利愈合，很少发生不愈合。但若整复不良或负重过早常会造成髋内翻畸形，影响负重和行走。此外，患者多为高龄老人，长期卧床易致肺炎、心力衰竭、褥疮、尿路感染等各种并发症，临床中应注意积极防治。

固定期间应积极地锻炼股四头肌及踝关节的屈伸活动。牵引固定者，第 2～第 3 周开始可取坐位，并练习抬臀活动。3～4 周后，两手拉吊环，健足踏床，做抬臀活动，臀部可完全离开床面，以练习髋、膝关节活动。一般 6～8 周后去牵引。下地扶拐行走时间，应根据 X 线片显示的骨折愈合情况而定。股骨转子间骨折手术治疗，要警惕深静脉血栓栓塞症的发生，并应该提前加以预防。

第三节　股骨干骨折

股骨干骨折是指股骨大小转子下 2~3 cm 至股骨髁上 2~3 cm 处的骨折。此骨折多见于青壮年及 10 岁以下的儿童。

一、病因病机

1. **骨折机制**　骨折多由强大的直接暴力造成,如重物挤压、打击、车辆碰撞等,多造成横形或粉碎性骨折;亦可由间接(传导、杠杆、扭转)暴力造成,如从高处坠落、机器绞伤等多造成斜形、螺旋形或蝶形骨折;在儿童,可发生青枝骨折。

2. **分类及移位特点**　股骨干骨折多发生在中 1/3,但亦可发生在上 1/3 和下 1/3(图 12-5)。除不全骨折或青枝骨折外,其他均为不稳定骨折。骨折移位因受肌群牵拉及伤肢自身重力等因素的影响,往往出现典型移位:上 1/3 骨折,其骨折近端受髂腰肌、臀中肌、臀小肌及其他外旋肌的牵拉而屈曲、外展、外旋;远段受内收肌群的牵拉而向后、上、内方移位。中 1/3 骨折,两断端多有明显的重叠,近折段多向外侧移位,远端易向内侧移位,故两折端多向前、外成角,移位无明显的规律。下 1/3 骨折,远端受关节囊及腓肠肌牵拉,向后移位,故易伤及胫神经、腘动脉、腘静脉,而骨折近端内收向前移位。

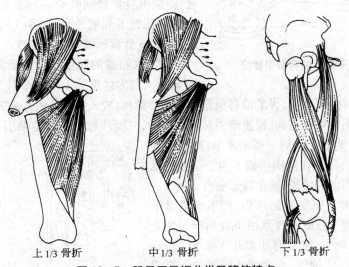

上 1/3 骨折　　中 1/3 骨折　　下 1/3 骨折

图 12-5　股骨干骨折分类及移位特点

二、临床表现

1. **症状**　股骨干骨折患者多有明显的外伤史,致伤暴力多较强大。伤后骨折局部肿胀及疼痛明显,功能丧失。骨折移位明显者,可出现患肢短缩、成角和旋转畸形。

2. **体征** 触诊时除压痛明显外,尚可扪及骨擦音和异常活动。

3. **辅助检查** X线正侧位片可显示骨折的部位和移位方向。

三、诊断与鉴别诊断

根据患者的外伤史、临床表现及X线检查,一般均能作出明确诊断。诊查时必须注意的是,导致股骨干骨折的暴力多较严重或复杂,因此,应注意防止漏诊多发性损伤和并发症。如骨折后剧痛及出血量多(患肢肿胀如比健肢增粗1 cm,一般估计内出血量为500 ml;闭合性移位股骨干骨折的内出血量一般在500~1 000 ml),易易发休克,故应注意观察患者的面色、脉搏、呼吸、血压等生命体征;对下1/3骨折应常规检查肢体远端的感觉和血运(如足背、胫后动脉),以防漏诊血管损伤;在严重挤压伤、粉碎性骨折或多段骨折的患者,还有并发脂肪栓塞综合征的可能,临床应密切观察。此外,轻微外力造成的骨折,应考虑到病理性骨折的可能。

四、治疗

1. **急救搬运** 伤后应尽快诊断,并用最简单而有效的方法临时固定,急送医院治疗。

2. **闭合复位**

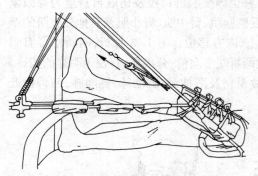

图 12-6 股骨干骨折的骨牵引复位

(1) 骨牵引复位(图 12-6):适用于成年患者及较大儿童,可结合夹板外固定。一般中1/3骨折和骨折远端向后移位的下1/3骨折,可选用股骨髁上骨牵引;上1/3骨折、骨折远端向前移位的下1/3骨折,应行胫骨结节骨牵引;低位下1/3骨折,远端向后移位者,应采用股骨髁间骨牵引。牵引体位的选择,一般上1/3应置于屈髋外展位;中1/3应置于外展中立位;下1/3骨折远端向后移位者。

应加大屈膝的角度。牵引重量儿童应为体重的1/6;成人则为体重的1/7。牵引1周后行床边X线检查,如骨折对位对线满意者,可酌情将重量减至维持重量(成人5~8 kg,儿童3 kg)。若复位不良者,应及时调整牵引重量和方向,检查牵引装置和效能,并要注意防止过度牵引。牵引时间儿童一般为4~6周,成人为8~10周。非手术治疗,为了获得良好的抚复效果,应该在两周内摄不少于3张的X线片,了解复位及固定的效果,防止畸形愈合。

(2) 皮牵引复位:下肢悬吊牵引,用于3岁以下的患儿,患侧及健侧下肢应同时悬吊于直角牵引架上运用自身重量进行牵引,患儿臀部离开床面3~5 cm为度(图 12-7)。此法护理、治疗都比较方便。牵引期间要注意防止牵引松脱及包扎过紧影响血运及皮肤损伤。牵引时间一般为4周左右。

(3) 手法复位:手法复位一般应在麻醉下进行。由于股骨干周围肌肉丰厚,肌力强大,若为横形骨折且移位较多者,手法牵引往往难以纠正其重叠,此时

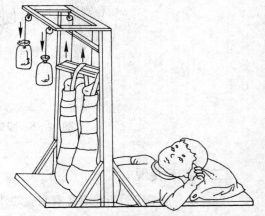

图 12-7 悬吊牵引治疗儿童股骨干骨折

可应用折顶手法或辅助骨牵引疗法;若为斜形及螺旋形骨折且有背向移位者,应先用回旋手法予以纠正。断端若有软组织嵌顿亦可随之解脱。此外,若患肢粗大或肿胀严重者,双手推挤往往不能达到矫正侧方移位的目的,可采用双手十指交叉,用前臂挤压来端提横挤骨折断端。进行手法整复时要注意手法轻柔,防止继发损伤的发生,尤其要注意防止血管、神经损伤及脂肪栓塞综合征的发生。

3. **手术治疗**　对开放性骨折,或闭合骨折保守治疗失败者,应考虑采用手术治疗。视不同情况以钢板、髓内钉或外固定器进行固定。

4. **练功疗法**　较大儿童、成人患者的功能锻炼应从复位后第 2 日起,开始练习股四头肌收缩及踝关节、跖趾关节屈伸活动。如小腿及足出现肿胀可适当按摩。从第 3 周开始,直坐床上,用健足蹬床,以两手扶床练习抬臀,使身体离开床面,以达到使髋、膝关节开始活动的目的。从第 5 周开始两手扶吊杆,健足踩在床上支撑,收腹、抬臀,臀部完全离床,使身体、大腿与小腿成一平线以加大髋、膝关节活动范围。经照片或透视,骨折端无变位,可从第 7 周开始扶床架练习站立。解除固定后,对上 1/3 骨折加用外展夹板,以防止内收成角,在床上活动 1 周即可扶双拐下地做患肢不负重的步行锻炼。当骨折端有连续性骨痂时,患肢可循序渐进地增加负重。经观察证实骨折端稳定,可改用单拐。1~2 周后再弃拐行走。此时再摄 X 线片,若骨折没有重新变位,且愈合较好,方可解除夹板固定。

5. **中药治疗**　按骨折治疗三期辨证用药,早期可服桃红四物汤加减,中期服新伤续断汤、接骨丹,后期服健步虎潜丸。

五、预防与调护

儿童股骨干骨折,因愈合快,塑形能力强,很少引起关节强直,功能恢复好。成人股骨干骨折,尤其是中下 1/3 骨折,由于损伤部位靠近膝关节,易引起关节僵硬、肌肉萎缩,导致活动障碍,故功能锻炼一般应从复位后第 2 日起。股骨干骨折手术治疗要警惕脂肪栓塞综合征的发生,并加以提前预防。

第四节 | 髋 关 节 脱 位

髋关节脱位占人体大关节脱位的第三位,多为强大暴力所致,故常见于活动能力强的男性青壮年。

一、病因病机

髋关节脱位根据脱位后股骨头所处的位置,即髂坐线(Nelaton's 线)的前、后或线上,分为前脱位、后脱位和中心性脱位三种类型(图 12-8)。

1. **髋关节后脱位**　多因撞车、塌方等严重暴力而受伤。如发生撞车等车祸时,患者处于架腿而坐的姿势,此时膝前被前方的坐椅抵住;腰骶部被椅背挡住固定;或患者弯腰跪地工作时发生塌方等事故,下腰部或骨盆部被重物砸击。患者处于上述姿势时,髋关节为屈曲、内收、内旋位,此时

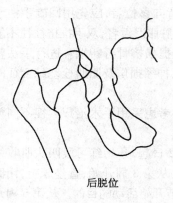
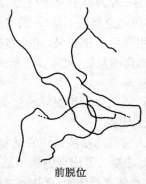
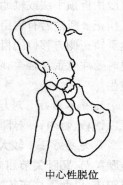

后脱位　　　　　　　　　　前脱位　　　　　　　　中心性脱位

图 12-8　髋关节脱位的类型

股骨头部分已越出髋臼后缘,并绷紧关节囊的后壁,同时股骨颈的内缘与髋臼的前缘形成杠杆的支点。如此时膝前暴力沿股骨干纵轴上传冲击髋关节或下腰部遭受外力通过传导冲击髋关节。均会引起股骨头的杠杆支撬力冲破髋关节囊后壁的薄弱点(髂股韧带与坐股韧带之间的间隙,部分为闭孔外肌覆盖)而脱出。

髋关节后脱位的主要病理改变是:关节囊破裂,股骨头脱至关节外的髂翼后(髂骨型)或坐骨后(坐骨型)。由于外展肌、伸髋肌松弛,内收肌群收缩而致髋关节呈轻度屈曲、内收内旋畸形。部分病例伴有髋臼后缘骨折;少数患者由于股骨头脱出时挫压或牵拉而致坐骨神经损伤。

2. 髋关节前脱位　临床较少见,多为从高处坠落,中途大腿内侧被横杆阻挡,或骑马跌落等骑跨伤而致脱位。当髋关节急骤强力外展外旋时,大粗隆与髋臼上缘相撞形成支点,由于杠杆支撬力作用迫使股骨头向前下方薄弱处(髂股韧带与耻股韧带之间的间隙)冲破关节囊而脱出。

髋关节前脱位的主要病理改变是:关节囊前壁破裂,股骨头脱出至闭孔前方(闭孔型、低位型);或脱至耻骨上支水平(耻骨型、高位型)。偶可合并股动脉、股神经、闭孔神经挫伤或拉伤或髋臼前壁骨折。

3. 髋关节中心性脱位　多由传导暴力所致,如车撞、砸伤、侧方挤压暴力等。当暴力撞击大粗隆外侧或髋关节轻度外展外旋位,膝前方受暴力打击,暴力上传导致股骨头撞击髋臼底造成髋臼骨折,如暴力较大可致股骨头冲破髋臼底,连同骨折片部分或完全进入盆腔,形成髋关节中心性脱位。

髋关节中心性脱位的主要病理改变是:股骨头向中线移位,髋臼底粉碎性骨折;严重者股骨头和骨折片一起进入盆腔,或股骨头被骨折片嵌夹。因此准确地讲,髋关节中心性脱位并非单纯性脱位,而是髋臼骨折并髋关节脱位。此外,部分患者可并发骨盆其他部位骨折或股骨颈骨折或股骨干骨折。

二、临床表现

1. 症状　由于髋关节结构稳定,非强大暴力不导致脱位,故临床上患者外伤多较严重。伤后患髋疼痛严重,但须注意的是中心性脱位的疼痛可出现在患侧下腹部(髋臼骨折后形成的血肿刺激)。患肢髋关节功能丧失。

2. 体征　后脱位者患侧臀部膨隆肿胀,大粗隆上移,髋臼前方空虚,可在髂坐线后上方扪及股骨头。外观髋、膝关节轻度屈曲,呈内收内旋畸形,粘膝征阳性(图 12-9);前脱位时,可在髂坐线的前方,即闭孔或耻骨上支处扪及股骨头,患肢髋关节轻度屈曲,呈外展外旋畸形,粘膝征阴性(图12－10);中心性脱位轻者畸形不明显,重者下肢短缩,且伴有大粗隆内移消失。作肛门指诊可扪及脱至盆腔内的股骨头。

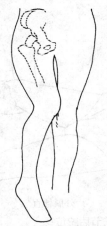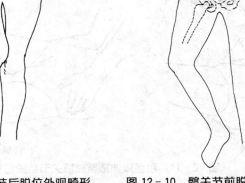

图 12－9　髋关节后脱位外观畸形　　　图 12－10　髋关节前脱位外观畸形

3.**辅助检查**　X线检查一般可拍摄髋关节正侧位片。后脱位型见股骨近端呈内收内旋位,位于髋臼的外上方,股骨颈内侧缘与闭孔上缘所连的弧线中断。对疑有髋臼骨折者,可加做 CT 扫描。前脱位型可见股骨头在闭孔内或耻骨上支附近,股骨近端呈极度外展、外旋位,小转子完全显露。中心性脱位则显示髋臼底骨折,股骨头随髋臼骨折片或盆腔骨折块突入盆腔内。中心性脱位应予以 CT 扫描,以了解髋关节损伤情况。骨盆的损伤常常合并骶髂关节的损伤。

三、诊断与鉴别诊断

患者均有明显的外伤史,伤后患侧髋部疼痛、畸形及弹性固定,患髋功能丧失。结合特有的体征及 X 线片即能明确诊断。

典型的髋关节脱位诊断并不困难,但合并股骨干骨折者,由于骨折的疼痛、肿胀及畸形超出和掩盖了髋关节脱位,临床易发生漏诊。此外,初学者可能将髋关节脱位与髋部骨折混淆,鉴别诊断可从致伤外力、年龄、畸形特点、X 线、CT 等方面进行,一般并无困难。

四、治疗

新鲜髋关节脱位,应立即施行手法复位,可配合麻醉。

1.**手法复位**　应在充分麻醉、肌肉松弛的条件下进行。

(1) 髋关节后脱位

1) 屈髋拔伸法:此法简单、安全,常用。患者仰卧于地面木板上,然后用宽布带固定骨盆,并令助手按压两侧髂嵴部,使对抗牵引的力量确实有效;术者面对患者,骑跨于髋、膝关节各屈曲 90°的患肢小腿上(屈曲髋关节有松弛髂腰肌及髂股韧带的作用);然后术者用一手的肘窝套住患肢腘窝部,另一手托住肘后部,沿股骨干纵轴拔伸(使股骨头接近髋臼及关节囊的破裂口,术者可同时下坐,以增加牵引力);在维持牵引下,慢慢内外旋转患肢,以解脱关节囊对股骨头的嵌顿,促使股骨头撑开关节囊的破裂口(必要时可令助手向前、下、内方推挤大粗隆);即可将股骨头纳入髋臼内,此时可闻及弹响声;最后慢慢将患肢外展伸直。一般髋臼骨折片多可同时复位(图 12-11)。

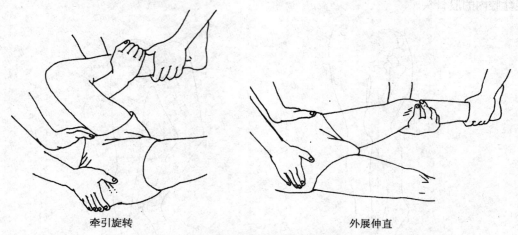

牵引旋转　　　　　　　　　　　　　　外展伸直

图 12-11　屈髋拔伸法整复髋关节后脱位

2) 回旋法(问号法):其基本动作是患侧膝部在对侧腹部划一问号(或反问号)。患者体位同前;术者立于患者伤侧,用一肘窝提托患肢腘窝;另一手握患肢踝上部,使患肢屈髋屈膝各 90°,然后沿股骨纵轴牵引并慢慢内收内旋髋关节;进一步使髋关节屈曲,使患肢膝部接近对侧髂前上棘和腹壁;在维持牵引下,使髋关节外展外旋;最后伸直下肢(图 12-12)。

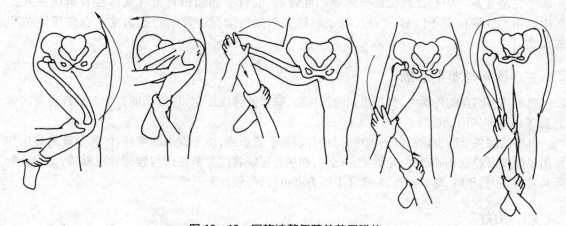

图 12-12　回旋法整复髋关节后脱位

3) 拔伸足蹬法:患者体位同上,术者两手握患肢踝部,用一足外缘蹬于伤侧坐骨结节及腹股沟内侧,手拉足蹬,身体后仰协同用力,在牵引的同时可将伤肢来回内外旋转,闻及弹响声时提示已复位。

不可使用暴力,以免加重软组织损伤甚至导致股骨颈骨折。

(2) 髋关节前脱位

1) 屈髋拔伸法:使患者仰卧于地面木板上,然后用宽布带固定骨盆,并令近端助手按压两侧髂嵴部,使对抗牵引的力量确实有效;远端助手双手握患肢小腿上端,并使膝关节屈曲 90°,于外展外旋位顺势牵引;在维持牵引力的同时,徐徐将髋关节屈至90°,然后术者双手环抱大腿根部向后外上方牵拉,同时令远端助手将患肢内收(或同时内旋);当闻及入臼声后,慢慢伸直大腿(图12－13)。

　　2) 回旋法:步骤与髋关节后脱位相反。即先将髋关节外展外旋,然后屈髋屈膝,再内收内旋,最后伸直髋、膝关节(图12－14)。

　　3) 侧牵复位法:患者体位同前;令助手用宽布带绕过大腿根部内侧,向外上方牵拉;术者两手分别扶持膝、踝部,连续伸屈患侧髋关节,一俟髋关节出现松动感时,即可慢慢内收患肢,闻及弹响声时提示复位成功(图12－15)。

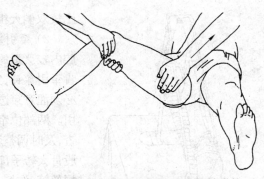

图 12－13　屈髋拔伸法整复髋关节前脱位

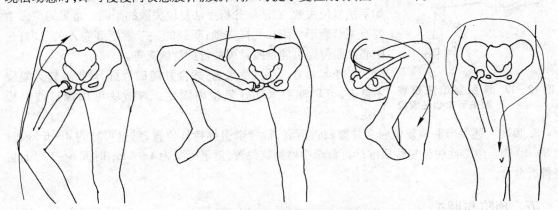

图 12－14　回旋法整复髋关节前脱位

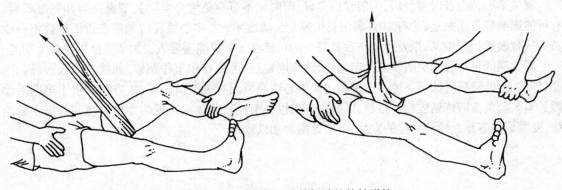

图 12－15　侧牵复位法整复髋关节前脱位

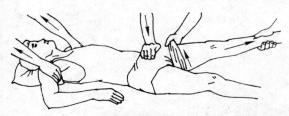

图 12－16　拔伸推拉法整复髋关节中心性脱位

　　(3) 中心性脱位

　　1) 拔伸推拉法:患者仰卧,令近端助手把住腋窝部行反向牵引;远端助手握住患肢踝部,使足中立,髋关节外展30°,轻轻拔伸并旋转患肢。术者一手推顶髂骨;另一手抓住绕过患侧大腿根部的布带,向外牵拉股骨上端(图12－16)。最后比较双侧大粗隆,检查复位效果。轻症患者常可复位成功。

2) 牵引复位法:对采用拔伸推拉法未能复位,股骨头突入盆腔内较严重的患者,应用骨牵引使其逐步复位。首先在股骨髁上作骨牵引穿针,然后在股骨大转子部外侧交叉穿入 1～2 枚螺纹钢针,必须注意穿透内侧皮质,两者的牵引方向成 90°,使其成一合力牵引。两部位牵引重量均为 8～12 kg。牵引期间应定期行 X 线检查,及时调整牵引重量。一般应力争在 2～3 周内使股骨头复位。股骨大转子部穿针亦可用一枚粗钢针由前向后贯穿或钻入一带环螺丝钉,作侧方牵引之用(图 12－17)。

复位后患髋畸形消失,被动活动正常,双下肢并齐后等长。X线摄片显示关节已复位。测量 Nelaton's 线、Shoemaker's 线正常。如手法复位失败,应仔细分析手法复位失败的原因。常见的原因主要有关节囊形成纽扣孔样交锁;断裂的关节盂唇等卷入关节内;在中心性脱位则可能是股骨颈被骨折片嵌夹等。

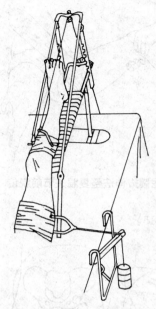

图 12－17　牵引复位法整复髋关节中心性脱位

2. **手术治疗**　手法失败者,或合并髋臼骨折、骨折块较大复位不良者,可早期手术切开复位内固定。骨折块可用螺钉或钢板固定。

3. **固定**　髋关节脱位复位后合并髋臼骨折者,行骨牵引维持其位置,重量可减为 4～6 kg,时间 8～10 周。中心性脱位复位后继续行骨牵引维持其位置,重量可减为 4～6 kg,时间 8～10 周,直至骨折愈合。

五、预防与调护

髋关节脱位经及时复位后,一般预后良好,但脱位不可避免地会发生关节囊撕裂和韧带断裂,有可能影响股骨头血运,约有 10％病例发生股骨头缺血坏死。中心性脱位如髋臼骨折复位不良或关节软骨面受损严重,后期发生创伤性关节炎的可能性大。可能需要人工关节置换恢复关节功能。

固定期间可行股四头肌及踝关节锻炼,解除固定后,可先在床上作屈髋、屈膝及内收、外展、内旋、外旋活动,随后可扶拐下地不负重行走。中心性脱位因有关节面破坏,故应在牵引下早期活动髋关节。而负重锻炼则应相对推后,以减少创伤性关节炎及股骨头坏死的发生。髋部骨折手术治疗,要警惕深静脉血栓栓塞症的发生,并应该提前加以预防。

(王　平)

第十三章　膝及小腿部损伤

导学　**掌握**髌骨骨折、髌骨脱位、膝关节侧副韧带损伤；**熟悉**胫腓骨骨折、膝关节脱位；**了解**股骨髁上和髁部骨折、胫骨平台骨折、膝关节交叉韧带损伤、膝关节半月板损伤。

第一节　股骨髁上骨折

股骨髁上骨折是股骨远端骨折的一种,指发生于股骨腓肠肌起始点上 2～4 cm 范围内的骨折,不包括内外髁部骨折和髁间骨折。髁上骨折一般为关节囊外骨折,而髁部骨折及髁间骨折为关节囊内骨折,但髁上骨折与髁间骨折常相互波及又称经髁间的髁上骨折。股骨髁上骨折临床上在两类人群发生较高,分别是青年人和老年人,前者为高能量损伤,后者为低能量损伤。

一、病因病机

股骨髁上骨折大多由间接暴力导致骨折,如从高处坠落受伤,患者足部或膝部着地;或车祸高速损伤所致。亦可因直接暴力打击导致骨折。此外,若膝关节强直、失用性骨质疏松,亦容易因外力而发生股骨髁上骨折。如老年患者,由于干骺端骨质疏松,在屈曲位跌倒时,可引起该处嵌插性骨折。股骨髁上骨折可分为屈曲型和伸直型两种(图 13-1)。

1. *屈曲型骨折*　远端向后侧移位,骨折呈横断或斜形,骨折线由后上斜向前下方,骨折远端因受腓肠肌的牵拉和关节囊的紧缩,而向后移位,容易压迫或损伤腘动、静脉和神经。

2. *伸直型骨折*　远端向前移位,骨折线从前上斜向后下。

二、临床表现

1. *症状与体征*　股骨髁上骨折的临床表现与股骨下 1/3 骨折相似,伤后大腿下段及膝部严重肿胀,患肢短缩,压痛显著,功能丧失。屈曲型骨折者,在膝前外上方可扪及骨折近侧断端明显突起,而在膝后可摸到骨折远侧断端。伸直型骨折者因骨折端相互重叠,不易扪及骨折端,但患处前后径增大。检查时应防止膝关节过伸而造成腘窝部血管或神经损伤。

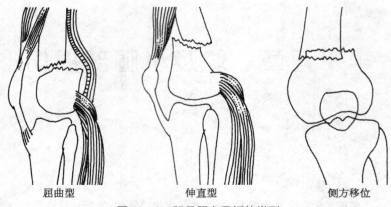

屈曲型　　　　　　　　　　伸直型　　　　　　　　　　侧方移位

图 13 - 1　股骨髁上骨折的类型

2. 辅助检查　膝关节正、侧位 X 线片,可确定骨折类型和移位情况。

三、诊断与鉴别诊断

根据其外伤史、临床表现及 X 线征象,一般均能作出骨折的诊断。若局部出现较大血肿,且腘后动脉、足背动脉搏动减弱或消失时,应考虑为腘动脉损伤。若出现足跖屈、内收、旋后及趾跖屈运动消失,并呈仰趾状,趾强度伸直,足底反射及跟腱反射消失,伴有小腿后 1/3、足背外侧 1/3 及足底皮肤感觉明显减弱或消失时,应充分考虑到胫神经损伤的可能性。

股骨下端为骨肿瘤的好发部位,如骨巨细胞瘤、骨肉瘤等,严重者可并发病理性骨折,但其致伤暴力往往较小,疼痛肿胀的程度亦较轻。临床根据病史、临床过程及影像学资料全面综合分析,进行鉴别诊断。

四、治疗

股骨髁上骨折非手术疗法治疗时,股骨前后方向或内外方向允许有 7° 以内的成角;长度短缩则应≤2 cm。在此范围内的功能复位对患肢的功能影响较小。

1. 整复方法

(1) 骨牵引复位:屈曲型骨折可采用股骨髁部冰钳或用骨圆针牵引(图 13 - 2①)。伸直型骨折则采用胫骨结节牵引(图 13 - 2②)。牵引重量一般为 7～10 kg,维持重量为 5 kg。骨牵引后配合

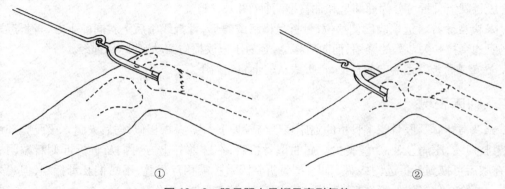

①　　　　　　　　　　　　　　　　　　②

图 13 - 2　股骨髁上骨折骨牵引复位

手法整复即可复位。如骨折远端向后移位明显者,可应用股骨髁上和胫骨结节双部位牵引进行复位。

行双部位骨牵引时,骨折远端后倾程度大者,则膝关节的屈曲角度亦应相应加大。与此对应胫骨结节的牵引方向亦应加大向下的角度,并注意置放患肢附架的转折处应对准骨折远端。

(2)手法整复:以临床常见的屈曲型为例,说明手法复位方法。采用屈膝拔伸法整复骨折,患者仰卧,两膝屈曲至90°~100°,悬垂于手术台一端。患膝下方垫一沙袋。用宽布带将患肢固定于手术台上,助手以两膝夹住患肢踝部,并用双手抱住小腿上部顺势拔伸并向足端牵拉。术者双手抱住小腿上端近腘窝处将远折端向前提托,以纠正重叠及向后成角移位;然后两手相对挤压,纠正残余的前后及侧方移位,力求骨折功能复位(图13-3)。

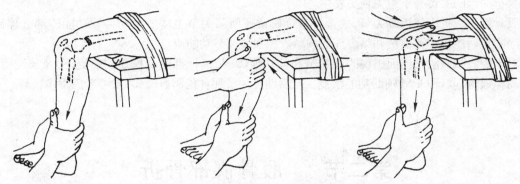

图 13-3　股骨髁上骨折手法复位

整复时要保持膝关节屈曲位,注意保护腘窝神经血管,用力不宜过猛;复位困难者,可加大牵引重量后再整复。

2.固定

(1)无移位骨折:将膝关节内的积血抽吸干净后,采用超膝关节夹板或石膏托固定即可。其夹板规格为:前侧板下端至髌骨上缘,后侧板的下端至腘窝中部,两侧板以带轴活动夹板行超膝关节固定,小腿部的固定方法与小腿骨折相同,膝上和膝下均以四根布带绑扎固定。将患肢膝关节屈曲于70°~90°的位固定。

(2)移位骨折:经持续牵引而配合手法复位者,所用固定夹板,其两侧板的下端呈叉状,骑在冰钳或骨圆针上(图13-4)。6~8周后解除牵引,改用超膝关节夹板固定,直至骨折愈合。

(3)手术开放复位内固定,或经皮钢板螺钉治疗,或逆行交锁髓内钉固定。

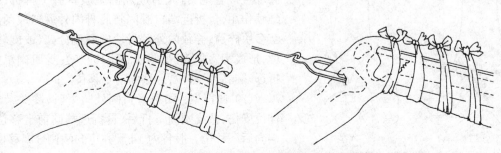

图 13-4　股骨髁上骨折骨牵引配合夹板固定

3. **手术治疗**   对于移位严重,经牵引和手法整复不能复位者,或伴有血管神经损伤者,应考虑行切开复位内固定,并探查血管神经。

4. **练功疗法**   与股骨干骨折基本相同,但因骨折靠近关节,易发生膝关节功能受限,所以应尽早进行股四头肌锻炼和关节屈伸功能锻炼。5～7周后解除牵引,改用超膝关节夹板固定,直至骨折愈合。

5. **中药治疗**   按照骨折三期辨证施治。由于股骨髁上骨折近膝关节,为了防止关节僵硬,解除夹板固定后应用中药熏洗并结合按摩。

五、预防与调护

骨折的预防关键在于避免创伤发生。

股骨髁上骨折因靠近膝关节,故骨折愈合后常遗留膝关节主动或被动伸屈功能的部分障碍,故解除固定后应用中药熏洗并结合理筋按摩。加强膝关节功能康复。

对于因股四头肌粘连而出现的膝关节屈伸功能障碍,在骨折愈合稳定的前提下,及早进行膝关节屈伸锻炼,或行CPM辅助功能恢复。若后期膝关节屈伸仍明显障碍,则可考虑手术松解。

第二节   股骨髁部骨折

股骨髁部骨折包括双髁(髁间)骨折和单髁骨折,为关节内骨折,临床多发生于青壮年。股骨髁骨折占全身骨折的0.4%。股骨髁周围有关节囊、韧带、肌肉及肌腱附着,因此股骨髁部骨折,可并发腘动脉、神经及其周围软组织的广泛损伤;同时易发生骨块分离而不产生塌陷,出现"T"或"Y"型骨折。

一、病因病机

股骨髁部骨折主要为股骨轴向暴力合并内、外翻或旋转暴力所造成。近年来,随着交通事故的频繁发生,该类骨折的青壮年病例往往由于高速、高能量暴力引起。

1. **髁间骨折**   股骨髁间骨折大多由间接暴力造成,临床上可分为屈曲型和伸直型。

(1)屈曲型:患者自高处坠落受伤,屈膝位足或膝部直接着地,首先造成屈曲型股骨髁上骨折;暴力继续作用,骨折近端自髁间将股骨内外髁劈成两半甚至多块碎片,导致内外髁骨块向两侧分离(或旋转)移位,形成"T"或"Y"型骨折(图13-5),受肌肉牵拉骨折远端向后上移位,近端向前下移位。

(2)伸直型:如患者自高处坠下时,膝关节于过伸位受伤,造成髁间骨折后,骨折远端向前上移位,近端向后下移位。股骨内、外髁亦可向两侧分离移位。

2. **单髁骨折**   临床少见,直接暴力或间接暴力均

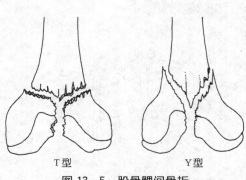

T型   Y型

图 13-5   股骨髁间骨折

可引起单髁骨折,但以后者多见。患者膝伸直位自高处坠下,暴力向上传导,对股骨髁产生强大的冲击力,由于正常膝关节存在轻度外翻,故易形成膝外翻暴力而造成外髁骨折,分离的股骨髁被推向上移位(图13-6),形成膝外翻畸形。少数患者可并发外侧副韧带及前侧交叉韧带撕裂;少数情况下,过度的膝内翻暴力,可导致内髁骨折,分离的股骨髁向上移位,从而形成膝内翻畸形。或可合并内侧副韧带及前侧交叉韧带撕裂。单髁骨折的骨折线多为纵向斜行近矢状面劈裂骨折;冠状面及粉碎骨折少见,骨折块多向后上移位。

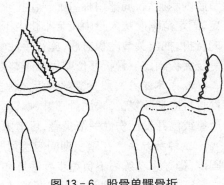

图13-6　股骨单髁骨折

二、临床表现

1. 症状与体征　患者有明确的自高处坠落、局部碾压或车祸受伤等外伤史,伤后患膝肿胀(关节内积血明显)、疼痛严重,腘窝部有青紫及瘀斑、膝关节功能障碍。髁间骨折检查时可见患肢短缩,膝关节呈半屈曲状,膝部横径及前后径增大明显,股骨内外髁部压痛明显,并可触及骨擦音。单髁骨折则见膝关节外展或内收位畸形,内髁或外髁压痛明显,并可触及骨擦音及异常活动。

2. 辅助检查　X线检查可明确骨折的部位和类型。

三、诊断与鉴别诊断

根据外伤史、临床表现、体征及X线检查所见,即可明确诊断。临床上如发现腘窝部肿胀明显,皮肤张力高,足背胫前动脉的搏动减弱或消失,小腿和足背的皮肤感觉、温度下降,应考虑骨折伴发血管神经损伤。

四、治疗

股骨髁间骨折属关节内骨折,故治疗时必须达到良好对位,力争解剖复位。以保证关节面光滑完整,同时配合有效固定,早期功能锻炼。才能有效地恢复关节功能,防止发生创伤性关节炎。

1. 手法整复　患者取仰卧位,屈膝30°~50°。两助手分别握持大腿中上段和小腿中下段,但暂不作牵引。术者两手环抱股骨内外髁,向中心挤压,纠正内外髁分离移位,与此同时令两助手施行适度力量的牵引,以纠正重叠移位(图13-7)。

牵引下维持两髁的位置,然后采用整复股骨髁上骨折的手法纠正骨折前后移位。复位后,术者用两手维持复位位置,令远端助手屈伸膝关节数次,模造关节面使之恢复平整。对于单髁骨折移位不明显者,可直接用挤压手法复位。如移位显著手法复位不成功者,应考虑采用手术治疗。

股骨髁间骨折手法复位牵引力不能过大,否则易引起两髁旋转分离甚或加重损伤。此外,手法复位亦可在胫骨结节骨牵引下进行。

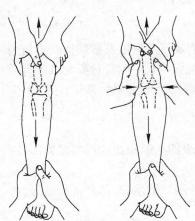

图13-7　股骨髁间骨折手法复位

2. 固定　治法选择无移位骨折,在严格无菌操作下抽出关节腔内积血后,局部用棉垫加压包扎。然后用两侧带轴的活动超膝关节夹板或石膏前后夹进行固定,固定范围应从大腿中段至小腿中下段。固定时间一般为4～6周。轻微移位或无明显旋转移位的骨折,抽出关节内积血后,施行手法复位夹板或石膏固定,亦可在骨牵引的前提下,辅助手法整复及夹板固定。骨折移位明显难于整复或关节腔中有骨折碎块者,一般主张切开复位内固定。

3. 手术治疗 股骨髁部骨折如骨折块移位大、或骨折碎片进入关节内、手法复位失败或陈旧性骨折应切开复位,采用骨圆针、螺钉、髁支持钢板或动力髁螺钉(DCS)内固定。对骨折粉碎程度严重或已并发创伤性关节炎者,可考虑行关节融合术或关节置换术。

4. 练功疗法 在牵引期间应练习股四头肌舒缩活动,6～8周后解除牵引,继续用超关节夹板固定,指导患者练习不负重步行锻炼和关节屈伸活动。骨折愈合坚强后再负重行走。

5. 中药治疗 按照骨折三期辨证施治。由于股骨髁上骨折近膝关节,为了防止关节僵硬,解除夹板固定后应用中药熏洗并结合按摩。

五、预防与调护

骨折的预防关键在于避免创伤发生。

股骨髁间骨折的预后与康复与股骨髁上骨折的类似。重点在于膝关节功能的恢复。股骨髁间骨折常伴随着膝关节滑膜囊、半月板的损伤,伤后关节腔粘连,遗留关节功能的障碍更易发生。

动静结合原则应贯穿于整个治疗过程中,早期功能锻炼在股骨髁部骨折治疗中显得特别重要。它能起到对关节面的模造,矫正残余移位,防止关节囊粘连、肌肉韧带挛缩,否则将导致膝关节活动障碍甚至僵硬。骨折复位固定后,即应作股四头肌的收缩及踝关节、跖趾及趾间关节的屈伸活动。1～2周后如骨折稳定,可行膝关节主动或辅助活动,活动时宜轻缓,切勿施行暴力,活动应循序渐进,范围逐渐加大。4～6周内,可参照股骨下1/3骨折功能锻炼方法进行。6周后,可在超膝关节带轴夹板固定下,扶拐下地进行不负重行走锻炼。骨折愈合后配合外用药物熏洗作主动锻炼或被动屈伸锻炼。如X线片显示已骨性愈合,方可逐步负重下地行走。

第三节 髌骨骨折

髌骨骨折是以髌骨局部肿胀、疼痛、膝关节不能自主伸直,常有皮下瘀斑以及膝部皮肤擦伤为主要表现的骨折。多见于30～50岁的成年人,男性多于女性,儿童极少见。髌骨骨折约占所有骨折的1%。临床上髌骨骨折是由直接或(和)间接暴力造成的,移位的横行骨折最为常见。

一、病因病机

髌骨骨折是由直接和间接暴力联合作用造成的,但大部分为股四头肌牵拉的间接暴力所致,发生人群多为中老年髌骨骨质逐渐退变的情况下(图13-8)。

1. 直接骨折 是由膝前方直接暴力引起,如跌倒时膝部着地、高处坠落、局部直接打击等,骨折常呈粉碎性或星形。

2. 间接骨折 常由膝关节屈曲位股四头肌强烈收缩所致,此类骨折多为横行,并合并内、外侧

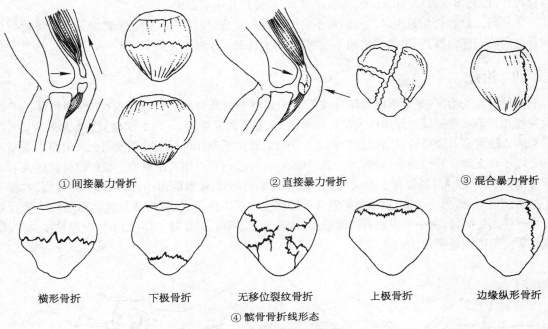

① 间接暴力骨折　　　　② 直接暴力骨折　　　　③ 混合暴力骨折

横形骨折　　　下极骨折　　　无移位裂纹骨折　　　上极骨折　　　边缘纵形骨折

④ 髌骨骨折线形态

图 13 - 8　髌骨骨折各种类型

支持带的撕裂。

3. **混合暴力骨折**　当膝关节处于轻屈外翻位,髌骨被拉向外侧,致髌骨与外髁形成杠杆支点,此时髌骨两侧被拉紧固定,如遭受直接暴力撞击,可导致髌骨纵行或边缘性骨折。

临床上,根据膝关节 X 线平片上的骨折线形态可将髌骨骨折分为无移位骨折和移位骨折,并进一步分为横行、纵行和粉碎骨折。移位的横行骨折最为常见,可由直接或间接暴力所致,一般累及髌骨中 1/3,但也可累及其近端(上极)或远端(下极),髌骨的两极部位也可以存在不同程度的粉碎。纵行和粉碎骨折常发生于膝前方的直接创伤。纵行骨折多见于髌骨的中 1/3 或外 1/3,一般不发生支持带撕裂,因此伸膝装置可保持完整。

二、临床表现

1. **症状与体征**　患者有明确膝关节外伤史,伤后觉膝关节前方疼痛、活动受限,患侧髌前肿胀、瘀斑,压痛明显,不能伸直膝关节站立。查体可触及骨折间隙。移位明显时,可触及骨擦音。影像学提示有髌骨骨折。

2. **辅助检查**　根据影像学显示骨折的类型和移位情况,如为纵裂或边缘骨折,须拍摄轴位片,自髌骨的纵轴方向投照才能显示骨折。故临床上疑似髌骨骨折的患者,一般常规拍摄侧位和轴位片。而正位片因与股骨髁重叠,不能显示骨折。轴位片的拍摄要注意,患者合并横形骨折时,过分屈膝拍摄轴位片,容易导致骨折进一步移位。

三、诊断与鉴别诊断

根据患者的典型外伤史、临床症状和体征以及 X 线检查所见,即可作出正确的诊断。

临床上需与股四头肌的髌骨附着部或髌韧带的髌骨附着部损伤相鉴别,这两类损伤可以不带有骨折片,但局部应有显著的压痛,伸膝困难,超声检查有助于鉴别。

还应与二分髌骨相鉴别。二分髌骨多位于髌骨外上极,位于外缘及下缘者少见。副髌骨与主髌骨之间的间隙较整齐,边缘硬化而不锐利,临床上局部无压痛。

四、治疗

髌骨骨折的治疗,是要求恢复髌骨关节面的完整平滑及伸膝装置连续性,防止创伤性关节炎发生和膝关节粘连僵硬。无移位的髌骨骨折,后侧关节面完整者,无须手法整复,用从踝关节至腹股沟的长腿管型石膏将膝关节伸直位固定4~6周,固定期间在可忍受的限度内允许负重。

1. 手法复位 移位骨折,骨折块分离间隙在1 cm之内者可用手法复位。复位时先将膝关节内积血抽吸干净,注入1%普鲁卡因或利多卡因5~10 ml,起局部麻醉作用,伤肢置于伸直位,术者一手推挤髌骨下缘,另一手拇、示两指将髌骨近折端向下用力推挤,使骨折块靠拢即可复位。然后术者用一手固定髌骨,另一手沿髌骨边缘触摸,检查是否平整。必要时,可令助手轻轻屈伸膝关节,使髌骨后关节面恢复平整(图13-9)。

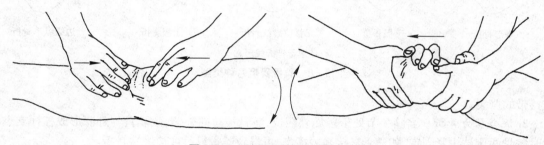

图 13-9 髌骨骨折手法整复方法

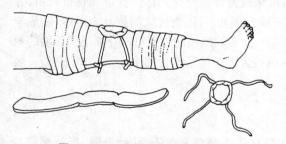

图 13-10 髌骨骨折抱膝圈固定

2. 固定

(1) 抱膝圈固定法:适用于无移位或移位小于1 cm手法复位后的髌骨骨折。测量髌骨轮廓大小,用胶皮电线做一略大于髌骨周缘的圆圈,外用棉花及绷带缠绕,另加布带4条,各长10 cm,后侧板长度由大腿中部到小腿中部,宽13 cm,厚1 cm,后侧板中部两侧加固定螺丝钉,复位满意后,立即用抱膝圈固定,膝伸直位于后侧板上,膝关节后侧及髌骨周围衬好棉垫,将抱膝圈固定于髌骨周围,固定带分别捆扎在后侧托板上(图13-10)。

注意松紧度,以不妨碍血液循环为准,然后将后侧托板用绷带固定,固定后抬高患肢,须注意有无腓总神经受压情况。最初1周内应X线透视或摄片2~3次,如有移位应及时矫正,要求每日检查固定带松紧度及固定圈有无移动,若肿胀消退,则根据具体情况缩小抱膝圈。但是要注意局部皮肤的完整及安全对于治疗也有同样重要的意义。

(2) 长腿石膏固定:适应证同上,当骨折移位不明显时,可以用长腿石膏进行固定4~6周。拆除石膏后,加强膝关节的功能锻炼及恢复。

3. 手术治疗 对骨折移位明显手法复位失败,或关节内骨折,台阶超过2 mm或伸膝装置完整性破坏,抑或骨折伴关节面塌陷或骨折间隙大于2 mm时需进行手术。常用手术治疗方式有:

① 切开复位内固定术,包括钢丝环扎加"8"字钢丝张力带内固定术、克氏针张力带钢丝固定、拉力螺钉加张力带固定、镍钛髌骨爪固定;② 在关节镜辅助下或不在关节镜下闭合复位张力带固定术;③ 髌骨上极或下极切除术,股四头肌腱重新附立术;④ 髌骨切除术。

4. 练功疗法　固定期间应逐步加强股四头肌舒缩活动,解除固定后,应逐步进行膝关节的屈伸锻炼。但在骨折未达到临床愈合之前,注意勿过度屈曲,以免将骨折处重新拉开。

5. 中药治疗　应内服与外治兼顾。骨折初期局部肿胀较重治宜活血祛瘀,消肿止痛,内服桃红四物汤、复元活血汤加利尿消肿药,外敷消肿止痛散、金黄散、三七散等。中期宜和营生新、接骨续筋,内服归芎养骨合剂加减等,外敷宜用温经通络、化瘀止痛,续筋接骨之剂,如百草伤膏等。后期宜补益肝肾、强壮筋骨,内服熟地壮骨合剂等。老年人在初期不宜攻下太过,中后期可重用补益类药物。肝肾不足:偏肝肾阴虚者,治宜补益肝肾,方用六味地黄汤、知柏地黄汤、左归丸等;若为肾阳虚者,治宜温补肾阳,方用金匮肾气丸、右归丸合虎潜丸等。各类型骨折拆除外固定后,可用中药熏洗以尽快恢复关节功能,熏洗局部以舒筋通络,如用川芎行气洗剂,海桐皮汤,舒筋活络洗剂等,有严重张力性水泡和使用伤膏后过敏者应避免使用。

五、预防与调护

骨折的预防关键在于避免创伤发生。

髌骨骨折系关节内骨折,关节面平整与否,决定了膝关节功能恢复与否。除骨折的复位外,确实有效的固定和早期的康复训练亦是决定骨折预后的关键因素。骨折初期应抬高患肢,进行踝关节及跖趾关节活动。经1~2周肿胀消退后,可保持伸膝位下地扶拐行走。骨折愈合解除外固定后,逐步锻炼股四头肌舒缩和膝关节屈伸活动。如为切开复位张力带内固定、闭合穿针加压固定和抓髌器固定均可早期进行功能锻炼。

第四节　胫骨平台骨折

胫骨平台骨折又称胫骨髁骨折,青壮年多见,好发于外髁,为关节内骨折。胫骨髁关节软骨下骨皮质较股骨髁相对薄弱,当胫骨髁与股骨髁因暴力而碰撞时,多引起胫骨髁骨折。胫骨髁骨折以外髁骨折最为多见,内髁骨折较少见。究其原因为胫骨外髁骨小梁密度小于内髁,且胫骨内髁有对侧下肢保护不易遭受内翻应力打击,加之膝关节有3°~5°外翻角,受外侧暴力打击易引起外髁受压,产生塌陷骨折。故临床胫骨外髁骨折多见。

一、病因病机

1. 骨折机制　摔跌、高坠等间接暴力或高速撞击的直接暴力均可引起胫骨平台骨折。

(1) 外翻暴力:患者膝伸直位站立时,如膝外侧受暴力打击,致膝关节过度外翻,由于胫骨外髁关节面外侧部较股骨外髁超出约0.5 cm,导致股骨外髁前部如凿子一般冲击胫骨髁中部,造成中部塌陷骨折(或亦可造成周围劈裂骨折)。若外翻暴力较小,股骨外髁外侧劈裂胫骨外髁,外髁骨折片向外移位,骨折线呈纵形;若外翻暴力较大,股骨外髁继续向下嵌入胫骨外髁中部,可产生向周围的推挤力,进一步导致平台周围部分的劈裂骨折;部分胫骨平台关节面和骨碎片一道压入劈裂的外髁中,造成外髁塌陷骨折。当膝关节屈曲位遭受外翻暴力时,由于股骨外髁后部与胫骨髁之间存在接触,故可致外髁整块劈裂骨折,并向外下移位。此外,腓骨头受外髁劈裂移位的挤压力,可产生腓骨头或颈部压缩骨折,同时,内侧副韧带和前交叉韧带受强烈牵拉,均有可能产生撕裂。

(2)内翻暴力:当站立位膝伸直内侧受暴力打击,膝关节过度内翻,由于内侧平台和股骨内髁的两关节面内缘恰对齐,股骨内髁撞击内侧平台,可引起内侧平台的部分或全部塌陷骨折。骨折线常位于内侧副韧带附着点下方,骨片可呈向内、向下移位,此内收应力尚可引起腓骨头撕脱骨折或腓总神经损伤。

(3)垂直压缩暴力:从高处坠落足部着地,外力与地面反作用力交集于胫骨髁导致骨折。股骨髁的凸面像锤一样锤击胫骨平台将其劈裂成"T"或"Y"型粉碎骨折。如伴有外翻应力,则外髁损伤更严重。单纯胫骨内侧平台骨折少见,且多无严重移位。

2. **骨折分型** 胫骨平台骨折临床常采用 Schatzker 分型(图 13-11)。

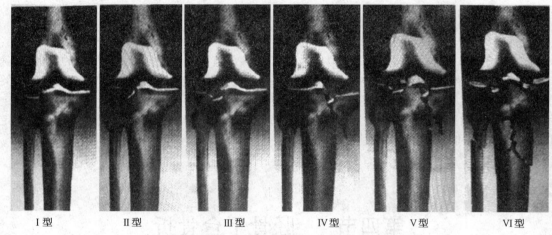

Ⅰ型　　　　　Ⅱ型　　　　　Ⅲ型　　　　　Ⅳ型　　　　　Ⅴ型　　　　　Ⅵ型

图 13-11　胫骨平台骨折 Schatzker 分型

Ⅰ型:外侧平台劈裂骨折,无关节面塌陷。多发生与年轻人。骨折移位时常有外侧半月板撕裂,或半月板嵌入骨折间隙。此型占胫骨平台骨折的 15.0%。

Ⅱ型:外侧平台劈裂,关节面压缩骨折。多发生于 40 岁以上的患者。此型占胫骨平台骨折的 23.2%。

Ⅲ型:外侧平台单纯压缩骨折。压缩部分常位于关节中心部分,由于压缩的部位、大小和程度不同,可以是稳定或不稳定骨折。此型占胫骨平台骨折的 14.5%。

Ⅳ型:胫骨内侧平台骨折。损伤由中等至高能量暴力致伤,常合并膝关节脱位、血管损伤,因此需仔细检查。此型占胫骨平台骨折的 14.5%。

Ⅴ型:双侧平台骨折。由高能量暴力损伤所致,易合并血管神经损伤。此型占胫骨平台骨折的 12.0%。

Ⅵ型:双侧平台骨折加胫骨干与干骺端分离。由高能量暴力损伤所致,常合并膝部软组织严重损伤、筋膜室综合征和严重神经血管损伤。此型占胫骨平台骨折的 20.8%。

二、临床表现

1. **症状与体征**　患者多有较明显的外伤史(低能量损伤、高能量损伤),伤后患膝肿胀、疼痛、活动障碍、主动活动受限,被动活动时膝关节疼痛,胫骨近端和膝部压痛明显。可扪及骨擦音和异常活动。侧方应力试验阳性。皮肤软组织肿胀明显合并水疱者(高能量损伤者常见),应注意检查筋膜间隙张力、末梢动脉及下肢神经功能情况,排除有无筋膜间室综合征。

2. **辅助检查**　X线、CT三维重建、MRI平扫提示胫骨平台骨折。

三、诊断与鉴别诊断

根据外伤史、临床症状及体征,X线表现可明确诊断。疑有侧副韧带断裂时,尚可拍摄应力位片。必要时可作MRI检查,以了解半月板或交叉韧带损伤的征象。胫骨髁骨折为了全面了解骨折损伤及关节面受累的情况,常规应进行CT扫描,根据其结果决定手术治疗方案。

四、治疗

胫骨平台骨折属关节内骨折,因此治疗的主要目的是恢复关节面的平整和良好的关节活动度。故治疗时要做到准确复位、坚强固定和适时的功能锻炼。

1. **整复方法**　有移位骨折应施行手法整复、撬拨复位、持续牵引治疗,力求恢复胫骨关节面的平整和下肢正常的生理轴线,以防止创伤性关节炎的发生。

(1)手法整复:患者仰卧,患侧髋、膝关节伸直中立位,局麻下抽净关节内积血或积液。整复外侧平台骨折步骤为:两助手分别握住患肢大腿和踝上部作拔伸牵引,然后远端助手一手握小腿中下段内侧,另一手握住膝内侧,同时用力使膝关节内翻;在膝关节外侧间隙增大后,术者用双手拇指推挤骨折片向内上方,使之复位(图13-12①)。

整复内侧平台骨折则与之相反,先使膝外翻,加大内侧间隙,然后推挤骨折片复位。如为双髁劈裂骨折,可在第一步基础上行胫骨下端或跟骨牵引;然后术者用抱髁法,双手掌按于内、外髁部向中心推挤复位(图13-12②)。

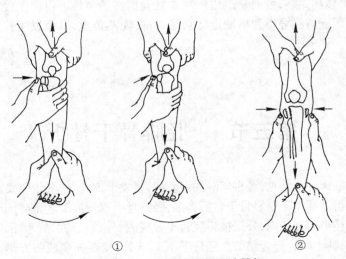

①　　　　　　②

图13-12　胫骨平台骨折手法整复

（2）撬拨整复：对于严重塌陷骨折，可采用针拨复位法：常规消毒并局麻后，在 C 臂 X 线机引导下，术者持斯氏针插入塌陷骨块下部向上撬拨(图 13-13)；同时令助手协助用双拇指向内上方顶推移位的外髁，使之复位。

（3）持续性牵引疗法：对于严重粉碎性骨折，手法及手术难以复位及有效固定的病例，可用胫骨下端或跟骨牵引。然后在牵引下早期进行膝关节功能活动，以使股骨髁挤压胫骨平台，一般牵引时间为 6 周，3 个月后开始负重。

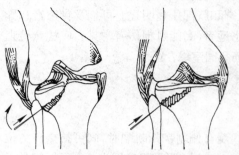

图 13-13　胫骨平台骨折撬拨整复

2. 固定　外固定用超膝关节小夹板、长腿石膏托或石膏前后夹。无移位或移位不严重者，将膝关节固定于轻屈位 4 周，去除外固定伤肢不负重锻炼膝关节屈伸功能 3 周后，可下地扶拐逐渐负重行走。移位严重骨折者体位同前，固定 3～6 个月后方可负重行走。

3. 手术治疗　单髁或双髁骨折移位明显，手法复位不满意的青壮年病例，或陈旧性骨折应考虑切开复位，内固定物用螺丝钉、"L"形钢板、"T"形钢板或骨圆针交叉固定。内固定手术一般应该配合植骨术，尽量恢复关节面的平整。

4. 练功疗法　早期应做股四头肌功能锻炼及关节屈伸锻炼，解除固定后，在床上练习膝屈伸活动或扶拐不负重步行锻炼，5～6 周后经检查骨折牢固愈合，方可下地练习负重，应注意负重过早可造成胫骨平台重新塌陷。

5. 中药治疗　按骨折三期辨证论治，后期可用中草药熏洗配合膝关节练功活动，以利关节功能恢复。

五、预防与调护

骨折的预防关键在于避免创伤发生。

胫骨平台骨折系涉及负重关节面的骨折，因此无论采用何种复位固定方法，均应力争解剖复位，保持关节面的平整和完整，否则易造成后期并发创伤性关节炎。但由于胫骨平台骨折既不易整复，又难以固定，因此应指导患者早期进行功能锻炼，晚期负重，以免发生膝关节僵硬以及晚期退行性病变。

第五节　胫腓骨干骨折

胫腓骨干骨折临床十分常见，各种年龄均可发病，多发于 10 岁以下儿童或青壮年，儿童多为青枝骨折或无移位骨折。其中又以胫骨干骨折为多，胫腓骨干双骨折次之，腓骨干骨折少见。胫骨干中上段横截面呈三棱形，有前、内、外三棱将胫骨干分成内、外、后三面，胫骨嵴前突并向外弯曲，形成胫骨的生理弧度，其上端为胫骨结节。胫骨干下 1/3 处，横断面变成四方形。该骨中下 1/3 交界处比较细弱，为骨折的好发部位。

一、病因病机

直接暴力、间接暴力均可导致胫腓骨干骨折(图13-14)。

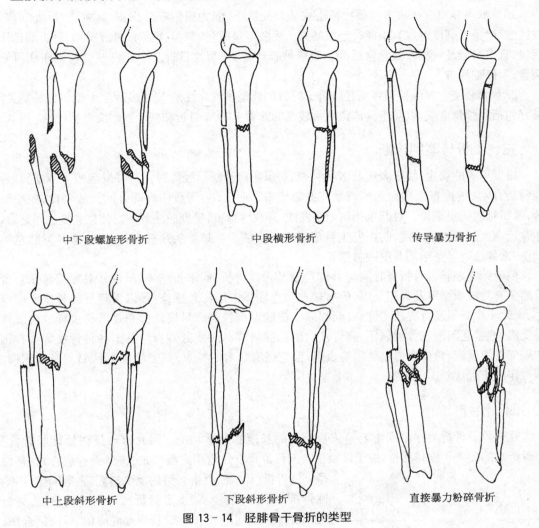

中下段螺旋形骨折　　　　中段横形骨折　　　　传导暴力骨折

中上段斜形骨折　　　　下段斜形骨折　　　　直接暴力粉碎骨折

图13-14　胫腓骨干骨折的类型

1. **直接暴力骨折**　由重物打击或挤压造成,暴力多来自外侧或前外侧,多为横断、短斜形骨折,亦可造成粉碎性骨折。胫、腓骨两骨折线都在同一水平,软组织损伤较严重。

2. **间接暴力骨折**　多为高处跌倒、强力扭转或滑倒等致伤。骨折线多呈斜形或螺旋形。双骨折时,腓骨的骨折线较胫骨为高,软组织损伤较轻(图13-15)。

骨折移位特点主要是暴力的方向、肌肉

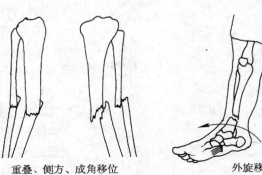

重叠、侧方、成角移位　　　　外旋移位

图13-15　胫腓骨干双骨折移位形式

收缩、小腿和足部的重力,可以出现重叠、成角或旋转畸形。

二、临床表现

1. 症状与体征　患者多有重物撞击或从高处跌下、强力扭转等外伤史。伤后骨折处疼痛,患肢肿胀(严重时高度肿胀),不能行走或站立。患肢多呈成角、侧移、短缩或外旋畸形,骨折局部压痛明显,且多可触及骨擦音及异常活动。但单纯腓骨骨折、裂纹骨折及小儿青枝骨折则压痛可不甚明显,须仔细检查。

2. 辅助检查　X线检查可见胫腓骨干骨折的典型表现。注意X线摄片至少须包括一端关节,最好包括胫腓骨全长,以防止漏诊位置常较高的腓骨上1/3骨折和便于观察旋转移位。

三、诊断与鉴别诊断

根据患者的病史、临床表现及X线检查,可以明确诊断。胫腓骨骨折并发症较多,对胫腓骨上端骨折,应常规检查远端血运情况及皮肤感觉等,间接暴力所致由内向外的开放创口,较小而隐蔽,诊断时应防止漏诊。对严重损伤如多发性、开放性骨折,早期应注意并发休克。复位固定后,须注意远端血运及神经功能,防止发生骨筋膜室综合征。对腓骨头颈部骨折,应注意并发腓总神经损伤,常规检查足趾活动及皮肤感觉。

但疲劳性胫腓骨骨折有时需与骨样骨瘤及青枝骨折、局部骨感染、早期骨肿瘤等鉴别。骨样骨瘤虽有骨皮质增厚及骨膜反应,但有较典型之瘤巢。局部骨感染,是以骨膜反应骨皮质增厚为主,无骨小梁断裂及骨皮质切迹征,而临床上皮肤温度较高。早期骨肿瘤是以花边样或葱皮样骨膜反应为主,逐渐出现骨质破坏、瘤骨及软组织肿块等。而疲劳骨折与以上各种骨疾病虽有相同的局部骨膜反应、骨皮质增厚硬化等表现,但它仍有自身的特点,只要掌握X线特点及临床病史,即可作出正确诊断。

四、治疗

胫腓骨干骨折治疗原则主要是恢复小腿的长度和负重功能。因此重点是在处理胫骨骨折。对骨折端的成角和旋转移位,应予以矫正。无移位骨折只需用夹板固定,直至骨折愈合;有移位的稳定性骨折(如横断骨折),可用手法整复,夹板固定;不稳定性骨折(如粉碎性骨折、斜形骨折),可用手法整复,夹板固定,配合跟骨牵引。开放性骨折应彻底清创,尽快闭合伤口,将开放性骨折变为闭合性骨折。

正常情况下,膝踝两关节在平行轴上屈伸活动(图13-16)。胫腓骨干骨折后如有成角或旋转移位未纠正,膝踝关节轴的平行关系被破坏,势必影响膝踝关节的正常活动。

1. 手法复位　稳定性移位骨折的治疗通常采用手法复位外固定并配合跟骨牵引的方法进行治疗。手法整复:患者仰卧,患髋膝各屈曲30°~45°。近端助手双手抱握患肢膝上部,远端助手两手分别握患肢前足和足跟部,顺势对抗牵引(图13-17①)。牵引下术者双手抱握远端,令远端助手配合,将骨折远段向内旋转,以纠正外旋移位(图13-17②);然

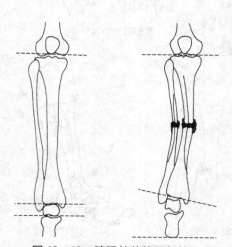

图13-16　膝踝关节的平行关系

后,术者双手环抱远端后侧,令近端助手维持牵引的同时,用力向后按压骨折近端,术者用力向前端提骨折远端以纠正前后侧移位(图 13－17③)。对骨折处存在内、外侧方移位者,术者可双手掌相对用力挤压骨折处,使之复位(图 13－17④)。最后,对横断、锯齿形等骨折,应使用嵌插手法,术者双手抱握骨折部,以稳定骨折断端。然后令助手握拳纵向叩击足跟部,使断端嵌合紧密。骨折整复完成后,触摸胫骨前嵴及内侧面,检查骨折是否对合良好。对儿童单纯成角青枝骨折,应予手法复位:术者一手握住患腿踝关节,另一手按在骨折成角处,相对徐徐用力推压,纠正成角。

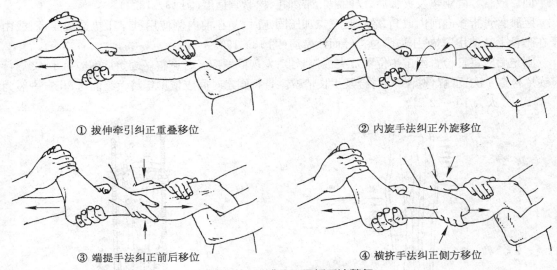

① 拔伸牵引纠正重叠移位　　　　② 内旋手法纠正外旋移位

③ 端提手法纠正前后移位　　　　④ 横挤手法纠正侧方移位

图 13－17　胫腓骨干骨折手法整复

　　胫腓骨骨折后,若残留有成角畸形,可导致膝、踝关节面一侧过度负重;若残留旋转移位,将使膝、踝关节活动不协调,最终导致膝、踝关节炎发生。因此,在复位及固定中,应尽一切可能,完全矫正成角及旋转移位。

　　2. 固定

　　(1) 夹板固定:骨折原始移位有成角趋势者,应在小腿内侧骨折成角处及外侧上、下端各放一平垫,行三点加压固定(图 13－18①)。以控制小腿内动力不平衡产生的再移位倾向及利用凹侧组

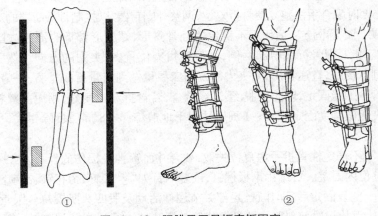

①　　　　　　　　　　②

图 13－18　胫腓骨干骨折夹板固定

织合页这一稳定因素,进一步维持骨折的稳定性。儿童青枝骨折因成角凹侧骨膜尚完整,故成角移位有复发之倾向,亦应行三点加压固定,以控制其成角移位倾向。腓骨小头处置棉垫予以保护,以免压迫致腓总神经损伤。压垫放置妥当后,对上 1/3 骨折行超膝关节固定,患膝屈曲 40°～80°,内、外、后侧均用活动夹板,超膝关节 10 cm 左右,固定至股骨下段,下方至内、外踝上方;中 1/3 骨折固定夹板,其上端应至胫骨内、外髁,下端应达内、外踝,不须超关节固定;下 1/3 骨折固定夹板,其内外侧夹板下方平齐足底,行超踝关节固定,后侧板下方至跟骨结节上缘,上方均达胫骨内、外髁平面。放置好固定垫及夹板后,以四根扎带绑扎,松紧宜适度(图 13 - 18②)。

胫腓骨骨折多向前内成角,故在行三点加压固定时,易在前内侧使用过厚压垫造成压疮;或由于在腓骨上端使用压垫,压迫腓总神经而致麻痹(图 13 - 19)。

固定后应每日检查固定垫位置及夹板松紧度,发现问题应及时调整。固定期间应每 1～2 周行 X 线片检查 1 次,了解骨折断端对合及生长情况。骨折固定时间应依据年龄大小而定,儿童一般为 6～8 周;成人为 10～12 周。

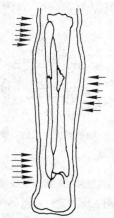
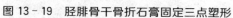
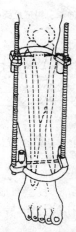

图 13 - 19　胫腓骨干骨折石膏固定三点塑形　　图 13 - 20　外固定支架整复固定胫腓骨干骨折

(2) 外固定器疗法:适用于伴有严重软组织挫裂伤及有严重污染伤口的开放性骨折。其优点是有利于局部伤口处理。常规无菌操作,于骨折远、近端胫骨骨干内各穿入 1～2 根钢针,使之与外固定支架连接(图 13 - 20)。调整纵向螺杆牵引骨折远、近端,以纠正骨折的重叠移位;然后调整环形支具或弹力压垫,必要时配合手法整复使骨折复位,调整外固定器,以控制骨折断端的对位及对线。

(3) 小腿钳夹固定器固定:适用于不稳定的胫骨斜形、螺旋形骨折的治疗。首先进行 X 线透视,以一手的拇、示指对捏骨折线中部两侧,以确定钳夹位置、钳夹力的方向。然后局部消毒麻醉后,将钳尖直接刺入皮肤,直达骨质,钳夹力的方向应尽量做到与骨折线垂直。一定使固定钳尖端稍进入骨皮质内,做加压固定,以防滑脱.经 X 线检查,若骨折对位良好,用无菌敷料包扎两个钳夹入口,再以小腿夹板做辅助固定患肢。1 周后扶拐下地锻炼,6～8 周后拆除钳夹,小腿夹板可继续固定 1～2 周。

3. **手术治疗**　不稳定性骨折手法复位失败,或合并血管神经损伤的骨折及二处以上的多段骨折,可考虑切开复位内固定。可选用钢板螺钉,或髓内钉如"V"形钉、梅花钉、带锁髓内钉等固定。

4. **练功疗法**　整复固定后,即作踝、足部关节屈伸活动及股四头肌锻炼。跟骨牵引者,还可用健腿和两手支持体重抬起臀部。稳定性骨折从第 2 周开始进行抬腿及屈膝关节活动,在第 4 周开始扶双拐作不负重步行锻炼。不稳定性骨折,则解除牵引后仍需在床上继续功能锻炼5～7日,才可扶双拐不负重步行锻炼。此时患肢虽不负重,但足底要放平,不要用足尖着地,以免致远折段受力引起骨折旋转或成角移位。锻炼后骨折部仍无疼痛,自觉有力,即可改用单拐逐渐负重锻炼,在3～5周内为了维持小腿的生理弧度和避免骨折段的向前成角,在床上休息时,可用两枕法。若解除跟骨牵引后,胫骨有轻度向内成角者,可令患者屈膝90°、髋屈曲外旋,将患足放于健肢的小腿上,呈盘腿姿势,利用肢体本身的重力来恢复胫骨的生理弧度。8～10周后根据X线片及临床检查,达到临床愈合标准即可去除外固定。

5. 中药治疗 按骨折三期辨证施治。胫骨中、下1/3骨折后期内治法应着重补气血、益肝肾、壮筋骨。陈旧骨折实行手法折骨或切开复位、植骨术后,亦应及早使用补法。

五、预防与调护

骨折的预防关键在于避免创伤发生。骨折手法整复后,采用夹板固定时,要注意松紧度适当,既要防止消肿后外固定松动而致骨折重新移位,也要防止夹缚过紧而碍患肢血运或造成压疮。

第六节 膝关节脱位

膝关节属于屈戌关节,是人体最大、结构最复杂的关节,周围借助坚强的韧带及肌肉附着,关节比较稳定,故脱位较为少见。随着交通运输业、建筑业的高速发展和激烈对抗性运动的增加,膝关节脱位患者呈逐年递增趋势,多见于青壮年。

一、病因病机

膝关节伸直时,周围的肌肉韧带均处于紧张状态,无侧方及旋转活动,关节保持稳定;而屈曲90°或半屈曲位时,周围的肌肉韧带松弛,关节的稳定度相对较差,故屈曲位遭受高能量损伤时,偶会发生关节脱位,并发周围韧带、半月板损伤,甚至骨折、血管、神经损伤,合并腘动脉损伤时,有下肢截肢风险。

根据股骨髁和胫骨髁脱位的程度可分为部位脱位和完全脱位,完全脱位常伴有广泛的关节囊及韧带的撕裂,或伴有关节内撕脱骨折,甚至腘窝部血管神经和腓总神经损伤等损伤。根据脱位后胫骨上端移位的方向,可分为前脱位、后脱位、侧方脱位(外侧脱位、内侧脱位)及旋转脱位等四种类型(图13-21),其中前脱位较多见,后脱位次之,其余少见。

1. 前脱位 受伤时,膝关节处于屈曲位,暴力从前向后作用于股骨下端或从后向前作用于胫骨上端,使胫骨向前急骤移位。多伴有后关节囊撕裂、十字韧带断裂或腘动静脉损伤。

2. 后脱位 屈曲位时暴力从前向后作用于胫骨上端,胫骨上端向后脱出,多合并严重的十字韧带、内侧副韧带、内侧关节囊的撕裂伤,或发生肌腱断裂或髌骨撕裂骨折。常并发腓总神经损伤,腘窝后血管损伤。

3. 侧方脱位 膝关节受到来自侧方的暴力,或间接暴力传达到膝关节,引起膝关节的过度内翻或过度外翻,关节囊两侧破裂及韧带的断裂而形成侧方脱位胫骨上端向侧方脱出,以外侧脱位

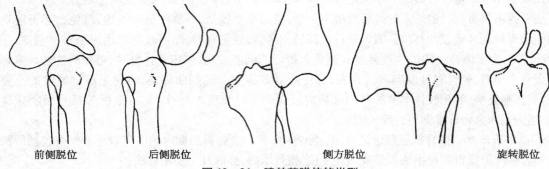

前侧脱位　　　　后侧脱位　　　　侧方脱位　　　　旋转脱位

图 13 - 21　膝关节脱位的类型

较多见,且常合并腓总神经损伤。此外,关节囊及内侧副韧带断裂后常嵌入关节内,导致复位困难;内侧脱位较少见。常合并对侧胫骨平台骨折。

4. 旋转脱位　受伤时膝关节微屈,小腿固定,旋转暴力使股骨发生旋转,迫使膝关节承受扭转应力发生脱位。根据脱位后胫骨上端所处的位置,可分为前内、前外、后内和后外四种类型。

二、临床表现

伤后膝关节剧痛,严重肿胀,功能丧失。

不全脱位者,由于胫骨平台与股骨髁之间不易交锁形成弹性固定,因而常能自行复位而无明显畸形。

完全脱位时,弹性固定明显,且存在不同程度和类型的畸形:① 前脱位者,膝关节微屈,髌骨前侧凹陷,皮肤形成横形皱襞,腘窝部饱满,可触及突起于后方的股骨髁部,于髌腱两侧触及向前移位的胫骨平台前缘,外观呈台阶状变形;② 后脱位者,膝关节前后径增大,膝关节处于过伸位;胫骨上端下陷,并局部出现皱褶,腘窝处可触及胫骨平台后缘高突处;于髌腱两侧可触及向前突起的股骨髁部;③ 侧方脱位者,则有明显的侧方异常活动,于膝关节侧方可触及突起的胫骨平台边缘;④ 旋转脱位者,膝部出现明显畸形,患侧小腿呈内旋或外旋畸形,膝内侧关节间隙处出现皮肤凹陷及皱褶,腘窝部后外侧可触及骨性突起。

合并十字韧带损伤时,抽屉试验阳性;如出现十字韧带损伤,侧方试验阳性;并发腘部血管损伤者,可引起血管栓塞,而使肢体远端缺血坏死;如出现腓总神经损伤时,可出现足背伸功能丧失和足背外侧痛觉消失等表现。

三、诊断与鉴别诊断

根据外伤史,临床表现及 X 线、CT、MRI 检查等,可作出诊断。诊断时必须注意防止漏诊膝部血管神经损伤及并发的骨折、韧带和半月板损伤。此外,尚需与膝部骨折进行鉴别诊断,通过 X 线和 CT 一般不难鉴别。

四、治疗

膝关节脱位属急症,一旦确诊,需在充分麻醉下,行手法复位。神经损伤如为牵拉性,多可自行恢复;有血管损伤表现,在复位后未见恢复,应及时手术探查。如韧带、肌腱或关节囊嵌顿而妨碍手法复位,尽早手术。神经或韧带断裂,情况允许,尽早手术修补。

1. **手法复位**　复位一般在腰麻或硬膜外麻醉下进行。患者仰卧位,一助手双手握住患侧大腿,另一助手握住患踝及小腿作对抗牵引,保持膝关节半屈伸位置,术者用双手按脱位的相反方向推挤或提拖股骨下端与胫骨上端,如有入臼声,畸形消失,则复位。复位后,将膝关节轻柔屈伸数次,检查关节间是否完全吻合,并可理顺被卷入关节间隙的关节囊及韧带和移位的半月板。一般不主张过伸位直接按压胫骨上端向后,以免加重腘动静脉损伤。

2. **固定**　前、后及旋转脱位复位后应以长腿石膏托或前后石膏夹固定,保持患膝屈曲20°～30°位,腘窝部应加软垫,并严密观察患肢远端的血液循环。侧方脱位复位后,宜用内、外侧长石膏夹板或长夹板固定。于脱出部位和上下两端各加一块棉垫保持三点加压,将患膝固定于内翻或外翻位,固定时间一般为4～8周。

3. **手术治疗**　急症手术处理手法复位失败及合并腘动脉、神经损伤患者。对关节外韧带损伤Ⅰ、Ⅱ度采用保守治疗,Ⅲ度应行修补、重建;交叉韧带胫骨附处骨性撕脱可行一期修补缝合;如果韧带损伤不需要急症手术,韧带手术应该推迟到确保肢体的血供充分和软组织肿胀消退后再行关节镜下修复。此外,外侧脱位者应注意同时整复胫骨内侧平台骨折并同时行内固定。

4. **练功疗法**　固定期间可作股四头肌收缩及髋、踝关节主动活动。患膝制动3～4周后,可推动髌骨向上下、内外方活动,以减轻由于关节内血肿引起的粘连,同时行股四头肌主动锻炼。6周后可在石膏或夹板的保护下下地活动,但勿完全负重。8周后在膝关节完全稳定情况下开始负重。解除固定后,练习关节屈伸活动,待股四头肌及腘绳肌肌力恢复后方可负重行走。

5. **中药治疗**　初期以活血化瘀、消肿止痛为主,方用桃红四物汤加牛膝、延胡索、川楝子、泽泻、茯苓;中后期用强筋壮骨的正骨紫金丹或健步虎潜丸。脱位整复后,早起可外敷金黄散或消肿止痛膏消肿止痛;中期可用消肿活血汤外洗以活血舒筋;后期可用苏木煎或海桐皮汤熏洗以利关节。

五、预防与调护

对于本病,要加强劳动保护,注意膝关节功能锻炼,避免创伤发生;体育锻炼前要做好准备活动,充分的热身;对于对抗性运动应该循序渐渐加大对抗强度。

膝关节脱位因修复时间长,故易产生关节僵硬,因此早期即应开始功能锻炼,但不宜过早行膝关节屈伸活动,如有膝关节明显不稳,应继续延长固定时间,同时避免过早负重行走,由于韧带等软组织尚未修复,膝关节不稳定或关节软骨面损伤较重者,可能并发创伤性关节炎。

第七节　髌骨脱位

髌骨脱位常见于年轻、运动较多的人群,引起膝关节功能障碍,包括活动受限、膝关节不稳、疼痛、习惯性脱位以及髌股关节炎。髌骨脱位约占所有膝关节损伤的3%,在人群中发生率约为1%,患者大部分为10～17岁青少年和女性。

一、病因病机

髌骨脱位是指髌骨完全脱出股骨髁间沟之外,髌骨体一般滑移到股骨外髁的外侧。半脱位的髌骨没有完全脱离股骨髁间沟,仅髌骨脊脱离股骨髁间沟底部向外移,髌骨外缘一般滑出股骨外髁边缘之外。

1. **创伤性脱位**　由直接暴力引起者多见,膝屈曲位跌倒时,膝内侧着地,髌骨内侧受直接暴力冲撞,使髌骨向外翻转移位。因间接暴力所致者少见,膝关节屈曲外展位跌倒,内侧副韧带、筋膜等受膝外翻暴力的牵拉紧张而撕裂,进而使维持髌骨位置正常的内侧分力减小而向外脱位。其主要病理改变为股内侧肌与股四头肌内侧扩张部撕裂,髌骨向外脱位(图13-22)。

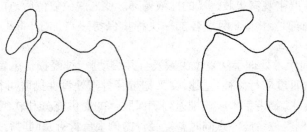

图 13-22　髌骨向外脱位

少数患者为股四头肌腱外侧部分撕裂,髌骨向内侧脱位。偶见股四头肌断裂,髌骨向下脱位。

2. **习惯性脱位**　又称随意性髌骨脱位。膝关节每次屈膝时均发生髌骨脱位,完全伸膝时有复位的趋势,髌骨能复位到膝关节中线或接近中线。其发病主要病因是伸膝装置挛缩和髌骨外侧结构挛缩,而胫骨结节外偏、股骨和胫骨扭转畸形、股骨滑车发育不良等,均可加重习惯性脱位的程度。

3. **复发性脱位**　又称发作性髌骨脱位。膝关节近伸直位时偶发脱位,主要发病因素是内侧结构松弛,内侧髌骨股骨韧带(MPEL)损伤。其中影响因素有滑车发育不良、胫骨结节与滑车凹槽间距过长、高位髌骨、髌骨倾斜、股内斜肌发育不良等。

二、临床表现

1. **症状与体征**　创伤性脱位患者多有较明显的外伤史,伤后患膝局部肿痛,活动受限。检查时可见膝前平坦,髌骨倾斜向外;膝关节呈轻度屈曲位,不能伸直。膝关节内侧压痛明显。

习惯性脱位和复发性脱位者有反复发作的病史,脱位时伴有疼痛和肿胀。习惯性脱位手法强行限制髌骨脱位时,会出现膝关节屈曲受限。

2. **辅助检查**　X线正、侧位片可清楚显示脱位类型及程度。

三、诊断与鉴别诊断

创伤性脱位根据患者的病史、临床症状及体征、X线表现可明确诊断。对习惯性脱位者,应与复发性脱位进行鉴别,习惯性髌骨脱位的特点是屈膝位脱位和每次屈膝都会脱位,复发性髌骨脱位的特点是偶发性脱位,脱位多发生在膝关节近伸直位。结合查体、CT及MRI检查,进一步明确类型和严重程度。

四、治疗

对于髌骨脱位的治疗仍存在争议,当患者不存在可引起脱位复发的严重解剖异常时,应采取保守还是手术尚未定论。以及对于习惯性脱位和复发性脱位手术方式也存在争议。

1. **手法复位** 患者仰卧,患肢髋、膝关节伸直旋中位。术者立于患侧,一手拇指按于髌骨外下方,余指托住膝后,另一手握小腿下端,缓缓伸直膝关节,同时推髌骨向内前方。一般情况下较易复位。若复位不成功,可能系髌骨与股骨外髁嵌顿而阻碍复位。可令近端助手固定大腿上端,远端助手握小腿下端,使膝关节屈曲,术者仍立于患侧,双手抱膝,两拇指分别置于髌骨的两侧,先推挤髌骨向外,加大髌骨的外翻以解除嵌顿。然后,令远端助手伸直患膝,术者同时用力推挤髌骨向内,即可复位(图13-23)。

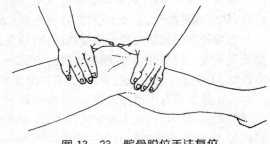

图13-23 髌骨脱位手法复位

2. **固定** 手法复位后,以膝关节后侧托板或石膏托将膝关节固定于屈膝20°～30°2～3周。

3. **手术治疗** 对于运动员发生初次脱位,推荐立即进行髌骨稳定结构修复手术。撕脱骨折合并MPFL撕裂被认为即使经过充分制动仍不会愈合,保守治疗预后不佳,建议内固定手术。复发性脱位保守效果欠佳,常需手术,手法方式有滑车成形术、胫骨结节内移术、髌骨内外侧支持带手术、MPFL重建术等。习惯性脱位以矫正伸膝装置力线为主,可行外侧软组织广泛松解、胫骨结节近端移位、股骨远端截骨等手术。

4. **练功疗法** 抬高患肢,积极做股四头肌舒缩活动,解除外固定后,有计划地指导股内侧肌锻炼,逐步锻炼膝关节屈伸。

5. **中药治疗** 早期活血消肿止痛,方选活血舒肝汤加木瓜、牛膝;中期养血通经活络,内服活血止痛丸;后期补肝肾、强筋骨,方选健步虎潜丸。

五、预防与调护

对于髌骨脱位的预防,主要是针对创伤性脱位而言,应尽量避免外伤发生。

髌骨脱位治疗时,在保持外固定作用的基础上,固定期间即可开始膝关节功能锻炼,特别需要加强膝内侧肌肉、韧带的锻炼,以防发生再脱位。在软组织充分愈合的基础上,要加强股四头肌锻炼。解除固定后,应以外用中药熏洗、按摩以及屈伸关节锻炼,可减少膝关节疼痛、关节僵硬、患肢无力等后遗症。但要防止过早负重、用力伸膝或下蹲,以防修复不良而发生再脱位。

第八节 膝关节侧副韧带损伤

膝关节的内侧及外侧各有坚强的副韧带所附着,是维持膝关节稳定的重要结构。临床上内侧损伤较外侧常见。内侧副韧带起于股骨内髁结节,下止于胫骨内髁的内侧面,分深浅两层,上窄下宽呈扇状,其深部纤维与关节囊及内侧半月板相连,内侧副韧带具有限制膝关节外翻和外旋的作用。外侧副韧带起于股骨外髁结节,下止于腓骨头,为束状纤维束,外侧副韧带具有限制膝关节内翻的作用。

一、病因病机

膝关节在伸直位时,侧副韧带较紧张,膝关节稳定而无侧向及旋转活动。膝关节处于半屈曲位时,侧副韧带松弛,关节不稳,有轻度的侧向活动,易受损伤。

当膝外侧受到暴力冲击或重物压迫,迫使膝关节过度外翻、外旋时,可使膝内侧间隙拉宽,内侧副韧带发生拉伤、撕裂或断裂等损伤。反之,膝内侧受到暴力打击或重物压迫,迫使膝关节过度内翻时,可使膝外侧间隙拉宽,外侧副韧带发生拉伤、撕裂或断裂等损伤。

由于膝关节有生理性外翻角,且膝外侧易受到外力的打击或重物的压迫,因此临床上内侧副韧带损伤多见。若为强大的旋转暴力,内侧副韧带完全断裂的同时易合并内侧半月板和前交叉韧带的损伤,称之为膝关节损伤三联症。严重损伤,还可伴有关节囊撕裂和撕脱骨折。

二、临床表现

1. **症状与体征** 患者多有小腿急骤外展或内收的外伤史。临床表现为膝关节内侧或外侧副韧带处肿胀疼痛,皮下瘀斑,局部压痛明显,膝关节伸屈功能障碍。膝居轻度屈曲位,主、被动活动均受限。内侧副韧带损伤时,压痛点在股骨内上髁;外侧副韧带损伤时,压痛点在腓骨头或股骨外上髁。膝关节侧方挤压试验阳性。

2. **特殊检查** 膝关节侧向试验,内侧副韧带损伤时,膝关节被动伸直位并外展小腿做膝内侧分离试验时,可诱发疼痛及异常侧向运动;外侧副韧带损伤时,膝关节外侧分离试验阳性。完全断裂者,可有异常之内、外翻活动。如合并半月板或十字韧带损伤者肿胀显著,关节内有明显积血。如合并腓总神经损伤,可出现足下垂及小腿外侧下部、足背外侧皮肤感觉障碍。

3. **辅助检查** X线片检查,应置患膝关节于外翻(或内翻)位拍摄应力位片,正位片可显示韧带损伤侧关节间隙增宽。如疑合并有十字韧带或半月板损伤者,应作 MRI 检查明确诊断。

三、诊断与鉴别诊断

膝关节侧副韧带损伤的诊断,应重视临床检查,如压痛部位、侧向试验等。普通 X 线片对排除撕脱骨折有重要意义,但要确诊则须拍摄应力位片或作 MRI 检查。早期因疼痛肿胀严重,故欲通过麦氏征、抽屉试验等与半月板损伤或交叉韧带断裂鉴别,难以实现,因而 MRI 检查显得更为重要。

四、治疗

膝关节侧副韧带损伤的治疗应力争准确诊断,早期处理。牵拉伤以外固定及药物治疗即可;损伤较重不完全断裂者,关节内积血、积液明显,可用超膝夹板或石膏将患膝固定于轻度屈膝 $10°\sim15°$ $3\sim4$ 周,同时配合药物疗法;完全断裂者应手术修复,术后置膝关节于功能位,石膏固定 $4\sim6$ 周。

1. **手法整复** 侧副韧带部分撕裂者,初诊时先在膝关节侧方痛点部位及其上下施以指揉法、摩法、擦法,再沿侧副韧带走行方向施以顺筋手法,最后扶膝握踝,予以伸屈 1 次膝关节,以恢复轻微之错位,并可以舒顺卷曲的筋膜。这种手法不宜多做,否则有可能加重损伤。在后期可做局部按摩,运用手法可以解除粘连,恢复关节功能。

2. **固定** 侧副韧带有部分断裂者,可用石膏托或超膝关节夹板固定于膝关节功能位 $3\sim4$ 周。

3. **手术治疗** 膝关节外侧副韧带完全断裂者,亦不致引起严重障碍,因髂胫束与股二头肌能部分代替侧副韧带之作用,故手术可酌情施行。若内侧副韧带完全断裂,应尽早作修补术,术后屈膝45°石膏外固定,3周后解除固定。

4. **练功疗法** 外固定后作股四头肌舒缩活动,解除固定后练习膝关节的伸屈活动。

5. **中药治疗** 初期宜活血消肿、祛瘀止痛为主,内服桃红四物汤加减;后期治以温经活血、壮筋活络为主,内服小活络丹。配合外用药,局部瘀肿者可外敷消瘀止痛膏或三色敷膏,后期局部用下肢损伤洗方或海桐皮汤熏洗,洗后贴宝珍膏。

五、预防与调护

侧副韧带损伤如果治疗及时,有效固定,多能康复。但固定时间必须至韧带愈合,否则过早活动及负重行走,则可导致修复不全而遗留关节功能障碍或活动痛。固定期间,应做股四头肌的等张练习,4～6周解除固定后,应在不负重下练习膝关节屈伸活动,还可配合物理治疗,如超短波、磁疗、蜡疗、光疗、热疗等,以减轻疼痛,以促进功能恢复。避免下肢过度或持久的外展,患膝关节应限制内、外翻动作。

第九节 膝关节交叉韧带损伤

交叉韧带位于膝关节之中,有前后两条,交叉如十字,常称十字韧带。前交叉韧带起于股骨髁间窝的外后部,向前内止于胫骨髁间隆突的前部,前交叉韧带限制胫骨向前移位。后交叉韧带起于股骨髁间窝的内前部,向后外止于胫骨髁间隆突的后部,后交叉韧带限制胫骨向后移位。因此交叉韧带对稳定膝关节起着重要作用。

一、病因病机

膝交叉韧带位置较深,非严重的外力不易引起交叉韧带的损伤或断裂,多因膝关节受到打击的外力引起。一般单纯的膝交叉韧带损伤少见,多伴有其他损伤,如膝关节脱位、侧副韧带断裂等。

当外力撞击小腿上端的后方时,可使胫骨向前移位,造成前交叉韧带损伤,有时伴有胫骨隆突撕脱骨折、内侧副韧带和内侧半月板损伤;当外力撞击小腿上端的前方时,使胫骨向后移位,造成后交叉韧带损伤,可伴有膝后关节囊破裂、胫骨隆突撕脱骨折、外侧半月板损伤。严重暴力导致的膝交叉韧带损伤,多与内外侧副韧带损伤及膝关节脱位等同时发生。

二、临床表现

1. **症状与体征** 交叉韧带断裂常是复合损伤的一部分。患者有明显的外伤史。受伤时多有撕裂感,伤后膝关节剧痛并迅速肿胀,关节内积血,关节松弛,失去原有的稳定性,膝关节间隙压痛明显,一般膝关节呈半屈曲状态,功能活动障碍,抽屉试验阳性。抽屉试验、Lachman征是诊断交叉韧带损伤的重要方法。

2. **辅助检查** X线检查,有时可见胫骨隆突撕脱骨片或膝关节脱位。膝关节造影、MRI及关节镜检查可协助诊断。

三、诊断与鉴别诊断

诊断首先依据患者明确的外伤史,交叉韧带断裂主要发生于车祸或剧烈的运动损伤等严重外伤,临床以前交叉韧带损伤为多见。其次依据患膝局部的严重肿痛等临床表现,尤其是抽屉试验、侧向试验等检查。但交叉韧带早期由于局部肿痛剧烈,患者往往拒绝接受抽屉试验等检查,可以采用 Lachman 征进行有效的检查,拍摄 X 线片检查,排除撕脱性骨折;然后可考虑行 MRI 检查,必要时可行关节镜检查,以确定诊断。

四、治疗

治疗上以手法为主,配合固定、药物、理疗和练功等治疗,完全断裂者手术治疗。

1. **手法治疗** 适用于损伤后期,以膝部和股四头肌部作按摩推拿手法,并帮助膝关节作屈伸锻炼,改善膝关节屈伸功能活动度。

2. **固定** 没有完全断裂的交叉韧带损伤,抽尽血肿后将患膝固定于屈膝 20°～30°位 6 周,使韧带处于松弛状态,以便修复重建。

3. **手术治疗** 交叉韧带完全断裂或伴有半月板、侧副韧带损伤者,须早期手术治疗,手术常在关节镜下进行。晚期修复效果不理想,现代临床多主张用髂胫束、髌韧带、腘肌腱、半腱肌腱以及人工韧带等行关节外或关节内重建。对伴有撕脱骨折并有移位的患者,应视其骨片大小,分别应用钢丝或螺丝钉固定。

4. **练功疗法** 膝关节制动期间进行股四头肌舒缩锻炼,防止肌肉萎缩。解除固定后,可练习膝关节屈曲,并逐步练习扶拐行走;后期也可适当进行膝部及股四头肌部的手法治疗,以帮助改善膝关节伸屈功能活动度。

5. **中药治疗** 内服与外用结合。初期宜活血化瘀、消肿止痛,内服桃红四物汤、舒筋活血汤;后期治宜补养肝肾、舒筋活络,内服补筋丸,肌力不足者可服用健步虎潜丸、补肾壮筋汤。配合外敷消瘀止痛膏或宝珍膏。

五、预防与调护

交叉韧带不全损伤,经过 6 周良好的固定及康复训练,可望恢复膝关节功能。交叉韧带完全断裂者,由于血运中断,正常张力丧失,2 周左右韧带即可发生变性,3～6 个月会完全自溶,故保守治疗或晚期手术治疗效果不佳。患膝易合并关节面退行变、肌肉萎缩、半月板损伤及创伤性关节炎等并发症。故正确地选择治疗方法和进行功能锻炼,是膝交叉韧带损伤康复的关键。伤后膝关节不稳时,可佩戴护膝保护,以增加膝关节的稳定性。

第十节 | 膝关节半月板损伤

半月板为位于股骨髁与胫骨平台之间的纤维软骨,半月板分为内侧半月板和外侧半月板,分别位于膝关节的内、外侧间隙内。内侧半月板较大,弯如新月形,前后角间距较远,呈"C"形。外侧半月板稍小,前后角间距较近,近似"O"形。外侧半月板不与外侧副韧带相连,因而外侧半月板活动度比内侧大。正常膝关节有轻度外翻,胫骨外侧髁负重较大,故外侧半月板承受压力也比较大,易受损伤。半月板周边较厚而中央部较薄,加深了胫骨髁的凹度,以适应股骨髁的凸度,因此半月板具有缓冲震荡和稳定关节的功能。

一、病因病机

半月板结构与功能特点使其成为膝关节内最易损伤的组织之一。半月板损伤多见于球类运动员、矿工、搬运工等。引起半月板破裂的外力因素有撕裂性外力和研磨性外力两种。

撕裂性外力发生在膝关节半屈曲状态下做旋转动作时,膝关节处于半屈曲位,半月板向后方移位,此时作内外翻或向内外旋扭时,半月板虽紧贴股骨髁部随之活动,而下面与胫骨平台之间形成旋转摩擦剪力最大,当旋转碾挫力超过了半月板的承受能力,即可发生半月板撕裂损伤。在膝半屈曲外展位,股骨髁骤然内旋牵拉,可致内侧半月板破裂;若膝为半屈曲内收位,股骨髁骤然外旋伸直,可致外侧半月板破裂。

研磨性外力多发生在外侧半月板,因外侧半月板负重较大(或先天性盘状半月板),长期蹲、跪工作的人,由于半月板长期受关节面的研磨挤压,可加快半月板的退变,发生外侧半月板慢性撕裂性损伤。

半月板损伤有边缘性撕裂、前角撕裂、后角撕裂、水平撕裂、纵形撕裂(桶柄式撕裂,此型易套住股骨髁发生"交锁")、横形撕裂(多在中部偏前,不易发生交锁)等(图 13-24)。

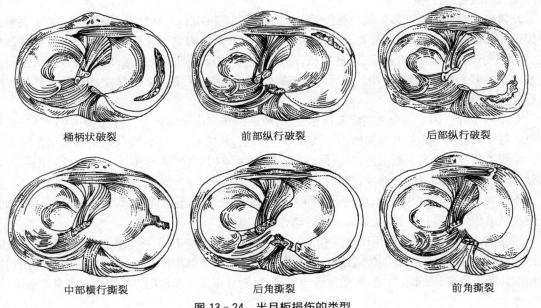

桶柄状破裂　　　　前部纵行破裂　　　　后部纵行破裂

中部横行撕裂　　　　后角撕裂　　　　前角撕裂

图 13-24　半月板损伤的类型

二、临床表现

1. 症状　患者多有明确的膝部外伤或劳损史,特别是膝关节突然旋转的损伤;长期蹲位、跪位工作等职业的慢性损伤史。急性发病者,伤后膝关节疼痛剧烈,局部肿胀;慢性期主要症状是膝关节活动痛,行走中及膝关节伸屈活动时有弹响、交锁和关节滑落感。交锁现象为:当行走或作某一动作时,伤膝突然被卡住交锁,不能屈伸,有酸痛感,若轻揉膝关节并作小范围的屈伸晃动,则多可解除交锁、恢复行走。

2.**体征** 检查时可发现膝关节间隙前方、侧方或后方有压痛点,屈伸功能障碍,后期出现股四头肌萎缩。半月板损伤可通过回旋挤压试验及研磨试验进行诊断,确定侧别和损伤部位。

三、诊断与鉴别诊断

诊断半月板损伤时,首先需了解初次损伤的时间、原因、疼痛部位,有无交锁、弹响,膝无力的程度,关节有无肿胀等;早期如何处理;是否存在打软腿等情况。其次认真地做回旋挤压试验及研磨试验是诊断的关键步骤,而侧向试验及抽屉试验等检查则对鉴别侧副韧带及交叉韧带存在与否是非常必要的。影像学检查中,X线平片对半月板损伤诊断意义不大,但有鉴别诊断意义,可以排除骨折、骨关节退行性改变、关节内游离体等其他病变。MRI或膝关节镜检查,对确定诊断,排除其他合并损伤,具有决定意义。

四、治疗

以手法治疗为主,配合药物、固定和练功疗法,必要时手术治疗。

1.**手法治疗** 急性损伤期,可作1次被动的伸屈活动,嘱患者仰卧,放松患肢,术者左拇指按摩痛点,右手握踝部,徐徐屈曲膝关节并内外旋转小腿,然后伸直患膝,可使局部疼痛减轻;慢性期损伤期,每日或隔日作1次局部推拿,先用拇指按压关节边缘的痛点,然后在痛点周围作推揉拿捏,促进局部气血流通,使疼痛减轻。

2.**固定** 急性损伤期膝关节功能位固定3周,以限制膝部活动,并禁止下床负重。若半月板边缘损伤,因血运较好有修复可能者,可用超关节夹板或石膏托固定于屈膝10°休息位,限制膝部活动,并禁止下床负重。3～5日后,肿痛稍减,应鼓励患者进行股四头肌的主动舒缩锻炼、防止肌肉萎缩。3～4周后解除固定,可指导进行膝关节的伸屈活动和步行锻炼。边缘型的损伤大部分可以自行愈合。

3.**手术治疗** 因半月板之边缘部血运较好,所以损伤在边缘部分者,通过上述治疗,多能获得治愈。对于其他类型的半月板损伤,如迁延不见好转者,可考虑手术治疗,以防止继发创伤性关节炎。使用关节镜治疗半月板损伤,可获得满意效果,术后24 h内可活动膝关节。4～5日即可下地部分负重。手术方式有缝合修复、部分切除及全切除。

4.**练功疗法** 肿痛稍减后,应进行股四头肌舒缩锻炼,以防止肌肉萎缩。解除固定后,除加强股四头肌锻炼外,还可练习膝关节的伸屈活动和步行锻炼。

5.**中药治疗** 内服与外用结合。初期治宜活血化瘀、消肿止痛,内服桃红四物汤加牛膝、防风,或舒筋活血汤;后期治宜温经通络止痛,内服补肾壮筋汤或健步虎潜丸、大活络丸等。外用初期可局部外敷止痛膏;局部红肿者,可敷清营退肿膏;后期可用四肢损伤洗方或海桐皮汤熏洗患膝处。

五、预防与调护

半月板损伤是常见的运动损伤,应注意运动前做好膝关节热身,合理安排运动量,要加强膝关节周围肌肉、韧带的力量、柔韧性等功能训练等等,减少损伤发生。

一旦出现半月板损伤,应减少患肢运动,避免膝关节骤然的扭转、伸屈动作。若施行手术治疗,术后 1 周开始股四头肌舒缩锻炼,术后 2～3 周如无关节积液,可下地步行锻炼。若出现积液则应立即停止下地活动,配合理疗及中药治疗。如治疗正确及时,恢复期锻炼得法,可获得满意疗效。但如果损伤严重,由于半月板缺乏血运,故其自行修复的可能性较小。因此半月板损伤未能早期修复者,则可能长时间存在膝关节疼痛和功能障碍。

（樊效鸿）

第十四章　踝、足部损伤

导学

掌握踝关节扭挫伤；**熟悉**距骨与趾骨骨折、跗跖关节脱位、跖趾与趾间关节脱位；**了解**距骨骨折、跟骨骨折、踝部骨折脱位、跟腱损伤。

第一节　距骨骨折

距骨骨折临床较少见，好发于青壮年，男性多见。距骨位于踝穴内，距骨分为颈、体、头三部分，距骨的表面60%～70%为关节面，仅颈部覆有骨膜，为主要营养血管足背动脉关节支进出部。因此，颈部骨折时严重损伤血管，从而发生距骨的缺血性坏死。距骨体前宽后窄，其上面的鞍状关节面与胫骨下端的凹形关节面相接，其两侧关节面与内、外踝的相应关节面相对合，距骨头的关节面和足舟骨构成距舟关节。距骨无肌肉附着，因此，骨折脱位后，不易发生继发性移位。

一、病因病机

距骨骨折按骨折部位可分为四类。

1. **距骨后突骨折**　当足部强烈跖屈时，胫骨后缘撞击距骨后突，距骨后突被跟骨冲击而折断，多为小骨块，无移位，应与距骨后三角骨相鉴别。距骨后三角骨与距骨紧密相连，骨片界线清晰、光滑且多对称。

2. **距骨颈骨折**　高处跌下足部着地时处于背屈位，或发生于车祸时，足踏板撞击足的跖面，因体重的压力或反作用力使胫骨下端前缘骨凿一样插入距骨颈，将距骨颈凿断(图14-1)。

Ⅰ型：距骨颈骨折，无移位。

Ⅱ型：距骨颈骨折移位，距跟关节脱位或半脱位。

Ⅲ型：距骨颈骨折移位，伴有距跟关节及胫距关节脱位或半脱位。

Ⅳ型：距骨颈骨折移位，合并胫距、距跟及距舟关节的半脱位或全脱位。

3. **距骨头骨折**　多为高处跌下，暴力通过足舟状骨传至距骨时造成。

4. **距骨体骨折**　多为高处跌下，暴力直接撞击所致。骨折可呈线状、星状或粉碎性，骨折往往

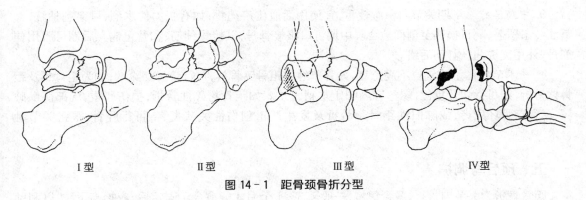

I 型　　　　　II 型　　　　　III 型　　　　　IV 型

图 14-1　距骨颈骨折分型

波及踝关节及距下关节,最终产生创伤性关节炎。

二、临床表现

伤后出现足部疼痛、肿胀、皮下瘀血,患肢不能负重行走,踝关节屈伸功能障碍。肿胀严重者,可出现张力性水疱;如有距骨体后脱位,可在踝后、内侧有突出畸形,并可扪及突出的骨折块,严重时皮肤被撑胀得很紧,全足可前移;如距骨头骨折后前移,可使踝前方突出,触摸高突不平。

三、诊断与鉴别诊断

有明显的外伤史,如高处跌下、车祸等。损伤后踝关节和足部剧痛、肿胀明显、踝关节屈伸功能障碍,不能站立行走。踝关节周围压痛,可扪及骨擦音或异常活动。踝关节和跗骨正侧位 X 线片可确定诊断,应观察骨块分离程度和骨折面的方向,以判明骨块旋转方向及关节脱位的程度。

四、治疗

1. 整复方法

(1) 距骨后突骨折:骨折一般无移位,无须整复。向后侧移位较大时,可使足背伸位,按压跟腱两侧使之复位。并行纸壳或石膏固定。

(2) 距骨颈及距骨体骨折:无移位者,可采用纸壳或石膏固定。有移位者,可采用闭合整复外固定方法进行治疗。

患者取侧卧位,伤肢在上,屈膝 90°,一助手把住小腿上段,另一助手把住足前部和跟骨部。若肿胀严重,下部牵引不利,可在跟骨上横行打入一根斯氏针,助手把住钢针,对抗牵引,将关节间隙牵开,以利复位。术者立于患侧,两拇指按于跟腱两侧,距骨体后方(如有距骨体后脱位,则用拇指按住骨块),余指扳住胫骨下段前方,令助手在牵引下,做踝关节跖屈和背伸活动,术者同时施用按压、扳拿手法,将骨折复位。观察畸形消失,骨突平整,骨擦音消失,即可用纸壳或石膏固定。若复位后不稳定,可在斯氏针维持牵引下,将斯氏针固定于石膏内,直至骨折愈合。整复后应及时拍片,观察骨折复位情况,如位置欠佳,可再行复位。

2. 固定

距骨后突骨折、距骨颈及距骨体骨折无移位或有移位者,经闭合整复后,可采用纸壳或石膏固定。移位严重手法不能复位者,可行切开复位内固定者,术后患肢以前后石膏托固定 8 周。行关节融合者,术后应先行小腿石膏前后托固定,待切口愈合后,可改用小腿石膏管形固定,一般固定时间为 12 周,X 线片观察骨折确已愈合,方可解除固定。

3. **中药治疗** 早期关节内积血较重,宜使用活血化瘀药物;如有张力性水疱,可穿刺抽液,大黄油纱条覆盖,隔日换药至创面愈合。中期可口服接骨丹,以接骨续筋、和营止痛。后期可服用伸筋丹,外用烫洗药以舒筋活络。

4. **手术治疗** 手法复位不满意者,如为单纯的距骨突骨折,可行骨片切除术;如为距骨颈及距骨体骨折,则可行切开复位、螺丝钉内固定加植骨术。如距骨粉碎性骨折,损伤严重,局部血供破坏,易致距骨坏死者,或陈旧性距骨颈骨折及发生严重创伤性关节炎者,可行胫骨、跟距关节融合术。

五、预后与调护

距骨骨折为关节内骨折,愈合缓慢,一般需3～4个月才能愈合。固定后,应抬高下肢,以利肿胀消退,并行足趾活动。距骨骨折,愈合较慢,应至少固定8周,X线片观察骨折确已愈合,方可解除固定。去固定后逐步开始行踝关节不负重功能锻炼,并配合中药熏洗,一方面舒筋,加速恢复关节功能,同时可促进局部血运,待骨折牢固愈合、无缺血坏死时,方可负重锻炼。行关节融合者,早期可行膝关节及足趾活动,以防其他关节僵硬,融合完善后,可下地行走活动。

第二节 跟骨骨折

跟骨骨折在临床上较为多见,占全身骨折的1.5%左右,以从事高空作业的青壮年为多。跟骨骨折后主要波及跟距关节,由此引起创伤性距下关节炎。

跟骨是足的主要承重骨,约承担身体重量的50%。跟骨呈不规则之长方形,为人体最大的跗骨。前方为跟骰关节面,上方为跟距关节面,后方系跟腱附着的跟骨结节,其内侧面呈中凹状,与一宽厚的突起相连,即载距突,系跖筋膜和足底小肌肉的起点。跟骨结节上缘连线和跟距关节面之夹角,称为跟骨结节关节角(Bolher角),正常为30°～45°,平均40°(图14－2)。跟骨骨折时,Bolher角减小,甚至成为负角,此不仅易引起跟距关节炎,且使跟腱松弛而影响小腿的肌力及步态。跟骨不仅因为是小腿三头肌的延长力臂,满足人体向前推进的需要,而且为构成足弓的重要部分,使足部更富有弹性,以缓解震荡,因此,跟骨骨折时,应充分恢复其本身的正常位置和距下关节的关系,以免影响上述功能。

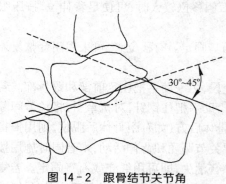

图14－2 跟骨结节关节角

一、病因病机

1. 骨折机制

(1)**垂直压力** 约有80%的病例为高处跌下或滑下所致,骨折以压缩为主,因作用力的强度和持续时间不同,其压缩程度呈不一致性改变。

（2）直接撞击　外力直接撞击致跟骨结节处骨折。

（3）肌肉牵拉　腓肠肌突然收缩可使跟腱将跟骨结节撕脱，如足内翻应力迅猛，则引起跟骨前结节骨折；而外翻应力，则造成载距突骨折或跟骨结节的纵向骨折。

2. 骨折分型　根据骨折线是否通过关节面进行以下分型。

（1）不波及跟距关节面的骨折

1）跟骨结节纵形骨折：由高处坠落，跟骨在外翻位，结节部触地时引起，骨折片一般移位不大。如跟骨结节骨骺未闭合前损伤，骨折片可明显移位（图14-3①）。

2）跟骨结节横形骨折：因形似鸟嘴，又名鸟嘴型骨折，为撕脱骨折的一种（图14-3②）。

3）载距突骨折：由于足处于内翻位时，载距突受距骨内侧下方的冲击而引起，较少见，一般无移位（图14-3③）。

4）跟骨前端骨折：极少见，由前足强力扭转所致，骨折线可通过跟骰关节，很少移位（图14-3④）。

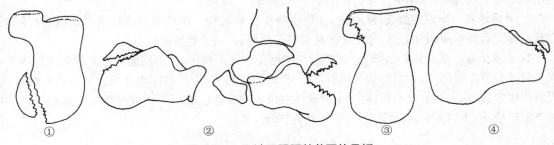

图 14-3　不波及跟距关节面的骨折

5）接近跟距关节的骨折：为跟骨体骨折，骨折线为斜形，从正面看骨折线是由内后斜向外前方，但不通过跟距外侧的关节面，跟骨体向两侧增宽，从侧面看，跟骨体后一半连同跟骨结节向后向上移位，使跟骨腹部向足心凸成摇椅状，并直接影响跟腱的作用。

（2）波及跟距关节面的骨折常用的为 Sanders 分型。

Ⅰ型：无移位骨折。

Ⅱ型：有1条骨折线2个骨折块，骨折移位明显（大于等于2mm）。

Ⅲ型：有2条骨折线3个骨折块。

Ⅳ型：有3条骨折线4个骨折块及以上的粉碎骨折。

二、临床表现

伤后足跟部出现疼痛、肿胀、皮下瘀血，下肢不能负重，局部压痛，可及骨擦感，足弓变低平，足跟增宽，足底变长。

三、诊断与鉴别诊断

有明显的外伤史，如高处坠落或滑下、跳跃等。伤后足跟部剧痛，肿胀明显，患足行走功能障碍。足跟部压痛，足跟部横径增宽，外翻畸形，严重者足底变平。拍跟骨X线片常规行侧位、轴位片检查，观察骨折的位置及骨折移位情况，骨折线是否经过关节面，跟骨结节角的变化。可行CT检查，观察骨折的位置及骨折移位情况，骨折线是否经过关节面，以利治疗。

四、治疗

1. **整复方法** 若为跟骨结节纵形骨折,一般无移位,无须整复固定即可,如跟骨结节骨骺分离,可在跖屈位,以两拇指向下挤压,使分离的骨骺复位,然后以前侧石膏或纸壳固定足跖屈位。跟骨结节水平骨折,骨折片如果较小,不影响跟腱,可行固定即可。跟骨载距突骨折,很少移位,如有移位,可行整复固定即可。接近跟距关节面的骨折,可在麻醉下进行整复固定,患者仰卧,一助手握住小腿下段,术者用双手相扣对挤法,先纠正侧方移位,并使粉碎骨块紧凑在一起,然后一手握足前部,另一手握跟骨结节部,拔伸牵引,并使足极度跖屈,以恢复正常跟距关节间角及足弓,并纠正骨块向上移位。

2. **固定** 整复后以木板鞋固定(木板鞋:用1cm厚的木板,做成鞋底状,足弓部钉上木制足弓托,以恰好适应正常足弓弧形),垫上棉垫,绷带缠好,足背敷以棉垫、瓦形纸壳,扎带扎缚,绷带包扎缠绕固定。也可用纸壳或石膏固定患足跖屈位。行切开复位内固定者,早期可将患足石膏固定于轻度跖屈位3周,然后改用中立位石膏固定,一般固定6~8周。

3. **中药治疗** 早期瘀血、肿胀较重,宜使用活血化瘀药物。中期可口服接骨丹,以接骨续筋、和营止痛。后期可服用伸筋丹,外用烫洗药以舒筋活络,有利于患肢康复。

4. **手术治疗** 波及跟距关节面,关节面塌陷而关节面不粉碎者,可用髂骨取骨植骨或异体骨、人工骨等充填塌陷部分;如跟骨结节横断骨折,骨折块翻转者,应早期作切开复位螺丝钉或交叉克氏针内固定,以恢复关节面的完整,减少创伤性关节炎的发生。陈旧骨折或经复位不满意者,如后遗严重跟痛症,步行困难,可作跟距关节或三关节融合术。

五、预防与调护

跟骨骨折一般6~8周即可愈合。不波及跟距关节面的骨折预后良好,波及跟距关节面的骨折,必须早期及时处理,并预防创伤性关节炎形成。整复固定后,患肢抬高,以利肿胀消退,可行踝关节轻微活动,但初期,不宜用力使踝关节背伸和跖屈,以防跟腱牵拉骨块移位,负重需待骨折连接后2~3周进行。

第三节 跖骨、趾骨骨折

跖骨骨折是足部最常见的骨折之一,约占全身骨折的4.15%。跖骨骨折的治疗中,应注意足部的三个主要负重点(第1跖骨头与第5跖骨头是构成足内外侧纵弓前方的支重点,与后方的足跟形成整个足部主要的3个负重点),以保持足弓的弹性。在跖骨中第1跖骨最粗、最坚强、负重亦最大,故而骨折相对较为少见;第2~第4跖骨底间有关节及韧带相连接,较为稳定;第5跖骨底形成粗隆,为足外侧骨性标志,同时也是腓骨短肌腱的附着处。

跖骨居跗骨和趾骨之间,第1~第3跖骨与跟、距、舟及楔骨组成足的内纵弓,第4、第5跖骨与跟骨和骰骨构成外侧纵弓。5个跖骨和楔骨在外形上显示背侧宽而腹侧窄,相互连接在一起组成足的横弓。诸骨之间相互有坚强的韧带连接,以维持足的形态和诸足弓的生理功能。基于这一点,在对跖骨损伤的处理中,必须注意对足弓的维持和恢复。趾骨骨折较跖骨骨折更为多发,占足部骨折的第二位,均由直接外力所致,如重物砸伤、车辆挤压或踢碰硬物伤等,多为直接暴力所致。骨折线可为粉碎、纵裂、横断或斜面形,且常伴有局部软组织损伤与甲床损伤并存,或形成开放性骨折。

趾骨表浅,骨折诊断较为容易,治疗也相对较简单。无移位的趾骨骨折,一般无须特殊处理,经充分休息后既可愈合。有移位的多数趾骨骨折,临床上可采用正骨手法予以捏挤复位,然后予以夹板或石膏制动3~4周即可;单个的移位趾骨骨折,则可将其与健趾固定在一起,必要时亦可切开复位以克氏针固定。趾骨骨折预后一般良好,一般情况下即便畸形愈合对足趾的功能也多无影响。如有合并闭合性甲床损伤,可用消毒针头将甲下血肿抽吸、引流;开放性者应在清创的同时将趾甲拔出,注意保持局部清洁防止感染。

在跖骨和趾骨的治疗中,特别注意纠正旋转畸形及跖侧成角畸形,避免足趾因轴线改变而出现功能障碍。

一、病因病机

造成跖骨骨折的暴力可因扭伤、车轧伤或重物打击足部或传导而来的间接暴力,但更多的为重物直接打击或撞击所致。因此,除第1跖骨外,少有单发。且其中不少与脱位相伴发。

1.根据跖骨骨折的部位分型 可将其分为以下五种类型。

(1)跖骨头骨折:多因直接暴力所致,前方关节面也同时受累,临床上较为少见。

(2)跖骨颈骨折:较前者多见,骨折后头部易向跖侧移位,需复位处理。

(3)跖骨干骨折:也多因外力撞击或挤压所致,常多根跖骨同时发生。

(4)跖骨基底部骨折:可因直接暴力或足部扭伤所致,尤其是第5跖骨基底部骨折,90%以上是由于足内翻损伤时被腓骨短肌牵拉所引起,在跖骨骨折中较常见,也称为Jones骨折。

(5)跖骨行军骨折:又称为疲劳骨折,多见于第2和第3跖骨骨干处,以长途行军的军人为多见,故多称之为行军骨折。由于反复的、超负荷的压应力作用于足的纵弓处使第2和第3跖骨受力最大,而其骨骼强度却不如第1跖骨坚韧,因此易在此处出现骨折。

2.根据骨折线的形状分型 可分为横断形、斜形或粉碎性骨折,然而由于跖骨间的相互支持,骨折移位多不明显;仅有少数的骨干骨折,可因外力产生跖侧成角畸形或重叠畸形。

二、临床表现

受伤后出现局部的迅速肿胀、疼痛、压痛,皮下瘀血,不能行走或行走后疼痛加重,同时可伴有足背皮肤挫伤和撕裂伤;而跖骨的解剖位置相对表浅,在临床中相对较容易检查。疲劳骨折临床表现主要为局部慢性疼痛、压痛、疲劳无力感及继续行军受限等症状,通常无骨擦音及异常活动,2~3周后则可在局部皮下扪及骨性隆突。

三、诊断与鉴别诊断

根据受伤史,临床症状、体征和影像学检查可作出诊断。

跖骨骨折的外伤史多较明确,如扭伤、车轧伤或重物打击足部,因此诊断一般较容易。X线正、斜位平片显示较清晰。疲劳骨折发病初期或感前足部疼痛,常无骨擦音及异常活动,早期X线片则难以显示,2~3周后方出现骨折线,后期则有骨膜增生反应改变。跖骨基底部裂纹骨折,X线投照不当而难以辨认者,如临床症状明显,应按骨折处置。

四、治疗

1. **整复方法** 第1跖骨骨折和第5跖骨头部骨折均为足的三个着力点之一,第1跖骨骨折和第5跖骨骨折,要求有良好的复位。跖骨的排列形成前足的横弓,治疗时应注意保持此横弓。复位时,一助手牵引小腿,术者一手四指放足背,拇指置于足心,另手抓足趾,对抗牵引,通过加大成角,纠正重叠移位,再以夹挤分骨手法,纠正侧方移位。跖骨骨折上下重叠移位或向足底突起成交必须纠正,否则会妨碍将来足的行走功能。

2. **固定** 无移位或可获满意复位者,患肢可以木板鞋、小腿石膏或短靴石膏固定4~6周。有移位骨折,经手法整复或手术复位后,可行木板鞋或小腿石膏托固定6周。行军骨折,轻者可行弹力绷带固定并休息3~4周,骨折线明显者,则需石膏固定。固定时注意垫好衬垫,尤其在骨突部位,以免压伤皮肤,造成溃疡。固定也不易过紧,以免影响静脉回流,导致肿胀不消退或出现肢端缺血坏死。

3. **中药治疗** 按骨折三期用药原则处理。早期可用桃红四物汤加减以活血化瘀,利肿胀消退;中期可口服接骨七厘片、接骨片以接骨续损,和营止痛;后期可服舒筋片,外用活血止痛散熏洗,以舒筋活络。

4. **手术治疗** 跖骨骨折,一般移位无须手术。严重移位,出现重叠者,尤其影响足弓者则需切开复位,可选用克氏针、螺丝钉、钢丝或钢板固定,否则,必将形成疼痛性病变,影响足部负重。第1跖骨由于比较粗大、很难骨折,一旦发生骨折则应更积极处理,以尽快最好的恢复足的负重功能。在跖骨头骨折时,通常是完全关节内骨折,跖骨头无关节囊附着,向跖侧及外侧成角,手术可以应用细克氏针固定。第5跖骨基底部骨折,骨折块可由腓骨短肌牵拉移位,治疗中一般固定即可,仅个别患者需切开复位以克氏针、螺丝钉、钢丝或钢板固定,术后辅以外固定制动。开放性骨折可在清创时作开放复位,选用细钢针内固定即可。

5. **练功疗法** 骨折固定后,既可锻炼趾间关节、跖趾关节和踝关节的屈伸活动。约2周后练习扶双拐不负重行走活动。解除固定后,逐步练习下地负重行走,以恢复足的负重和行走功能。

五、预防与调护

固定后,即应将患肢抬高,以利肿胀消退,并逐渐行踝关节屈伸活动和足趾轻微活动4周,骨折基本连接后,可除固定,在不负重的情况下,积极练习踝关节活动,骨折牢固连接后,再下地负重行功能锻炼。跖骨骨折,一般4~6周即可愈合,且多不留后遗症。但过早负重,可致骨折迟缓愈合,虽然X线片显示骨折端周围骨痂不少,但骨折线往往长时间不消失,行走时出现疼痛,故下地的时间不宜过早。第1、第2跖骨基底部需密切观察有无足背动脉分支或胫后动脉痉挛所致的血栓形成,避免前足坏死。跖骨颈骨折复位后常有再移位倾向,应每周复查X线1次。

知识拓展

跖骨骨折之后重建的目的是使跖骨头达到功能位置,从而恢复跖趾关节的功能。从这方面来看,即跖趾关节的主动屈曲对无痛的步态是必需的。跖骨头的良好对线包括冠状面和矢状面的对线。后者还取决于相应跖趾关节的活动度。因此,必须避免每根跖骨的短缩和成角。

第四节　踝部骨折脱位

踝部骨折是日常生活中最常见的关节内骨折，约占全身骨折的 3.92％，在骨折的同时，常伴有关节脱位及韧带损伤，青壮年最易发生。

踝关节由胫、腓骨下端和距骨组成。胫骨下端内侧向下的骨突，称为内踝，后缘也稍向下突出，形成后踝。腓骨下端的突出部分，称为外踝。外踝较内踝窄，但较长，其尖端在内踝下 0.5 cm，且位于内踝后约 1 cm，胫骨及腓骨下端的成骨中心在 1～2 岁时出现，16～19 岁时与骨干合并。两骨的骨骺不在同一平面，腓骨下端的骨骺线相当于胫骨下端关节的平面。内、外、后踝构成踝穴，距骨位于踝穴内。

胫腓二骨下端被坚强而有弹性的骨间韧带、胫腓下前、后韧带及横韧带联结在一起。当踝背伸时，踝穴能增宽 1.5～2.0 cm，以容纳较宽的距骨体前部进入踝穴，胫腓二骨可稍稍分开，跖屈时，距骨体较宽部分滑出踝穴，两骨又互相靠近，但下胫腓韧带松弛，踝关节不稳定，易出现损伤。

踝关节的关节囊前后松弛，两侧较紧。踝关节的前后韧带薄而软弱，以利踝关节的伸屈活动。内侧三角韧带较坚强，分为深浅两层。外侧韧带不如内侧三角韧带坚强，分为三束即跟腓韧带、距腓前、后韧带。

踝关节周围有许多肌腱包围，后面主要为跟腱，前面有胫前肌腱、伸、伸趾长肌腱及第 3 腓骨肌。内侧有胫后肌腱、屈及趾屈长肌腱。外侧有腓骨长短肌腱。这些肌肉相互协调，完成踝关节的运动。踝关节的活动范围因人而异，一般背伸可达 70°，跖屈可到 140°，有 70°的活动范围。

一、病因病机

对踝部骨折的分型各家意见不一，按解剖部位分类可分为单踝骨折、双踝骨折或三踝骨折。目前较为常用的为 Lauge‐Hansen 提出的分型法(图 14‐4)和 Danis‐Weber 分型法(图 14‐5)。

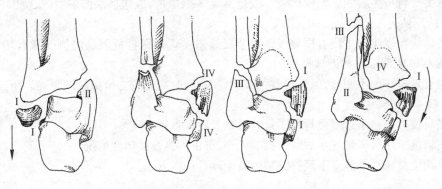

图 14‐4　Lauge‐Hansen 分型

Danis‐Weber 分型：A 型：腓骨骨折线位于下胫腓俩和平面之下，可为外踝撕脱骨折或为外侧副韧带损伤，下胫腓联合及三角韧带未损伤，此型主要由内收内旋应力引起。B 型：外踝骨折线

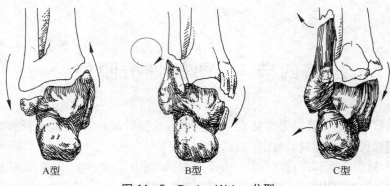

A型　　　　　　　　B型　　　　　　　　C型

图 14-5　Danis-Weber 分型

位于下胫腓联合平面处,自前内侧向后外侧延伸,可伴有内踝撕脱骨折或仅有三角韧带损伤,下胫腓联合有可能损伤,此型通常由强力外旋外力引起。C 型:腓骨骨折发生在下胫腓联合平面之上,均合并有下胫腓韧带损伤,其通常为长斜形骨折,骨折线水平越高,损伤越严重,内侧结构损伤为内踝撕脱骨折或三角韧带断裂,此型骨折多由外展外旋应力引起。

二、临床表现

伤后踝关节出现疼痛,局部肿胀、压痛、皮下瘀血,可及骨擦感,患肢不能负重行走,踝关节功能障碍。肿胀严重者,可出现张力性水疱;如有脱位,可出现踝关节畸形。

三、诊断与鉴别诊断

有明显的外伤史,可为扭伤、重物压伤、车辆碾伤、高处坠落及枪弹伤等。X 线片可以明确诊断、骨折类型和移位情况,便于确定治疗方案。常规行踝关节正侧位 X 线片检查,同时应包括胫骨下 1/3,必要时可加拍斜位或应力位片。

踝关节骨折影像学检查的相关要点:

1. X 线片

(1)踝关节骨折主要的影像学检查手段是常规 X 线摄片,应包括踝部前后位、侧位、踝穴位(小腿内旋 15°前后位)。

(2)当体检发现小腿上段有压痛或踝关节摄片未发现外踝骨折但是内侧间隙有增宽时,应对小腿全长摄片以免漏诊腓骨近端骨折。

(3)对于骨折移位不明显,但怀疑踝关节不稳时,有时需要应力位摄片以明确诊断。

2. CT 检查

(1)横断位可以显示远端胫骨和腓骨的关系及后踝骨折。

(2)矢状位重建可清楚显示后踝骨折的大小、部位。累及关节面情况。

(3)冠状位重建可以显露下胫腓关节内有无碎骨片嵌入。

四、治疗

踝关节其承重力大于髋、膝关节,因此踝关节骨折的治疗要求高,如果关节面稍有不平或关节间隙增宽,均可引发创伤性关节炎。骨折后解剖复位至关重要,只有精确复位,恢复正常生理结构,才能达到治疗目的,避免并发症的出现。踝关节骨折复位后的 X 线片应满足下列要求:① 必须恢复踝穴的正常解剖关系。② 踝关节负重面必须与小腿纵轴线垂直。③ 踝关节面的轮廓应尽可能光滑。最佳结果是恢复踝关节的正常解剖关系,为此,可采取闭合手法复位或切开复位内固定等治疗方法。

1. **手法复位**

(1) 内翻骨折:患者取侧卧位,患肢在上,一助手握住小腿上段,术者立于患肢远端,两手分别把住足背和足跟上缘,两拇指顶住外踝,两示、中指扣住内踝,先行对抗牵引,然后将踝关节外翻,整复移位的骨块,再将足被动背伸数次,使骨折复位稳定,并借此将踝穴模造,以使关节面恢复原有形状,最后进行固定。

(2) 外翻骨折:患者取侧卧位,患肢在下,术者的位置与内翻骨折相反。两拇指顶住内踝,示、中指扣住外踝,将踝关节内翻,使骨折整复。再将足被动背伸数次,使骨折复位稳定,并借此将踝穴模造,以使关节面恢复原有形状,最后进行固定。

(3) 外旋骨折:复位方法与外翻骨折大致相同。在将踝扳向内翻时,同时使足内旋,使骨折复位。

2. **固定**　无移位骨折、有移位骨折行手法复位后,可用纸壳小夹板或小腿石膏固定踝关节背伸 90°中立位,固定 6～8 周。切开复位内固定者,术后应行小腿石膏固定踝关节于中立位 6～8 周。

3. **中药治疗**　按骨折三期用药原则处理。早期局部瘀血较重,宜使用活血化瘀药物;如有张力性水疱,可穿刺抽液,大黄油纱条覆盖,隔日换药至创面愈合。中期可口服接骨丹,以接骨续筋、和营止痛。后期可服用伸筋丹,外用熏洗药以舒筋活络。

4. **手术治疗**　行切开复位内固定,适应证:① 手法整复失败者。② 内翻骨折,内踝骨块较大,波及胫骨下关节面 1/2 以上者。③ 外翻外旋型撕脱骨折,有软组织嵌入骨折断端间。④ 足强度背伸造成胫骨下关节面前缘大块骨折。⑤ 后踝骨折波及胫骨下关节面 1/3 者。⑥ 双踝骨折并下胫腓关节分离者。⑦ 开放性骨折,对陈旧性骨折,对位不良或继发创伤性关节炎者,可行关节融合术。

五、预防与调护

无移位骨折、有移位骨折行手法复位固定后,即可练习膝关节和足趾的活动,抬高患肢,以利肿胀消退。骨折基本连接以后,可解除固定,在不负重的情况下,行踝关节屈伸活动。骨折牢固愈合后,方可下地行走锻炼。切开复位内固定者,固定后即应行股四头肌舒缩活动,以防肌肉萎缩。固定 4～6 周,可解除固定,在不负重的情况下,行踝关节屈伸活动。骨折愈合后,才能下地行走活动。如果骨质条件好且内固定牢固,2～4 日后可去除石膏后托,改用可卸夹板或石膏靴固定,然后开始练习关节活动。6 周内限制负重,如果骨折愈合较好,6 周后开始部分负重,完全负重一般在12 周以后。

知识拓展

踝穴的平整:在踝关节背伸和跖屈的各个位置上,距骨均与整个踝穴的关节面紧密接触。这种紧密接触对于踝关节对于踝关节负荷的均匀分布具有重要意义,损伤后必须加以恢复。生物力学研究显示,踝关节的平整性并非通过铰链运动来维持,而是通过在背伸及跖屈的各个位置上距骨的旋转加上活动,以及腓骨的平移来维持。

第五节 | 跖跗关节脱位

跖跗关节又称为 Lisfranc 关节,其损伤称为 Lisfranc 损伤。跖跗关节由第 1～3 跖骨与第 1～第 3 楔骨及第 4、第 5 跖骨与骰骨组成的关节。其中,第 1 跖骨与第 1 楔骨所组成的关节,其关节腔独立,活动性较大;其余部分相互连通,仅可做轻微滑动。除第 1、第 2 跖骨外,跖骨之间均有横韧带(骨间韧带)相连,如楔骨间韧带、楔跖骨韧带、跖骨间韧带。其中第 1 楔骨与第 2 跖骨之间的楔趾内侧韧带是趾跗关节最主要的韧带之一。此外,足底部有趾长、短韧带,足底肌肉、肌腱及跖腱膜等。相比之下,足的背侧只有韧带连接,在结构上相对薄弱。趾跗关节是足横弓的重要组成部分。其位置相对于足内、外侧缘中点画一连线,即足背的中部横断面。损伤后若恢复不完全,必然影响足的功能。

一、病因病机

跖趾关节脱位发生的机制复杂,多由直接暴力致伤,如中午坠落砸伤或者车轮碾压所致。常可合并开放伤口或者严重的软组织挫伤,严重者影响到前足或者趾的存留。间接暴力致伤者主要有两种机制,一是前足外展损伤,即后足固定,前足受到外展应力,作用点位于第 2 跖骨基底内侧;二是足跖屈损伤,当踝及前足强力跖屈时,受到纵轴的压缩外力。如高处坠落时足尖先着地即可产生典型的跖屈损伤。

临床常用 Myerson 分型,根据 X 线表现,分为三型(图 14 - 6)。

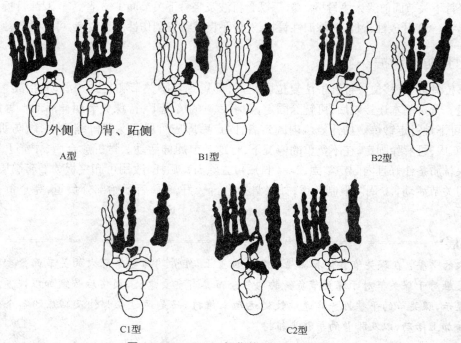

图 14 - 6 Lisfranc 损伤的 Myerson 分型

A 型：同向型脱位，所有 5 个跖骨同向一个方向脱位，常是向背外侧。常伴有第 2 跖骨基底部或者骰骨骨折。

B 型：单纯型脱位，只有 1 个或者几个跖骨脱位，常为前足旋转应力引起。又可分为两个亚型：B1 型，单纯第 1 跖骨脱位；B2 型，外侧数个跖骨脱位。

C 型：分离型脱位，第 1 跖骨和其余 4 个跖骨向相反的方向脱位。又可分两个亚型：C1 型，只涉及部分跖骨；C2 型，涉及全部跖骨。

二、临床表现

损伤后前足或足背部肿胀、疼痛、畸形、功能丧失，足部畸形常呈弹性固定。固定后足时，前足各向活动均可引起中足部疼痛加重。常可合并严重的软组织损伤。临床查体时应注意有无血管神经的损伤。

三、诊断与鉴别诊断

跖跗关节损伤多有明确的外伤史，应仔细询问受伤时的情形，推断暴力作用的机制，可以为诊断提供帮助。中足部多个骨块在 X 线片上互相重叠，常容易出现漏诊的情况。正位 X 线片上，第 2 跖骨内缘和中间楔骨内缘连成一条直线，第 1、第 2 跖骨基底间隙和内、中楔骨间隙相等；侧位 X 线片上，跖骨不应超过相对应楔骨的背侧；斜位 X 线片上，第 4 跖骨内缘和骰骨内缘连续成一条直线，第 3 跖骨内缘和外侧楔骨内缘连成一条直线，第 2、第 3 跖骨基底间隙和中、内侧楔骨间隙相等。如果需要可以做负重位、应力位甚至 CT 检查。鉴别与无脱位的骨折。

四、治疗

1. **手法整复**　跖跗关节作为重要的承重关节，对其损伤的早期诊断和正确治疗尤为重要。治疗的关键是及时的解剖复位。治疗时机的选择也很重要，对于新鲜的损伤，应尽可能在 24 h 内进行复位，以免肿胀加剧而增加难度。如果肿胀严重，局部皮肤条件较差，可先行消肿等治疗，待 1 周后时机成熟再行复位。

手法复位在麻醉下进行，以逆创伤机制原则进行。患者仰卧，屈膝 90°，一助手稳定踝部，另一助手握前足做对抗牵引，术者站于患侧，按照脱位类型的相反方向施力于跖骨基底部使之复位。例如 C 型损伤，则用两手掌对向挤压，使分离的跖骨复位。手法复位的适应证是损伤后时间短，局部肿胀不重，软组织张力不大。

2. **固定**　跖跗关节脱位手法整复后易发生再脱位，因此有效的外固定尤为重要。可用一直角足底后腿托板，连足固定踝关节于中立位。足弓处加厚棉垫托顶，维持足弓；在跖骨头脱出处加压力垫，其上加以与足背良好塑型的弧形纸板，然后用绷带加压连同足底托板包扎固定 4 周。亦可用小腿石膏固定，注意足背及足外侧的良好塑型和加压，1 周后更换石膏，其后亦应注意观察，如有松动，及时更换。8～10 周后去除石膏。复位后如不稳定，可行克氏针交叉固定，6～8 周后拔除。

3. **手术治疗**　手术切开复位内固定的适应证：① 手法复位失败者。② 严重的开放性损伤。③ 陈旧的跖跗关节损伤多遗留外翻和平足畸形，内侧可见明显的骨性突起，前足僵硬并伴有疼痛，可行跖跗关节融合术、内侧骨性突起的切除和足弓垫的使用。

4. **中药治疗**　药物治疗以骨折三期用药原则处理。早期局部瘀血肿胀较重，宜使用活血化瘀消肿药物；中期以和营生新、接骨续筋为主，在活血化瘀的同时加用补益气血、强筋壮骨的药物；后期则以补养气血，舒筋活络为主要治疗目的，可配合外洗药物，有利于早期恢复。对于特殊病例治疗时应仔细辨证,正确施治,灵活变通,不必拘泥于规则或分期。

五、预后与调护

功能锻炼对患者功能的恢复十分重要,应贯穿治疗的始终。损伤后早期可抬高患肢以利消肿。固定后即可行足趾的活动以及膝关节的屈伸活动,以避免长期卧床导致的关节僵硬和肌肉萎缩等并发症。去除固定后,可先行不负重的足踝部各向活动,待骨折牢固愈合后,方可下地行走锻炼,可配合中药外洗,舒筋活络,加速功能的恢复,改善局部血运。

知识拓展

(1)趾跖关节脱位,力争解剖复位,但对于严重粉碎骨折脱位无法解剖复位者,尽量达到功能复位的标准,最低标准也要恢复维持足部内外侧纵弓及横弓解剖形态,从而保证了足底的生物力学受力点支架的完整性,避免因足底的生物力学受力点的缺失,使足底受力不均而引起跛行。

(2)采用闭合复位外固定以及开放复位内固定对跖趾关节骨折脱位的治疗效果都比较满意。故而在治疗时要依据患者的实际病情确定治疗方案,使患者能够在短时间内恢复。对于关节没有发生移位或者移位较轻的可选择闭合复位外固定,而对于移动位置较大甚至出现碎裂的患者必须要采用开放复位内固定的方法来进行治疗。

第六节　跖趾、趾间关节脱位

跖趾关节是由跖骨小头和第1节趾骨构成的球窝关节,其结构与功能与掌指关节相似,可作屈、伸、收、展活动。但活动范围较掌指关节小,背伸又比跖屈小,以拇趾最为显著。当全足着地时,跖骨参与形成足弓,跖趾关节处于伸展状态。跖趾关节囊薄弱的两侧有侧韧带加强,在5个跖骨小头之间有足底深横韧带相连。跖趾关节脱位指跖骨头与近节趾骨构成的关节发生分离。临床以第1跖趾关节背侧脱位常见。

近节趾骨与远节趾骨间关节为滑车关节。可作屈伸而无侧向活动。近侧较远侧活动大,脱位以拇趾多见,该脱位指近远节趾骨间关节因外伤所致关系紊乱,临床少见。

一、病因病机

跖趾关节脱位多因奔走挤迫时,足趾踢硬物或踢足球时姿势不当引起。有开放也有闭合性的。因第1跖骨较长,拇趾仅有两节,踢碰硬物拇先着地,外力迫使跖趾关节过伸,近节趾骨基底部冲破关节囊背侧向跖骨头背侧脱出,有时冲破背部皮肤成为开放脱位。

趾间关节脱位多为直接踢碰趾端,使远节趾骨近端移位于近节趾骨背侧,有时患者可自行复位,只因遗留肿痛而就诊。

二、临床表现

局部肿胀、疼痛,足不敢触地。跖趾关节脱位检查见拇趾过度背伸、短缩,趾间关节屈曲,第1跖骨头在足底突出。趾近节趾骨基底部在背侧突出。关节弹性固定。严重者,跖趾关节成直角或有皮肤破裂,露出趾骨基底部。趾间关节脱位检查患足趾缩短,脱位之趾前后径增大,呈弹性固定畸形。

三、诊断与鉴别诊断

明显踢碰硬物的外伤史。X线检查可以明确诊断并可排除骨折。

四、治疗

一般以手法治疗为主。开放性脱位可在对创口清创缝合后复位。

1. **手法复位**

(1) 跖趾关节脱位:一助手固定踝部,术者一手持趾或用绷带提拉趾用力牵引,另一手握前足,先用力向背牵引,加大畸形,然后握足背的拇指用力将脱出的趾骨基底部向远端推出,当滑到跖骨头处时,在维持牵引下,将趾迅速跖屈即可复位。有时,因屈趾肌腱嵌入关节间隙阻碍复位,可将跖趾关节极度背伸,以解脱缠绕的肌腱及关节囊,然后用力在背伸位将趾骨基底部推至趾骨头处,再跖屈趾,即可复位。

(2) 趾间关节脱位:一手握踝部或前足,另一手捏紧足趾远端,水平拔伸牵引即可复位。

2. **固定**

(1) 跖趾关节脱位:绷带包扎患处数圈,再以夹板或压舌板固定跖趾关节伸直位2～3周。也可石膏外固定。

(2) 趾间关节脱位:以邻趾固定法固定2～3周。如有骨折可用夹板或石膏托固定。

3. **药物治疗** 局部外敷消肿膏,中药内服按骨折三期临床用药。开放性脱位根据病情及时应用TAT(破伤风抗毒素)及抗生素。

4. **手术治疗**

(1) 跖趾关节脱位:开放性脱位可在清创同时,直视下复位;如手法复位失败者,尤其由于扣眼式嵌顿者,必须切开分离背侧关节囊及足底韧带才能复位者,需手术切开复位。开放性脱位若伤口小,可先整复脱位,再缝合伤口;若伤口大且合并骨折,可在清创时开放复位,对骨折块整复内固定,再缝合伤口,术后石膏托外固定4周。

(2) 趾间关节脱位:对手法复位失败者,或陈旧性脱位者可采用手术治疗,取患趾侧方切口显露脱位关节后,消除瘢痕组织,复位后克氏针贯穿固定。

五、预防与调护

跖趾关节脱位早期作踝关节屈伸活动。1周后肿胀消退,可扶拐以足跟负重行走,4周后可除外固定逐步练习负重行走。趾间关节脱位去除外固定后作主动屈伸趾间关节活动。

第七节 | 踝关节扭挫伤

踝关节扭挫伤甚为常见,可发生于任何年龄,但以青壮年居多,临床上一般分为内翻扭伤和外翻扭伤两大类,前者多见。踝关节周围主要的韧带有内侧副韧带、外侧副韧带和下胫腓韧带。内侧副韧带又称三角韧带,起于内踝,自上而下呈扇形附于跗舟骨、距骨前内侧、下跟周韧带和跟骨的载距突,内侧副韧带相对坚强,不易损伤;外侧副韧带起自外踝,包括止于距骨前外侧的距腓前韧带,止于跟骨外侧的跟腓韧带,止于跟骨后外侧的距腓后韧带,外侧副韧带相对薄弱,容易损伤。下胫腓韧带又称胫腓联合韧带,为胫骨与腓骨下端的骨间韧带,是保持踝关节稳定的重要韧带。

一、病因病机

多因踝关节突然受到过度的内翻或外翻暴力引起,如行走或跑步时在不平的地面上,上下楼梯、走坡路时不慎失足踩空,或骑车踢球等运动中不慎跌倒,足的过度内外翻而产生踝部扭伤。

临床上分为内翻扭伤和外翻扭伤两类。内翻扭伤时以跖屈内翻扭伤多见,容易损伤距腓前韧带;单纯内翻扭伤时容易损伤跟腓韧带。背伸内翻扭伤时,容易损伤距腓后韧带。外翻扭伤时,由于三角韧带比较坚强,较少发生损伤,严重时可引起下胫腓韧带撕裂。

二、临床表现

1. **症状** 有明显的踝关节扭伤史,伤后踝部即觉疼痛,活动功能障碍,损伤轻者仅局部肿胀。损伤重时整个踝关节均可肿胀,并有明显的皮下积瘀,皮肤呈青紫色,跛行状态,足不敢用力着地。活动时疼痛加剧。

2. **体征** 内翻损伤时外踝前下方压痛明显,若将足部做内翻动作时,则外踝前下方疼痛;外翻扭伤者,内踝前下方压痛明显。若将足部做外翻动作时,则内踝前下方剧痛。严重损伤者在韧带断裂处,可摸到有凹陷,甚至摸到移位的关节面。

三、诊断与鉴别诊断

根据受伤史,临床症状、体征和影像学检查可作出诊断。

踝关节扭挫伤多有明显的扭伤史,受伤后踝关节疼痛、活动受限,活动时疼痛加重。急性踝关节扭伤可见局部肿胀、压痛,严重者皮下可见瘀斑,踝关节屈、伸、内、外翻功能受限;陈旧性踝关节扭伤肿胀往往不明显,可在踝部触及压痛点。

X线可以帮助排除内外踝的撕脱性骨折。若损伤较严重者,应做踝关节内翻、外翻应力位X线检查,可见到距骨倾斜角度增大,甚至可见到移位现象。MRI检查可以明确韧带及周围肌腱的损伤情况。需注意与踝部骨折鉴别,踝部骨折可有骨畸形、骨擦音,X线可见踝部骨折征象。

四、治疗

1. **手法治疗** 损伤严重、局部瘀肿较甚者不易行理筋手法。对单纯的踝部伤筋或部分撕裂者可使用理筋手法。恢复期或陈旧性踝关节扭伤者手法宜重。特别是血肿机化、产生粘连、踝关节功能受限者则可施以牵引摇摆、摇晃屈伸等法以解除粘连,恢复功能。

2. **固定** 理筋手法之后可将踝关节固定于损伤韧带的松弛位置。若为韧带断裂者,可用管型石膏固定,内侧断裂固定于内翻位,外侧断裂固定于外翻位,6周后解除固定下地活动,韧带不完全断裂,可以用"8"字绷带固定,位置同上,时间一般为2~3周。

3. **手术治疗** 陈旧性损伤外侧韧带断裂,致踝关节不稳或继发半脱位者,可行外侧韧带重建术,选用腓骨长短肌或者人工材料重建外侧副韧带。

4. **练功疗法** 外固定之后应尽早练习跖趾关节屈伸活动,进而可做踝关节背屈、跖屈活动。拆除石膏后可指导做距小腿关节内翻、外翻的功能活动,以防止韧带粘连,增强韧带的力量。

5. **中药治疗** 损伤早期,治以活血化瘀、消肿止痛,内服七厘散及舒筋丸;后期治宜舒筋活络、温经止痛,内服活血酒或小活络丹。早期疼痛严重者可以口服消炎止痛药物;初期肿胀明显者,可外敷消肿化瘀散、七厘散、双柏散之类。中、后期肿胀较轻,可外贴狗皮膏、伤湿止痛膏,并可配合活血舒筋的中药外洗。

五、预防与调护

损伤早期应及时治疗,严格固定,严禁患肢负重及行走。患足抬高,以利消肿。预防踝关节扭伤的根本方法是适当参加体育锻炼,保持肢体的灵活性和踝关节的稳定性。

知识拓展

踝关节扭挫伤是常见的关节软组织损伤,以疼痛及患处局部肿胀为表现,不严重者可在一段时间内自行愈合,病情严重者须获取专业治疗,以免延误治疗对踝关节产生不可逆的损伤。中医领域中踝关节扭伤属痹症,气血痹阻,筋脉失养,因而以化瘀、消肿、止痛、活血、行气的为治疗目的。中医常用的方式有针灸、推拿、中药内服外敷等,临床诊疗中多在辨证的基础上,根据患者扭伤的不同时期,采取不同的治疗方式,以联合治疗及综合治法等常用,更好的发挥不同方法的效果,提高了临床疗效,同时也能够在较短时间内缓解或解除患者的临床症状。踝关节扭伤多由意外导致,也有陈旧性复发,通过腧穴针灸、正骨手法、局部按摩、中药内外兼治等方式。

第八节 | 跟 腱 损 伤

跟腱是人体最大和最强有力的腱性组织,由腓肠肌和比目鱼肌的肌腱组织合并组成。腓肠肌的内侧头和外侧头分别起于股骨内、外髁的后方;比目鱼肌起于胫骨、腓骨及骨间膜的后面近侧部,位于腓肠肌的深部。两肌肌腱联合向远端形成跟腱而附着在跟骨的后上方。腓肠肌和比目鱼肌合称小腿三头肌,是足踝部跖屈的主要动力肌,当膝关节屈曲时,腓肠肌起着支持稳定作用。跟腱附着处受两个滑囊保护,皮下滑囊位于皮肤和跟腱之间,跟腱后滑囊位于跟腱和跟骨之间。跟腱是一种致密结缔组织,充满胶原纤维和蛋白粘多糖类,胶原纤维集合组成初级束,次级束和三级束。被疏松结缔组织网、内膜所包绕,内含血管、淋巴和神经。整个腱被精巧的结缔组织鞘、腱鞘所包绕,此腱鞘的内面是与腱内膜相连,跟腱和腱鞘被薄膜似的透明组织、腱旁组织所围绕,腱鞘和腱旁组织统称为腱围组织。跟腱血供虽不如肌肉丰富,但仍是具有良好血供应,主要来自肌-腱连接处、腱-骨连接处和腱旁组织。跟腱有一个丰富的腱膜血循环网,其淋巴管道和血供相似。但在跟腱止点上方 $2\sim6$ cm 的一段血液供应极差。随着社会的进步,参加运动的人增加,跟腱出现撕裂的比例也越来越多。

一、病因病机

跟腱损伤的原因很多,分为急性损伤和慢性损伤,急性损伤多由于直接暴力引起,慢性损伤一般都和长期的慢性过度运动有关。

急性损伤可分为直接暴力伤和间接暴力损伤。直接暴力损伤由直接外伤造成跟腱断裂,常为锐器伤,如铁器、玻璃等切割所致。往往造成局部开放性损伤,断端较为整齐。间接暴力损伤主要指踝关节极度背伸时突然蹬地发力,使跟腱受到强力牵拉所致,局部多无伤口,断端常参差不齐呈马尾状。

二、临床表现

跟腱断裂时,可有断裂声,跟腱部疼痛、肿胀、压痛、皮下瘀斑。足跖屈无力,活动受限,跛行,但由于足趾的屈肌和胫后肌腱的代偿,跖屈功能不一定完全丧失。完全断裂损伤,在断裂处可摸到凹陷空虚感,足背伸时更明显,跟腱近端由于小腿三头肌的收缩而向上回缩,在腓肠肌肌腹内可摸到隆起物。

三、诊断与鉴别诊断

患者俯卧位,足垂于床端,用手挤压小腿三头肌时,踝关节出现跖屈为正常,若挤压后足无动作为阳性,表明跟腱断裂。患者直立,双侧足跟离地,患侧不能提踵或者较对侧力弱,表明跟腱部分撕裂损伤,各项症状均较轻。即捏小腿三头肌试验阳性,提踵试验阳性。须注意与骨跟节部的撕裂性骨折相鉴别,X线摄片检查可以排除跟骨结节部的撕裂性骨折。B超、磁共振可明确诊断。

四、治疗

以手法治疗为主,配合药物治疗,严重者外固定或手术治疗。

1. **理筋手法** 适用于跟腱部分撕裂损伤,将换患足跖屈。在肿痛部位做较轻的按压、顺推,并在小腿三头肌肌腹处做按压揉拿。使肌肉松弛以减轻近端跟腱回缩,促进功能恢复。本法亦适用于手术后期。

2. **中药治疗**

(1)内服药:初期治宜活血祛瘀止痛,内服续筋活血汤、舒筋丸等;后期治宜补益肝肾,强壮筋骨,内服壮筋续骨丸。

(2)外用药:后期外用四肢损伤洗方、海桐皮汤熏洗。

3. **固定** 跟腱部分撕裂损伤者,在理筋手法后,可用夹板或石膏拖将踝关节固定于跖屈位3~4周。跟腱修补缝合术后,应用管型石膏浆将膝关节屈曲30°、踝关节跖屈30°位固定4~6周。

4. **手术治疗** 适用于新鲜的跟腱完全性断裂损伤或开放性断裂损伤,宜早期施行手术修补缝合。

五、预防与调护

跟腱的损伤能导致腱围炎、腱病、部分断裂及完全性断裂。因此早期预防调护是非常重要的。主张保守治疗,如果无效需考虑手术治疗。对发生跟腱完全性断裂的患者,早期进行手术修补是促进跟腱功能恢复的有效手段。穿着合适的运动鞋或便鞋、纠正不良足型引起的生物力学因子、避免在差的场地上活动、加强小腿肌肉力量与足踝活动练习等,则是预防跟腱损伤的有效措施。

知识拓展

目前有学者探究骨骼肌超声在跟腱损伤诊断中的临床价值。声波属于机械波的一种常见形式,当声波超过 2 000 Hz,则定义为超声波。由于声波属于机械波,因而具有机械波的特点,包括传播中的反射、折射以及多普勒效应。同样声波的传递需要介质,并且介质会使声波有所减弱。临床上利用这一特点检测肿瘤等异物。其可以清晰地显示各脏器及周围器官的各种断面像,由于图像富于实体感,接近于解剖的真实结构,所以应用超声可以早期明确诊断。跟腱断裂超声特点主要是具有中断不连续性,具有回声区积血。不断裂跟腱损伤的超声特点具有中断连续性,具有不规则低回声区。

(冷向阳)

下 篇

筋 骨 病 损

第十五章 颈肩臂腕痛

导学　　**掌握**落枕、肱骨外上髁炎、腱鞘炎；**熟悉**颈椎病、肩周炎；**了解**肩袖损伤、肘管综合征、腕管综合征。

第一节　颈椎病

颈椎病是指颈椎间盘退行性变及其继发病理改变,刺激或压迫颈椎脊髓、神经根、椎动脉、交感神经等而产生相应症状和体征的颈椎退行性疾病,本病以中年人高发,长期低头伏案、外感风寒湿邪等,是该病重要的诱发及加剧因素。

中医典籍中关于"颈肩痛""项强""项筋急""臂厥""眩晕"等论述与本病的某些类型有相似之处,现在称此病为"项痹病"。

一、病因病机

(一)病因病理

颈椎位于颅骨和胸椎之间,寰枕关节和寰枢关节之间没有椎间盘,自第3颈椎开始,每两个椎体之间皆有椎间盘连接。颈椎上、中、下三段的解剖结构不同,其活动方式和范围也有较大差异,需要骨性结构与其他附属结构保持高度协调性和稳定性,才能完成正常的生理活动和功能。颈椎的活动度较大,又需保持头颈部平衡,故颈椎容易发生劳损及退变。颈椎间盘退变和颈项部肌肉慢性累积性损伤,继发关节稳定性降低,在异常应力反复或持续作用下,可引起颈椎间盘突出,或者继发颈椎骨质增生、韧带肥厚和颈椎管狭窄等,皆可压迫或刺激脊神经根、脊髓、交感神经和椎动脉,而出现相应的临床症状。临床上根据受累的部位,可将颈椎病区分为不同的类型。

(二)中医病因病机

《仙授理伤续断秘方》曰:"劳役所损,肩背肢疼痛。"如长时间低头伏案、或姿势不良,筋脉因持续牵拉而损伤,气血溢出脉外,离经之血易成瘀血而阻滞局部经脉,气血运行失畅,可致疼痛,此即不通则痛。《素问·宣明五气》云："久视伤血,久卧伤气,久坐伤肉,久立伤骨,久行伤筋。"可见过劳或过逸皆可引起气血筋骨损伤,气血亏虚或鼓动无力,也会引起气血运行不畅,而致疼痛,此乃不荣则痛。女子七七、男子八八,天癸衰竭,肝肾俱亏,筋脉失养,可以加剧上述病理过程的进展;复外感风寒湿邪作用于颈项部位,也是诱发和加剧颈椎病的重要病理因素。

因此,颈项部筋出槽及骨错缝、气血不通、筋骨失和是引发颈椎病发病的关键病机;而气血虚弱、肝肾不足、筋脉失养,或外邪侵袭、寒湿稽留、痰瘀阻络,是诱发和加剧颈椎病发生发展的重要病理因素。颈项部承上启下,有任督二脉和六条阳经循行通过,经脉闭阻不通,清阳不升,浊阴不降,上可累及头面部,出现头晕、头痛、视物模糊、耳鸣耳聋、面部麻木等;下则引起脏腑功能异常、气机活动紊乱,而致胸闷、心慌、脘痞、纳呆、恶心、反酸等;旁及上肢,出现受累经脉循行部位的酸胀、疼痛、麻木等。

二、临床表现

根据病变部位、受累组织不同,临床分为颈型、神经根型、脊髓型、椎动脉型、交感神经型和混合型,各型的临床表现有所不同。

1. **颈型**　多由于颈项部肌肉或韧带劳损、小关节囊嵌顿或神经根后支受刺激引起肌肉痉挛而产生疼痛。表现为颈项部疼痛,可牵涉到头枕部或肩部,颈项肌肉僵硬,活动受限,甚者一侧疼痛时头偏向另一侧,常用手托住下颌以缓解疼痛。触诊可发现颈项部一个或多个压痛点。

影像学检查:X线片示颈椎生理弧度异常,颈椎退行性改变。

2. **神经根型**　颈椎间盘突出偏向侧方,椎体后缘骨赘特别是钩椎关节增生可突向椎间孔,均可压迫神经根而导致臂痛或手指麻木,并按神经根分布向下放射至前臂和手指。轻者持续性酸痛、胀痛,重者如刀割、针刺样疼痛,有的痛觉敏感轻触即有触电感,有的麻木如隔布感,颈部后伸、侧屈等活动、或咳嗽、喷嚏、用力大便时疼痛加剧。部分患者会出现手无力,沉重感或持物不稳等。

体查可见颈项部活动受限,颈项肌肉僵硬,在斜方肌、冈上肌、冈下肌、菱形肌等区域有压痛。受累的神经根分布区的感觉减退,所支配的肌肉无力或萎缩,按分布可发现大鱼际、小鱼际或骨间肌萎缩;肱二头肌、肱三头肌腱反射早期活跃,久之则反射减退或消失;臂丛神经牵拉试验、椎间孔挤压或分离试验阳性。

影像学检查:X线片示颈椎生理弧度平直或呈反弓,颈椎动力位片示病变节段动力性失稳;斜位片示椎间孔狭窄。CT片或MRI示颈椎间盘突出、侧隐窝狭窄、受累节段神经根受压等表现。

3. **脊髓型**　是由颈椎间盘突出或骨赘等引起的脊髓压迫症状,以慢性进行性四肢瘫痪为主要特征,早期双侧或单侧下肢发紧、麻木、疼痛、无力、步态笨拙,走路不稳或有踩棉花感。手部肌肉无力、发抖或活动不灵活,细小动作失灵,如不能穿针写小字,持物易坠落等。重症者可出现四肢痉挛性瘫痪、小便潴留或失禁等表现。

体查可见颈项部活动受限不明显,上肢动作欠灵活。四肢肌张力可增高,腱反射可亢进,重症时常可引出病理反射,如Hoffman征、Babinski征等,甚至出现踝阵挛和髌阵挛。

影像学检查:X线片示颈椎生理弧度变直或反弓,颈椎退行性改变。CT片示椎管明显狭窄。MRI示脊髓水肿或变性。

4. **椎动脉型**　常表现为一过性眩晕,甚至猝倒,发作和缓解常常与头部位置改变有关,可伴有耳鸣、听力下降、记忆力下降、声音嘶哑、吞咽困难、视物不清、心慌、Horner征等。体查可见颈椎棘突旁、横突部压痛,仰头或转头试验阳性。

影像学检查：X线片示寰枢关节、钩椎关节、关节突关节位置关系异常，必要时可行核磁共振椎动脉成像（MRA）或椎动脉造影。

5. 交感神经型　颈椎病可使病变局部出现创伤性反应，刺激分布于关节囊和项韧带上交感神经末梢，以及造成椎管内脑膜返支的病理性刺激，而引起一系列的神经反射症状。兴奋症状如头痛或偏头痛，头晕特别在转头时加重，有时伴恶心、呕吐，视物模糊或视力下降、瞳孔扩大、眼窝胀痛、心跳加速、心律不齐、心前区痛、四肢冰凉、汗多、耳鸣、听力下降、发音障碍、血压升高等；抑制症状主要表现为头昏、眼花、眼睑下垂、流泪、鼻塞、心动过缓、血压下降及胃肠胀气等。

体查时压痛点较多。影像学检查：X线、CT、MRI等显示上述其他型颈椎病相似。

6. 混合型　以上两种及以上类型同时存在。

三、诊断与鉴别诊断

1. 诊断要点　多有颈项部慢性劳损史、颈椎先天性畸形等。多发于40岁以上的中老年人及长期低头伏案者。颈型颈椎病的疼痛和压痛部位基本局限在颈项部；神经根型颈椎病有颈、肩背疼痛，上肢麻木及放射性疼痛，颈部活动受限，可有上肢肌力减弱和肌肉萎缩，臂丛神经牵拉试验、颈椎间孔挤压试验等阳性；脊髓型颈椎病有慢性进行性双侧下肢发紧、无力等表现，重症者可出现四肢痉挛性瘫痪、锥体束征阳性等表现；椎动脉型颈椎病有头痛头晕，颈后伸或侧弯时眩晕加重，甚至猝倒等表现，转头试验阳性；交感神经型颈椎病有头晕、心慌、视力下降、头痛或偏头痛、汗多、心律失常、血压升高或下降等表现。

结合影像学检查有助于定位诊断，但不能仅凭影像学表现进行临床诊断。

2. 鉴别诊断　颈椎病临床表现复杂，头痛、头晕、心慌、下肢麻木、无力等易与心脏、五官、神经系统等疾病的症状相混淆需要鉴别诊断，同时还要与以下疾病相鉴别。

（1）脊髓肿瘤：肿瘤多进展快，逐渐加重，而脊髓型颈椎病症状多有间歇平稳期。MRI检查有助于鉴别诊断。

（2）肩周炎：肩关节的疼痛及功能受限有自愈倾向，没有颈神经根性症状。

（3）胸廓出口综合征：有上肢麻木不适并向手部放射，但检查锁骨上窝有压痛，头后仰实验（Adson实验）与上肢过度外展试验时，桡动脉的搏动减弱。

四、治疗

颈椎病的治疗目标：近期是消除病变局部的病理性刺激，缓解临床症状，减轻组织损伤，进而为修复创造有利的条件；远期是修复损伤，重建筋骨和合的局部环境。在排除禁忌证的前提下，手法治疗和颈椎牵引是治疗颈椎病的重要而有效的方法，其他还有针灸、药物、练功、手术等方法，根据各自的适应证进行合理选择运用。

1. 手法治疗　综合运用理筋、整骨、点穴三类手法，主要针对局部筋出槽骨错缝进行治疗，也具有一定的整体调节作用。同时，需要注意手法的安全性，特别要排除整骨手法的禁忌证，如合并脊髓损伤、骨质破坏、椎管内占位性病变者。

（1）理筋：运用按、揉、推、拿、擦法，以及一指禅推法、㨰法等手法在病变部位及其相关肌群和经络部位进行治疗，重点部位配合点按、点压、叩击等手法，力量大小以患者能耐受为度。

（2）整骨：根据病变节段，选择相对应的整骨手法治疗。

1）俯卧位旋转扳法：患者取俯卧位，术者立其头端，将患者颈椎转向一侧，微微前屈，一手固定于下颌部位,至极限位时,另一手置于同侧肩峰处,做一个向下推按的短促发力动作。然后再调整另一侧。适用于下段颈椎和上段胸椎整复。

2) 坐位旋提扳法:患者取坐位,腰部挺直,颈椎前屈、向一侧旋转并侧屈至极限位,术者立其侧后方,一手扶按于后枕部,另一手以前臂靠近肘部托住患者下颌部,做一个短促的上提动作。适用于中段颈椎整复。

3) 仰卧位拔伸整复手法:患者取仰卧位,术者立或坐于头端,两手协同用力,沿颈椎纵轴方向施以一定的拔伸力,可以沿后正中线自下而上滑移,也可固定一点做间歇性或持续拔伸。适用于中下段颈椎整复。

4) 坐位定位定向扳法:患者取坐位,腰部挺直,颈椎前屈、向一侧旋转并侧屈至极限位,术者立其侧后方,一手拇指指腹按于棘突侧方,另一手以前臂靠近肘部托住患者下颌部,做一个短促的上提动作。适用于上段颈椎整复。

2. 牵引治疗　牵引悬重从 3 kg 开始,可增至 12 kg。每次 0.5~1 h,每日 1~2 次,15 日为 1 个疗程。重症者采用卧位牵引,根据患者性别、年龄、体质强弱、颈部肌肉情况和临床症状酌情处理。牵引后症状加重者,不宜再用。脊髓型颈椎病应慎用,因效果不明显,有时症状加重。对椎动脉型或交感型颈椎病宜采用轻重量,从 1.5 kg 开始,逐渐增至 4~5 kg;也可采用坐位牵引,重量 2~3 kg,每日 1~2 次,持续 2~3 周,本法适用于神经根型颈椎病,通常采用枕颌带牵引。轻症患者采用坐位间断牵引,牵引姿势以头部略向前倾为宜。若有不良反应应停止牵引。颈椎的稳定性主要依靠颈项部的韧带、肌肉维持,韧带坚韧,但弹性较差,若长时间、大重量持续牵引,会造成韧带弹力减退,影响颈椎的稳定性。故牵引时间宜短,重量宜轻,间断进行(图 15-1)。

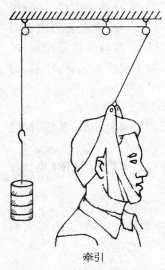

牵引

图 15-1　颈椎坐位牵引

3. 中药治疗　中药治疗根据具体证候分而治之。

(1) 寒湿痹阻证:颈、肩、上肢窜痛麻木,头有沉重感,颈项僵硬,活动不利,恶寒畏风,舌淡红、苔薄白,脉弦紧。治宜祛风散寒、温经通络,方用羌活胜湿汤加减。

(2) 气滞血瘀证:颈肩部、上肢刺痛,痛处固定,伴有肢体麻木,舌质暗,脉弦。治宜行气活血、化瘀通络,方用活血舒筋汤加减。

(3) 痰瘀阻络证:头晕目眩,头重如裹,四肢麻木,纳呆,舌暗红、苔厚腻,脉弦细。治宜祛瘀化痰、蠲痹通络,方用天麻钩藤饮加减。

(4) 肝肾亏虚证:头痛眩晕,耳鸣耳聋,失眠多梦,肢体麻木,舌红少苔,脉弦。治宜补益肝肾、强筋健骨,方用六味地黄丸加减。

(5) 气血两虚证:头晕目眩,面色苍白,心悸气短,四肢麻木,倦怠乏力,舌淡苔少,脉细弱。治宜补养气血、健运脾胃,方用黄芪桂枝五物汤加减。

4. 针灸疗法　或针或灸,或针与灸结合,或辅以火罐、刮痧等方法,主要针对病变局部经络阻滞不通,采取循经近端或结合远端取穴的方法进行治疗,也具有一定的整体性调节作用。

取项背部夹脊穴、双侧列缺为主穴,病变累及经络上的有关穴位为配穴,如督脉的百会、大椎,太阳经的后溪、肩贞、天柱、大杼,少阳经的风池、阳陵泉、翳风、天髎,阳明经的合谷、手三里、足三里、滑肉门,任脉的膻中、关元等。运用手针、电针、温针等循上述经穴进行治疗。

5. **练功疗法**　亚急性期和慢性期,可以采用主动的自我练功疗法进行治疗,以期收到较好的远期疗效。首先以肩关节活动带动颈项部运动为主,在颈椎各向活动基本恢复正常后,再增加颈项部主动活动,以及抗阻力运动。

6. **手术治疗**　手术的主要目的是降低椎管内压力和提高颈椎稳定性。对系统保守治疗3月以上无效的神经根型、脊髓型颈椎病患者,可以考虑手术治疗。

常用术式有:① 颈椎前路减压椎间盘切除、椎体间植骨融合并内固定术:主要适用于神经根型和脊髓型颈椎病;② 颈椎后路减压术或椎管扩大术:适用于颈椎管狭窄者。

7. **其他疗法**　颈围固定、针刀、理疗等治疗方法,根据各自的适应证和患者接受情况进行选择运用。

五、预防与调护

颈椎病常反复发作、迁延难愈,因此,经过治疗症状缓解后,应该进行积极主动的预防和自我调护。

首先,在日常工作和生活中,经常更换体位。其次,睡觉时选用材质软硬适中、高度合适的枕头,枕头的厚度以侧卧时能够保持一侧肩宽的高度为好,切忌使用有特殊形状的定型枕或过高、过低的枕头睡觉。其三,适度做一些肩背部、颈项部伸展运动,有助于缓解肌肉疲劳,增加肌肉的力量,提高颈椎的自身稳定性。其四,脊髓型颈椎病患者应特别注意维持颈部的相对稳定性,在剧烈运动、颠簸或乘坐高速汽车时,宜用颈围固定。

第二节 ｜ 落　枕

落枕是颈部一侧的肌肉因睡眠姿势不良或感受风寒引起痉挛而产生颈部的疼痛、功能受限的一种疾病。成人发病较多,男性多于女性,冬春两季多发。古称"失颈""失枕"等。

一、病因病机

(一) 病因病理

落枕多因睡眠时枕头过高、过低或过硬,或睡姿不良,头颈过度偏转,使颈部肌肉长时间受到牵拉,处于过度紧张状态而发生静力性损伤。常见受累的肌肉有胸锁乳突肌、肩胛提肌、斜方肌、斜角肌等,并可出现颈肩部或一侧上肢的反射性疼痛。

(二) 中医病因病机

《素问·骨空论》论述:"失枕在肩上横骨间,折使揄臂齐肘正,灸脊中。"指出了本病的发病病位及治疗方法。《伤科汇纂·旋台骨》载有:"有困挫闪及失枕而颈强痛者。"论述了本病的病因病机。因此本病多为睡姿不良导致颈项筋肉扭挫,致颈筋气血凝滞、筋脉不舒;或系肝肾亏虚之人,平素缺乏锻炼,身体虚弱,气血运行不畅,复遭受风寒侵袭,致经络不舒,气血凝滞而痹阻不通,不通则痛。

二、临床表现

1. **症状与体征** 一般无外伤史,多因睡姿不良或感受风寒后所致,属急性发病,睡眠后一侧颈部出现疼痛、酸胀、僵硬,可向上肢或肩背部放射,活动受限,活动时患侧疼痛加剧,严重者使头部歪向患侧。头部不能自由旋转后仰,患侧常有颈肌痉挛,胸锁乳突肌、斜方肌、大小菱形肌及肩胛提肌等处常有压痛,在肌肉紧张处可触及肿块和条索状的改变。

2. **辅助检查** 颈椎 X 线片一般无明显异常,部分患者可由于肌肉的痉挛,头颈部的歪斜而出现颈椎的生理弧度变直、侧弯甚或反弓成角。

三、诊断与鉴别诊断

1. **诊断要点** 一般无外伤史,多因睡眠姿势不良或感受风寒后所致。急性发病,睡眠后一侧颈项部出现疼痛、酸胀,并向上肢或背部放射,活动时患侧疼痛加剧,严重者使头部歪向患侧。患侧胸锁乳突肌、斜方肌、大小菱形肌及肩胛提肌等处常有压痛或肌肉痉挛。颈椎 X 线片无明显异常或可见退变。

2. **鉴别诊断** 落枕要与颈椎小关节紊乱、颈椎病相鉴别。

(1) 颈椎小关节紊乱:通常有颈项劳损史或轻微外伤史,是颈椎小关节错缝、滑膜嵌顿导致的突发性颈部剧痛且难以忍受,咳嗽、活动及震动后加重,颈项僵硬,颈椎侧弯,部分患者可出现神经症状。

(2) 颈椎病:患者有颈项劳损史,慢性发病,病程较长,可伴有上肢放射性疼痛或麻木、头痛、眩晕、步态不稳等颈椎神经根、脊髓或椎动脉等受累的表现。影像学检查可见颈椎生理弧度异常、颈椎间盘突出、颈椎骨质增生或椎管狭窄等表现。

四、治疗

落枕以手法治疗为主,配合药物、针灸、针刀、理疗等治疗。手法治疗可以较快地缓解肌肉痉挛,消除疼痛。《医宗金鉴》指出:"手法者,正骨之首务……当先揉筋,令其和软再按其骨,徐徐合缝,背脊始直。"手法治疗能恢复"骨合筋舒"的正常状态,使颈椎及肩背部重新达到筋骨平衡。

1. **手法治疗** 理筋结合旋转复位的手法:患者端坐,术者先用小鱼际在患者颈项部和肩背部肌肉上依次揉摩,接着术者用拇指和示指提拿颈项部患处,手法强度以患者感到患处酸胀、微痛为宜。

然后术者一手托住患者下颌,另一手托住枕部,两手同时用力向上提,此时患者的躯干部重量起了反牵引的作用。如颈部肌肉痉挛,则有提不动的感觉,应嘱患者尽量放松颈部肌肉,在向上提的同时,边提边摇晃头部,以理顺筋络,活动关节。最后将头部缓缓向左右、前后摆动与旋转 2～3 次后,慢慢放松提拉。此种牵引手法可重复 3～5 次(图 15-2)。

2. **中药治疗** 中药治疗根据具体证候分而治之。

(1) 瘀滞证:症见晨起颈项疼痛,活动不利,活动时患侧疼痛加剧,头部歪向患侧,有时可见筋结,舌紫暗,脉弦紧。治宜舒经活络、疏风散寒,方用独活寄生汤加减。

(2) 风寒证:颈项背部僵硬疼痛,拘紧麻木,可兼有渐渐恶风,微发热,头痛等表证,舌淡、苔薄白,脉弦紧。治宜疏风散寒、宣痹通络,方用桂枝汤或葛根汤加减。

3. **针灸疗法** 可选用手背部二、三掌骨间的"落枕穴",具有特定的治疗落枕作用,此外可选用后溪,配合绝骨、昆仑、大椎、风池、阿是穴等用强刺激手法治疗。对于瘀滞型可选用肩井、后溪、合谷等穴,风寒型则针刺大椎、风门、悬钟等穴。

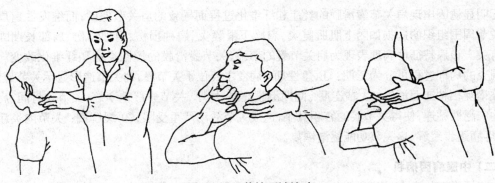

图 15-2 落枕手法治疗

4. **针刀疗法** 在胸锁乳突肌、斜方肌、菱形肌、肩胛提肌等肌肉的起止点,用小针刀沿肌肉走向刺入,进行纵、横向剥离各 2～3 次,小针刀治疗可以迅速解除痉挛肌肉的牵张力、松解软组织粘连、快速缓解疼痛。

5. **封闭治疗** 可在肩胛提肌、胸锁乳突肌、斜方肌等肌起止点压痛处用 1% 利多卡因 3～5 ml 加泼尼松龙 12.5 mg 注射以达到消炎镇痛、缓解痉挛的作用。

6. **物理治疗** 可选用电疗、光疗、磁疗、热疗、超声波等,以达到消炎镇痛、缓解痉挛,松解决粘连的作用,从而改善局部血液供应、促使颈项部受损的软组织修复。

五、预防与调护

头部任何姿势均不宜保持过久,避免不良的睡眠姿势,枕头不宜过高、过低或过硬。睡眠时注意颈部保暖,免受风寒侵袭。落枕后尽量保持头部于正常位置,以松弛颈部肌肉。常作头颈的屈伸、旋转运动,以舒筋活络,增加颈部肌肉力量。

第三节 | 肩 周 炎

肩周炎又名粘连性肩关节囊炎,是指肩关节囊及其周围韧带、肌腱及滑膜等肩关节周围软组织发生慢性无菌性炎症,从而引起的以肩部广泛的疼痛和主被动功能障碍为特征的一种疾病。其病名较多,因睡眠时肩部受凉引起的称"漏肩风"或"露肩风";因肩部活动明显受限,形同冻结而称"冻结肩""凝肩";因 50 岁以上的中老年人多见,故又称"五十肩"。本病具有自愈倾向,女性多于男性,右肩多于左肩。

本病在中医典籍中又被称为"肩凝风""肩凝症""锁肩风"等,属于"筋痹"的范畴,如按病变部位及病机分类,本病又称为"肩痹病"。

一、病因病机

(一)病因病理
肩周炎分为原发性及继发性,原发性的病因目前仍不清楚,目前多数学者认为原发性肩周炎多为无明显诱因出现肩关节囊滑膜的炎症和纤维化过程而导致的肩关节僵硬;而继发性肩周炎多与肩关节周围组织的病损如冈上肌肌腱炎、肩峰下滑囊炎、肩袖损伤、肩部创伤、肩部长期固定等因素有关。该病特征性病理表现为肩关节囊的挛缩、关节囊滑膜的慢性炎症和纤维化改变。原发性肩周炎的病理过程可分为三期:① 急性期:病变主要位于关节囊,肩关节造影显示关节囊紧缩,囊下皱襞互相粘连而消失;② 粘连期:此期滑膜充血、增厚,关节囊严重挛缩,关节软骨间、肩周软组织均广泛性粘连,使得关节腔的容积减小,造成关节活动严重受限;③ 缓解期:关节内炎症逐渐消退、疼痛逐步缓解、肩关节功能逐渐恢复。

(二) 中医病因病机

本病属于五体痹中"筋痹"范畴,其病位主体在于筋涉及骨,可累及肌肉、筋骨、关节,而出现肌肉萎缩、筋脉拘挛、关节疼痛肿胀、屈伸不利等。《诸病源候论》记载:"邪客机关,则使筋挛,客足太阳之络,令人肩痛疼背拘急……"提出了肩痛与筋痹之间的关系。《医宗金鉴》总结出肩痛的病机有经络气滞、气虚、血虚以及兼风、兼痰等。如果按发病部位分类则肩周炎属于"肩痹病"范畴,其病机为中老年人肝肾亏虚,气血不足,筋骨失健,风寒湿邪乘虚侵袭,痹阻经脉,致筋结肩凝,肩关节疼痛活动不利,久则气血运行不畅,筋肉失养,致肩部肌肉萎缩。外伤劳损为其外因,气血虚弱、血不荣筋为其内因。另外本病亦常见于肩部外伤后的患者,局部瘀血内阻,经行不畅,致经脉痹阻而致本病。

二、临床表现

1. **症状与体征**　本病发病缓慢,严重的肩部疼痛(夜间尤甚)、肩部进行性僵硬、活动受限为其三大症状。肩关节主动和被动活动均受限,受限方向主要是外旋大于外展及内旋。

本病早期仅感肩部酸痛,随着时间的推延,疼痛加重,疼痛可为钝痛、刀割样痛,每遇阴天及劳累后症状加重,甚则影响睡眠,可向前臂或手部、颈、背部放射。肩关节外展、外旋、后伸功能受限,如不能穿衣、梳头等。因外伤诱发者,疼痛较重,肩关节功能迟迟不能恢复,此时用一手触摸肩胛下角,一手将患肩外展,感到肩胛骨随之向外上转动。肩部不肿,肩前、外、后侧广泛压痛。久病患者,患侧三角肌、冈上肌萎缩。此病期数月至两年左右,疼痛逐渐消失,肩部活动逐渐恢复。根据不同病理过程,可将本症分为急性期、冻结期、缓解期。

(1) 急性期:主要表现为肩部疼痛,肩关节活动受限,是由于疼痛引起的肌肉、韧带、关节囊痉挛所致,但肩关节本身尚有较大的活动度。

(2) 冻结期:肩部疼痛症状已明显减轻,肩关节活动严重受限,以外旋明显。肩关节因肩周软组织广泛粘连,活动范围极小,外展及前屈运动时,肩胛骨随之摆动而出现耸肩现象。

(3) 缓解期:为本病的功能恢复期。疼痛缓解,肩部肌肉萎缩,肩关节的挛缩、粘连逐渐消除而恢复正常功能。首先是外旋活动逐渐恢复,继之为外展和内旋等功能恢复。

2. **辅助检查**　X线片一般无异常,少数患者可出现软组织钙化阴影或骨质疏松等。

三、诊断与鉴别诊断

1. **诊断要点**　本病多有外伤史、慢性劳损或感受风寒史,发病年龄多在 50 岁左右,为慢性发病。肩周疼痛以夜间为甚,常因天气变化及劳累而诱发,肩关节主动及被动活动受限,以外展、外旋受限明显,不能脱衣、梳头等,出现典型的"扛肩"现象,肩部肌肉萎缩,肩前、后、外侧均有压痛。

影像学检查：X线片多为阴性，病程久者可见骨质疏松。

2. 鉴别诊断 肩周炎应与肩袖损伤、肱二头肌长头腱炎、神经根型颈椎病等相鉴别。

(1) 肩袖损伤：以冈上肌腱损伤或炎症最常见，多继发于肩峰下撞击综合征，肩部夜间疼痛更为明显，肌腱断裂者出现抬肩无力，可向前臂放射，痛点以肩前、外侧为主，多在肩关节外展及前屈60°～120°时产生疼痛，其余方向活动受限不明显，而且被动活动无障碍，疼痛弧试验、Jobe试验、落臂征等阳性，封闭试验后外展抗阻疼痛缓解，是与肩周炎鉴别的重要方式。MRI可发现肩袖肌腱的变性及形态改变。

(2) 肱二头肌长头腱炎：为肩前部疼痛，外展、后伸、外旋加重，结节间沟处压痛明显，肱二头肌抗阻力试验阳性，MRI可发现T2像上肱二头肌长头腱高信号改变。

(3) 神经根型颈椎病：可引起肩部疼痛及放射痛，但麻木与颈神经根的节段性分布相一致，肩关节活动功能正常，椎间孔挤压或分离试验、臂丛牵拉试验均阳性，颈椎影像学检查示多有颈椎退变及神经根损害表现。肩周炎可自愈，而颈椎病往往呈进行性加重。

四、治疗

本病多能自愈，但易复发，预后良好。治疗原则：急性期缓解疼痛，预防功能障碍；冻结期改善功能；缓解期加强功能锻炼，消除残余症状。治疗以手法为主，配合药物、针灸、运动、理疗等治疗。经长期保守治疗无效者，可考虑手术治疗。手法及练功在本病的治疗和恢复过程中有特别重要的意义。

1. 手法治疗 先进行手法松解粘连，再进行被动关节运动。术者先运用按法、揉法、拿捏法作用于肩前、肩后和肩外侧，用右手拇、示、中三指对捏三角肌肌束，作垂直于肌纤维走行方向的拨法，再拨动痛点附近的肌肉以使其充分放松；然后进行肩部牵拉、抖动和旋转活动；最后再被动外展、旋转、内收、前屈、后伸等活动，以解除肌腱的粘连。手法治疗时会引起不同程度的疼痛，要注意用力适度，以患者能忍受为度。

若经上述治疗肩关节功能仍无改善者，可在全麻下进行手法松解。方法是先进行肩内、外旋转，然后慢慢外展肩关节，整个过程中可感受到肩关节粘连撕开感。手法由轻到重，反复多次，直至肩关节达到正常活动范围。操作中手法要轻柔，防止暴力活动而造成肩部骨折或脱位。手法完毕后，行关节腔内穿刺，抽出关节内积血，并注入1%～2%利多卡因5～10 ml加泼尼松龙12.5 mg。术后三角巾悬吊上肢，第2日即开始肩部活动练习，持续2～3个月，预后良好。

2. 中药治疗 中药内服依据本病的中医分型进行辨证施治。

(1) 风寒湿痹证：肩部窜痛，遇风寒痛增，得温痛缓，畏风恶寒，或肩部有沉重感，舌淡、苔薄白或腻，脉弦滑或弦紧。治宜祛风散寒、除湿通络，方用蠲痹汤加减。

(2) 血瘀气滞证：肩部肿胀，疼痛拒按，以夜间为甚，舌暗或有瘀斑、苔白或薄黄，脉弦或细涩。治宜化瘀通络、蠲痹止痛，方用身痛逐瘀汤加减。

(3) 气血亏虚证：肩部酸痛，劳累后疼痛加重，伴头晕目眩，气短懒言，心悸失眠，四肢乏力，舌淡少苔或舌苔白，脉细弱或沉。治宜调补气血、舒筋活络，方用黄芪桂枝五物汤加减。

3. 针灸疗法 主穴：肩前、肩髎、肩髃、臑俞、外关、合谷。配穴：若风寒重可加用风门、风池穴；若有瘀滞可加用肩贞、阳陵泉、条口穴；气血虚加足三里、气海、血海。也可"以痛为腧"取穴，结合艾灸，隔日或每日1次。

4. 封闭治疗 可使用非甾体类抗炎药、肌肉松弛剂及镇静剂对症治疗，仍疼痛较重者也可用

1%利多卡因 5~10 ml 加泼尼松龙 12.5 mg 或曲安奈德 5 mg 作痛点封闭。

5. 练功疗法　练功疗法是治疗过程中不可缺少的重要步骤,急性期患者肩关节的活动受限主要是由于疼痛和肌肉痉挛所引起,此时可加强患肢的外展、上举、内旋、外旋等功能活动;冻结期,患者可在早晚反复作外展、上举、内旋、外旋、前屈、后伸、环转等功能活动,如"内外运旋""叉手托上""手拉滑车""手指爬墙"等动作。锻炼必须酌情而行,循序渐进,持之以恒,否则操之过急,有损无益。

6. 物理治疗　可采用超短波、磁疗、热疗、电疗等。对老年患者,不可长期电疗,以防软组织弹性减低,反而有碍恢复。

7. 手术治疗　经长期保守治疗无效者,可考虑行肩关节镜下手术治疗,手术目的是松解粘连、消除炎症、改善功能。手术方式为清理关节内增生的滑膜,尤其是肩袖间隙处的炎性组织;松解盂肱上、中韧带及喙肱韧带、肩胛下肌腱等,同时松解前、后方关节囊,关节僵硬重者甚至行 360°关节囊松解;再清理肩峰下滑囊内的炎性组织,如肱二头肌长头腱损伤及炎症明显者行长头腱固定或切除术,如合并肩峰下撞击者,行肩峰下成形术。术中可配合手法进行被动松解,术后早期进行系统的功能锻炼。

五、预防与调护

肩关节外伤后要防止病情演变成肩周炎。外伤后要在医生指导下及时行肩关节功能锻炼,防止周围软组织的粘连。中老年人的肝肾亏虚、体质虚弱者,要避免肩关节过度劳累,防止寒冷潮湿的刺激,避免露肩吹风,适当行肩关节功能锻炼,防止肩周炎的发生。

急性期以疼痛为主,肩关节被动活动尚有较大范围,应减轻持重,减少肩关节的活动;慢性期关节已粘连,关节被动活动功能严重障碍,肩部肌肉萎缩,要加强功能锻炼。肩周炎病程长、疗效慢、痛苦大、功能恢复不全。因此要鼓励患者树立信心配合治疗,加强自主锻炼,以增进疗效、缩短病程、加速痊愈。

知识拓展

肩周炎的认识误区:肩痛不等于肩周炎。

临床中,真正的肩周炎的发病率只占肩痛的 5%~10%,大部分肩痛的病例多是肩峰下撞击综合征及肩袖损伤,此外还有少部分是肩关节不稳定导致的,由于欠缺对肩部疾病的专科认识,通常容易将肩痛误认为就是肩周炎,这种误诊或漏诊将使得患者盲目地进行肩关节过度的锻炼,从而导致肩痛的病情加重,甚至引发较严重的后果。

第四节　肩峰下撞击综合征及肩袖损伤

肩峰下撞击综合征是指肩峰下面及喙肩韧带与肩峰下间隙内的结构(包括肱骨大结节、冈上肌肌腱、肱二头肌长头肌腱、肩峰下滑囊等)发生反复挤压、碰撞与摩擦,导致的以特定活动范围内肩部疼痛、活动受限为主要表现的疾病。肩袖损伤指肩袖肌腱在止点附近发生炎症或撕裂后导致的肩关节疼痛，前屈、外展、内外旋无力的一种疾病。肩峰下撞击综合征与肩袖损伤两者互为因果。二病均多为中老年退行性疾病，女性多于男性，右侧高于左侧；小部分青壮年急性肩袖损伤为外伤导致，本病在中医典籍中按病机分类属于"骨痹""筋痹"的范畴，按病变部位分类属于"肩痹病"范畴。

一、病因与病机

（一）病因病理

肩袖是包绕在肱骨头周围的一组肌腱复合体，由冈上肌、冈下肌、小圆肌以及前方的肩胛下肌组成。其主要作用是悬吊肱骨、协助三角肌外展、维持肱骨头旋转中心等，因此肩袖与肩周肌肉及韧带的协同、肩袖之间的力偶平衡是维持肩关节动态及静态稳定的重要保障。

肩峰下撞击综合征及肩袖损伤多为退行性疾病，两者互为因果。退变、创伤、血供不足、慢性撞击等是本病主要的病因。肩袖肌腱发生退变，多在肌腱止点附近 10～20 mm 区域内血供下降，胶原组成比例减少导致肌腱弹性和顺应性下降，使得肩袖肌腱纤维易发生断裂，进而导致疼痛与肌肉收缩无力。在三角肌收缩做前屈、外展运动时，冈上肌不能有效拮抗向上的力量，使得肱骨头上移。从而导致肩峰与肱骨头之间的距离减小，肩峰下间隙内的结构就容易与肩峰和喙肩韧带发生磨撞最终导致肩峰下撞击综合征。而肩峰下撞击的形成加重了其对肩袖组织的撞击，又使得肩袖肌腱组织的损伤进一步加重。

肩峰的形态与肩袖损伤的发生有密切相关性。肩峰分为三种形态：Ⅰ型为平坦型，Ⅱ型为弯曲型，Ⅲ型为钩型。Ⅱ型及Ⅲ型肩峰使得肩峰下间隙的容积减小，在过肩活动过程中，尤其是肩外展及前屈 60°～120°时更易发生肩峰下面或喙肩韧带与大结节的撞击，使得肩袖中冈上、下肌腱发生损伤。按 Neer 分期其病理改变为：Ⅰ期为肩袖肌腱的水肿和出血、Ⅱ期为纤维化和肌腱炎期、Ⅲ期为肩袖撕裂，此时可发现肩峰前外角的骨刺形成，肩袖肌腱完整性的破坏。按肩袖损伤的大小进行分类：① 小撕裂：裂口宽度<1 cm；② 中等度撕裂：裂口宽度<1～3 cm；③ 大撕裂：裂口宽度 3～5 cm；④ 巨大撕裂：裂口宽度>5 cm 或 2 条以上的肌腱损伤。

（二）中医病因病机

肩峰下撞击综合征及肩袖损伤归属于中医学"痹证"范畴，按病情发展的不同阶段及时期而分属于五体痹中"肌痹""筋痹""骨痹"。中医典籍中称此病为"肩痛""肩胛周痹""肩痹病"等。晋代《针灸甲乙经》曰："肩胛周痹，曲垣主之。肩痛不可举，引缺盆痛，云门主之。"详细描述了肩痹病的症状及治疗方法。《诸病源候论》曰："邪客关机，则使筋挛，邪客足太阳之络，令人肩背拘急……"指出肩痹的病机为风寒阻络、经脉寒凝、气血不畅。《医宗金鉴》总结了前人对肩痹痛的观点，指出肩痹痛与经络气血亏虚、气血瘀滞及风寒湿外邪有关。因此肩痹病多发于中老年患者，多数肝肾亏虚，营卫虚弱，滋养不足，则筋骨衰颓，复因不慎受风寒湿之邪，或劳累闪挫，遂致脉络气血不畅、筋骨失养而致其痹。

二、临床表现

1. 症状与体征　肩峰下撞击综合征和肩袖损伤多有过肩活动史，起病一般较缓慢，初期表现为肩部疼痛不适，肩关节前屈、外展 60°～120°疼痛加重，经休息后可缓解。病情发展后疼痛明显加重且夜间加剧,甚至影响睡眠。同时出现患肩力量下降,不能抬肩、持重,影响梳头、穿衣等活动。根据损伤部位不同在大结节处、肩前方、结节间沟等处有压痛点。后期肩部肌肉萎缩或伴关节僵硬。肩关节外展、前屈或内外旋活动受限,被动活动范围大于主动活动范围是该疾病的特点。肩峰下封闭试验阳性对本病的诊断及判断预后有参考意义。

2. 特殊检查方法

(1) 肩峰下撞击综合征

1) 疼痛弧试验阳性:嘱患者肩外展或被动外展患肢,当外展到 60°～120°范围时,冈上肌腱在肩峰下摩擦,肩部出现疼痛为阳性征。

2) Neer 征阳性:检查者用手固定患者患侧肩胛骨,并使其拇指向下、被动上举其患臂,如因肱骨大结节与肩峰撞击而出现疼痛即为阳性。

3) Hawkins 征阳性:检查者被动外展患者患肩关节到 90°、屈肘关节 90°,前臂保持水平,被动内旋患者的肩关节如出现疼痛即为阳性。

(2) 肩袖损伤

1) 冈上肌损伤:① Jobe 试验(Empty Can test)阳性:即空罐头试验,使患者肩关节水平位内收 30°、外展 80°～90°,肩内旋、前臂旋前使拇指指尖向下,检查者于其腕部施以向下的压力,嘱患者双上肢同时抗阻力上抬,患者感觉疼痛、无力者为阳性;② 落臂征阳性:检查者将患者肩关节外展至 90°以上,嘱患者自行保持肩外展 90°～100°的位置,患肩无力且坠落者为阳性,多见于冈上肌完全撕裂。

2) 冈下肌、小圆肌损伤:① 外旋抗阻试验阳性:患者肩处于内收位,屈肘 90°,肘部处于体侧并夹紧,嘱患者抗阻力将双肩外旋,使双手远离体侧而诱发疼痛则为阳性。② 外旋衰减试验阳性:患者肘关节屈曲 90°,肩关节在肩胛骨平面外展 20°,检查者一只手固定肘关节,另一只手使肩关节外旋达最大程度,然后放松嘱患者自行保持最大外旋,如外旋度数逐渐减少者为阳性。

3) 肩胛下肌损伤:① 抬离试验(Lift-off test)阳性:患者将手背置于下背部,手心向后。然后嘱患者将手抬离背部,必要时可以适当给予阻力,诱发疼痛或不能完成动作为阳性者。② 拿破仑试验(Napoleon test)阳性:患者将手置于腹部,手背向前,屈肘 90°,肘关节不要贴近身体。检查者将患者手向前拉,而嘱患者抗阻力做压腹的动作,如发生患者腕部屈曲则为阳性。③ 内旋衰减试验阳性:患者将手置于下背部,屈肘约 90°,手心向后。检查者将患者的手和前臂向后拉离背部至最大肩内旋度数,然后放松嘱患者自行保持该位置。患肩无力保持者为阳性。

3. 辅助检查　X线片常可见肱骨大结节毛糙或囊性变,肩峰与肱骨头间距变小,肩峰形态改变及骨赘形成;MRI 及超声检查对于判断肩袖损伤部位、撕裂大小、脂肪浸润的情况等准确率较高。

三、诊断与鉴别诊断

1. 诊断要点　本病多有长期过肩活动史或偶有外伤史,多为中老年患者,发病缓慢,肩前、外侧疼痛,可牵及前臂部,肩前屈、外展 60°～120°疼痛加重,肩峰前外缘压痛,疼痛弧征、Neer 征及 Hawkins 征阳性;如合并肩袖损伤则表现为进行性加重的肩关节疼痛且夜间加剧、力弱,肩关节主动活动受限大于被动活动受限,肩袖肌腱损伤会出现相应的特殊检查体征阳性。影像学检查可发现肩峰下骨赘、肩袖撕裂表现。

2. 鉴别诊断

(1) 肩周炎:多发生在 50 岁左右人群,病程较长,有自愈性。主要表现为进行性肩部疼痛、肩关节各向活动范围丢失,主、被动活动均受限,以外展及外旋受限明显。

(2) 盂肱关节骨关节炎:该疾病也可表现肩关节疼痛、无力和弹响。通过影像学检查可以发现关节软骨损害,关节间隙的狭窄。

(3) 肩锁关节炎:肩锁关节炎的定位往往比较明确,肩锁关节局部的压痛比较局限,水平内收运动和胸大肌收缩时诱发疼痛明显,肩锁关节封闭后疼痛可得到缓解。

(4) 神经根型颈椎病:疼痛从颈项部沿肩臂到手部放射、上肢相应神经节段支配区域有感觉减退,但肩关节活动功能正常,椎间孔挤压试验、臂丛牵拉试验等阳性,颈椎影像学及神经肌电图的检查可明确诊断。

四、治疗

本病的治疗原则:避免过肩运动、肩峰下减压、重建肩袖解剖及力学结构、肩袖及肩胛带稳定性训练。本病优先采用综合的保守治疗,经系统保守治疗 3 月以上无效者可考虑行手术治疗。

1. **手法治疗**　肩袖损伤属于经筋损伤,通过手法治疗可达到松解粘连、舒筋活络的目的。多采用理筋手法,急性期以轻手法为主,慢性期宜稍重,肩袖断裂者应慎用,具体手法如下。

(1) 揉法:在肩关节及周围肌肉处往返治疗,沿肌纤维走行方向施行拨法,拨动痛点附近的肩袖肌肉、三角肌等以充分放松肌肉。

(2) 拿法:先后用拿法、揉法自上而下作用于肩背部、上臂部,以疏松筋结、舒筋活络。

(3) 摇肩:术者握住患者腕由前→上→后→下划圈,范围均由小渐大,摇摆过程中避免过度上举。

(4) 旋肩与牵抖:令患者坐位,双手握腕、松臂,在向下牵引动作的同时轻微旋肩活动;术者再以臂用力均匀牵拉抖动患者上肢 3～5 下,以解除肌腱的粘连,但切忌进行过肩运动。手法治疗时会引起不同程度的疼痛,要注意用力适度,以患者能忍受为度。

2. **中药治疗**　其中医辨证分型、治疗法则及方药同肩周炎中药治疗。

3. **封闭治疗**　疼痛较重者也可用 1% 利多卡因 5～10 ml 加曲安奈德 5 mg 行肩峰下间隙内及盂肱关节腔注射治疗,2～3 周 1 次。

4. **针灸疗法**　取穴原则及治疗方法同肩周炎针灸治疗。

5. **练功疗法及康复锻炼**　康复及练功疗法对于肩袖损伤修复极为重要,其目的是改善关节功能、增加关节稳定性,应该分阶段进行。保护阶段应进行痛阈内的轻微运动,可进行耸肩、甩肩、扩胸等主动关节活动训练以松解肩背部粘连;适度地肩外展、前屈、内外旋运动以加强肩袖肌力,通过推墙、拉力带等训练来加强肩胛带肌肌力,从而稳定肩胛骨;后期可进行梳头、推车等功能性训练。锻炼必须酌情而行,循序渐进,避免过肩运动,否则操之过急,有损无益。

6. **物理治疗**　可采用超短波、磁疗、热疗、电疗、冲击波、中药离子导入等治疗,达到消除炎症、减轻水肿、改善血运、松解粘连的目的。

7. **手术治疗**　临床根据肩峰形态、肩袖损伤分期及程度决定手术治疗方案。Neer 分期为Ⅱ、Ⅲ期,Ⅱ、Ⅲ型肩峰或骨赘形成,且有明显肩峰下撞击表现,或肩袖撕裂＞50%,经非手术治疗 3 月后症状缓解不明显者应考虑手术治疗,目前肩关节镜下手术已成为本病的主流手术,手术目的是松解粘连、消除炎症、重建解剖结构、恢复力学平衡。手术方式如下。

(1) 肩峰下减压和肩峰成形术:其目的是增加肩峰下间隙的容积、去除导致撞击的因素。其手术步骤包括:清理肩峰下间隙内的炎性组织,清除肩峰下增厚滑囊,部分切除导致撞击的喙肩韧带,磨除肩峰前外角的骨赘并使其下表面平整。

(2)肩袖清理及修补术:对于可修复的肩袖撕裂的患者应通过修补术来重建肩袖的解剖结构。

1)对于中小程度撕裂且可修复肩袖损伤:常见的修补技术有经骨缝合、单排锚钉缝合、双排锚钉缝合和缝线桥缝合。

2)对于巨大损伤且可修复性肩袖撕裂,常见的手术方式有:① 肩峰下清理并部分肩袖修补术,多适用于对功能要求不高的老年患者;② 肌腱转位术:通过背阔肌、斜方肌或胸大肌等肌腱转位来改变肌肉肌腱的附着位置并代偿肩袖的功能;③ 补片移植重建术:通过运用自体组织或人工韧带与周围残留的肩袖组织连接,填补肩袖撕裂后形成的缺损,以稳定盂肱关节的旋转中心,改善肩关节功能,代表术式是上关节囊重建术。

(3)反置式肩关节置换术:针对巨大不可修复肩袖损伤、合并肩袖关节病(骨关节炎),明显脂肪浸润患者,无法重建肩袖的结构,可运用反置式肩关节置换术来治疗,通过球、盂假体倒置将盂肱关节旋转中心内移及下移,增加三角肌力臂以替代肩袖功能,从而缓解肩关节疼痛、改善肩关节功能。

五、预防与调护

预防肩峰下撞击综合征及肩袖损伤,需注意肩部防寒保暖以减少疾病的诱发因素,避免过度的过肩活动,以减少肩峰下撞击的发生;避免长时间侧睡以防对肩袖肌群压力过大;避免长时间坐姿不良而致肩胛骨周围动力失衡。可适当行肩关节功能锻炼,加强肩部及肩胛带肌的肌力训练来稳定肩关节,可降低肩袖损伤的发病概率。

知识拓展

肩峰下撞击综合征及肩袖损伤与肩胛骨动力障碍的相关性。

肩胛骨动力障碍是指肩胛骨在静息位或动态移动过程中位置或运动轨迹的改变,肩胛骨必须依靠肩胛带肌群的力偶作用维持其动态稳定。各种原因导致肩胛带肌群间力量的失衡,都会导致肩胛骨过度运动或运动不足而出现动力障碍,使得盂肱关节节律发生异常,肩胛盂-肱骨头匹配度受影响,最终会影响肩关节功能。肩胛骨动力障碍与大多数的肩关节疾病相互关联。肩胛骨异常运动可导致肩胛骨上旋、后倾减少,使得肩峰上提减少,肩峰下间隙变窄,最终引发肩峰下撞击,并导致肩袖因外撞击而磨损;另外有研究也发现肩胛骨动力障碍会导致肩胛骨内旋、前倾增加,盂肱关节窝前倾,使得肩关节内撞击而导致肩袖损伤。因此肩胛骨动力障碍可能是引起肩袖损伤的原因之一,也可能是肩袖损伤导致的结果。

第五节 | 肱骨外上髁炎

肱骨外上髁炎是前臂伸肌群起点处反复牵拉、劳损,产生无菌性炎症而导致肘外侧疼痛的病症。因网球运动员常见此病,故又称"网球肘"。本病又称肱骨外上髁综合征、肱骨外上髁骨膜炎、肱桡关节外侧滑囊炎等。本病中医学又称为"伤筋""肘痛""肘劳",属于"筋痹"之范畴。

一、病因病机

(一) 病因病理

本病多见于家庭主妇、电脑操作人员、网球运动员、砖瓦工等,因伸腕动作过多,或前臂长期抬举、提拉重物而致病。

肱骨外上髁炎是以退行性变化为特征的肌腱变性。起于肱骨外上髁的有桡侧腕长伸肌、桡侧腕短伸肌、肱桡肌、指总伸肌腱等,主要功能为伸腕、伸指、前臂旋后。当腕或前臂长期劳损,伸腕肌腱反复受到牵拉,在其起点肱骨外上髁处发生部分撕裂和慢性炎症,或导致局部的粘连、瘢痕、挛缩,卡压微血管及神经束等病理变化,在提物及前臂旋转时,伸肌腱牵拉刺激肱骨外上髁而致局部疼痛。病理检查常发现局部瘢痕组织形成及包裹在其中的微小撕脱性骨折块。

(二) 中医病因病机

本病系由肘部劳损,或风寒湿热邪入侵,致使局部气血凝滞、筋络瘀阻而发病。此外对于中老年患者,也可因体质虚弱致气血亏虚,血不荣筋,肌肉失于温煦,筋骨失于濡养而发病。

二、临床表现

1. **症状与体征**　多见于特殊工种或职业,如砖瓦工、网球运动员等,患者多有前臂伸肌群的慢性牵拉损伤史,表现为肘外侧疼痛,逐渐加重。拧衣服、提重物、扫地等动作时疼痛加重,疼痛可向上臂及前臂放射,常因疼痛而致前臂无力,握力减弱,甚至持物落地,休息时疼痛明显减轻或消失。肘外侧压痛,以肱骨外上髁处压痛为明显。前臂伸肌群紧张试验(Mills)征阳性:嘱患者将肘伸直,腕部屈曲,同时将前臂旋前,如果肱骨外上髁部感到疼痛为阳性;伸肌群抗阻试验阳性:让患者屈腕、屈指,检查者将手压于各指的背侧作对抗,再嘱患者抗阻力伸指及伸腕,如出现肱骨外上髁疼痛即为阳性。

2. **辅助检查**　肘部 X 线检查多无明显异常,有时可见肱骨外上髁处骨密度增高,或在其附近见浅淡的钙化影。

三、诊断与鉴别诊断

1. **诊断要点**　有肘部慢性牵拉史者。起病缓慢,初起时肘外侧疼痛,可向前臂放散,内旋、屈腕伸肘时如提重物、扭毛巾、甚至扫地等动作时均感疼痛加重。肱骨外上髁处压痛明显,前臂伸肌群紧张试验、伸肌群抗阻试验均阳性,X 线检查多无明显异常。

2. **鉴别诊断**

(1) 肱桡关节滑囊炎:该病除局部压痛外,肘部旋前、旋后均受限,其疼痛点比肱骨外上髁炎略高,压痛比肱骨外上髁炎为轻,局部可有肿胀和触痛,穿刺针可吸出积液。

(2) 肘部骨化性肌炎:常见于肘外侧,多有肘部外伤史,疼痛部位广泛,且伴有关节功能障碍,局部有肿块,X 线片可见肘部软组织内钙化影。

四、治疗

治疗目的是去除病因、消除炎症、松解粘连、缓解疼痛。以手法治疗为主,配合药物、针灸、理疗、针刀等治疗,具有舒筋通络、行气活血、消肿止痛的作用。针刀疗法是治疗本病的特色。

1. 手法治疗 患者坐位或仰卧位,术者先用拇指在肱骨外上髁及前臂桡侧痛点处作弹拨、分筋法治疗,再在曲池、手三里穴缓和按揉,同时配合轻快的拿法、擦法沿桡侧腕伸肌群往返操作治疗,以透热为度,最后搓、揉上肢,重点在前臂。然后术者一手握住其肱骨下端,另一手握住其腕部,作对抗用力,拔伸肘关节。握腕部的一手同时作轻度的前臂旋转活动;握肱骨下端一手的拇指同时按揉桡骨头。在拔伸过程中再作肘关节的屈伸活动。最后从肱骨外上髁,经肱桡关节沿前臂桡侧腕伸肌作轻柔的弹拨和按揉。如有明显粘连者,可在麻醉下行手法松解。局部麻醉后使患者肌肉松弛,术者手握住其上臂,另一手抓住腕部,使腕关节掌屈、前臂完全旋前,肘关节屈曲。然后牵拉肘关节数次,最后再做局部的放松按揉。

2. 中药治疗 根据具体证候分而治之。

(1) 风寒阻络证:肘外冷痛,屈伸不利,遇寒加重,得温痛缓,舌苔薄白或白滑,脉弦紧或浮紧。治宜祛风散寒、温经通络,方用舒筋汤加减。

(2) 湿热内蕴证:肘外侧疼痛,有热感,提物加重,伴口渴不欲饮,舌苔黄腻,脉濡数。治宜清热化湿、通络止痛,方用二妙丸加减。

(3) 气血亏虚证:肘部酸痛反复发作,提物无力,喜按喜揉,并见少气懒言,面色苍白,舌淡苔白,脉沉细。治宜益气养血、活血通络,方用黄芪桂枝五物汤加减。

3. 针灸疗法 针刺激发经气、调整气血、疏通经络,使局部经络疏通而达到通则不痛。主穴列缺、曲池、阿是穴,配穴以合谷、尺泽、手三里,强刺激,隔日 1 次;或用梅花针叩打患处,再加拔火罐,3~4 日 1 次。艾灸治疗具有集热疗、光疗、药物刺激与特定腧穴刺激于一体的作用,取穴同上。

4. 针刀疗法 通过对局部病灶的疏通、剥离,使粘连松解,比较有效地解除微血管神经束的卡压,同时通过针刀的良性刺激使周围组织血液循环得到了改善,减少炎性渗出,达到镇痛的目的。通常选择肱骨外上髁骨突点及其周围为进针点,常规消毒后,刀口与前臂纵轴平行进针,针刀体与皮肤呈一定角度刺入达骨面,顺前臂伸肌腱纵轴作纵向疏通或轻微横行剥离,出针后用无菌纱布贴敷,7 日治疗 1 次。

5. 封闭治疗 用 1%~2% 利多卡因 3~5 ml 加泼尼松龙 12.5 mg 作痛点封闭,每周 1 次。要求患者 2~3 周内避免肘部过重活动。

6. 物理治疗 可采用中药离子导入,超短波、磁疗、蜡疗、红外线照射、冲击波治疗等改善局部血液循环、松解粘连以减轻疼痛、促进炎症吸收。

7. 手术治疗 如经保守治疗症状仍不能解除者,可行手术治疗。可采用小切口下行伸肌总腱起点剥离松解术。此外,关节镜下对桡侧腕短伸肌腱、部分指总伸肌腱及邻近关节囊周围病变组织进行清理及松解,此手术方法具有微创、危险性小、效果良好的优点。

五、预防与调护

尽量避免前臂的过度提拉、旋转活动或频繁地做伸腕动作等,如拎过重物品、扫地、炒菜、打毛衣、打网球等,防止肱骨外上髁炎的发生。发生肱骨外上髁炎后应注意前臂的休息,勿感受风寒潮湿。疼痛发作期应减少活动,必要时可作适当固定,选择三角巾悬吊或前臂石膏固定 3 周左右,待疼痛明显缓解后应及时解除固定并逐渐开始肘关节功能活动,但要避免使伸肌总腱受到明显牵拉的动作。

第六节 肘管综合征

肘管综合征是尺神经在肘部受到卡压所产生的以环、小指疼痛、麻木、活动受限为主要表现的症候群,又称迟发性尺神经麻痹、迟发性尺神经炎等。本病在中医学中可以归入"肘痹""肘痛""筋痹"的范畴。

一、病因病机

(一)病因病理

肘管是由肱骨内上髁、尺骨鹰嘴和附着在其上的尺侧腕屈肌腱弓共同构成的骨纤维性管道,前、后、外侧壁均为骨性,内侧壁为由致密结缔组织构成的弓状韧带,缺乏伸展性,尺神经伴尺侧副动脉通过肘管从肱骨后面至前臂屈侧,随着肘关节的屈伸活动,该纤维膜弓的松紧也相应变化,肘管的容积大小随肘关节的屈伸而改变,伸肘时松弛,肘管增大,屈肘时紧张,肘管变小。任何使肘管容积绝对或相对减小的因素均可引起尺神经的卡压,常见的病因有:① 肱骨远端骨折后畸形愈合产生肘外翻或其他畸形,使肘部提携角增大,尺神经受到牵拉、压迫和摩擦;② 各种肘关节炎性病变,导致肘关节变形、骨赘增生从而亦可引起肘管容积减小;③ 先天性因素如先天性肘外翻、尺神经沟变浅而致的尺神经反复脱位等;④ 其他:长期屈肘工作,枕肘睡眠引起的"睡眠瘫"等。主要的病理改变为:早期尺神经出现微循环障碍,神经内水肿;中期产生结缔组织变化、尺神经外膜增厚、束间结缔组织增生;晚期尺神经的束间形成粘连以及永久性瘢痕。

(二)中医病因病机

肘管综合征按发病部位属于"肘痹"范畴,按病因病机与"筋痹""肌痹"类似。本病系由肘部外伤、劳损,或外感风寒湿邪致使局部气血瘀滞、经络阻滞、筋失所养;或者中老年患者体虚或久病、骨折后气虚血瘀,血不荣筋而发病。

二、临床表现

1. 症状与体征　本病常见于中年男性,体力劳动多见,慢性发病且较隐匿。早期间歇出现轻微环指尺侧、小指及手背尺侧的麻木、刺痛,屈肘活动时症状加重,患者肘内侧酸痛不适,可向远侧或近侧放射,可有夜间疼痛或麻醒表现;尺神经支配区域出现感觉障碍,重者可有尺侧腕屈肌与环指、小指的指深屈肌的肌力减退、小鱼际及骨间肌萎缩,环、小指呈爪形手畸形且分、并指受限,尺神经沟处可有压痛或扪及增粗的神经,可出现 Tinel 征阳性。

2. 辅助检查

(1)神经电生理检查:尺神经传导速度减慢,潜伏期延长;骨间肌及小鱼际肌可出现失神经电位。

(2)影像学检查:肘部 X 线检查可发现有无肘外翻畸形,肘管区有无异常骨质增生。

三、诊断与鉴别诊断

1. 诊断要点　发病缓慢,肘内侧疼痛,环指尺侧、小指及手背尺侧的麻木,手部握力减退、手部骨间肌及小鱼际肌萎缩;尺神经支配区域的感觉、运动障碍、出现爪形手畸形,Tinel 征阳性,神经电生理检查可以明确。

2. 鉴别诊断　本病主要需与神经根型颈椎病、胸廓出口综合征、腕管综合征等进行鉴别。

(1)神经根型颈椎病:低位颈神经根卡压极易与本病相混淆,但颈椎病的疼痛、麻木以颈肩背部为主,疼痛向上臂及前臂内侧放射,椎间孔挤压及臂丛神经牵拉试验多能诱发疼痛。另外,颈椎X 线片及 CT 片上可见相应椎间盘突出、椎间隙狭窄、骨质增生等改变。

(2)胸廓出口综合征:胸廓出口综合征伴有前臂内侧皮神经感觉障碍及锁骨下血管受压或其他臂丛神经分支损伤的表现。

(3)腕管综合征:为尺神经的手掌支在腕部的 Guyon 管受压引起,但支配小指短展肌的肌支多在 Guyon 管近侧发出,故尺侧屈腕肌及环、小指指深屈肌肌力正常,GuyOn 管处压痛。

四、治疗

肘管综合征治疗目的是去除病因、解除神经卡压、松解神经粘连、减轻神经水肿。初期多采用非手术治疗,以针灸、封闭等治疗为主,配合药物、理疗等治疗等。

1. 针灸疗法　按小肠经走形路线取穴。常选取小海、支正、腕骨、养老、后溪、中渚、阳池等,局部阿是穴配合治疗,强刺激,每日 1 次。

2. 中药治疗　根据具体证候分而治之。

(1)风寒痹阻证:肘内侧部疼痛,环、小指麻木,遇寒加重,得温痛缓,舌苔薄白或白滑,脉弦紧或浮紧。治宜祛风散寒、温经通络,方用舒筋汤加减。

(2)气虚血瘀证:肘内侧部酸痛,环、小指麻木不仁,屈伸无力,并见少气懒言,面色苍白,舌淡苔暗,脉弦细。治宜益气养血、活血通络,方用黄芪桂枝五物汤加减。

3. 固定　对于症状较重者,可将肘关节暂时制动于伸肘位 3~4 周,其目的在于减少尺神经刺激。

4. 封闭治疗　用 1%~2%利多卡因 3~5 ml 加泼尼松龙 12.5 mg 于肘管内注射,可达到减轻神经水肿、松解神经粘连、促进神经恢复的作用。

5. 物理治疗　可采用中药离子导入,超短波、磁疗、红外线照射疗等促进炎症吸收、改善局部血液循环、缓解神经粘连及水肿。

6. 手术治疗　如经 3~4 周的保守治疗症状仍不能解除者,或有肌肉瘫痪、萎缩、肌电图检查有异常表现者,应及早手术解除尺神经的卡压。手术方式分为局部减压和神经前置两大类,局部减压分肘管原位切开减压和肱骨内上髁切除,但这两种术式因分别有尺神经前脱位、术后复发、肘关节不稳等缺点现已很少应用;尺神经前置术包括皮下肌间前置术、肌下前置术等。肌间前置因术后并发症少而应用最为广泛。此外还有镜下行神经减压松解术及带血管蒂深筋膜瓣下前置术等,具有微创、疗效确切的优点,但目前尚未普及。

五、预防与调护

可调整臂部的姿势、防止肘关节长时间过度屈曲,避免枕肘睡眠。

第七节 | 腕 管 综 合 征

腕管综合征是指由于腕管内容积减少或压力增高,使正中神经在腕管内受压而引起的以正中神经支配区的感觉及运动障碍为主要表现的症候群。本病以中年患者居多,女性多于男性,以单侧多见(女性发病为男性的5～6倍,双侧发病者占1/3～1/2)。常见于腕部活动较多的脑力与体力劳动者。中医学认为腕管综合征属于"伤筋""筋痹"范畴。

一、病因病机

(一)病因病理

腕管有四壁:前壁为腕横韧带,后壁为头状骨、舟状骨、小多角骨及覆盖于其上的韧带,桡侧壁为舟骨结节和大多角骨结节,尺侧壁为豌豆骨、钩骨钩突及其韧带;在腕管内通过的有拇长屈肌腱、指浅屈肌腱、指深屈肌腱及正中神经(见图15-3)。

腕管的容积可拓展性小,凡是导致腕管容积减小或内容物增多导致腕管内压力增高,卡压腕管内组织从而引发腕管综合征。

(1)腕管内容积减小:腕部损伤如月骨脱位、桡骨远端骨折畸形愈合、腕横韧带的增厚等都可使腕管容积减小,压迫正中神经。

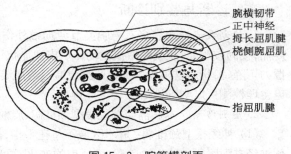

图15-3 腕管横剖面

(2)腕管内容物的增多:① 长期反复腕部活动可使手和腕发生慢性劳损,指屈肌腱和正中神经长期与腕横韧带来回摩擦,肌腱、滑膜水肿使管腔压力增高,正中神经受压;② 常见的腱鞘囊肿、脂肪瘤、钙质沉着等也会增加腕管的内容物;③ 其他:如风湿和类风湿疾病、产后或闭经期内分泌功能紊乱,以及胶原性疾病和掌长肌先天性肥大等,均可引起正中神经卡压。

(二)中医病因病机

腕管综合征属于"伤筋""筋痹"范畴,由于急性损伤或慢性劳损,致使气滞血瘀,经络阻滞;或阳虚寒凝,气血不畅,血不荣筋,不荣则痛。故其总病机为脉络受阻、气血不畅、筋脉失养。

二、临床表现

1. **症状与体征** 患者多有腕部外伤或劳损史,主要表现为正中神经支配区的桡侧3个半指的疼痛、麻木、手指无力等。轻者仅在夜间或持续用手劳动后出现手指感觉异常,但运动障碍不明显,仅少数患者用手指做精细动作时有不灵活的感觉,活动及甩手后减轻。重者手指刺痛、麻木,且持续而明显,有时疼痛可向前臂乃至上臂放射,夜间或用手工作时加剧。也可有患指发冷、发绀、皮肤干燥脱屑等表现。拇指、示指、中指桡侧及大鱼际感觉减退,手指握力下降,拇指外展、对掌障碍,大鱼际肌萎缩等。

2. 特殊检查

(1) 叩击实验阳性(Tinel 征)：用手指轻叩腕管正中部位(正中神经处)，患者正中神经支配的手指有放射性触电样刺痛感。

(2) 屈腕试验阳性(Phalen 试验)：屈腕同时压迫正中神经 1～2 min，麻木感加重，疼痛可放射至中指、示指；屈腕试验可进行两侧对比，更有助于明确诊断(图 15 - 4)。

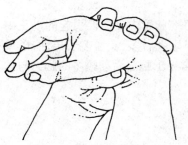

(3) 脉带试验阳性：于上臂缠以血压计气囊带，充气 1 min 后，病侧手即出现充血、疼痛加剧为阳性。

3. 辅助检查

(1) 神经电生理检测：通过对神经传导的检测来判断正中神经损害的部位及程度，是较敏感及准确的检查方法。

(2) 影像学检查：X 线检查可以发现是否有骨性压迫；MRI 检查可以发现腕管内容积的改变及正中神经形态的变化。

图 15 - 4　屈腕试验

三、诊断与鉴别诊断

1. 诊断要点　患者多有患腕关节劳损或外伤史，正中神经支配的拇指、示指、中指出现麻木、疼痛，夜间较明显，腕或手做重复动作后出现症状，甩手后可缓解，正中神经分布区感觉迟钝，手指握力下降，拇指对掌障碍。大鱼际感觉减退或肌萎缩。相应的正中神经受压的特殊检查阳性，神经电生理检测可以明确诊断。

2. 鉴别诊断　本病需与神经根型颈椎病、旋前圆肌综合征、胸廓出口综合征等疾病鉴别。

(1) 神经根型颈椎病：麻木区域不单在手指，往往前臂同时也有痛觉减退区，并且也出现相应颈神经支配区肌肉的运动障碍、腱反射的变化，同时伴有颈部症状与体征等。

(2) 旋前圆肌综合征：是正中神经通过旋前圆肌或指浅屈肌腱时受压导致的所支配的肌肉运动障碍，以旋前圆肌区疼痛为主，无夜间痛，抗阻力旋前时疼痛加剧(旋前圆肌激发试验阳性)，腕部 Tinel 征阴性，掌皮支区感觉减退，腕部神经传导速度正常。

(3) 胸廓出口综合征：为臂丛神经受压，主要表现为手臂内侧感觉异常，多位于手指及手的尺神经分布区域，还有锁骨下血管受压的表现。

四、治疗

腕管综合征治疗目的是解除神经压迫、扩大腕管容积、减轻腕管压力。初期多采用非手术治疗，以手法、封闭及针灸治疗为主，配合药物、理疗等治疗等；经保守治疗后正中神经损害无缓解者则可采用手术治疗。

1. 制动及固定　发病初期症状明显者，用石膏托或夹板固定腕部于轻度背伸位 1～2 周。

2. 手法治疗　运用理筋手法按压、揉摩外关、阳溪、鱼际、合谷、劳宫等穴及痛点；然后将患手在轻度拔伸下，缓缓旋转、屈伸桡腕关节；再用左手握腕，右手拇、示两指捏住患手拇指远节，向远心端迅速拔伸，以发生弹响为佳；依次拔伸第 2、第 3、第 4 指。以上手法可每日 1 次，经 1～2 周后疼痛可缓解。

3. 中药治疗　中药治疗根据具体证候分而治之。

(1) 阳虚寒凝证：腕部疼痛,拇、示、中指麻木,患手喜温恶寒,伴手指冰冷、发绀,舌淡胖、苔白滑,脉沉迟。治宜温经散寒、养血通脉,方用当归四逆汤加减。

(2) 气滞血瘀证：腕部刺痛,痛处固定,拇、示、中指麻木不仁,指端活动不便,或伴有大鱼际肌萎缩,舌淡苔暗,脉弦。治宜行气活血、祛瘀通络,方用身痛逐瘀汤加减。

4. 封闭治疗　用 1%～2% 利多卡因 4～6 ml 加泼尼松龙 12.5 mg 于腕横韧带近侧缘中点向腕管内注射,每周 1 次,2～3 次 1 个疗程,可达到减轻神经水肿、松解神经粘连、促进神经恢复的作用(图 15-5)。

5. 针灸疗法　取内关、外关、劳宫、大陵、合谷、鱼际、列缺、十宣穴等穴,强刺激,每日 1 次,2 周为 1 个疗程。同时可结合电针、温针或艾灸来改善腕管内血运、消除水肿,减轻腕管内压力。

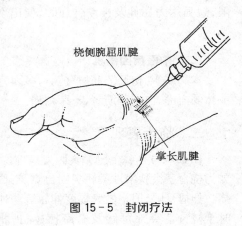

桡侧腕屈肌腱

掌长肌腱

图 15-5　封闭疗法

6. 手术治疗　对于病史长,反复发作,已有大鱼际肌萎缩的患者,经多次局部封闭等保守治疗疗效不显著者,可行腕管切开减压术以解除正中神经压迫,减轻腕管内压力。采用腕横切口或"S"切口,切断腕横韧带进行减压;或采取内镜下腕横韧带切断、腕管松解术,术后加压包扎 2～3 日,三角巾悬吊患手于胸前,避免下垂。术后即可开始手指的活动和锻炼。

五、预防与调护

避免长时间的掌指和腕部的过度活动,避免长时间腕部的压迫,如"鼠标腕"等。

第八节　腱 鞘 炎

腱鞘炎或称为狭窄性腱鞘炎,是指肌腱在腱鞘内较长时间地过度摩擦或反复磨损,导致滑膜充血、渗出增加、增厚等炎性变化,引起腱鞘管壁增厚、粘连或狭窄,肌腱滑动受阻而引发相应部位疼痛、弹响、活动受限等表现的疾病,可发于指、趾、腕、踝及肩部等部位,尤以桡腕部和拇、中指最常见。发于桡骨茎突部的拇长展肌及拇短伸肌腱腱鞘的称为桡骨茎突狭窄性腱鞘炎;发于手指的拇长屈肌腱或屈指肌腱的狭窄性腱鞘炎又称"弹响指"或"扳机指"。常见于家务劳动及手工操作者,中老年妇女多见。本病在中医学中属于"筋痹""伤筋"范畴。

一、病因病机

(一) 病因病理

腱鞘是套在肌腱外面的双层套管样密闭的滑膜管,它分两层包绕着肌腱,内有腱鞘滑液。内层与肌腱紧密相贴,外层衬于腱纤维鞘里面,共同与骨面结合,具有固定、保护和润滑肌腱,使其免受摩擦或压迫的作用。肌腱长期在此过度摩擦,即可发生腱鞘内的无菌性炎症,造成肌腱水肿、周围瘢痕组织形成,致使其纤维管腔变窄,肌腱在狭窄的管腔内受压而变细,两端膨大呈葫芦状。当肌腱在腱鞘中滑动时,膨大的部分通过腱鞘狭窄口受到阻碍,从而引发指、趾、腕等疼痛及活动受限,勉强用力屈伸及被动伸屈时,便出现肌腱与腱鞘狭窄处磨撞而引发的扳机样弹跳,并伴有弹响声。

(二)中医病因病机

本病属于"伤筋""筋痹"范畴,多因劳损伤及经筋,或寒湿侵及筋络,气血运行不畅,不通则痛;或体弱血虚、血不荣筋者,不荣则痛。

二、临床表现

1. **症状与体征** 腱鞘炎因发病部位不同症状也各异,多数为缓慢发病,多有病变部位劳损史。如为桡骨茎突狭窄性腱鞘炎则自觉腕部桡侧疼痛,提物乏力。桡骨茎突部可微有肿胀,局部有压痛。伸拇受限,拇指做大幅度伸屈活动时产生疼痛,疼痛严重者可放射到全手,甚至夜不能寐。有时于桡骨茎突部可触及有摩擦感,拇指运动无力,以握拳时为甚(图 15－6)。握拳尺偏试验(Finkelstein征)阳性:将患者拇指屈曲,然后握拳同时将腕向尺侧倾斜时,会引起局部剧痛(图15－7)。

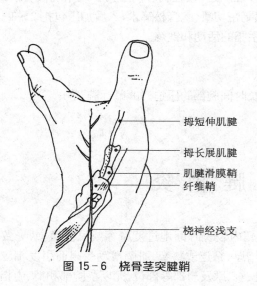

图 15－6 桡骨茎突腱鞘

拇短伸肌腱
拇长展肌腱
肌腱滑膜鞘
纤维鞘
桡神经浅支

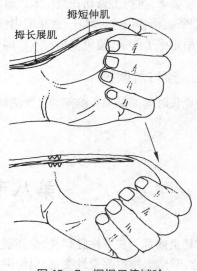

图 15－7 握拇尺偏试验

拇短伸肌
拇长展肌

如发于拇指与中指等手指者,则表面为手指掌面疼痛,清晨醒来时特别明显,疼痛有时向腕部放射,患指表现为屈伸功能障碍,指关节屈曲处有压痛,并可触到增厚的腱鞘、状如豌豆大小的结节。当弯曲患指时,突然停留在半弯曲位,手指既不能伸直,又不能屈曲,像被突然"卡"住一样,用另一手协助扳动后,手指又能活动,产生像扳枪栓样的动作及弹响,所以又被称为"扳机指"或"弹响指"。

2. **辅助检查** X线检查多无异常。

三、诊断与鉴别诊断

1. **诊断要点** 多有病变部位的劳损史。发于桡腕部者,则桡骨茎突部疼痛,肿胀隆起,压痛,腕部劳累后或寒冷刺激后疼痛加剧,局部腱鞘增厚,握物无力,伸拇活动受限,握拳尺偏试验阳性;发于手指者,则手指掌面疼痛,疼痛有时向腕部放射,屈指功能障碍,指关节屈曲处有压痛,并可触到增厚的结节状腱鞘,手指会出现弹响及卡压。

2. **鉴别诊断** 发于桡腕部的桡骨茎突狭窄性腱鞘炎需与腕管综合征鉴别。腕管综合征除了拇指疼痛、活动受限外,还导致正中神经支配区感觉减退及示、中指功能障碍。而桡骨茎突狭窄性腱鞘炎的疼痛只局限于腕桡侧及拇指,只影响拇指的伸屈活动,不合并正中神经障碍表现。

四、治疗

急性期疼痛严重者,可先固定以制动,待病情缓解后再采用手法、封闭、针刀、药物等方法治疗,对病程较长、影响工作和生活,经非手术治疗效果不佳者,可考虑手术治疗。

1. **手法治疗** 推按阳溪手法:以桡骨茎突狭窄性腱鞘炎为例,医者左手拇指置于阳溪穴部(相当于桡骨茎突部),右手示指及中指挟持患肢拇指,余指握住患者其他四指,并向下牵引,同时向尺侧极度屈曲;然后,医者用左拇指捏紧桡骨茎突部,用力向掌侧推压挤按,同时右手用力将患者腕部掌屈,最后伸展,反复 3～4 次,每日 1 次。手法治疗后在桡骨茎突处敷以消肿止痛膏,以绷带包扎固定,并配合海桐皮汤熏洗。

2. **中药治疗** 按本病的中医辨证分型分而治之。

(1) 气滞血瘀证:患处刺痛、肿胀,痛处固定,可扪及结节,患指屈伸不利,动则痛甚,可有弹响声或绞锁,舌质紫暗、有瘀斑,苔薄白,脉涩。治宜化瘀通络、蠲痹止痛,方用身痛逐瘀汤加减。

(2) 寒湿痹阻证:局部有冷痛,遇寒加重得温痛减,患指屈伸不利,有弹响声或绞锁,舌质淡,苔薄白,脉细或沉细。治宜治宜祛风散寒、除湿通络,方用蠲痹汤加减。

3. **封闭治疗** 如果局部疼痛明显,可采用鞘管内封闭疗法,可以用1%利多卡因 2～4 ml 加泼尼松龙 12.5 mg 于鞘管内注射,每周 1 次,2～3 次为 1 个疗程。

4. **针刀疗法** 将针刀刀口沿肌腱方向平行刺入鞘管,直接将增厚而狭窄的腱鞘处切开,或在骨面上进行纵向剥离,解除卡压现象,但应特别注意勿损伤肌腱、邻近的血管及神经分支。

5. **物理治疗** 电疗、磁疗、超声波治疗等均可改善血液循环,减轻局部炎性水肿及组织缺氧,缓解疼痛。尤其近年来体外冲击波治疗该病疗效确切,通过冲击波使受冲击部位组织微循环加速、抑制疼痛介质的释放、降低了神经的敏感性等而达到镇痛的作用。

6. **手术治疗** 对于病程时间长,鞘管壁较厚,局部隆起较高,反复发作或封闭无效的狭窄性腱鞘炎,可在局部浸润麻醉行腱鞘切开松解术,次日开始自主活动。在做皮肤切口及分离过程中,防止损伤血管神经束。切开鞘管时,避免损伤肌腱。

五、预防与调护

患者平时各关节活动应适量,尤其是应避免腕部、手指过度活动,避免凉水刺激,或可佩戴护具来保护关节等。

(张开伟)

第十六章　腰臀腿足痛

导学　　　**掌握**骨第三腰椎横突综合征、臀上皮神经卡压综合征、髌骨软化症、膝关节滑膜炎、跟痛症；**熟悉**腰椎间盘突出症、梨状肌综合征、膑股关节紊乱；**了解**腰椎管狭窄症、腰椎滑脱症、髋关节暂时性滑膜炎、足拇外翻。

第一节　腰椎间盘突出症

腰椎间盘突出症是指腰椎间盘纤维环破裂、髓核溢出纤维环，刺激或压迫脊神经根、马尾神经，引起腰痛、腿痛或腰腿痛、下肢肌力下降、鞍区麻木甚至二便失禁等为特征的一种病症。文献中亦有称之为腰椎间盘纤维环破裂症、腰椎间软骨盘突出症、腰椎软骨板破裂症者。

一、病因病机

本病好发于中青年，男性多于女性，主要病因是在腰椎间盘退行性变的基础上，又遇急性暴力性损伤、慢性积累性劳损、风寒湿邪外袭等因素而致病。

（一）病因病理

两个椎体由椎间盘相连接，构成脊柱的负重关节，为脊柱活动的枢纽。每个椎间盘由纤维环、髓核、软骨板三个部分构成。纤维环位于椎间盘的外周，由纤维软骨组织构成，其前部紧密地附着于坚强的前纵韧带，后部最薄弱，较疏松地附着于薄弱的后纵韧带。髓核位于纤维环之内，为富有弹性的乳白色透明胶状体。髓核组织在幼年时期呈液态或胶冻样，随着年龄增长，其水分逐渐减少，纤维细胞、软骨细胞和无定形物质逐渐增加，最终变成颗粒状和脆弱易碎的退行性组织。软骨板位于椎间盘上、下面，由透明软骨构成。腰椎间盘具有很大的弹性，起着稳定脊柱、缓冲震荡等作用。腰前屈时椎间盘前方承重，髓核后移，腰后伸时椎间盘后方负重，髓核前移(图16-1)。

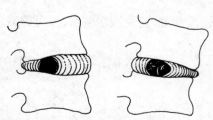

图 16-1　腰椎间盘突出

随着年龄的增长,以及在日常生活中椎间盘不断遭受脊柱纵轴的挤压力、牵拉力和扭转力等外力作用,椎间盘不断发生退行性变,髓核含水量逐渐减少,失去弹性,继之椎间隙变窄,周围韧带松弛或产生裂隙,是发生腰椎间盘突出的内因;急性或慢性损伤是发生腰椎间盘突出症的外因。当腰椎间盘突然或连续受到不平衡外力作用,如弯腰提取重物时姿势不当或准备欠充分,或长时间弯腰后猛然伸腰,甚至弯腰洗脸、打喷嚏或咳嗽引起的腰部轻微扭动,椎间盘后部压力均可增加,进而发生纤维环破裂、髓核向后侧或后外侧突出。

不少的腰椎间盘突出症患者既无外伤史,也无劳损史,只因受寒、湿而发病。寒、湿可使小血管收缩和肌肉痉挛,影响局部血液循环,进而影响椎间盘的营养;肌肉紧张或痉挛,可增加对椎间盘的压力,进一步损伤已有变性的椎间盘,从而导致椎间盘突出。

临床上也可见因精神过度紧张而发生本病者,是由于肌肉缺乏适当的松弛,增加了对椎间盘的压力,而使变性的椎间盘突出。

纤维环破裂时,突出的髓核压迫或挤压硬膜囊及神经根,是造成腰腿痛的根本原因。若只有后纵韧带受刺激而未压迫神经根,以腰痛为主。若髓核突破后纵韧带压迫神经根,则以腿痛为主。坐骨神经由腰4、腰5和骶1、骶2、骶3五条神经根的前支组成,故腰4、腰5和腰5骶1的椎间盘突出,可引起下肢坐骨神经痛。初起,神经根受到激惹,出现该神经支配区的放射痛、感觉过敏、腱反射亢进等征象。日久,突出的椎间盘长期压迫神经根,与神经根、硬膜发生粘连,导致部分神经功能障碍,除了反射痛外,尚有支配区放射痛、感觉减退、腱反射减弱甚至消失等现象。

纤维环在后侧较为薄弱,后纵韧带达到腰5骶1平面时其宽度显著变小,特别是两侧更为薄弱,同时下腰部是遭受损伤、劳损和压迫最大的部位,这就更易使纤维环自两侧向后突出。故下腰部是腰椎间盘突出的好发部位。其中以腰4、腰5椎间盘发病率最高,腰5骶1次之。

(二) 病理分型

1. 根据髓核突出的方向分型

(1) 向后突出型:向后突出的髓核可压迫神经根,产生下腰痛,此类突出临床最多见。

(2) 向前突出型:不引起症状,无实际临床意义。

(3) 向椎体内突出型:是髓核经过已闭塞的血管,向软骨板和椎体内突出,形成杯状缺口,此类多发生在青年期。

2. 根据髓核向后侧突出部位的不同分型

(1) 外侧型:临床最多见,突出的髓核位于脊神经之外侧部者,主要引起神经根刺激症状。

(2) 极外侧型:突出物位于椎管侧壁或椎间孔内,发生率低。

(3) 中央型:椎间盘自后中央部突出,一般不压迫神经根,而只压迫下行的马尾神经,产生马鞍区症状和大小便障碍等。如突出物较大也可压迫神经根。

(4) 中央旁型:突出物位于中央,但偏于一侧者,临床上以马尾神经症状为主,同时可以伴有神经根刺激症状,临床上发病率略高于中央型。

3. 根据髓核突出的病理形态分型(图 16-2)

(1) 隆起型:纤维环部分破裂,表层完整。退变的髓核经薄弱处突出。突出物呈弧形隆起,表面光滑。

(2) 突出型:纤维环完全破裂,退变和破碎的髓核从纤维环的裂口突出,达后纵韧带前。

(3) 脱出型:纤维环完全破裂,退变和破碎的髓核从纤维环的裂口脱出,并穿过后纵韧带抵达

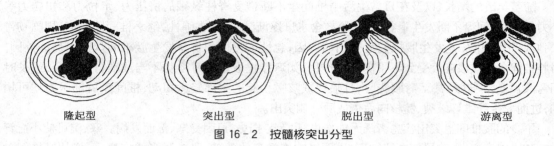

隆起型　　　　　　突出型　　　　　　脱出型　　　　　　游离型

图 16-2　按髓核突出分型

硬膜外间隙。

（4）游离型：纤维环完全破裂，髓核碎块经纤维环破口脱出，穿过后纵韧带，游离于椎管。

4.根据髓核突出的程度分型

（1）隐匿型（幼弱型）：为纤维环不全破裂，其外层尚保持完整，髓核在受压的情况下向破裂软弱部分突出。此时若椎间盘所受压力大，纤维环破裂多，则髓核继续向外突出，此型有时产生坐骨神经痛，一般采取保守治疗。

（2）突出型（移行型）：纤维环裂隙较大，但不完全，外层尚保持完整，髓核突出较大，呈球形，此型可转为破裂型。一般多采取保守治疗。

（3）破裂型（成熟型）：纤维环完全破裂，髓核可突入椎管内，多引起持续而严重的临床症状，一般可行手术治疗。

（三）中医病因病机

腰椎间盘突出症属中医"腰腿痛""痹症"等范畴。历代医家对腰腿痛、痹症等均有所探讨，并逐步对腰腿痛等病的病因病机有了系统的认识和完整的论述。中医认为本病的病因病机可归纳为风、寒、湿、热、闪挫、瘀血、气滞、痰饮等，其根本在于肾虚。

二、临床表现

1.**症状**　主要症状为腰部疼痛及下肢放射性疼痛。下肢放射性疼痛出现的时间各有不同，有的在腰部损伤的同时出现，也有的只感腰痛，1～2 天后才感到下肢有放射性疼痛，也有数周数月后，才出现坐骨神经痛。下肢痛常伴有大腿、小腿及足部感觉异常。腰痛、下肢窜痛可同时存在，也可单独发生。腰痛多在下腰部、腰骶部或局限于一侧，并因疼痛和肌肉痉挛而影响腰部伸屈活动。

下腰痛与下肢窜痛是因神经根受压所致，严重者影响生活和工作，但多经过保守治疗后能够缓解。后又因劳累、扭腰、着凉等因素而复发。如此反复发作，时轻时重，可延续多年不愈，但也有经休息和治疗后多年内不再复发。

坐骨神经痛表现为疼痛沿下肢坐骨神经或某个神经根分布区向下放射，一般由臀部开始向下肢放射至大腿后侧，小腿外侧，以至足背、足趾，疼痛区域较固定，患者多能指出具体的部位。放射性疼痛多因站立、用力、咳嗽、喷嚏或运动而加剧，休息后可减轻，但个别在站立行走时疼痛减轻，也有夜间休息时症状加重，但经过充分休息后疼痛多能减轻；病程较久或神经根受压较重者，常有下肢麻木感觉，麻木区域与受累神经根的分布区域一致，多限于小腿外侧或足背部，中央型突出可发生马鞍区麻木，有的患者感到下肢发凉，患肢温度较健侧低；有的足背动脉搏动亦弱，原因不甚明确，可能为交感神经受到刺激，引起下肢血管、神经功能障碍所致。

2. **体征**　可分为腰部及脊柱体征、神经根受压体征两大类。

(1) 腰部及脊柱体征

1) 姿势的异常：患者为了避免神经根受压，多自然地将腰固定于某适当的姿势。根据病变的严重程度以及机体的自动调节能力，腰部可发生过度前凸、变平或侧弯。

腰椎前凸增大：多是后外侧的小型突出所致。腰椎前凸可使马尾向椎管后部移位，以避开突出物的刺激和压迫。前凸增大，则腰椎间隙前窄后宽，可有效阻止小型突出物继续后移，使破裂的纤维环比较松弛，有利于修复，同时也保护了后纵韧带。患者站立时，躯干多稍向前倾，腰部可以伸直、侧弯，但前屈受限。

腰椎曲线变直或后凸：此种姿势，是由于较大的、足以阻止腰部后伸的后外侧或后方突出物所致，常伴有严重的坐骨神经痛和腰椎侧凸，任何使腰伸直的动作都可以加重下肢放射痛。

脊柱侧弯：发生率较高，约占腰椎间盘突出患者的80％以上。侧弯凸向健侧，也可以凸向患侧。侧弯是使神经根松弛，减轻疼痛的保护性反应；侧凸的方向可以表明突出物的位置和与神经根的关系。如果突出物在神经根的前内侧（腋部），脊柱为了使突出物躲开神经根，则凸向健侧；如果突出物位于神经根的前外侧（即神经根肩上），则脊柱必凸向患侧（图16-3）。但临床上也不尽然，如果突出物在神经根的前外方，脊柱早期是凸向患侧，使神经根远离突出物，减少压迫；同时凸侧间隙增宽，便于突出部分吸回间盘内。晚期突出物已固定粘连无吸回可能，脊柱即凸向健侧，使神经根松弛，减少对神经根的挤压。

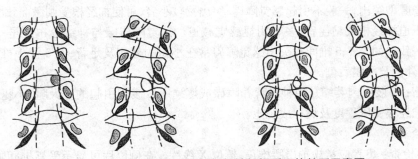

图16-3　姿势性脊柱侧凸与缓解神经根受压的关系示意图

突出物位于神经根正前方时，神经根有时滑至突出物之前外方或前内方；因两者相应位置常有变化，侧弯方向即不恒定，有时凸向健侧，有时凸向患侧，也有时不显侧凸。如突出物完全在马尾部中央，也可以不发生侧弯。

2) 脊柱活动受限：脊柱屈曲、伸展、侧弯及旋转等均不同程度受限，尤以后伸受限最大。脊柱屈曲时，椎间盘前部挤压较多，后侧间隙加宽，髓核向后移动，使成熟型突出物的张力加大；同时脊髓上移，牵拉神经根，疼痛增加使运动受限，当伸展时，突出物加大，黄韧带向前突出，直接挤压突出物和神经根，使疼痛加重而限制了伸展运动。患者站立时，脊柱稍后倾时，即感腰及下肢疼痛加重。

3) 压痛点及放射痛：压痛点多在下腰椎棘突间及椎旁1～2 cm处，相当于突出物的平面，用力下压时，压力至于黄韧带、神经根和突出物，可引起下肢放射痛，疼痛的部位符合受累神经根所分布的区域，此为诊断本病的可靠依据，此种放射痛不同于一般扭伤或劳损引起的牵扯痛，借以鉴别扭伤或劳损。

如果压痛点不易找出，可令患者下床站立，并使脊柱略后伸，使患者背部靠于检查者的左肩前部,使骶棘肌放松,检查者左手按于患者的髂前上棘处,右手拇指寻找压痛点,此法较卧位更易查出压痛点。

(2) 神经根受压或牵扯体征

1) 直腿抬高试验阳性、直腿抬高加强试验阳性、起坐伸膝试验阳性、屈颈试验阳性、颈静脉压迫试验阳性。

2) 神经肌肉系统检查:突出的髓核压在神经根上,可使其支配的区域出现感觉障碍,肌力减弱,腱反射减弱或消失,肌肉萎缩。

腱反射:有70%～80%的患者有膝、跟腱反射异常表现。检查时两侧对比,反射可减低、亢进或消失。神经根仅受刺激时反射可显示亢进;有压迫而不严重者显示减低;压迫严重者则反射消失。反射的改变与突出部位的高低有关,腰3～4椎间盘突出多使膝腱反射改变;腰5骶1椎间盘突出多使跟腱反射改变。

肌力检查:临床常进行下肢的股四头肌、腘绳肌、腓肠肌、胫前肌、伸踇长短肌的肌力检查,与健侧比较,股四头肌由第3腰神经支配;胫前肌、伸踇长短肌为第5腰神经支配;腘绳肌、腓肠肌由第1骶神经支配,当这些肌肉的肌力减弱时,说明支配该肌肉的相应神经受累。足背伸和伸踇肌力减弱时是腰4～5椎间盘突出;足跖屈或立位单腿跷起肌力减弱,则为腰5骶1椎间盘突出。

感觉检查:包括痛觉、温度觉及触觉的检查。神经根被突出的椎间盘挤压时,其支配区域有感觉的改变,并随神经根受累的程度而不同,轻微的刺激可使感觉过敏;较重的刺激或压迫则可使感觉减退。如隐匿型突出,一般不引起感觉障碍;突出物较小者,可使神经根受刺激而致感觉过敏;较大的突出物压迫神经根或粘连者,多有明显感觉减退。感觉障碍区与神经分布区是一致的,并与主观麻木区一致。如腰4、5椎间盘突出感觉障碍常在小腿的外侧及足背;腰5骶1椎间盘突出则显示小趾、足外侧及小腿后侧。

肌肉萎缩:下肢肌肉萎缩是由神经营养障碍或疼痛所致废用引起的。大腿、小腿部位的肌肉萎缩程度与神经根受压程度及病程成正比。

3. 辅助检查

(1) X线检查:患者应常规拍摄腰椎正、侧位X线片。在侧位片可显示受累椎间隙变窄,有时前窄后宽,椎体上下缘骨质增生或腰椎前凸消失;正位片可见脊椎侧凸。X线检查对腰椎间盘突出症的诊断仅供参考,主要在于排除腰椎其他疾病,如结核、肿瘤、脊柱的先天畸形等。

(2) CT检查:CT检查可以清楚地显示椎间盘突出的部位、大小、形态以及神经根、硬膜囊受压移位情况,同时可显示椎板、黄韧带、小关节、椎管及侧隐窝等部位的一系列病理改变,对本病有较大的诊断意义。

(3) MRI检查:对腰椎间盘突出的诊断率可达98%以上,MRI不仅可获得腰椎的三维影像,还能细致地显示椎间盘突出数目、部位、程度、形态、神经根和硬膜囊受压、移位情况及周围硬膜外脂肪。

(4) 脊髓造影:脊髓造影的诊断率仅为29%～40%。目前选用的造影剂多为水剂碘液,其刺激小、副作用少,易于吸收。脊髓造影的优点在于能观察到整个椎管的情况,可鉴别肿瘤和椎管狭窄。若是椎间盘突出,多在椎管一侧,硬膜的外前方形成小而规则的弧形压迹,压迹的位置正对椎间隙,且斜位片神经根袖多显露不清。脊髓造影不应作为常规检查,一般用于椎间盘突出的术前定位诊断或腰椎管狭窄、脊髓肿瘤等。

三、诊断与鉴别诊断

1. **诊断要点**　根据上述病史、症状和体征,多数腰椎间盘突出症可作出诊断。细致的检查,综合分析,与相关影像学资料结合是获得正确诊断的关键,切忌单凭影像学表现作出临床诊断。诊断要点如下。

(1) 中青年人,男性为主,有外伤、积累性损伤和感受风寒湿邪病史。

(2) 反复发作的腰腿痛或单纯腿痛。棘间及椎旁有固定压痛点,向臀部及下肢放射痛,并可诱发或因咳嗽、喷嚏等而加重。

(3) 腰椎出现侧弯、平腰或后凸畸形,腰部活动受限。

(4) 患肢肌肉萎缩、受累神经根区的皮肤感觉减退或迟钝,踝及蹈背伸力减弱,腱反射减弱或消失。

(5) X线检查无骨关节病理改变,显示腰椎侧弯、生理曲度变直、腰椎间隙变窄或前窄后宽。

(6) CT、MRI检查,相应节段有髓核突出存在。

2. **鉴别诊断**　腰椎间盘突出症临床不难作出诊断,但尚须与以下疾病相鉴别。

(1) 急性腰肌筋膜炎:好发于腰背筋膜、棘上和棘间韧带以及髂嵴后部等肌筋膜附着处,属软组织风湿性疾病。其急性发作时腰痛剧烈、活动受限、腰肌痉挛,疼痛有时牵扯至臀部、大腿两侧,甚至小腿,但其性质属牵扯性疼痛,与腰椎间盘突出所引起的根性疼痛实质不同。该病临床缺乏阳性体征,无感觉及反射消失,偶可摸到硬结或条索状物,可有明显的压痛点,痛点封闭可使疼痛症状消失。

(2) 第3腰椎横突综合征:该病可有外伤及劳损史,表现为腰痛、臀部疼痛,活动时加重,疼痛可牵涉到大腿后侧,少数到小腿。但直腿抬高试验阴性,无下肢放射痛及神经根受累改变。常可扪及第3腰椎横突过长,骶棘肌外缘横突处有明显压痛点,横突及周围浸润性封闭可明显缓解症状。

(3) 腰椎管狭窄症:该病多发生于中老年人。起病缓慢,主要症状为腰痛、腿痛及神经性间歇性跛行,站立行走时症状加重;休息、下蹲时症状减轻。一般X线片、脊髓造影、CT或MRI检查可明确诊断。

(4) 强直性脊柱炎:该病发病年纪较轻,多有受寒湿病史。症状以腰背及骶髂部疼痛为主,伴有腰椎进行性僵直,脊柱活动受限,且症状与天气变化有关。"4"字试验为阳性,血沉快。X线片检查,早期骶髂关节区有模糊和硬化现象,以后从骶椎向上逐渐形成脊柱骨性融合,呈现竹节样改变。

四、治疗

临床上宜根据患者发病特点,区分表证里证、标本缓急,综合运用多种治疗方法,随证施治。

1. **手法治疗**　椎间盘、髓核、肌肉韧带等软组织属于中医学"筋"的范畴,腰椎间盘突出症髓核突出及纤维环破裂等病理变化属"筋出槽"范畴。髓核突出后破坏了脊柱内在平衡,进而使内外平衡失调,导致两椎体相对位置的改变及两侧软组织肌张力不一,表现为棘突的偏歪和关节突关节错缝,即"骨错缝"。依据"筋出槽、骨错缝"理论运用手法治疗本病,适用于亚急性期和慢性期,腰骶部"筋出槽、骨错缝"表现突出的患者。

(1) 松解理筋手法:选择按、拨、揉、推、滚、拿、摩、擦等手法,在腰、骶、臀、腿部筋出槽部位和相应经穴处进行治疗。

(2) 整骨合缝手法:根据筋出槽骨错缝部位选择相应方法进行治疗,合并椎管内占位、骨质破坏的患者禁用。

1) 侧卧位斜扳法：以左侧卧为例，患者左下肢伸直，右下肢屈膝屈髋，足背置于左膝腘窝处。术者站于患者腹侧，一手固定其肩部，另一手以手掌或前臂着力，置于其骶部或腰部，两手协同，相反方向用力旋转患者腰部，至极限位置稍停片刻，嘱患者呼气放松时，进一步增加旋转角度，可闻及"咔嗒"声响。通过改变力的作用点和方向，可定位调整骶髂关节、腰骶关节和其他腰椎关节。

2) 坐位旋转扳法：患者坐位，两手手指交叉合抱于后枕部。以右旋为例，术者坐其右后方，右手自患者肩前穿过，搭于其项部，嘱其缓慢前屈腰部，左手拇指置于相应棘突的右侧，当腰椎旋转至极限位置时，拇指同时用力推按。通过改变力的作用点和方向，可定位调整腰骶关节和其他腰椎关节。

3) 仰卧位旋转扳法：患者仰卧位，以右侧为例，术者立于患者右侧，将其右下肢屈膝屈髋，左手固定其右肩，右手扶膝，推向对侧至极限位置。通常可调整腰椎各关节。

2. 针灸疗法　针灸治疗具有舒筋、活络、止痛及扶正祛邪的作用，在经络理论指导下，按腰腿疼痛、感觉及功能障碍分布区域辨证取穴，臀部主要取足太阳膀胱经，选秩边、承扶；臀部外侧归属足少阳胆经，取居髎、环跳；大腿前侧归于足阳明胃经，取伏兔、梁丘；大腿外侧归于胆、胃经，取环跳、髀关、风市；大腿后侧属膀胱经、胆经，取环跳、承扶；大腿内侧归于足厥阴肝经与足太阴脾经，取箕门、阴包、血海、曲泉；小腿前侧归于胃经，取足三里、下巨墟；小腿外侧归于胆经，取环跳、阳陵泉；小腿后侧归于膀胱经，取承筋、承山；小腿内侧归于下肢三阴经，取阴陵泉、三阴交；足背内侧归肝、脾、胃三经，取解溪、太冲；足外侧归于膀胱经，取昆仑、申脉；足底归肾经，取涌泉。针刺手法宜平补平泻，或以泻为主，或以补为主，临证应辨证应用。亦可针刺后用艾灸以散寒、舒通经络。

3. 中药治疗

(1) 寒湿证：腰腿冷痛重着，转侧不利，静卧痛不减，受寒及阴雨加重，肢体发凉。舌质淡，苔白或腻，脉沉紧或濡缓；治宜散寒除湿、温经通络，方选乌头汤或甘姜苓术汤加减，常用药物如麻黄、芍药、黄芪、川乌、独活、威灵仙等。

(2) 湿热证：腰部疼痛，腿软无力，痛处伴有热感，遇热或雨天痛增，活动后痛减，恶热口渴，小便短赤；舌苔黄腻，脉濡数或弦数。治宜清热祛湿、通络止痛，方选加味二妙散加减，常用药物如苍术、黄柏、赤芍、秦艽、羌活、胆南星等。

(3) 血瘀证：腰腿痛如刺，痛有定处，日轻夜重，腰部板硬，俯仰旋转受限，痛处拒按；舌质暗紫，或有瘀斑，脉弦紧或涩。治宜活血化瘀、理气止痛，方选桃红四物汤加减，常用药物如桃仁、红花、川芎、当归、熟地、乳香、没药等。

(4) 肝肾亏虚证：腰酸痛，腿膝乏力，劳累更甚，卧则减轻。偏阳虚者面色㿠白，手足不温，少气懒言，腰腿发凉，或有阳痿、早泄，妇女带下清稀，舌质淡，脉沉细。偏阴虚者，咽干口渴，面色潮红，倦怠乏力，心烦失眠，多梦或有遗精，妇女带下色黄味臭，舌红少苔，脉弦细数。偏阳虚者治宜温补肾阳，通经活络，强筋壮骨，方选肾气丸或右归饮加减。偏阴虚者治宜滋阴补肾，舒筋活络，强筋壮骨，方选六味地黄丸或左归饮加减。常用药物如熟地、山药、枸杞、茯苓、山茱萸、牛膝、菟丝子等。

4. 固定和练功疗法　急性期使用腰围可维持脊柱稳定，起到保护腰椎的作用，但应避免长期依赖，防止腰背肌肉萎缩。亚急性期和慢性期，在评估的基础上拟定练功处方，加强腰背肌和腹肌的功能锻炼，如仰卧位配合呼吸进行抬腿练习，八段锦中的"双手攀足固肾腰"练习等；经常后伸、旋转腰部，直腿抬高或压腿等动作，以增强腰腿部肌力，有利于腰椎的平衡稳定。

5. 牵引治疗　牵引可使椎间隙增大及后纵韧带紧张，有利于膨出髓核回纳，可纠正脊柱关节紊乱,恢复其正常的生理平衡,松解神经根的粘连,放松椎旁肌肉,改善受压组织的血液供应。常用的牵引方法有：电动骨盆牵引、持续牵引法和三维立体电脑牵引床牵引等。

6. **物理治疗**　腰椎间盘突出症的恢复期宜采用理疗以促进腰背功能的恢复,目的在于进一步改善周围组织的血液循环,促进神经根炎性水肿的吸收,缓解肌肉痉挛,促进功能恢复。常用短波、超短波电疗法、间动电流疗法、传导热疗法。对于神经根粘连者可用超声波、中频中药离子导入或碘离子导入疗法。

7. **硬膜外麻醉下神经根松解术**　适用于突出的髓核或炎性渗出物吸收过程中与神经根发生粘连,被动直腿抬高与主动直腿抬高角度相近、皆小于80°的患者。

在硬膜外麻醉下,患者仰卧位,施行被动直腿抬高手法操作,角度大于90°;然后再行侧卧位斜扳法。手法松解后可根据需要在局部注射长效糖皮质激素或臭氧。松解术后需要卧床2～3日。

8. **神经阻滞治疗**　利用利多卡因、普鲁卡因等麻醉药物加糖皮质激素浸润于神经根周围,以减轻神经根炎症和水肿,阻断疼痛刺激的治疗方法。常用的方法有痛点阻滞疗法、椎间孔阻滞疗法、硬膜外腔阻滞疗法。

9. **手术治疗**　经上述治疗,绝大多数患者症状可缓解或完全消失,但可屡次复发,每次复发症状可加重,并持续较久,发作的间隔期可逐渐缩短。病程时间长,反复发作,症状严重者及中央型突出压迫马尾神经者,可手术治疗,必须严格选择适应证。手术可行椎板切除及髓核摘除术、经皮穿刺椎间盘髓核切吸术、椎间盘射频热凝纤维环成形术、臭氧介入及椎间盘镜、椎间孔镜技术等。手术方式的选择,根据患者的病情、术者的经验及设备而定。

五、预防与调护

1. **改善不良的劳动和生活姿势**　长期从事弯腰用力工作,或久坐、久立的工作人员,尤其应注意工间休息,做工间操;同时应改变不良的用力姿势,避免强力举重,日常生活中也应避免某些运动姿势,以防止腰部负荷的增加。

2. **改善居住环境,做到饮食起居有节**　腰椎间盘突出症患者应多卧床休息,做到饮食起居有节,避免过劳,该病属于慢性疾病,应适当增加高蛋白和高维生素食物摄入。

3. **加强腰背、腹肌的功能锻炼**　《素问·痿论》曰:"宗筋主束骨而利关节也。"加强腰背肌、腹肌的锻炼,可维持脊柱的稳定性,减轻腰部的负荷,同时强有力的腰背部肌肉可防止腰背部软组织的损伤。

4. **心理调护**　鼓励患者战胜疾病的信心,充分调动患者的主观能动性,坚持正确的治疗方向,争取早日康复。

知识拓展

(1) 部分腰椎间盘突出症患者突出的椎间盘可以重吸收,有文献报道突出椎间盘的重吸收与突出类型有关,游离型和破裂型最易重吸收。腰椎间盘突出症通常可在发病6个月内重吸收,最长达4年,最短2个月。

(2) 腰椎间盘突出症的患者根据不同腰椎节段的神经根被压迫而表现为其相应支配区域的神经感觉改变,但腰5骶1节段背外侧的椎间盘突出可以同时压迫腰5和骶1两条神经根,从而表现为两个节段受压的神经体征。

第二节 腰椎管狭窄症

腰椎管狭窄症是指腰椎中央管、神经根管、侧隐窝或椎间孔由于骨性或纤维性结构异常增生，造成神经血管结构受压而引起的一系列症状体征，又称腰椎椎管狭窄综合征。

一、病因病机

本病临床多见于 40～60 岁中年人，男性多于女性，体力劳动者多见。好发节段为腰 4、5，其次为腰 5 骶 1 和腰 3、腰 4。

（一）病因病理

1. **发育性腰椎管狭窄** 先天或发育因素导致椎管管腔狭窄，表现为椎管的前后径和横径呈均匀一致性狭窄，且椎管容积减小。任何组织或异物进入椎管将更进一步减小其容积。先天性椎弓根短小、两侧椎弓根间的距离较短、两侧椎弓在棘突处相交的角度减小、椎板肥厚等因素均可造成椎管狭窄。单纯的发育性腰椎椎管狭窄症临床罕见。

2. **退变性腰椎管狭窄** 此类型是最常见的类型。椎管的大小与形态存在一定程度的个体差异，与年龄、性别、职业等有关。中年以后，腰椎附件和软组织等都发生退行性变，椎体后缘及关节突骨质唇样增生形成骨赘，导致椎管和椎间孔变窄。长期劳损亦可致关节突退变肥大，甚至形成球形关节，致左右两关节的距离变窄，关节突增生，骨质伸入椎间孔，这些退变和增生可导致椎管狭窄。椎板增厚可使椎管的矢径变小，导致椎管狭窄。椎弓根增厚可使椎管的横径变短，神经根紧贴椎弓根内缘，造成神经根受压。黄韧带肥厚可使椎管和侧隐窝的前后径均变小，黄韧带松弛，腰后伸时容易迭折伸入椎管，使管腔变小，产生神经受压症状，在腰椎管狭窄症中占重要地位。腰椎间盘萎缩致使椎间隙变窄，韧带松弛，腰骶角增大，以致关节突退变，上下关节突失去挂钩的作用，因而导致椎体向前、后及侧方滑脱（也称假性滑脱）。此外，椎间盘退变可使椎间盘向后隆起或纤维环破裂突出，从而压迫马尾和神经根。总之，构成椎管组织的退行性变是造成狭窄的主要原因。

3. **骨病和创伤性腰椎管狭窄** 结核、肿瘤、炎症、腰椎间盘突出、创伤等均可引起椎管狭窄，但均有各自独立性疾病，椎管狭窄是其病理表现，不列为椎管狭窄症。

4. **医源性腰椎管狭窄** 医源性狭窄可见于骨移植或脊柱融合术后的患者，由于骨移植或脊柱融合术可导致融合区的椎板增厚或黄韧带的增厚，以及后关节突的膨大或骨质增生，因而使椎管狭窄。

5. **其他因素** 如硬膜外组织变性、椎管内静脉曲张、软骨发育不良、氟骨症、畸形性骨炎、骨质疏松症等，均可产生椎管狭窄。

（二）病理分型

按狭窄发生的部位可以分为中央管狭窄、侧隐窝狭窄、神经根管狭窄以及混合型狭窄四类。

（三）中医病因病机

本病属于中医"腰腿痹痛"的范畴，现多将本病的病因归结于虚、风、寒、湿、痰、瘀。其中先天肾气不足、肾气虚衰以及劳役伤肾为其发病的内在原因,而反复受外伤、慢性劳损以及风寒湿邪的侵袭为其发病的外在因素。主要病机是肾虚不固,风寒湿邪阻络、气虚血瘀、营卫不得宣通。

二、临床表现

1. 症状

(1) 腰痛及下肢痛:起病缓慢,临床可见缓发性持续性的腰痛或下肢痛,两者可单独出现,也可同时出现。下肢痛可以表现为单侧也可以表现为双侧。腰痛及下肢痛皆有的患者,一般腰痛多见于发病的早期,随着病情的发展逐步出现下肢痛,晚期还可出现马尾神经受压以及神经根受压而产生的相应症状。腰痛主要表现为局部的酸胀疼痛,无固定的压痛点,站立、行走或腰背后伸时疼痛加重,常强迫于前屈位姿势,平躺、下蹲以及骑自行车时疼痛多自行消失。腰痛的原因是椎管狭窄后,椎管内保留的空隙减小或消失,当腰椎由屈到伸时,椎管后方的小关节囊及黄韧带被挤向椎管和神经根管,椎管内压急剧增加,从而出现疼痛。

(2) 间歇性跛行:间歇性跛行为腰椎管狭窄症最突出的症状,也是诊断本病最重要的依据。80%以上患者有此症状,多在行走时出现单侧或双侧下肢麻木、沉重、疼痛和无力,症状随步行时间或距离的增加而加重,被迫采取休息或下蹲后症状缓解,若继续行走则出现同样症状。这是由于椎管或神经根管相应的神经根部充血,狭窄的椎管因缺少充分的保留间隙而出现椎管内压增高,继发静脉瘀血,影响细小血管的血液供应,并出现缺血性神经炎以致跛行,而正常人椎管保留间隙大,不会出现上述症状。患者休息后,造成缺血性神经炎的直接原因消除,症状亦随之减轻或消除。

狭窄部位不同,临床表现也多为不同。如中央型椎管狭窄有明显的马尾神经症状和间歇性跛行,腰后伸时症状加重,腰侧弯或骑自行车时症状减轻,无明显根性神经痛,马尾神经症状主要表现为下肢麻木无力,严重者甚至出现马鞍区麻木、小便失禁或潴留,男性可出现阳痿等;神经根管型狭窄主要表现为根性神经痛,而无明显间歇性跛行,神经根症状主要包括下肢疼痛、麻木,其区域多依据受压神经而定,如大腿后外方、小腿后侧、踝部或足底部等;混合型腰椎管狭窄症的临床表现既有间歇性跛行又有根性神经痛。

2. 体征

腰椎管狭窄症者有症状与体征不一致的特点,这是指一般症状较重,而体征却较轻,其原因是检查时往往采用卧位,此时导致体征出现的因素已消失。可出现脊柱侧弯,生理前凸减小,患者常采取腰部略向前屈的姿势,腰部后伸明显受限,腰部过伸试验阳性,但放射疼痛不明显,但也有以坐骨神经痛为主要症状,并有明显根性体征,直腿抬高试验阳性,椎旁有明显压痛点,并向下肢放射痛,这种疼痛往往是多神经根受累;肌力有时减弱,以腰5、骶1神经根支配的肌肉更为明显,常表现为伸肌力减退;触觉和痛觉的减退,可发生在一侧或双侧下肢,主要表现在小腿外侧及足的背侧等腰5、骶1神经根支配分布区;有时可出现膝、跟腱反射的减弱或消失;马尾神经受压,可出现马鞍区麻木或肛门括约肌松弛无力。

3. 辅助检查

(1) X线检查:X线检查是本病最基本的影像学检查,可以见到以下改变:① 脊椎弧度改变,包括侧弯、生理前凸的改变;② 椎间隙变窄,是椎间盘退变的表现,也是诱发退行性椎管狭窄的重要原因;③ 椎体后缘骨质增生;④ 后纵韧带钙化;⑤ 小关节肥大密度增高;⑥ 椎弓根肥大,内聚;⑦ 退行性椎体滑移。对椎管横径(双侧椎弓根内缘之间距离)、矢径(椎体后缘至椎板与棘突交界处的距离)的测量,一般认为横径小于 18 mm、矢径小于 13 mm 者,可考虑为椎管狭窄。由于个体差异,每个人的椎管大小不尽相同,单纯椎管径测量来断定狭窄与否也不够正确。因此采用另一种测量脊椎指数的方法较为合理,即腰椎孔矢径与横径的乘积与同一椎体矢径与横径的乘积之比,比值小于 1∶4.5 时考虑为椎管狭窄。椎管径和脊椎指数的测量和判断仅对中央椎管狭窄有意义,对侧隐窝和神经根管狭窄无意义。

以上 X 线表现对诊断腰椎管狭窄均有一定参考价值,但由于软组织增生肥厚为导致椎管狭窄的重要因素之一,而 X 线平片却不能表现这类异常,故 X 线平片的实用价值主要在于排除其他脊柱病理改变。

(2) CT 检查:对腰椎管狭窄症具有诊断的价值,特别是对侧隐窝和椎间孔的狭窄诊断,更具有优势。CT 可清楚显示椎管前后径、横径大小,以及侧隐窝、椎间孔、黄韧带肥厚等情况。

(3) MRI 检查:能进行横断面、矢状面、冠状面等多切面的扫描,多方面地了解椎管的解剖结构,显示整个椎管的形态,明确椎管狭窄的部位、原因和致压物的来源方向,尤其是对于判断椎间盘退变、突出和黄韧带肥厚所致的蜂腰状狭窄更为清晰,并能进一步排除椎管内肿瘤等疾病。目前,动态磁共振系统能够显示屈伸状态下椎管形态,更加符合临床实际,有利于椎管狭窄的诊断。

(4) 椎管造影:可了解狭窄的范围、硬膜囊和神经根受压的程度和压迫的原因,亦可排除马尾神经等椎管肿瘤,取弯腰前屈坐位 1～2 min 后,在有椎管梗阻的病例可获得更佳的造影影像。虽然椎管造影可由正位、侧位和斜位多方位摄片和伸屈动态摄片,但由于具有创伤性和一定的危险,现已多由 CT、MRI 所代替,临床应用减少。

上述影像学检查及椎管测定,必须与临床症状和体征结合。CT 示椎管狭窄中 35% 无临床症状,年龄 40 岁无症状者,CT 示椎管狭窄占 50%。

三、诊断与鉴别诊断

1. **诊断要点**　根据详细的病史、典型的临床症状、体征,结合影像学检查,本病的诊断并不困难,但诊断本病时应遵循以下原则:① 临床表现是诊断的基础,没有临床症状或体征,仅根据辅助影像学结果并无诊断意义;② 须根据临床表现选择适当的辅助检查方法,以做出精确的定位、定性和定量诊断;③ 辅助检查结果必须和临床症状、体征一致才有诊断意义。诊断要点如下。

(1) 中年以上体力劳动者,男性多见。

(2) 缓发性持续性下腰痛和腿痛,站立或行走过久时加重,休息后减轻。

(3) 间歇性跛行。

(4) 腰部过伸试验阳性。

(5) 其他体征,如直腿抬高试验阳性,下肢感觉障碍,腱反射迟钝以及肌力减弱、肌肉萎缩等。

(6) X 线、CT、MRI 检查有异常表现。

(7) 椎管造影显示椎管部分或完全梗阻,有狭窄或压迹。

2. **鉴别诊断**　间歇性跛行是本病最具诊断价值的症状,本病的间歇性跛行属于神经源性间歇性跛行,当与脊髓源性间歇性跛行和血管源性间歇性跛行相鉴别。

(1) 脊髓源性间歇性跛行:代表疾病主要有脊髓型颈椎病、胸椎管狭窄症、椎管内肿瘤等。此类间歇性跛行主要表现为下肢肌张力增高,行走协调性降低,患者可有踩棉花感,胸腹部束带感,与腰椎管狭窄症相比,大小便功能障碍更为常见。可出现感觉平面,下肢肌力下降但肌张力增高,膝腱反射和跟腱反射亢进,髌阵挛、踝阵挛、巴宾斯基征阳性等体征。

(2) 血管源性间歇性跛行:代表疾病为血栓性脉管炎,多见于青壮年男性,有吸烟史,间歇性跛行与体位无关,多无神经受压症状,但有肢体缺血,如步行后动脉搏动消失,小腿青紫、苍白,下肢发凉等。本病感觉异常多位于下肢后部肌肉，同神经根分布无明显相关性，足背动脉和胫后动脉搏动减弱或消失，病程后期可产生肢体远端的溃疡或坏死。

四、治疗

本病一经确诊首先应选择非手术治疗，但经正确系统的非手术治疗无效的患者，须考虑手术治疗。

1. 手法治疗　手法治疗一般可采用按摩、点压、提拿等手法，配合斜扳法，以舒经活络、疏散瘀血、松解粘连，使症状得以缓解或消失。手法宜轻柔，禁止用强烈的旋转手法，以防病情加重。

(1) 掌根按揉法：患者俯卧位，术者从腰骶部沿督脉、膀胱经向下，经臀部、大腿后部、腘窝部等至小腿后部上下往复用掌根按、揉；然后点按腰阳关、肾俞、大肠俞、次髎、殷门、委中、承山等穴；弹拨、提拿腰骶部两侧的竖脊肌及腿部肌肉。或患者仰卧位，术者从大腿前、小腿外侧直至足背上下往复用掌揉；再点按髀关、伏兔、血海、风市、阳陵泉、足三里、绝骨、解溪等穴。

(2) 腰部斜按法：一助手握住患者腋下，一助手握住患者两踝部，两人对抗牵引，术者两手交叠在一起置于腰骶部行按压抖动，一般要求抖动20～30次。

2. 针灸疗法　本病针灸主要选择足太阳膀胱经和足少阳胆经为主。主穴：大椎、腰阳关、相应病变部位的夹脊穴。辨经配穴：太阳型：大肠俞、秩边、殷门、委中、昆仑；少阳型：环跳、风市、阳陵泉、绝骨、足临泣；混合型：大肠俞、环跳、风市、委中、阳陵泉、昆仑

3. 中药治疗

(1) 风寒痹阻证：腰腿酸胀重着，时轻时重，拘急不舒，遇冷加重，得热痛缓。舌淡苔白滑，脉沉紧。治宜祛风散寒，温经通络。寒邪重者方选麻桂温经汤加减，风湿盛者方选独活寄生汤加减，湿邪偏重者方选加味术附汤加减。常用中药如麻黄、桂枝、独活、苍术、白术等。

(2) 肾气亏虚证：腰腿酸痛，腿膝无力，遇劳更甚，卧则减轻，形羸气短，肌肉瘦削。舌淡苔薄白，脉沉细。治宜补肾益精，偏于阳虚者治宜温补肾阳，方选右归丸或补肾壮筋汤加减，偏于阴虚者治宜滋补肾阴，方选左归丸或大补阴丸加减。常用药物如熟地、山药、牛膝、山茱萸、菟丝子等。

(3) 气虚血瘀证：面色少华，神疲无力，腰痛不耐久坐，疼痛缠绵，下肢麻木。舌质瘀紫，苔薄，脉弦紧。治宜益气活血、化瘀止痛，方选补阳还五汤加减。常用药物如桃仁、红花、黄芪、当归、川芎等。

4. 固定和练功疗法　急性发作时，卧床休息最重要，一般屈髋、屈膝侧卧，不习惯长期侧卧亦可在膝部垫高屈髋屈膝仰卧，每日除做必须起床之事，尽量卧床，直至症状缓解。骨盆牵引帮助放松肌肉，限制活动，可扩大椎间距离，缓解神经组织受压、充血水肿，减轻症状。症状减轻后应积极进行腰背肌的功能锻炼，可采用飞燕点水、五点支撑练功，以增强腰部肌力，练习行走、下蹲、蹬空、侧卧外摆等动作，以增强腿部肌力。

5. 手术治疗　经上述治疗无明显效果，或典型的严重病例，如疼痛剧烈、下肢肌无力和肌萎缩、行走或站立时间不断缩短，影响日常生活者应手术治疗。常用的手术方式为全椎板切除、次椎板切除、椎板间扩大开窗术、全椎板截骨后移、侧方旋转再植成形术，目的以解除椎管内、神经根管内或椎间孔的神经组织和血管的压迫。

6. 其他疗法　物理疗法是腰椎管狭窄症的一种常用辅助治疗，具有改善局部组织血液循环，促进神经根炎性水肿吸收，止痛和缓解肌肉痉挛，有助于腰椎运动功能的改善，常用的有超短波、红外线、音频电流和中药离子导入等。

五、预防与调护

急性期应卧床休息 2～3 周。症状严重者可佩带腰围,固定腰部,减少后伸活动。腰部勿受风寒、勿劳累。后期要行腰屈曲功能锻炼增强腰背肌,从而增强腰椎稳定性,改善症状。行手术治疗者,术后卧床休息 1～2 个月,若行植骨融合术者,应待植骨愈合,然后腰部功能锻炼,以巩固疗效。

知识拓展

腰椎管的大小,随脊柱姿势的变化而变化,当腰椎前屈时,生理前曲减少,椎管容积增大;腰椎后伸时生理前曲增大黄韧带皱褶前突使椎管容积变小,其前后径可减少约 10%。正常腰椎管,马尾神经约占硬膜囊横切面 21%,其余被脑脊液所占据。当发生狭窄达到压迫马尾神经和神经根的临界度时,此时若后伸或直腰,椎管容积进一步减少,此时椎管内压力增高,静脉回流不畅,从而使毛细血管压力增加,造成神经根和马尾神经供血供氧下降,发生缺血性神经炎。若此时行走或活动时,神经的需血需氧量增加,缺血缺氧的程度进一步加重,从而产生临床症状。当弯腰或休息时,椎管内容积相对增加,椎管内压降低,静脉回流增加,毛细血管压力减低,神经供氧供血得以改善,临床相应症状得以缓解。

第三节　腰椎滑脱症

腰椎滑脱症是指由于各种原因,腰椎的上位椎体在下位椎体上面滑移,导致椎管内马尾神经或神经根受压,出现腰痛或下肢放射性疼痛、麻木等症状、体征的一种病症。椎弓上、下关节突之间的部分称为峡部,椎弓峡部骨质连续性中断称为峡部不连或峡部裂;若双侧峡部不连,则整个脊椎将被分成椎体、椎弓根、横突、上关节突和椎板、棘突、下关节突两个部分,亦称为椎弓峡部崩裂。无峡部不连而因脊椎退行性变所致的向前或向后滑脱,称为假性滑脱;因椎弓峡部不连所致的脊椎滑脱,称为真性滑脱。

一、病因病机

本病临床好发于 30～40 岁的成年人,女性多于男性,主要病因一般认为是在遗传性发育不良的基础上,椎弓根遭受反复应力所致。

(一)病因病理

引起腰椎滑脱症的主要原因是椎间盘退行性变,关节突关节紊乱,周围韧带松弛,椎间隙不稳,同时由于脊椎退行性改变,小关节增生变大及软组织黄韧带肥厚向中线靠近,棘突根部变宽向椎管内突。椎板增厚变硬而不规则,椎板间隙变小,有时相互重叠呈叠瓦状改变。由于第 4～第 5 腰椎活动较多,椎间盘、韧带易失代偿,造成明显的关节退行性变,因而腰椎滑脱多发生于第 4～第 5 腰椎之间。第 5 腰椎有粗壮的横突和坚强的腰骶韧带,又有两侧髂嵴保护,而第 4 腰椎无此保护、活动量最大。若第 5 腰椎骶化、上关节突后面磨损、退变、吸收和前面增厚,而且第 4 腰椎下关节突前面磨损较多,则第 4 腰椎易向前滑脱。关节突关节的相互磨损,也可导致第 5 腰椎向后滑脱。腰椎的滑脱使椎管扭曲,管径变小,若又有黄韧带增生肥厚造成椎管狭窄,加上关节周围组织增厚和骨赘形成卡压神经根,则会造成腰部疼痛,并牵涉至臀、腿部,出现感觉障碍或肌肉无力,亦可能出现椎管狭窄压迫马尾神经的症状。

此外,妇女因怀孕、生产或月经期所致的韧带松弛,绝经后骨质疏松也可使关节突关节损伤退变,在原来不稳定的基础上又增加了不稳定因素,故女性常在第 4~第 5 腰椎发生退行性前滑脱。椎弓峡部不连和真性滑脱多由先天性遗传性因素和外伤性因素引起。患者椎弓根先天发育不良,具有潜在薄弱性,外伤发生时,发育不良的椎弓根易断裂,从而引起真性滑脱。

椎体滑脱后,人体发生一系列的代偿性改变,如身体重心后移、腰椎前凸增加及腰背肌代偿性紧张,这一系列改变虽有助于站立和行走时保持腰椎稳定,但却造成肌肉的紧张性劳损产生疼痛。腰椎前凸,骨盆亦随之前倾,将引起腘绳肌紧张。腰骶关节的剪力与腰骶角度及骨盆的旋转度有关。此时,整个骨盆环发生旋转,腹肌紧张上提骨盆前缘以抵消因腰椎前挺增加的骨盆倾斜,骶骨前凹加深使骶骨前面变平、腰骶角增大,脊椎向前滑移的倾向则被减弱。

(二) 病理分型

1. 根据发病原因的分型

(1) Ⅰ型,先天发育不良性滑脱:特征是骶椎上部、小关节突发育异常及第 5 腰椎椎弓先天性发育不良,骶椎前上缘圆滑,常伴有腰椎或骶椎隐裂、浮棘、菱形椎等其他下腰椎畸形。此型腰椎滑脱症滑移通常小于 30%,少数病例随病情进展可发展为严重滑脱甚至是完全性脱位,有遗传性。

(2) Ⅱ型,峡部滑脱:特征是小关节之间的峡部病变或缺损,仅有峡部病变而无椎体向前滑移者称为峡部崩裂,多见于腰 2、腰 3。其又可分为 3 个亚型:① 峡部疲劳性骨折,5 岁前此型少见,发病率与种族有关,但在以下几方面与其他疲劳骨折有所不同:出现年龄早,7~15 岁最常见;有遗传倾向;骨痂少见;缺损不易愈合。② 峡部狭长而薄弱,但完整。主要因反复外力使峡部发生细微骨折,在愈合时使峡部延长。多数学者认为狭长的峡部与先天发育不良有密切关系,故将其归于Ⅰ型。③ 小关节之间峡部的急性骨折,多由严重创伤引起,滑脱多为轻度。

(3) Ⅲ型,退行性滑脱:主要由椎间盘退行性变引起,呈典型的关节突退行性关节炎改变,往往有关节突角度改变,无关节突峡部裂表现,故又称假性滑脱。多见于 50 岁以上女性,常见的平面为腰 4 至腰 5,腰骶化的发病率为普通人群的 4 倍,滑移很少超过 30%,滑移的方向既可向前亦可向后,但常伴椎管狭窄。

(4) Ⅳ型,创伤性滑脱:继发于急性创伤引起的椎体各个结构的骨折,而非单纯小关节之间部分的骨折。多见于腰 4 水平以上,如及时制动,骨折有望愈合。

(5) Ⅴ型,病理性滑脱:继发于一些全身性骨代谢疾病或局部病变,如成骨不全、Paget 病、腰椎肿瘤、结核等,破坏了脊柱完整性和稳定性导致滑脱。

2. Meyerding 分型

即将下位椎体的上缘分为 4 等份,并根据滑脱的程度不同,分为以下 4 度。

(1) Ⅰ度:指椎体向前滑动不超过椎体中部矢状径 1/4 者。

(2) Ⅱ度:超过 1/4,但不超过 2/4 者。

(3) Ⅲ度:超过 2/4,但不超过 3/4 者。

(4) Ⅳ度:超过椎体矢状径 3/4 以上者。

（三）中医病因病机

腰椎滑脱症属中医"腰腿痛"范畴。《内经》中关于"腰为肾之府，转摇不能，肾将惫矣"，以及《太素》中关于"少阳令人腰痛如以针刺其皮中，循循然，不可俯仰"等的描述与本病的发病特点和临床表现较为相似。凡外感六淫，跌仆损伤，或肝肾亏损，皆可致气血瘀滞、经脉闭塞不通，或筋脉失养而发为本病。其中肾虚气机不利，气血瘀滞，筋骨失养，是本病发病的关键病机。

二、临床表现

1. **症状** 主要症状为下腰痛或同时有腰腿痛。本病早期常无明显症状，多为 X 线检查时发现。当疾病进行到一定阶段，则表现为下腰痛或同时有腰腿痛，这种疼痛多为间歇性钝痛，有时为持续性，在正中或一侧，位置较深。一般来说，患者症状并不严重，不影响正常生活，能从事一般劳动。站立、行走、弯腰时症状可加重，出现腰部、臀部、股部以及小腿后部的酸胀疼痛。严重的滑脱可出现间歇性跛行和明显的下肢放射痛，卧床休息时疼痛减轻或消失。

椎体滑脱患者如椎体前移较多，可出现马尾神经牵拉和挤压症状。如马鞍区麻木、大小便失禁、下肢部分肌肉肌力减弱或麻痹，甚至发生不全瘫痪。

2. **体征** 患者有明显的腰椎前凸、臀部后凸、躯干前倾、腹部下垂等，因此下腰部凹陷，脊柱后下部的弧形曲线消失。部分患者步行时左右摇摆，弯腰活动受限。女性患者可因骨盆变得扁平，腰椎至耻骨联合距离缩短。很多患者可出现坐骨神经痛，最初痛点位于大腿或臀部，向骶髂部及小腿放射，但一般运动及感觉功能无异常，膝反射、跟腱反射正常。部分患者同时存在椎间盘纤维环破裂。有神经根受压表现者，下肢相应的神经根支配区放射痛和皮肤感觉异常，弯腰活动受限，直腿抬高试验阳性，膝、跟腱反射减弱或消失。少数患者因马尾神经受刺激，股后肌紧张，向前弯腰困难，直腿抬高试验严重受限。触诊时，患椎棘突明显向后突出，并有压痛，其上一椎骨棘突则向前滑移，患椎棘突向左右移动度增大，后伸受限。滑脱较严重或较瘦的患者可触及棘突间的"台阶感"。

3. **辅助检查**

（1）X 线检查：腰骶前后位片、侧位片和双斜位片在该病的诊断中有重要意义。X 线特征性表现有：前后位片上在椎弓根阴影下有一密度减低的斜形或水平裂隙，多为双侧性，其宽度约为 2 mm。如有明显滑脱者，滑脱的椎体高度降低，倾斜及下滑，其下缘常模糊不清，局部密度增高，与两侧横突和骶椎阴影相重叠。其棘突向上翘起，也可以与下位椎体棘突相抵触，与上位棘突不在同一直线上。侧位片对于腰椎滑脱的诊断具有重要意义，其上可见到椎弓根后下方有一个由后上方伸向前下方的透明裂隙，滑脱越明显，裂隙越清晰，部分患者 X 线片上可看不到裂隙，但其峡部细长，由于滑脱椎体不稳，活动度增大，患椎下方椎间隙变窄，相应的椎体边缘骨质硬化或唇状增生，骶骨前上缘钝圆；35°～40°斜位片可清晰显示裂隙，正常椎弓附件在斜位 X 线片上投影似"狼犬"，狗嘴为同侧横突，狗耳为上关节突，狗颈为上下关节突之间部即峡部，狗体为椎体，狗眼为椎弓根断面，前腿是下关节突，椎弓根崩解时，峡部出现一带状裂隙，犹似犬颈戴一圈带，脊椎滑脱裂隙变宽者，犹似犬颈被割断。

（2）CT 检查：CT 横断面和矢状面重建图像可以显示有无峡部不连。无症状的峡部不连，未移位的椎弓根断裂位于椎弓根前，表现为延伸至椎骨的水平透亮线；矢状像上缺损的部位透亮线将椎体和上关节突与下关节突分开。

（3）MRI 检查：可观察邻近椎间盘的退变情况及硬膜囊受压程度，有助于研究手术减压节段及融合范围。

三、诊断与鉴别诊断

1. **诊断要点**　根据上述症状、体征以及影像学表现,多数腰椎滑脱症可以做出诊断。诊断要点如下。

(1) 中青年人,女性多于男性。

(2) 下腰痛或同时有腰腿痛,多为间歇性钝痛,有时为持续性。

(3) 患椎棘突向后突出,其上一椎骨棘突向前滑移,严重者可出现棘突间的"台阶感"。

(4) 影像学检查有特征性改变。

诊断腰椎滑脱症的同时,还应明确以下几个问题:① 滑脱的位置,以第5腰椎最常见,其次为第4腰椎,少数为第3腰椎;② 滑脱的性质,为真性滑脱还是假性滑脱;③ 滑脱的程度,通常以度计算;④ 滑脱水平的小关节有无炎症改变,有无下腰痛等症状;⑤ 有无神经根及马尾神经受压的症状及神经根的确切阶段;⑥ 腰骶角的大小。根据上述指征拟定治疗方法及判断预后。

2. **鉴别诊断**　本病应与腰椎间盘突出症、腰椎管狭窄症相鉴别。

(1) 腰椎间盘突出症:腰腿痛伴下肢放射痛或放射性麻木为主要症状,咳嗽等导致腹压增大,或叩击病变间隙时可诱发及加重,有神经根支配区的感觉及运动障碍,患侧直腿抬高试验阳性,X线片无脊椎峡部裂及滑脱的特征性表现,结合CT或MRI可帮助鉴别。

(2) 腰椎管狭窄症:除下腰痛及神经根症状外,多数患者有间歇性跛行,CT扫描可见椎管有效矢状径减小、黄韧带肥厚、关节突肥大内聚、侧隐窝狭窄等。

四、治疗

滑脱不超过30%者,椎弓根峡部不连症状轻微伴有腰痛者,高龄、体质差及其他原因不适合手术者等均可采用非手术治疗。非手术治疗以手法治疗为主,配合药物、针灸等疗法。

1. **手法治疗**

(1) 推理竖脊肌:患者俯卧位,两下肢伸直。医者用两手或鱼际自上而下地反复推理椎旁竖脊肌,直至骶骨背面或股骨大转子附近,并以两拇指分别点按两侧志室和腰眼穴。

(2) 拔伸牵引:患者俯卧位,助手拉住患者腋下,医者握住患者两踝,沿纵轴方向进行对抗牵引。

(3) 侧扳旋转手法:患者端坐位,两足分开与肩同宽。以患侧右侧为例,助手面对患者,固定患者下肢,医者立于患者身后,右手经患者腋下绕至颈部,左手拇指顶推偏歪的棘突右侧,右手压患者颈部,使其腰部前屈60°～90°,再向右旋转。左拇指同时发力向左顶推,可闻及或感觉椎体轻微错动弹响。

(4) 腰部屈曲搓摇:患者仰卧位,两髋膝屈曲。医者一手扶膝,一手持踝部,使患者腰部摇数分钟。再将其膝部尽量贴近腹部,然后将两下肢用力牵引伸直。手法宜刚柔相济,和缓轻快,稳妥适度,切忌强力按压,以免扭伤腰部,造成严重损害。

2. **针灸疗法**　选穴多以足太阳经和足少阳经腧穴为主。以补益肝肾、舒筋活络为法。常选用肾俞、命门、腰阳关、关元俞、小肠俞、环跳、委中等穴。肾俞、命门用补法,余穴中等刺激,每日1次。

3. **中药治疗**

(1) 风湿痹阻证:腰腿痹痛重着,转侧不利,反复发作,阴雨天加重。舌质淡红或暗淡,苔薄白或白腻,脉迟缓。治宜祛风除湿、通络止痛,方选桂枝附子汤加减。常用中药如桂枝、独活、川芎、细辛、秦艽等。

（2）寒湿痹阻证：腰腿部冷痛重着，转侧不利，痛有定处，虽静卧亦不减或反而加重，遇寒痛增，得热则减，小便利，大便溏。舌质胖淡，苔白腻，脉弦紧或沉紧。治宜散寒除湿、温经止痛，方选方用独活寄生汤。常用药物如独活、羌活、桑寄生、桑枝、桂枝等。

（3）气滞血瘀证：腰腿痛剧烈，痛有定处，刺痛，腰部板硬，俯仰艰难，痛处拒按。舌质紫暗或有瘀斑，舌苔薄白或薄黄，脉沉涩或迟。治宜活血化瘀、行气止痛，方选身痛逐瘀汤加减。常用药物如川芎、红花、桃仁、香附等。

（4）湿热痹阻证：腰腿痛，伴有热感或见肢节红肿，口渴不欲饮，烦闷不安，小便短赤或大便里急后重。舌质红，苔黄腻，脉濡数或滑数。治宜清利湿热、通络湿热，方选清热利湿汤。常用药物如黄柏、连翘、茯苓、白术等。

（5）肾气虚衰证：偏阳者腰腿痛，缠绵日久，反复发作，腰腿发凉，喜暖怕冷，遇劳加重，少气懒言，面色㿠白，小便频数，舌质淡胖嫩，苔白滑，脉沉细。偏阴者腰腿乏力，酸痛绵绵，不耐劳，劳则加重，卧则减轻，形体消瘦，面色潮红，心烦失眠，手足心热，大便干结，舌红少津，脉细数。肾阳不足者治宜温补肾阳，方用右归丸加减；肾阴不足者宜滋补肾阴，方用左归丸加减。常用中药如熟地、当归、山药、菟丝子、鹿角胶、茯苓、泽泻等。

4. 手术治疗　手术适应证为持续腰痛或反复腰痛，有马尾或神经根受压症状及体征；椎体滑移程度大于 30%～50%；滑脱角大于 45°，腰骶段脊柱不稳定者，可考虑手术治疗。手术可分为两类，一类为原位融合手术，包括椎弓不连修复术、腰骶椎后外侧融合术、前路椎体间融合术等；一类为复位手术，包括后路器械复位与固定术、前后路联合复位与固定术等。

五、预防与调护

1. 未病先防　进入中年，肾气渐衰，肝肾受损，进而筋骨失养，形成了本病发生的根本原因。中老年人在此基础上，由于工作、劳作过重，加剧了脊椎的退行性变，使脊椎失稳，引起滑脱。因此，处于这一年龄段的人应特别注意保护腰椎，一方面注意营养，使精血生化有源，另一方面加强腰背肌锻炼，以加强腰背肌对脊椎的保护作用。

2. 既病防变　过劳劳损是加剧退变过程的重要因素。过劳外伤筋骨，内损肝肾，诱发本病发生。防止过劳，包括劳力、劳思、房劳。防止过度劳思，避免长期伏案工作；节制房事，以免耗伤肾精。

3. 佩戴腰围或支具　有助于加强腰部的保护，防止腰部的进一步损伤，固定腰椎，以利于峡部不连的骨愈合。

第四节　第 3 腰椎横突综合征

第 3 腰椎横突综合征是指由于第 3 腰椎横突周围组织损伤造成慢性腰痛，以第 3 腰椎横突处压痛为主要特征的疾病，又称第 3 腰椎横突周围炎或第 3 腰椎横突滑囊炎。该病可影响邻近的神经纤维，常伴有下肢疼痛，是腰肌筋膜劳损的一种类型。

一、病因病机

由于第 3 腰椎居全腰椎之中心,活动度大,其横突较长,抗应力大,劳损机会多,故易产生本病,多见于青壮年,尤其是体力劳动者。

(一)病因病理

本病多因急性腰部损伤未及时处理或慢性劳损引起。第 3 腰椎位于各腰椎的中点,处于脊柱腰曲前凸顶点,其活动度较大。其两侧的横突最长,横突是腰肌和腰方肌的起点,并有腹横肌、背阔肌的深部筋膜附着其上,是腰部肌肉收缩运动的一个重要支点。故腰腹部肌肉弹力收缩时,此处受力最大,易使附着点处撕裂致伤。伤后局部发生炎性肿胀、充血、液体渗出等病理变化,形成无菌性炎症刺激,产生疼痛,日久则形成瘢痕粘连、筋膜增厚、肌腱挛缩等病理改变。感受风寒,可加剧局部炎症反应。臀上皮神经走行经过附着于第 1～第 4 腰椎横突的腰背筋膜深层,分布于臀部及大腿后侧皮肤。第 3 腰椎横突处周围组织损伤可刺激该神经纤维,日久神经纤维可发生变性,导致臀部及腿部疼痛。

(二)中医病因病机

第 3 腰椎横突综合征属中医"腰痛"范畴。中医认为本病与长期劳损和急性损伤等因素有关。久立、久行等慢性劳损耗伤气血,久则伤及肝肾精血津液长期损伤致使横突周围经脉瘀阻,气血不荣筋,不荣则痛;或长期劳损,正气不足,风寒湿邪气侵袭腰部,气血运行不畅,不通则痛。急性损伤导致横突末端筋肉撕裂,血溢脉外,气血瘀阻不行,不通则痛,亦发为本病。

二、临床表现

1. **症状**　多表现为腰部疼痛及同侧腰肌紧张或痉挛。腰部及臀部弥散性疼痛,可涉及大腿后侧、内收肌,少数可放射到小腿外侧。晨起、活动后疼痛加重,有时翻身及步行困难。腹压增高(如咳嗽、喷嚏等)不会引起疼痛加重。疾病早期可见患侧腰部及臀部肌肉痉挛,表现为局部隆起、紧张,病程长者则可出现病侧肌肉萎缩。竖脊肌外缘第 3 腰椎横突尖端处有明显的局限性压痛,并可摸及一纤维化的软组织硬结,有时压迫该处可引起同侧下肢反射痛,反射痛的范围多不过膝。直腿抬高试验多呈阴性,少数可呈阳性,但多超过 50°,加强试验阴性。

2. **体征**　慢性期无明显体征;急性发作时,腰部肌张力增高,运动功能受限,第 3 腰椎横突的顶端有压痛,呈结节状或条索感;下肢腱反射对称,皮肤感觉、肌力、直腿抬高试验均属正常。

3. **辅助检查**　X 线检查一般无异常改变,有时可见一侧或双侧第 3 腰椎横突过长或左右不对称,或向后倾斜或横突尖部略有密度增高区。实验室检查一般无异常。

三、诊断与鉴别诊断

1. **诊断要点**

(1)多有轻重不同的腰部外伤或慢性劳损史。

(2)腰部疼痛,晨起、弯腰时疼痛加重,有时向下放射至膝部。

(3)第 3 腰椎横突尖部压痛明显,并可触及纤维化的软组织硬结。腰部活动受限,直腿抬高试验阴性,少数患者呈阳性,但加强试验阴性。

(4)X 线检查可见第 3 腰椎横突过长或左右不对称。

2. **鉴别诊断** 第 3 腰椎横突综合征在临床上不难作出诊断，但尚须与以下疾病相鉴别。

(1) 腰椎间盘突出症：疼痛多位于腰骶部，腿痛重于腰痛，并呈坐骨神经分布区疼痛，腹压增高时疼痛加重，直腿抬高试验阳性，加强试验阳性。

(2) 急性腰扭伤：有明确的腰部扭伤史，在扭伤后立即出现急性剧烈腰痛，范围局限，有明确的疼痛部位，疼痛可放射至臀部及左下肢，坐、立、走时均呈现特有的腰部侧弯姿势，多弯向患侧，出现腰部活动障碍，骶棘肌痉挛，脊柱运动受限。

(3) 腰椎肿瘤：中年以上腰痛呈进行性加重，有夜痛症，经对症处理后，又不能缓解者，应高度警惕。若患脊髓、马尾部肿瘤者，可伴有大小便失禁、马鞍区（即会阴部）麻木刺痛、双下肢瘫痪等。

(4) 腰椎结核：腰痛伴低热、贫血、消瘦等症，同时血沉增快，拾物试验阳性；X 线检查可见骨质破坏，腰大肌脓肿。

四、治疗

以手法治疗为主，配合药物治疗等疗法。

1. **手法治疗**

(1) 放松竖脊肌：患者俯卧位，双下肢伸直。医者以推、揉、按、摩等手法作用于脊柱两侧的竖脊肌，直至骶骨或臀及大腿后侧，并按揉腰腿部的膀胱经腧穴，施术以患部为主。达到理顺腰、臀、腿部肌肉，解除痉挛，缓解疼痛的目的。

(2) 弹拨第 3 腰椎横突：用双手拇指及中指，在第 3 腰椎横突处做与条索状硬块垂直方向的弹拨手法，手法由浅入深，由轻到重。弹拨后再在弹拨处施以揉法，缓解疼痛。

2. **针灸疗法** 适用于症状较轻者。常用穴位：阿是穴、腰痛点及肾俞、环跳、秩边、委中、承山，可在痛点（阿是穴）用强刺激的方法。深刺达病区，捻针柄以提高针感，已有酸、麻、胀、窜等"得气"征时，可留针 10~15 min，10 次为 1 个疗程，一般需 1~2 个疗程。

3. **中药治疗**

(1) 风寒阻络证：腰部冷痛，转侧俯仰不利，腰肌硬实，渴寒痛增，得温痛缓。舌质淡苔白滑，脉沉紧。治宜散寒宣痹、温经通络，方用独活寄生汤或羌活胜湿汤加减。常用药有独活、桑寄生、杜仲、牛膝、细辛、秦艽、茯苓、防风、川芎、当归、芍药等。

(2) 气滞血瘀证：腰痛如刺，痛处固定，拒按，腰肌板硬，转摇不能，动则痛甚。舌暗红，脉弦紧。治宜活血化瘀、行气止痛，方用地龙散加减，常用药有地龙、苏木、麻黄、当归、桃仁、黄柏、杜仲、川续断、桑寄生、狗脊等。

(3) 肝肾亏虚证：腰痛日久，酸软无力，遇劳更甚，卧则减轻，腰肌痿软，喜按喜揉。偏阳虚者面色无华，手足不温，舌质淡，脉沉细；偏阴虚者面色潮红，手足心热，舌质红，脉弦细数。偏肾阳虚者治宜温补肾阳，方用补肾活血汤加减。偏肾阴虚者，治宜滋补肾阴，方用知柏地黄丸加减。常用药有熟地、山茱萸、菟丝子、牡丹皮、山药、黄柏等。

4. **手术治疗** 非手术疗法反复治疗无效，且腰部长期疼痛无法正常工作和生活者，可考虑行手术治疗。在局麻或连续硬膜外麻醉下，行胸腰筋膜松解加横突部软组织剥离术。必要时，可行第 3 腰椎横突切除术。

5. **其他疗法** 封闭疗法也是临床中常用的方法之一，在压痛点注入醋酸泼尼松龙 25 mg 加 0.5% 的普鲁卡因液 3~10 ml，每周 1 次，4 次为 1 个疗程。要求注入部位准确，注射时操作者先以左手拇指触到横突尖为指示目标，右手将针沿拇指指尖刺入 2~3 cm，有骨性感觉后将药物注入。

如果注射准确,注入药物后弯腰疼痛及压痛点即可消失。

五、预防与调护

1. **急性期** 应注意休息,减少腰部剧烈活动,宜保暖,避风寒。

2. **恢复期** 加强腰背肌锻炼,身体直立,两足分开,与肩同宽,两手叉腰,两手拇指向后挺按第3腰椎横突,揉按局部,然后旋转、后伸和前屈腰部,以利于疏通筋脉、放松腰肌、缓解粘连、消除炎症。但应避免过度或过久的腰部活动,以免加重损伤。

第五节 梨状肌综合征

梨状肌综合征是指由于损伤引起的梨状肌痉挛、水肿、肥厚、挛缩,压迫、牵拉坐骨神经,或由于梨状肌与坐骨神经解剖变异,产生的一系列相应临床症状体征的病症,亦称梨状肌损伤或梨状肌孔狭窄综合征。该病为一种神经嵌压综合征,是干性坐骨神经痛的主要原因,在临床腰腿痛的患者中占有一定比例,为临床常见的筋伤疾病之一。

一、病因病机

正常情况下,梨状肌收缩对坐骨神经无刺激,但当梨状肌发生炎性水肿、痉挛等,可刺激坐骨神经,引起臀后部及大腿后外侧疼痛。此外,梨状肌与坐骨神经的解剖变异也是引起梨状肌综合征的主要原因。

(一)病因病理

1. **外伤** 髋部扭闪时,髋关节急剧外旋,梨状肌猛烈收缩而致伤。大腿内旋、下蹲位突然站立或腰部前屈伸直时,骨盆发生旋转,梨状肌受到过度牵拉亦可致伤。

2. **外感风寒** 髋关节长期处于外展,外旋位易引起劳损,如久立、久蹲位,再外感风寒发病。如在温室内久蹲工作,劳损和外感风寒后引起梨状肌无菌性炎症,水肿、渗血、粘连,甚至变性刺激坐骨神经。

3. **坐骨神经与梨状肌关系变异** 正常情况下,坐骨神经干应从梨状肌下穿过,但有变异。有学者将坐骨神经与梨状肌关系分为6型。

(1) Ⅰ型:坐骨神经总干经梨状肌下孔出骨盆(65.2%)。

(2) Ⅱ型:坐骨神经在骨盆内分为两支,腓总神经穿梨状肌出骨盆,胫神经经梨状肌下孔出骨盆(28.0%)。

(3) Ⅲ型:坐骨神经在骨盆内分为两支,两支同经梨状肌下孔出骨盆。

(4) Ⅳ型:腓总神经经梨状肌上孔,胫神经经梨状肌下孔出骨盆。

(5) Ⅴ型:腓总神经经梨状肌上孔,胫神经穿梨状肌出骨盆。

(6) Ⅵ型:腓总神经分两支,一支经梨状肌上孔,另一支与胫神经同经梨状肌下孔出骨盆。

Ⅲ~Ⅵ型共占6.8%,变异的梨状肌和坐骨神经容易受到外伤和炎性刺激,而引起梨状肌挛缩,挤压梨状肌和坐骨神经的营养血管,致局部微循环障碍及瘀血水肿,而引起梨状肌综合征。

4. **周围组织疾病** 邻近梨状肌和坐骨神经的疾病如盆腔炎、骶髂关节炎等可侵及梨状肌,或使骶1、骶2神经根或骶丛神经受到刺激,亦可继发梨状肌痉挛,而出现坐骨神经痛,以女性多见。

(二)中医病因病机

中医学多将本病归属于"痹证""伤筋""环跳风"及"腰腿痛"的范畴。中医认为本病多因肝肾不足,气血亏虚,风寒湿热等邪侵袭腠理或闪挫劳损,筋膜受伤,流注经络,经络痹阻,气血运行不畅,不通则痛,卒然发病。

二、临床表现

1. **症状** 临床表现与损伤程度有关。轻者臀部酸胀、发沉,自觉患肢稍短,轻度跛行,大腿后外侧及小腿外侧有放射性疼痛,有时仅表现小腿后侧疼痛;重者臀部疼痛并有大腿后外侧和小腿外侧放射性疼痛、麻木,自觉臀部有"刀割样"或"烧灼样"疼痛。跛行明显,少数感阴部不适或阴囊有抽搐。严重者双下肢不敢伸直,臀、腿疼痛剧烈,伸直咳嗽时双下肢窜痛。日久患肢肌肉萎缩,大腿后外侧麻木。主要临床表现是臀部或腰骶部疼痛,其特点如下。

(1)患者自感患肢变短,由于疼痛常伴有跛行、行走困难或身体半屈,自觉患肢短缩。臀部酸胀、疼痛和感觉异常,大腿后面和小腿外侧有放射性疼痛,或伴有小腿外侧和足趾麻木感。

(2)严重者可呈牵涉样、烧灼样、刀割样疼痛,有时疼痛难忍致使患者坐立不安或改变体位,可影响患者的精神、情绪、食欲和睡眠。

(3)疼痛可因腹压增大(如咳嗽、喷嚏)和体位变化(如内旋关节)等加重,致使患者呈胸膝卧位。

(4)常有放射和(或)触电样窜麻感,疼痛常沿大腿后侧向足底放射。

(5)有时伴有沿神经区域的感觉麻木,这与坐骨神经、腓总神经和阴部神经受损有关。

2. **体征**

(1)腰部无压痛与畸形,活动不受限。坐骨神经症状,直腿抬高试验阳性,臀中部可触及条索状硬结或隆起的梨状肌,压痛明显并向下肢放射。腰臀部无异常发现,侧位触诊可触及梨状肌痉挛、肿胀、肥厚形成条索状硬结,并有明显的压痛。直腿抬高试验60°以内有明显疼痛,超过60°反而疼痛减轻。从而排除根性神经痛。亦可有梨状肌呈弥漫性肿胀、肌束变硬、弹性差。病久者,伤侧臀部肌肉萎缩、松软、肌张力低。下肢腱反射正常,屈颈试验和颈静脉压迫试验均为阴性,此点可与腰椎间盘突出症相鉴别。

(2)梨状肌紧张试验阳性:一种方法为患者取仰卧位,当直腿抬高试验受限时,再将下肢做内旋动作,若出现坐骨神经疼痛症状加重为阳性;另一种方法为患者取俯卧位,患肢屈膝,操作者一只手按在患者患侧臀部,另一只手握住踝关节向外扳,使髋关节产生内旋动作,若出现坐骨神经疼痛症状加重则为阳性。

3. **辅助检查** X线检查要排除腰椎间隙变窄及髋关节骨性疾病,必要时行腰椎 MRI 检查以排除腰椎间盘突出症引起的坐骨神经痛。

三、诊断与鉴别诊断

1. **诊断要点**

(1)患者常有下肢损伤或慢性劳损史,如闪、扭、跨越、下蹲,由蹲位突变直立和负重行走等,或部分患者有受凉史,常发于中老年人。

(2) 臀部疼痛,严重者呈持续样"刀割痛"或"烧灼样痛",多伴有下肢放射痛、跛行或不能行走。

(3) 梨状肌局部压痛明显,可触及条索状硬结,直腿抬高试验 60°内疼痛明显,超过 60°后疼痛减轻,梨状肌紧张试验阳性。

(4) X 线检查排除腰椎间隙变窄及髋关节骨性疾病。

2. 鉴别诊断　梨状肌综合征临床表现复杂,有时与腰椎间盘突出症重叠、交叉出现,需仔细行体格检查。

(1) 腰椎间盘突出症:梨状肌综合征因梨状肌刺激坐骨神经干引起,又称干性坐骨神经痛,无腰部压痛,腰部功能活动正常。腰椎间盘突出症系坐骨神经根受压,又称根性坐骨神经痛,椎旁有压痛和放射性疼痛,坐位时较行走疼痛明显,卧位疼痛缓解或消失,症状可反复发作,小腿外侧、足背的皮肤感觉减退或消失,足及趾背屈时屈肌力减退,踝反射减弱或消失,重者可出现脊柱侧弯(强迫体位),CT 或 MRI 检查可确诊。少数患者合并梨状肌综合征,有时较难鉴别。

(2) 坐骨神经炎:坐骨神经炎起病较急,多由细菌、病毒感染,风寒湿邪侵袭而致神经水肿,除坐骨神经症状外,坐骨神经路径有压痛为特点,疼痛为持续性钝痛,并可发作性加剧或呈烧灼样刺痛,站立时疼痛减轻,腰部检查无阳性体征。

(3) 臀上皮神经卡压综合征:臀上皮神经为腰 1 到腰 3 后支分支,经腰背部筋膜进入皮下,绕过髂嵴行至臀上部,通常有 3 支,它在臀部的分布范围较为广泛,且部位较为表浅,易受风、寒、湿邪侵袭或遭受外伤、劳损,致筋脉痹阻,气滞血瘀,"不通则痛",以致出现以疼痛为主要症状的一种疾病。主要是腰臀部弥散性疼痛,尤以髂嵴中部附近较明显,呈钝痛、酸痛或刺痛,有的向大腿后外侧扩散,但疼痛范围一般不超过膝部,可伴有腰臀股部麻木感,活动时疼痛及麻木加重;在髂嵴中点下两横指处有明显压痛点,有的在该处可扪及条索状硬结,触压时患者感到酸胀、麻木、疼痛难忍,甚至沿臀、股的外侧放射到股下部。做躯干侧弯屈伸试验,可出现患侧臀部的牵扯痛。局部封闭可立即消除疼痛。

四、治疗

以手法治疗为主,配合药物、针灸、穴位注射等疗法。

1. 手法治疗　急性期手法宜轻柔和缓,切忌暴力,以理筋手法为主。

梨状肌弹拨法:患者取俯卧位,上肢向后伸,医者立于患侧,术者先施以四指推法、滚法、掌揉法按摩臀部、腰部痛点,使局部有温暖舒适感,手法应轻快柔和,目的是使臀部的肌肉放松。然后,术者以双手拇指重叠,触摸清楚梨状肌,用弹拨法来回拨动该肌,弹拨方向应与肌纤维相垂直,该手法直接刺激梨状肌,可缓解梨状肌的痉挛,使粘连组织分离,促进损伤组织的修复,是治疗的重点。弹拨 10～20 次后,再在痛点做按压,最后由外侧向内侧顺梨状肌纤维走行方向作推按舒顺,手法由轻到重,时间由短到长,隔日 1 次。

2. 针灸疗法

(1) 刺法:取穴以足太阳膀胱经、足少阳胆经和足阳明胃经三阳经上的腧穴为主。常有穴位有秩边、环跳、承扶、委中、阳陵泉、承山、丘墟、阿是穴等,每次选用 4～6 穴。疼痛重者,采用平针法或平泻法;疼痛轻者用平针法,最好配合电针,中等或中强刺激。秩边、环跳、阿是穴可深刺 3 寸以上,使局部酸胀或麻电感向下肢放射,留针 20～30 min,急性期每日针 1 次,好转后隔日 1 次,10 次为 1 个疗程。

(2) 灸法:在梨状肌投影处做温和灸 15～30 min,每日 1 次。

3. **针刀疗法** 常规消毒、铺巾后,局麻满意后,选用 3 号针刀,垂直于局部皮肤,刀口与坐骨神经走行一致,快速刺入皮肤达皮下组织层,然后慢慢深入,当出现第 2 个突破感、患者有明显酸胀感时,表明针刀已到达梨状肌病灶部位,此时需将针刀刀体做"十"字形摆动 3～4 下(钝性摆动剥离,可避免对神经、血管的损伤),患者出现非常明显的酸胀感或向下肢的放散感即可,出针按压 3 分钟以防出血,无菌纱布或创可贴外敷治疗点。每 5 日治疗 1 次,2 次为 1 个疗程,疗程间休息 2 日。

4. **中药治疗**

(1)风寒湿阻证:臀腿疼痛,屈伸受限。偏寒者得寒痛增,肢体发凉,畏冷,舌淡苔薄腻,脉沉紧;偏湿者肢体麻木,酸痛重着,舌淡苔白腻,脉濡缓。治宜祛风散寒、化湿止痛,方选蠲痹汤加减。常用药物如羌活、独活、秦艽、川芎、桑寄生等。

(2)湿热蕴蒸证:臀腿灼痛,腿软无力,关节重着,口渴不欲饮,尿黄赤。舌质红,苔黄腻,脉滑数。治宜清热化湿、疏风通络,方选薏苡仁汤或加味二妙散。常用药物如茯苓、薏苡仁、泽泻、黄柏、牛膝等。

(3)气滞血瘀证:臀痛如锥,拒按,疼痛可沿大腿后侧向足部放射,痛处固定,动则加重,夜不能眠。舌红苔暗黄,脉弦。治宜活血化瘀、行气通络,方选桃红四物汤加减。常用药物如桃仁、红花、川芎、当归、鸡血藤等。

(4)肝肾亏虚证:臀部酸痛,腿膝乏力,遇劳更甚,卧则减轻。偏阳虚者面色无华,手足不温,舌质淡,脉沉细;偏阴虚者面色潮红,手足心热,舌质红,脉弦细数。偏阳虚者治宜温补肾阳,方选右归丸或补肾壮筋丸加减;偏阴虚者治宜滋补肾阴,方选左归丸或大补阴丸加减。常用药物如当归、熟地黄、山茱萸、牛膝、菟丝子、山药等。

5. **手术治疗** 一般经正规、有效非手术疗法治疗,症状缓解满意。而治疗无效,症状反复发作影响日常生活者,可考虑手术治疗。术中应完全暴露梨状肌与坐骨神经关系(变异),根据压迫情况可行部分或全部切断梨状肌,并行彻底松解以解除神经周围粘连。

6. **其他疗法**

(1)穴位注射疗法:主穴取臀中穴(股骨大转子与坐骨结节连线为底边,向上做一等边三角形,其定点即是),配穴取陵后、委阳。穴位皮肤常规消毒,用 7 号麻醉注射针头连接 20 ml 注射器,抽吸 10％葡萄糖注射液 19 ml 加地塞米松 2 mg 混合药液后,将针头快速直刺进入皮肤,稍作提插待有酸、麻、胀等明显针感得气时,经回抽无血后,缓慢注入药液。如下肢疼痛明显,则加注射陵后或委阳穴,5～7 日 1 次。

(2)局部注射疗法

1)局部皮肤常规消毒,用 5 ml 注射器抽取 1％利多卡因注射液 2 ml 加复方倍他米松注射液 1 ml,连接 6～7 号长封闭针头刺入皮下,再深达局部压痛点深部病灶内,即将上述混合液注入,每周注射 1 次,1～3 次为 1 个疗程,疗效欠佳者,考虑手术治疗。

2)慢性梨状肌肌腹损伤,可选用醋酸泼尼松龙混悬液 25 mg(1 ml)加透明质酸酶针剂 1 500 U及 0.5％盐酸普鲁卡因注射液 18 ml,确定梨状肌损伤部位后,局部皮肤常规消毒,用 22 号麻醉针头连接 20 ml 注射器,穿透皮肤、皮下组织、臀大肌筋膜后,进入臀大肌,再继续进针至梨状肌时,有一种针尖进入豆腐的感觉,固定好针体,将上述混合药液注入,为促使药液弥散,可加压注射。每 5 日注射 1 次,1～3 次为 1 个疗程。注射前,盐酸普鲁卡因注射液应常规做过敏试验,待皮试结果阴性后,方可使用。

五、预防与调护

急性期应卧床休息,宜保暖,避风寒,将下肢保持在外旋外展位,避免髋关节的旋转活动,使梨状肌处于松弛状态。疼痛缓解后应加强髋关节及腰部活动和功能锻炼。

知识拓展

（1）梨状肌位于臀部深层，起始于骶2～骶4的前面骶前孔外侧，纤维向外集中，经坐骨大孔出骨盆成一腱，紧贴髋关节囊的后上部，向外止于大转子尖，是髋关节最主要的外旋肌，受骶丛神经支配。梨状肌把坐骨大孔分成上、下两部分，称为梨状肌上孔、梨状肌下孔，坐骨神经大多从梨状肌下孔通过而出骨盆，在臀大肌下面降至大腿后面，行至腘窝上角分成胫神经和腓总神经，其行程不受肌肉阻挡，下肢做任何运动，神经均不受到压迫与异常刺激。

（2）梨状肌的体表投影：在髂后上棘至尾骨尖的连线上距髂后上棘1～4 cm的一点至大转子尖的连线为梨状肌上缘的表面投影。自上述连线中点以下2 cm内的一点至大转子尖的连线为梨状肌下缘的体表投影（图16-4）。

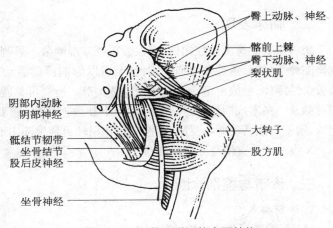

图16-4　梨状肌附近的主要结构

臀上动脉、神经
髂前上棘
臀下动脉、神经
梨状肌
大转子
股方肌
阴部内动脉
阴部神经
骶结节韧带
坐骨结节
股后皮神经
坐骨神经

第六节　臀上皮神经卡压综合征

臀上皮神经卡压综合征又称臀上皮神经炎、腰臀部筋膜炎，指腰臀部卡压、刺激臀上皮神经诱发疼痛，伴有条索状物的病症，是慢性下腰痛的常见原因之一。本病好发于中年以上患者，男性多于女性，体力劳动者多见。

一、病因病机

（一）病因病理

西医学认为本病的发生与臀上皮神经特殊的解剖位置及走行特点有密切关系。臀上皮神经起于胸12、腰1、腰2、腰3脊神经的后外侧支，出椎间孔，自内向外走行在竖脊肌，出其外侧缘后斜穿胸腰深筋膜，进入皮下浅筋膜层，最后跨过髂嵴行至臀上部，呈散状分布。当腰骶部突然扭转或局部遭受暴力，易使臀上皮神经在髂嵴下方一段走行中损伤或发生细微的解剖位置改变；或暴力使臀部深浅筋膜、肌肉损伤，局部充血水肿致筋膜粘连、瘢痕形成。位置改变及挛缩瘢痕均可压迫、牵拉刺激臀上皮神经，使其水肿、粗大、变硬，形成无菌性炎症刺激，产生临床症状。另外，臀上皮神经损伤及无菌性炎症刺激，通过脊神经后支传入神经中枢，反射至患侧下肢，使局部产生牵涉痛。

（二）中医病因病机

中医学将本病归属于"筋出槽"的范畴，其发生多与急性损伤、慢性劳损或感受外邪，肝肾亏损、筋脉失养等因素有关。急性损伤致筋位不合，则筋脉不通，气血阻滞，不通则痛；慢性劳损，气血不足，肾气虚损，气血运行不畅，腰失荣养，不荣则痛；劳伤肾气，感受外邪，痹阻筋脉气血而发疼痛。

二、临床表现

患者多有腰臀部急性扭伤、慢性劳损或寒湿刺激。患侧臀上皮神经分布区有轻触痛及牵扯痛或臀部撕裂样痛，急性期疼痛较剧，甚至可以影响腰部活动，出现跛行步态，同时还可出现患侧股后放射性疼痛，但放射范围一般不超过膝关节。检查可见腰及臀部肌肉僵硬痉挛。髂嵴最高点内侧可触及一条索或硬结，压痛明显，可向下肢放射，部分患者直腿抬高试验阳性，但无神经根刺激症状，腰部前屈活动明显受限，弯腰向健侧扭转可使臀部出现牵拉痛。

X线及实验室检查无明显异常。

三、诊断与鉴别诊断

1. 诊断要点

（1）腰臀部扭伤史或慢性劳损史。

（2）多发于中年以上患者。

（3）一侧腰臀部刺痛或酸痛，急性扭伤者疼痛较剧，可有下肢牵扯样痛，但多不过膝，弯腰多明显受限。

（4）在髂嵴最高点内侧压痛明显，局部可触及条索或硬结。

（5）必要时局部痛点封闭可作为试验性诊断方法。

2. 鉴别诊断

（1）腰椎间盘突出症：除腰痛外，有神经根受压的症状与体征，疼痛可放射至小腿和足部，疼痛可随腹压增高而加重，臀部无条索或硬结。

（2）梨状肌综合征：压痛点多在梨状肌投影区，并在该区常触及肌性隆起，梨状肌紧张试验阳性。

（3）腰肌劳损：腰部长时间劳累或急性损伤迁延不愈，可引起局部肌肉筋膜等组织的慢性损伤，多反复发作，缠绵难愈，遇劳加重。其压痛点通常比较散在，多位于肌腹或肌肉起止点。局部封闭有一定疗效。

四、治疗

治疗以疏经通络、畅通气血、解痉止痛为基本目的。以手法治疗为主，配合中药、针灸等疗法。

1. **手法治疗**　患者俯卧位，术者滚、揉等手法充分松解腰背部及臀部的肌肉、肌筋膜，使臀部臀上皮神经分布区的局部肌肉充分放松；然后术者用一拇指或双拇指重叠，于臀部压痛点上做点按治疗，点按的同时配合于条索或硬结上作垂直于臀上皮神经走行方向的弹拨，以松解粘连；最后再在腰臀部及下肢的疼痛放射区做揉法、拿法等，以促进气血运行，疏通经络。

2. **中药治疗**　急性期宜舒筋活血，通络止痛，可口服活血止痛散等；慢性期宜疏风活络止痛，可服用活络丹等。配合外敷伤湿止痛膏，外涂正红花油等。

3. **针灸、针刀疗法**

（1）针灸：选用阿是穴，急性期用强刺激手法，慢性期留针配合悬灸。

（2）针刀治疗：局部皮肤消毒麻醉后，将针刀垂直刺入痛点，直达深筋膜，松解卡压之处的软组织。不捻转，不留针，疾刺速拔，出针后按压针孔片刻，防止出血，无菌敷料覆盖。

4. **手术治疗** 经保守治疗无效，严重影响生活、工作者，可行臀上皮神经切除术。

五、预防与调护

本病急性期应卧床休息，避免腰部做剧烈活动，防止进一步损伤，加重病情，缓解后应注意掌握正确的腰部活动动作，避免突然扭转或屈伸，注意保暖，避风寒。

第七节　髋关节暂时性滑膜炎

髋关节暂时性滑膜炎又称小儿髋关节一过性滑膜炎、应激性髋综合征、单纯性滑膜炎，是一种髋部的非特异性炎症，以髋关节急性疼痛、跛行为主要表现，多见于3～10岁儿童，男略多于女。

一、病因病机

（一）病因病理

西医学对本病发生的确切病因及病理机制仍未完全明确，一般认为儿童股骨头发育未成熟，关节囊较松弛，感染、外伤等均可刺激关节滑膜，引发炎症反应，炎症介质的刺激可引起关节内肌肉痉挛，从而导致关节疼痛、局部肿胀、活动受限等症状。如伴有血管损伤，或血管痉挛，可造成股骨头供血不足，出现股骨头缺血性坏死。

（二）中医病因病机

中医学因其主症为疼痛，多归属于"痹证"，也可属于"骨错缝"范畴。外伤损伤局部关节筋脉，关节内积液积血，积而不散，瘀而化热，或风、寒、湿、热等外邪侵袭经络，或脾失健运，痰湿内生，闭阻筋脉，留注关节，不通则痛。亦有小儿跑跳等运动时，由于髋关节过度外展或内收，髋关节间隙增宽，腔内负压致关节滑膜或韧带嵌顿，致"骨错缝"而发病。

二、临床表现

1. **症状与体征** 多见于3～10岁儿童。多有蹦跳、滑倒、剧烈运动或外伤史或感染病史。最早的症状是疼痛，伴有患髋屈伸不利，不敢活动，下肢外展、外旋、跛行。查体可见股三角区肿胀，压痛明显，拒绝活动患肢，髋关节活动受限并有肌痉挛。患肢髋关节可处于屈曲、内收、内旋位，骨盆倾斜，两下肢不等长。患侧"4"字试验阳性。

2. **辅助检查** X线检查见髋关节囊肿胀，关节间隙增宽，无骨质破坏征像；髋关节穿刺检查关节液透明，细菌培养阴性；关节囊滑膜组织检查为非特异性炎症变化；实验室检查血白细胞总数可正常或增高，血沉略快。

三、诊断与鉴别诊断

1. 诊断要点

(1) 患儿多有剧烈运动或外伤史、感染史。

(2) 发病较急。

(3) 髋关节疼痛,伴有同侧大腿内侧疼痛,跛行。

(4) 骨盆倾斜,活动髋关节时疼痛加重,双下肢不等长。

(5) 可伴有发热,但一般不超过 38℃。

(6) 实验室检查一般无特殊异常。必要时行 CT 或 MRI 检查,以便了解有无骨质破坏。

2. 鉴别诊断

(1) 化脓性髋关节炎:起病急、高热、寒战,髋关节疼痛,并可呈屈曲挛缩畸形。白细胞总数及中性粒细胞升高,血沉加快,有败血症表现。关节穿刺可抽出脓性液体,细菌培养可得化脓菌。

(2) 髋关节滑膜结核:有明显的结核中毒症状,初起髋关节疼痛,活动受限,跛行,托马斯征阳性。X 线片可见关节囊肿胀,关节间隙稍宽或窄,晚期可发展为骨关节结核,骨质破坏明显。

(3) 小儿股骨头缺血性坏死:患儿髋关节滑膜炎等病史,局部活动轻中度受限。X 线片显示股骨头骨骺有密度增高或碎裂,股骨颈变短变宽。

四、治疗

治疗上以手法治疗为主,配合中药、牵引、理疗等。

1. 手法治疗 先用揉、拿、捏手法在疼痛部位施术,放松肌肉,减轻疼痛,患者仰卧于床上,一

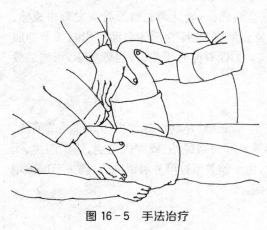

图 16 - 5 手法治疗

助手立于健侧,一手压健膝,另一手压患侧髂前上棘固定骨盆。术者立于患侧,一手握患侧踝部,另一手握膝部,先轻柔屈膝屈髋,在无痛范围内做屈伸运动,至患者放松时,突然屈膝屈髋至最大程度,停留1 min,再做下一手法(图 16 - 5):腿长者作屈髋内收内旋患肢,腿短者屈髋外展外旋患肢,然后伸直患肢。

2. 中药治疗 湿热内蕴者,髋部疼痛,局部灼热感,小便赤少,舌红苔黄腻,脉滑数,治宜清热利湿、宣痹止痛,方选三妙丸加减。损伤血瘀者,髋部以刺痛为主,伴大腿内侧及膝部疼痛,疼痛固定,舌紫暗或有瘀斑,脉弦,治宜活血化瘀、行气止痛,方选桃红四物汤加减。脾胃虚弱者,髋部酸痛,痿软乏力,面黄无华,纳呆便溏,神疲懒言,舌淡苔白或厚腻,脉缓,治疗宜健脾化湿,方用香砂六君汤之类。病久者可适当配合补益肝肾。

外治多用祛风散寒、活血通络、清热利湿消肿药以缓解症状。可选用膏药、熏洗、搽擦等方法。

3. 牵引治疗 由于髋关节暂时性滑膜炎滑膜肿胀,渗出增多,关节腔内压增高,可影响股骨头血液供应,导致股骨头缺血坏死。患肢皮套牵引,可限制活动,解除肌肉痉挛,减轻疼痛,减轻关节腔压力,从而减轻对股骨头血液的影响,减少甚至避免后遗症的发生。

4. 物理治疗 采用局部中药外敷、中频、离子导入等物理治疗减轻炎症反应,促进康复。

五、预防与调护

注意保暖,避免外伤和髋部大范围剧烈运动。多数患儿经避免负重、卧床休息及对症治疗即可痊愈,但有继发股骨头缺血性坏死的可能,需定期复查,早发现,早诊断,早治疗。

知识拓展

一般认为,小儿髋关节暂时性滑膜炎的诊断主要依靠临床症状和影像学检查。超声检查对关节囊肿胀和关节腔积液也能很好的显示,尤其对于小儿,不失为一种好的诊断手段。部分病例在临床症状出现的早期,彩色超声可监测髋关节滑膜内细小血管的血流变化情况,在早期诊断中有重要作用,并可以对疾病的病程进展可作一定的判断。

第八节　髌骨软骨软化症

髌骨软骨软化症,又称髌骨软骨病,是因损伤、劳损等多种病因导致髌股关节软骨发生粗糙、软化、碎裂、剥脱等改变的退行性病变。目前也有将该病称为髌股关节炎。本病好发于活动强度大的运动员及中年女性。

一、病因病机

(一)病因病理

髌骨后侧关节面大部分由软骨覆盖,较其他关节软骨面厚,可达 6~7 mm。纵行的骨嵴将髌骨面分为内小外大的两个关节面。髌骨关节面光滑,呈"V"形,与股骨髁间切迹关节面相对应,形成髌股关节。膝关节在屈伸过程中,髌骨与股骨髁面始终存在着接触。当膝关节伸直时,股四头肌松弛,髌骨下部与股骨髁间窝轻轻接触;当膝关节屈曲至 90°时,髌骨上部与髁间窝接触;当膝关节极度屈曲时,整个髌骨关节面紧贴股骨髁间窝。

膝部直接外力可引起髌骨软骨骨折,或髌股关节在较强压力下或膝关节在长期过度伸屈活动中,髌股之间经常摩擦、互相撞击,致使软骨面被磨损,产生退行性变,软骨表面无光泽、粗糙、软化、纤维化、弹性减退、碎裂和剥脱。髌骨软骨损伤面积可逐渐扩大,股骨髁的髌面亦发生同样的病变,同时还可以累及关节滑膜、脂肪垫及髌韧带而产生充血、渗出和肥厚等变化。髌骨软骨软化症好发于膝部活动较多的人员,如田径、登山运动员及舞蹈演员等。反复扭伤、积累性劳损,高位、低位髌骨,外翻畸形等均是本病的致病因素。

(二)中医病因病机

中医学认为,风寒湿邪的反复侵袭,引起局部的反复刺激是造成髌骨软骨退变的内在原因。

二、临床表现

1. 症状　有膝部劳损或扭伤史。起病缓慢,初期膝部隐痛或酸痛、乏力,继则疼痛加重,以髌后疼痛为著,劳累后加剧,上下楼梯困难,休息后减轻或消失。

2. **体征** 检查膝部无明显肿胀,髌骨压痛,髌周挤压痛,活动髌骨时有粗糙的摩擦音,关节内有时可有积液,股四头肌有轻度的萎缩。挺髌试验阳性(患膝伸直,检查者用拇、示二指将骨向远端下方推压,属患者用力收缩股四头肌,引起骨部剧烈疼痛),髌骨研磨试验阳性(患膝伸直,检查者用手掌将髌骨推向股骨髁并做研磨动作,有粗糙摩擦感且疼痛加剧)。

3. **辅助检查** X线摄片检查,早期无明显改变,中、后期的侧位及轴位可见到髌骨边缘骨质增生,髌骨关节面粗糙不平、软骨下骨硬化、囊样变,股髌关节间隙变窄等改变。

MRI检查,可清晰见到髌股关节软骨面的磨损情况。必要时,膝关节镜的检查更为准确客观。

三、诊断与鉴别诊断

1. **诊断要点** 本病临床上,经常有医生忽略影像学检查环节,不利于疾病的最终确诊以及鉴别诊断,须注意。诊断要点如下。

(1) 多见于运动员和中年妇女。

(2) 起病缓慢,最初为膝部隐痛,疼痛位于髌骨后方,轻重不一,一般平地行走症状不明显,下蹲起立、上下楼等后疼痛加重。

(3) 膝部乏力,时有打软腿现象,可出现假性交锁症。

(4) 髌骨研磨试验阳性,挺髌试验阳性。

(5) 膝关节正、侧位及髌骨轴位X线片:早期常无异常所见;晚期可因软骨大部磨损,髌股关节间隙变窄,髌骨和股骨髁部边缘可有骨质增生。

(6) MRI检查,相应部位有软骨的损伤。

2. **鉴别诊断** 髌骨软化症临床不难诊断,但尚须与以下疾病相鉴别。

(1) 膝骨关节炎:本病是以软骨退变为核心的累及骨质、滑膜、关节囊及关节其他结构的全膝关节慢性炎症。多见于50岁以上的中老年人。膝关节肿胀、不同程度的疼痛、功能障碍、畸形,严重时关节僵硬、不稳、屈伸活动范围减小、行走、蹲起、上下台阶功能减弱。X线检查可见膝关节间隙狭窄、软骨下骨硬化及囊性变、关节边缘骨赘形成,有时可见关节内游离体。

(2) 膝关节滑囊炎:通常髌前滑囊由于病位接近,易与髌骨软化症混淆,其位于髌骨前面和皮肤之间,覆盖髌骨的下半部及部分髌韧带。发病可见膝前局部肿胀、肥厚,轻微压痛,有摩擦音。急性滑囊炎多因髌骨前受到撞击引起,伤后髌前滑囊迅速积血肿胀,其范围可超出髌骨界限。慢性滑囊炎多发于长期跪姿工作者。

四、治疗

可采用手法、药物、固定和练功等方法治疗。

1. **手法治疗** 患者仰卧,患肢伸直,股四头肌放松。术者用手掌轻轻按压髌骨体做研磨动作,以不痛为度,每次5~10 min;然后用拇、示指扣住髌骨的两侧,做上下捋顺动作,以松解髌骨周围组织,减轻股髌之间的压力和刺激;再于膝关节周围施以按法、揉捻法、捋法、散法等舒筋手法。

2. **药物治疗** 中药治宜补肝肾、温经通络止痛,可选用健步虎潜丸或补肾壮筋汤,外用海桐皮汤熏洗膝部。西药可适当给予氨基葡萄糖类药物或非甾体类消炎止痛药物。

3. **固定及练功疗法** 疼痛严重时可将膝关节固定于伸直位短期制动,卧床休息,以减轻症状。疼痛缓解后,逐渐加强股四头肌舒缩锻炼和髌周的自我按揉活动。

五、预防与调护

平时要减少关节剧烈的反复伸屈活动动作。症状明显时要减轻劳动强度或减少运动量,膝关节伸屈动作宜缓慢,尤其要避免上下楼、登山、半蹲位等。注意膝部的保暖,勿受风寒,勿劳累。

知识拓展

髌骨软骨软化症自1917年Alman首次提出后一直沿用至今。虽然后期有学者针对病因并提出相关研究,如创伤、髌股不稳定、髌骨骨内压增高、自身免疫因素以及软骨营养障碍等众多学说,但目前尚无一种学说能解释所有疾病的症状及发病机制。在治疗方面,应该提倡早期发现、早期功能锻炼等替代继发骨关节炎后的手术治疗,以期减少该病发病率,延缓其发展进程。

第九节　膝关节滑膜炎

膝关节受到创伤或长期劳损的刺激引起的滑膜无菌性炎症反应,以关节疼痛、积液为主要表现称为膝关节滑膜炎。其中的慢性滑膜炎多见于中老年人。

一、病因病机

(一)病因病理

膝关节是全身关节中滑膜面积最大的关节,关节腔内除了股骨下端、胫骨平台和髌骨的软骨外,其余的大部分均为关节滑膜所覆盖。滑膜内富有血管,血运丰富,滑膜细胞可分泌滑液,可保持关节软骨的润滑,减少摩擦,并能扩散关节活动时所产生的热量。一旦滑膜病变,不能及时有效治疗,发生滑膜功能障碍,则影响关节活动,长期不愈甚至能引发软骨受损,逐渐演变为骨关节炎。

可分为急性滑膜炎和慢性滑膜炎。

急性滑膜炎多因暴力直接打击、挫伤、创伤、关节周围骨折、外科手术的刺激、关节扭伤。滑膜受损伤后,主要的反应表现在两个方面:① 滑膜血管扩张:血浆、血细胞、红细胞和巨细胞等外渗到关节液内,纤维蛋白沉积;② 滑膜细胞活跃、增生,并产生大量滑液。关节内积液过多,可使关节腔内压力增加,刺激神经末梢使疼痛加剧,反射性肌痉挛。而且滑液中含有的白细胞、红细胞、胆红素、脂肪、黏液素以及纤维蛋白等,使滑膜增生肥厚、纤维化,引起关节粘连、软骨萎缩,影响关节活动。

慢性滑膜炎一般是由急性创伤性滑膜炎失治转化而成,或由于膝关节的慢性劳损导致的滑膜的渗出、肥厚、纤维化和粘连。

(二)中医病因病机

中医学认为,本病可因风寒湿热等外邪侵袭,客于膝部筋骨肌肉,邪瘀痹阻,发为本病。陈言《三因极一病证方论》曰:"坐卧湿地,或为雨露所袭……腿膝或肿。"严用和《济生方》曰:"风冷邪湿,留滞下焦,足膝拘挛,肿满疼痛。"亦可因先天禀赋不足,或年老体虚,肝肾亏虚,筋骨失养,发为本病。或长期劳损膝部,筋骨关节过度负重,慢性损伤,可使气血运行不畅,痰浊瘀血停滞于膝,发为本病。

二、临床表现

1. 症状与体征 膝关节受到创伤或劳损后,关节逐渐肿胀、疼痛、活动受限。疼痛以较轻的胀痛为主,在膝关节完全伸直或屈曲时胀痛感更明显。皮温可增高,压痛点不固定,浮髌试验阳性。如积液时间长可有股四头肌萎缩,滑膜肥厚感明显。

2. 辅助检查 关节穿刺液可为血性、粉红色或黄色,细菌培养为阴性。X线片一般骨质多无改变,关节积液量多时可见关节囊膨隆肿胀阴影。中老年人可见关节退行性改变或关节内游离体。

三、诊断与鉴别诊断

1. 诊断要点

(1)急性滑膜炎:有膝关节遭受打击、碰撞、扭伤等明显的外伤史。膝关节伤后肿胀、疼痛,一般呈膨胀型胀痛或隐痛,尤以伸直及完全屈曲是胀痛难忍。膝关节活动不利,跛行。压痛点不定,可在原发损伤处有压痛。肤温可增高,按之有波动感,浮髌试验阳性,关节穿刺可抽出血性液体。

(2)慢性滑膜炎:有劳损或关节疼痛病史。膝关节肿胀、胀满不适,下蹲困难,或上下楼梯疼痛,劳累后加重,休息后减轻,肤温正常,浮髌试验阳性。病程久则股四头肌萎缩,滑膜囊壁增厚,摸之可有韧厚感,关节不稳,活动受限。关节穿刺可抽出淡黄清亮的渗出液。表面无脂肪滴。X线示膝关节结构无明显异常,可见关节肿胀,有的患者可见骨质增生。

2. 鉴别诊断

(1)色素绒毛结节性滑膜炎:多发于中年人,男性多于女性,多数有膝关节外伤史。关节肿胀,时轻时重,反复发作,病程较长。关节活动受限不明显,皮温有时略高。病程长者可摸到滑膜有肥厚感。一般没有全身症状,体温不高,血沉不快,血象也无改变。关节穿刺可抽出血性或咖啡色液体,具有诊断价值。

(2)滑膜结核:关节呈弥漫性肿胀,滑膜肥厚,外观呈梭形,关节积液不多,疼痛,关节活动受限。有低热、消瘦、纳差等全身症状。血沉快。X线片可见关节骨质普遍疏松。关节穿刺可抽出米黄色混浊液体。

四、治疗

正确处理休息与活动关系。急性滑膜炎,在积液未消退前,应适当制动为主,过早活动,易导致慢性滑膜炎。在休息与制动阶段,应进行股四头肌收缩锻炼,积液消退后,再开始膝关节活动。强调股四头肌锻炼是治疗中的关键。

1. 手法治疗 急性损伤后,可将膝关节作一次充分的伸直、屈曲活动,可解除关节内组织的紊乱和滑膜嵌顿,局限的血肿消散,减轻疼痛。慢性期:手法的目的主要是疏通气血,解除粘连,滑利关节,防止肌肉萎缩。① 点穴法:患者仰卧位,患肢伸直,双手点髀关、伏兔、鹤顶和双膝眼;患肢屈曲位,术者双手点血海、梁丘、内外膝眼、阴陵泉、阳陵泉、足三里及三阴交。② 㨰法:行股四头肌和膝关节周围㨰法。③ 揉捏法:广泛揉捏大腿、小腿的肌肉和膝关节周围。④ 膝关节屈伸法:拔伸下将膝关节屈伸幅度由小到大,以患者感觉无痛苦为度。⑤ 搓散法:双手在患膝两侧搓散使膝关节感到温热为度。

2. **关节穿刺抽液术**　急性期关节积血积液肿胀明显时,在无菌操作下,在髌骨外缘行关节穿刺术,将液体抽净,弹力绷带加压包扎,并行冰敷治疗。如仍有积液,一周后可再抽一次。慢性期,如关节积液较多,也可行关节穿刺抽液后,关节腔内注入少量激素药物。

3. **固定**　急性期可用长腿石膏托固定膝关节于屈曲 15°～30° 位 2 周,使损伤的组织修复。

4. **中药治疗**　滑膜炎可分为急性期和慢性期,根据患者的情况可以辨证分型治疗,再加以利湿之药如泽泻、猪苓、车前子、薏苡仁等。

(1) 气滞血瘀证:有明显的外伤史,伤后膝部肿胀明显,疼痛,皮下青紫或瘀斑,功能障碍。脉滑,苔白,舌质暗或青紫。方用桃红四物汤加减。

(2) 脾胃虚寒证:膝部肿胀,微痛或无痛,屈伸不利。全身乏力,面色苍白,饮食不香,腹部不适,喜暖恶寒,大便溏稀。脉细滑,苔白或有花剥。方用参苓白术散加减。

(3) 风湿痹证:外伤后又有受风寒或膝部有浸入凉水病史。膝部肿痛、沉重,遇寒冷则疼痛肿胀加重,与天气变化有关,脉弦紧,苔白。方用羌活胜湿汤加减。

(4) 肝肾亏虚证:年老体弱者,膝关节外伤后酸软无力,肿胀不适,下蹲困难,关节僵硬。晨起或静止时疼痛加重,活动后好转。脉沉细,苔白。方用金匮肾气丸加减。

(5) 气血不足证:平素气血不足,伤后腰膝酸软,疲乏无力,膝关节隐隐作痛,休息时好转,劳累或走路后加重,疼痛与天气变化无关,双下肢时有可凹性水肿,脉细弱,苔白,舌体胖有齿痕。方用补阳还五汤加减。

5. **手术治疗**　对于反复发作,顽固性滑膜炎,非手术治疗效果不佳者可行膝关节镜检查,镜下滑膜切除术。一方面可明确诊断,另一方面可对异常增生的滑膜行清除,效果较好。

6. **练功疗法**　急性期可作足踝关节屈伸运动及股四头肌舒缩运动,防止股四头肌萎缩;慢性期:除作肌肉锻炼外,开始做膝关节的屈伸运动,活动范围逐步增加。逐渐到膝关节负重下蹲练习。

五、预防与调护

发病期,注意保暖,避免膝关节大范围剧烈运动。多数经避免负重、卧床休息及中医药对症治疗即可痊愈。

第十节　髌股关节紊乱

当外伤、先天性或后天性疾病使膝关节稳定性遭到破坏时,导致髌骨因偏离正常位置,发生脱位、半脱位或倾斜所诱发的一系列症状群称为髌股关节紊乱。文献中亦有称之为髌股疼痛综合征、髌股关节不稳、半脱位等。

一、病因病机

髌骨是人体最大的籽骨,是伸膝装置的重要组成部分,生理功能主要是传递并加强股四头肌的力量,维持膝关节稳定,保护股骨关节面。髌骨的稳定性依靠髌骨、股骨髁的解剖结构,周围关节囊、韧带及髌韧带的静力性平衡和股四头肌内外侧力量的动力性平衡,当外伤、先天性或后天性疾病使平衡受到破坏时,髌骨可偏离正常位置,发生脱位、半脱位或倾斜。导致髌骨脱位或半脱位的因素有很多种,大致可分为以下几种。

1. **按照髌骨形态分型**

(1) 髌骨对线不良:软组织异常包括韧带松弛,髂胫束异常多半附着在髌骨外侧、股内侧肌萎缩、股外侧肌肥大、髌外侧支持结构挛缩、髌骨外侧膨大、向外牵拉髌骨、髌韧带止点偏外、外伤致内侧支持带损伤修复不佳等。骨结构异常包括胫骨结节偏外、Q 角＞15°、股骨颈前倾或股骨内旋、股骨髁间窝的形态异常、外髁发育不全、较正常稍低、膝外翻、胫骨外旋、膝反张等。

(2) 髌骨形态变异:如果髌骨内侧面较小而呈凸形或髌骨半月形两个面相互形成的角度为锐角,出现髌骨脱位的倾向较大。

(3) 高位髌骨:高位髌骨为复发性髌骨脱位或半脱位的重要因素已得到证实,50%存在高位髌骨。

2. **按照脱位状况分型**　① 创伤性髌骨脱位;② 复发性髌骨脱位;③ 习惯性髌骨脱位;④ 持久性髌骨外侧半脱位;⑤ 持久性髌骨脱位。

二、临床表现

1. **症状**　外伤引起的髌骨脱位有明确外伤史或过度劳损史。患侧膝前肿胀疼痛、活动受限;髌周钝痛,复发性疼痛多不明显,上下楼梯、下蹲等时疼痛加重;感膝关节不稳定,如乏力、打软腿、假性嵌顿、突发活动不利、甚至摔倒等,可出现肿胀、绞锁,活动时摩擦感。查体可见膝前平坦,髌骨倾斜,膝关节轻度屈曲位,不能伸直。

2. **体征**　视诊应注意患者下肢有无畸形,如胫骨结节旋转、后足旋后畸形等,髌骨是否存在侧方移位,髌骨活动轨迹是否异常,股四头肌萎缩,尤其股内侧肌更加明显。

触诊有髌股关节压痛及髌骨内外侧支持带止点压痛。查体可能有膝关节外翻畸形、股骨外髁发育不全、高位髌骨等。

轨道试验阳性,髌骨被动倾斜试验及髌骨内外侧滑动试验阳性、髌骨被动半脱位试验出现恐惧症。

3. **辅助检查**　X 线正位片可能反映出髌骨发育异常,如二分髌骨、明显的髌骨半脱位等,侧位片是评估髌骨垂直位置的最佳摄片,用于判断高位髌骨。

CT 可以更准确地反映髌股关节情况,测量外侧髌股角较 X 线更准确,并可连续动态地测量相关角度,是髌骨不稳定的检查手段。

MRI 可以清晰显示早期的骨或软骨的改变及关节囊内外软组织的差别,关节镜检查在评价髌股关节不稳定中的作用已被认可,在镜下通过直观动态的检查可明确髌股关节的吻合关系,探查引起膝关节疼痛和失稳的原因,必要时还可给予相应治疗。

三、诊断与鉴别诊断

1. **诊断要点**

(1) 有明确外伤史,或过度劳损史。

(2) 膝前疼痛,常位于髌骨后方,尤其是髌骨的内后方。

(3) 膝关节可有肿胀、活动受限,甚至交锁现象。

(4) 髌股关节压痛,内侧更明显。可有髌骨脱位、半脱位、高位髌骨等畸形。

（5）X 线、CT 和 MRI 等可辅助确诊。

2. 鉴别诊断　髌骨软化症两者表现相似，主要通过影像检查相鉴别，髌骨软化症 X 线片髌骨解剖位置多无明显异常，早期骨质可无明显改变，晚期可见关节面骨质硬化，脱钙囊性变，关节面边缘骨增生等退行性影像学改变，膝关节镜下可明确病灶的广度和深度。

四、治疗

1. 手法治疗　患者仰卧位，术者站于患侧，一手握患肢踝部，一手拇指按于髌骨外方，使患膝在微屈状态下逐渐伸直的同时，用拇指将髌骨向内推挤，越过股骨外髁而复位，复位后，可屈伸膝关节数次检查是否会再次脱位。

2. 固定　长腿石膏托或夹板屈膝 20°～30°固定 2～3 周，固定时须在髌骨外侧加一压力垫，合并股四头肌扩张部撕裂，应延长至固定 4～6 周。

3. 药物治疗　中药辨证，创伤性髌骨关节紊乱可按脱位三期分型治疗。先天性、复发性病变可酌情参考其中后期辨证用药。

西药方面，骨关节症状严重者应适当给与非甾体类消炎止痛药物。

4. 手术治疗

（1）着眼于调整髌骨力线，改善股四头肌功能或稳定髌骨，适用于髌股关节尚无显著变性。例如膝外侧松解术、膝内侧关节囊缩紧筋膜成形术、胫骨结节移位术等。

（2）切除髌骨、重建股四头肌结构，适用于髌股关节有严重变形者。例如髌骨切除股四头肌成形术。

（3）当一种手术方法不足以解决问题时，可几种手术联合应用。

5. 练功疗法　对病情较轻，拒绝手术或有禁忌者，可试行股四头肌练习及踝、足趾关节屈伸锻炼，限制增加髌股关节负荷的活动，绷带包扎或护膝保护等。

五、预防与调护

积极做股四头肌收缩训练，有计划地加强股内侧肌锻炼，逐步锻炼膝关节屈伸，避免过早负重下蹲，以免发生再次脱位。

知识拓展

随着近多年来关节镜微创技术在国内外的发展，已有许多学者利用关节镜技术治疗与髌股关节不稳定相关的疾病，如内、外侧支持带松解术、关节软骨成形术等，具有创伤小、恢复快的特点。此外，随着韧带重建技术的深入发展，重建术已经成为治疗髌骨不稳、脱位的重要方法，对于髌股关节紊乱治疗疗效满意。

第十一节　跟痛症

跟痛症是一组以足跟部疼痛为主要临床表现的多种疾病的总称，是临床常见的足部疾病之一,多发生于 40～60 岁的中老年人。常由跖腱膜炎、足跟脂肪垫炎、跟下滑囊炎、跟腱滑囊炎等引起。属于中医学"痹证""筋伤"等范畴。

一、病因病机

(一)病因病理

西医学对本病发生的确切病因及机制仍未完全明确。从解剖上看,足跟是人体负重的主要部分,而足的纵弓是承力的主要结构。足的纵弓由跟、距、舟、第 1 楔骨和第 1 跖骨组成。跖腱膜起自跟骨跖面结节,向前伸展沿跖骨头面附着于五个足趾的骨膜。在正常步态中,体重下压之重力,均可集中于跟骨跖面结节。跟下部皮肤增厚,在皮肤和跟骨之间有弹性脂肪组织存在,称为脂肪垫或跟垫。足底部这种由弹性组织包围脂肪形成的无数小房,在人体负重时起到一个重要的缓冲作用。在跟垫与跟骨之间有跟下滑囊存在。另外,在跟腱止点的前、后部和前下部,各有微小的滑囊,以保持跟腱免受损伤。上述各种解剖结构在人体中发挥着重要作用,随着机体体质的下降、长期慢性的劳损,以及持久站立、行走及运动的刺激,均可使滑囊囊壁充血、肥厚、囊腔积液;跖腱膜附着点处产生充血性渗出、钙化性改变;脂肪垫充血、肥厚;跟腱附着点处或跟腱纤维撕裂、组织渗出;甚至跟骨亦出现骨赘等退行性改变。从而产生各种跟骨周围痛症表现。

(二)中医病因病机

本病病因可分为内、外因两类,内因主要与年龄、体质、解剖结构有关,外因除了外力直接损伤外,外感六淫诸邪亦可致病。其病机与肾关系密切,肾主骨生髓,肾气虚弱,易受风寒湿邪侵袭,寒凝气滞至足跟部,则经脉瘀阻不通,或骨失所养,不荣则痛而发病。

二、临床表现

1. **症状与体征** 跖腱膜炎表现为负重站立、步行等动作时足跟下或足心疼痛,足底胀痛感,压痛点通常在跟骨结节的跖筋膜的附着部。足跟脂肪垫炎:主要表现为跟下痛,晨起、久坐后加重,行走后减轻。足跟偏内侧压痛,有时可见轻度肿胀,可触及结节。跟下滑囊炎:行走或站立时跟下疼痛,跟骨结节下方可有肿胀、压痛,按之囊性感。跟腱滑囊炎:跟腱附着处肿胀、压痛,行走时因与鞋摩擦疼痛加重。

2. **辅助检查** 实验室检查无特殊表现。X 线片常见有跟骨骨质增生,但不完全与临床表现成正比,对排除其他原因引起的足跟部疼痛有鉴别诊断价值。

三、诊断与鉴别诊断

年龄、疼痛部位、压痛点、X 线检查是诊断与鉴别诊断跟痛症必不可少的因素,再结合疼痛性质就不难作出明确诊断。老年人的跟痛症多因跖腱膜炎、跟骨下滑囊炎、跟骨脂肪垫炎引起,而以跖腱膜炎发病率最高。

1. **诊断要点**

(1)起病缓慢,多发一侧,可有数月甚至数年病史。

(2)足跟部疼痛,行走困难,尤以晨起或久坐后站立行走时明显,行走后可疼痛缓解。

(3)跟骨的跖面和侧面有压痛,局部无明显肿胀。如跟骨骨赘较大时,可触及骨性隆起。

(4)X 线可见跟骨下方常有骨赘增生改变。

2. 鉴别诊断

(1) 跟骨骨髓炎：除足跟痛外，局部可有红肿热痛等急性感染征象，严重者伴有高热等全身症状，化验及 X 线检查可确诊。

(2) 跟骨结核和肿瘤：本病多发于青少年，局部症状明显，肿痛范围较大，全身情况差，并有低热盗汗、疲乏无力、食欲不振等，化验及 X 线检查可资鉴别。

(3) 跖管综合征：可有烧灼性疼痛，放射至足趾跖面，合并灼性神经痛、感觉过敏，运动及感觉障碍，如 Tinel 征阳性，可提示神经卡压。

四、治疗

本病初期以中药治疗，配合推拿、针灸、理疗等保守治疗，必要时可采用针刀治疗，顽固性长期不愈者，可采用手术治疗。

1. 中药治疗　内服可根据患者症状、舌脉辨证论治，虚者滋补肝肾、壮骨荣筋，实者祛风散寒、除湿通痹、活血通络止痛。

外治多用祛风散寒，活血通络药以缓解症状，红肿者可加清热化湿、利水消肿药物。可选用药膏、膏药、熏洗、涂擦等方法。

2. 针灸推拿　针灸能疏通经络，祛痹止痛。局部取穴为主，结合远侧循经取穴。推拿手法用点、按、推、拿、捏手法在疼痛部位施术，可舒筋通络而减轻疼痛。

3. 针刀疗法　针刀治疗局部皮肤消毒麻醉后，将针刀垂直刺入痛点，直达深筋膜，切割梳理松解粘连的软组织。不捻转，不留针，出针后按压针孔片刻，防止出血，无菌敷料覆盖。但要注意定位准确的同时，切忌直接大范围横断切割足底跖筋膜层，以防止继发足弓松弛而疼痛。

4. 手术治疗　手术治疗大部分患者可以通过保守治疗获得症状的缓解，但也有极少数患者需手术治疗，在至少 1 年的保守治疗后效果不佳时可考虑手术。手术方法主要包括软组织松解、足底神经松解、跟骨截骨、跟骨骨赘切除及跟骨减压术等。

5. 其他治疗　超声波、冲击治疗，口服非甾体类抗炎镇痛药如散利痛、布络芬等。选择适宜的足垫与鞋子对改善症状十分重要。

五、预防与调护

可适当进行踝关节及足趾功能锻炼，使双足能经常得到舒展活动，促进局部气血运行，疏经活络。要避免足部持续负重，需要长途行走或长时间站立时要注意间断休息，防止足部过度疲劳。每日用温水泡脚，保持足部卫生和良好的血液循环，穿鞋要宽松，鞋底要有弹性、柔软。通过上述方法可预防跟痛症的发生和复发。

知识拓展

通常跟痛症通过保守治疗可以得到良好疗效，但仍有部分顽固性跟痛症治疗具有挑战。随着跟痛症病因学研究的不断深入，针对病因的个体化治疗已越来越受到临床医生的重视，普遍认为较好地治疗顽固性跟痛症需同时消除其几个重要的致病因素，如跖腱膜炎、跟骨骨赘、跟骨高压等。虽然对于保守治疗失败的顽固性跟痛症患者目前临床上尚无一种共同认可的标准术式，但随着精准医学、内窥镜手术技术的提高，对顽固性跟痛症患者的手术治疗将会创伤更小、并发症更少，而疗效将更加确切。

第十二节　足踇外翻

足踇趾向足的外侧过度倾斜称为足踇外翻,临床上常见。绝大多数外翻是扁平足的并发症,并且常并发第1跖趾关节内侧滑囊炎或骨质增生,跖趾关节半脱位等。外翻又与遗传因素、骨关节炎和穿鞋的习惯有关,女性多于男性。近期研究认为,足踇外翻畸形是足骨第1序列的畸形,不仅限于跖趾关节的畸形。

一、病因病机

足骨第1序列包括跗楔关节、第1跖骨、跖趾关节、近远节趾骨以及趾间关节。其活动应是指以上关节的活动,外翻就是以上关节的形态畸形改变。第1～第5跖骨头排列的足平面,构成足横弓,以第1、第5跖骨头为底,第2、第3跖骨头为顶,足横弓的形态改变可直接影响人的步态力学变。

正常足应有一定的踇外翻,但主要表现在趾间关节,而非跖趾关节。正常外翻角(HVA)是15°～22°,跖间角(IMA)是5°～9°。

(一) 病因

足踇外翻的病因有多种。归纳可分为外因和内因。

1. 外因

(1) 穿鞋不适:长年累月穿紧瘦型尖头鞋,行走时足前方受力,尖头鞋的前尖部,在两个平面内限制了足趾的运动。跖趾关节的内侧韧带受到牵拉,而外侧韧带紧缩。当足趾被推向外侧时伸趾肌腱外移,然后屈肌腱开始把近节趾骨拉向外侧并内旋。当近节趾骨出现这种移位时,在正常情况下使趾外展的展肌开始起屈肌作用,引起近节趾骨旋转,趾间平衡紊乱,近节趾骨内旋,从而形成特征性的外翻畸形。

(2) 负重过度:本病发病缓慢,说明其是一个反复损伤的过程,通常认为过多的行走和过度的负重对于踇外翻的发病起着重要的作用。加之,行走姿势不正,使足旋前外翻,患足负重区内移,内收力增加,也会加速外翻。

2. 内因

(1) 韧带松弛:老年人或消耗性疾病之后,韧带松弛和肌力减退导致足松弛,常常合并有明显的纵弓及横弓下陷,呈平足外形,也常易发生外翻畸形。女性患者中韧带的松弛现象较为常见。

(2) 遗传因素:已经证实,遗传是足踇外翻发病的重要原因之一,有研究表明,本病是常染色体显性遗传,认为遗传因素会造成足的解剖结构发育某些异常,进而导致疾病的发生。

此外,性别、年龄、跖骨形态异常等也是发病的内在因素。

(二) 病理改变

(1) 肌力不平衡:由于长伸肌、长屈肌和收肌紧张牵拉,趾沿其长轴外旋外翻,在内侧展肌和短屈肌内侧头及其内籽骨向外移位,失去外展作用。进而在外侧的收肌与短屈肌外侧头挛缩,外侧关节囊挛缩并增厚,趾向外半脱位。各种炎症,尤其是关节风湿,常因关节破坏形成向外半脱位,呈外翻畸形。跖趾关节处于半脱位的位置,在长时间不正常应力的作用下,逐渐出现骨关节病,关节间隙变窄,骨质变硬,疼痛加重。

(2) 第 1 跖骨头外侧籽骨过大,移于第 1、第 2 跖骨头之间,趾外翻推动第 1 跖骨内翻,使足横弓加宽,第 1 跖骨头变大,形成向内侧突出的骨赘,导致跖骨头内侧被鞋帮挤压摩擦,发生滑囊炎。

(3) 由于内收肌紧张劳损,足横弓变平,第 2、第 3 跖骨头向跖侧塌陷,负重、摩擦,致该处皮肤增厚形成胼胝。当趾向外翻、挤压第 2 趾,将两趾抬起与趾重叠,使两趾跖趾关节过伸,近趾间关节屈曲,成为锤状趾,突出于趾与第 3 趾背侧。从而使近趾间关节背侧受鞋面摩擦、挤压,亦产生肿胀疼痛(图 16 - 6①~④)。

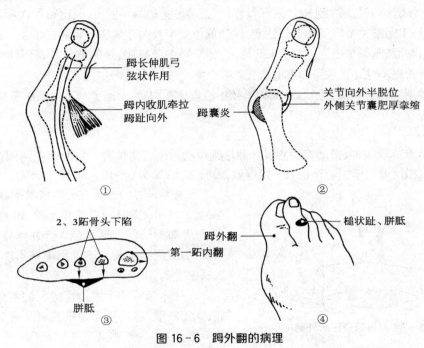

图 16 - 6　踇外翻的病理

二、临床表现

好发于成年人,有遗传因素者,青年时即可发生,老年时,由于足内收肌力减弱,外翻常可加重。

外翻首先由患者自己发现,其症状最多为发生滑囊炎,疼痛,正常人的足踇趾均有轻微外翻,趾长轴与第 1 跖骨长轴形成夹角,外形测量大约在 25°之内。在临床上常以外翻超过 25°,挤压第 2 趾、第 1 跖骨头处有囊炎疼痛者,则可诊断为足踇外翻。

疼痛主要来自第 1 跖骨头内侧,步行时疼痛加重,有些患者第 2、第 3 跖骨头跖面的胼胝疼痛。值得注意的是畸形与疼痛并不成正比,有的畸形很明显,但不痛,再者第 2、第 3 趾锤状趾及其胼胝痛,也是重要体征。

三、诊断与鉴别诊断

1. 诊断要点

(1) 足踇趾外翻明显超过 25°。

（2）可有第 1 跖骨头处囊炎疼痛、第一跖趾关节肿胀疼痛，第 2、第 3 趾锤状趾及其胼胝等。

（3）X 线检查对足姆外翻的诊断及治疗方案的选择具有重要意义。

X 线上主要表现为：站立双足背跖正位片，检查第 1 跖趾关节角及第 1、第 2 跖间夹角是否大于 9°，分析内侧籽骨同第 1 跖骨的关系。

并根据外翻的情况分级：

正常：外翻约 10°。

顺应：外翻约 20°，无趾旋转，关节正常。

移位：外翻约 25°，少量趾旋转及籽骨移位，趾骨基底依然接触跖骨关节软骨。

半脱位：外翻约 45°，增加趾旋转及籽骨移位，近节趾骨边缘半脱位，脱出跖骨软骨。

在晚期，第 1 跖趾关节将发生退化性变，关节间隙变窄及关节周缘有骨唇样增生。还可拍籽骨轴位片，极度背伸跖趾关节投照。籽骨 CT 片，直伸跖趾关节投照，足的侧位片，籽骨的轴位及 CT 对比可观察籽骨在不同跖趾关节角度的变化。

2. 鉴别诊断　结合病史、症状、体征和影像学检查诊断明确，不需要与其他疾病鉴别。

四、治疗

1. 手法治疗　以拔伸、搬动等手法将外翻足趾被动搬至正常位置。可配合在两侧第 1 趾上套橡皮带作左右相反方向牵引动作也有一定疗效，每日 2 次，每次 5～10 min（图 16 - 7）。

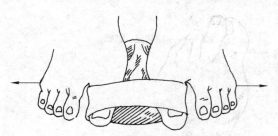

图 16 - 7　橡皮带矫正姆外翻

2. 药物治疗　亦可在无菌技术下，用醋酸氢化可的松 25 mg 加 1‰普鲁卡因 2 ml 或利多卡因 2 ml，局部封闭以消退炎症。合并感染者，必须关节制动，应用抗生素。还可用中药熏洗，口服或活血祛瘀中药。

3. 手术治疗　手术治疗的目的主要是减轻疼痛，纠正畸形，适用于中晚期患者。有些外翻畸形很严重，但并不痛，则不需手术治疗。

手术适应证：① 痛性外翻。② 跖骨间夹角<15°。③ 远侧跖骨关节面角>10°。

手术禁忌证：① 跖趾关节炎。② 翻修术。③ 第 1 跖跗关节稳定性差。④ 周围血管病变。

由于外翻畸形的致病因素及临床表现的复杂性，其手术矫形方式也多种多样，据报道有 130 种以上。手术方法包括的主要操作有：① 矫正趾近节趾骨外翻。② 切除第 1 跖骨头的骨赘，必要时切除滑囊。③ 矫正第一跖骨内翻畸形。④ 矫正紧张的长伸肌腱。⑤ 矫正前足的其他畸形，如锤状趾等。但目前尚未有一种术式是"决定性"手术，难以彻底解决外翻引起的一系列症状及不适。而且，很多学者认为，复杂的手术并非一定带来良好的临床疗效。外翻畸形严重而症状明显时，需要进行矫形手术。

（1）Keller 手术：包括软组织松解，内侧骨赘切除及近节趾骨截除术三部分。方法是沿第 1 跖趾关节背侧作弧形向内或直切口，长 4～5 cm，保护内侧的皮下神经。切开跖趾关节囊及近节趾骨近侧 1/2 的骨膜，骨膜下向两侧分离至在跖面会合。或在跖趾关节内做弧形向背的切口，切开骨膜剥离，使近节趾骨从跖骨头上向内侧脱位，截除趾骨近端 1/2 或再多些，使骨端术后保持 0.5～1 cm 间隙。再切除跖骨头内侧缘骨赘，其宽度与 Mayo 手术相同，即使其与跖骨干相平，但需保留关节软骨。"8"字缝合所余骨膜和关节囊。为保持切除后的间隙，可用克氏针插入趾骨及跖骨头中支撑,如长伸肌紧张可作延长术。术后加压包扎,3周后开始功能活动采用克氏针者,可用粘胶条牵引患趾。

此手术可矫正畸形与解除趾疼痛,但术后数月至1年内趾粗而软弱无力,以后跖趾关节活动范围亦较小,术前应向患者解释清楚(图16-8①②)。

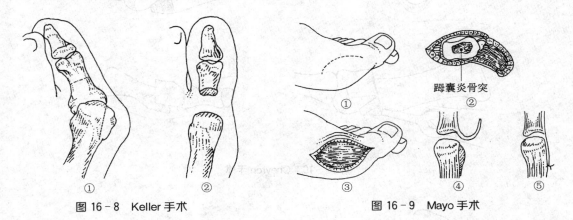

图 16-8　Keller 手术　　　　图 16-9　Mayo 手术

(2) 第1跖骨头骨赘切除术(Mayo 手术):适用于囊炎明显而跖骨间角和外翻畸形不严重,疼痛局限于第1跖骨头内侧囊炎较轻者。

在第1跖趾关节背面沿长伸肌腱内侧作突向背侧的弧形切口,其部位应避开鞋帮压迫摩擦之处。将背侧皮神经以及与之伴行的静脉牵向外侧,在囊炎背侧缘将关节囊弧形切开,滑囊关节囊瓣向远侧翻开,显露出跖骨头的唇样增生骨,使趾向腓侧半脱位,自胫侧关节软骨沟处向近侧切除,跖骨头内侧的骨赘修平,向近侧拉紧滑囊关节囊筋膜瓣,使趾与跖骨干长轴平行一致(图16-9①~⑤),纠正外翻,与近侧骨膜缝合,但切勿内翻缝合加压包扎,固定跖趾关节于稍内翻位,术后3周开始活动患趾关节。

单纯 Mayo 手术由于仅除去外翻多种病理改变中的一个,对有些病例,效果不能巩固,易于复发。

(3) Chevron 手术:是在第1跖骨头内侧做一水平位"V"形截骨,"V"形开口向近端,距跖骨头关节面约1 cm,开口的角度为60°,截骨后将远端跖骨头向外侧推移3~5 cm,切除近侧多余骨质,可使用克氏针或螺钉固定截骨面(图16-10)。该术式为目前临床比较常用的术式,同时配合内侧骨赘切除和足拇收肌腱止点处切断等软组织松解术。

(4) Akin 手术:该种截骨术已成为最常用的近节拇指截骨术。式式包括跖骨头内侧骨赘切除,近节趾骨基底内侧缘的切除和近节趾骨基底侧的楔形截骨。在做截骨后,可以保留趾骨外侧的皮质合页,闭合内侧骨质后可用缝线缝合固定,也可用螺钉固定(图16-11)。单独和配合用于足拇指趾骨外翻。

第1跖跗关节失稳或跖趾关节炎者可选用关节融合或成形术;第1、第2趾骨间夹角>15°的患者,推荐使用第1趾骨基底部截骨 Scarf 截骨;严重外翻畸形者可同时行第1指近节内翻位截骨;对于其他四趾近节或远节趾间关节畸形(如槌状趾、锤状趾、仰趾等)者可参照 Johnson 介绍的方法同时予以纠正。

4. 其他疗法　足支具,轻度外翻可在第1、第2趾间垫夹趾软垫,夜间在趾内侧缚一直夹板,使

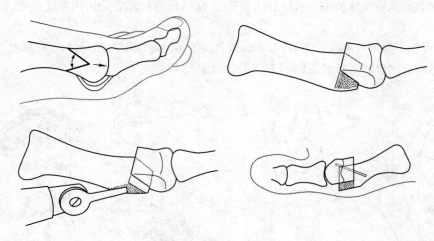

图 16 - 10   Chevron 手术

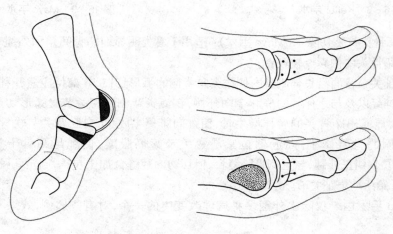

图 16 - 11   Akin 手术

趾逐渐变直。设法减轻对骨突的压力和摩擦，也是行之有效的方法，如在骨突周围放一软的垫圈。穿矫形鞋或铺平足鞋垫矫正平足症。

5. **功能锻炼**   积极锻炼足部肌力。当跖趾关节炎引起疼痛和阻塞性炎症时可休息或局部热敷、理疗。

五、预防与调护

本病重在预防。避免长时间穿尖头高跟皮鞋是预防外翻的主要措施，平时穿鞋应尽量选用前部较宽、没有高跟的鞋。回家后应经常用热水泡足，缓解软组织痉挛。上班不得不穿高跟鞋时，也应选择鞋跟不超过 4 cm 的为好。

知识拓展

随着现代临床基础研究的深入，发现足踇外翻除水平面上足踇趾外翻畸、第 1 跖骨内翻外，尚有第 1 跖骨及踇趾的旋前、足横弓的塌陷及足底应力分布的异常。因此本病并非是单纯局限于第 1 跖趾关节的平面畸形，而是涉及足部一系列解剖和生物力学异常的复杂三维畸形，很有可能引起全足的功能异常或作为全足功能紊乱的结果。合理术式方法的选择是治疗重度足踇外翻的重要途径，同时也要警惕神经血管肌腱的损伤、踇内翻畸形等并发症的出现。

（马 勇 于 栋）

第十七章 骨关节疾病

导学

　　掌握骨骨关节炎、骨质疏松症;**熟悉**股骨头坏死;**了解**强直性脊柱炎、类风湿关节炎、痛风性关节炎。

第一节 骨 关 节 炎

　　骨关节炎是一种慢性关节疾病,又称增生性关节炎、肥大性关节炎、老年性关节炎、骨关节病、软骨软化性关节病等。

　　骨关节炎在中医学属"骨痹"范畴。本病的记载最早见于《内经》的《素问·痹论》。该书对骨关节炎的病因、病机、证候分类、预后等方面均有较系统的论述,认为"风寒湿三气杂至,合而为痹也",强调了外因为本病的致病因素。此外,正气虚弱为该病的内在因素。如王焘《外台秘要》所说:"白虎病者,大都是风寒暑湿之毒,因虚所致,蓄于骨节间或在四肢,肉色不变,其疾昼静而夜发,发则彻髓,痛如虎之啮,故名白虎之病也。"《济生方》曰:"风寒湿三气杂至,合而为痹,皆因体虚,腠理空疏,受风寒湿气而痹也。"

一、病因病机

(一) 病因病理

　　骨关节炎的主要病变是关节软骨的退行性变和继发性骨质增生。它可继发于创伤性关节炎、畸形性关节炎。本病多在中老年和肥胖者发生。好发于负重大,活动多的关节,如脊柱、膝、髋等处。该病可分为原发性骨关节炎和继发性骨性关节炎,原发性骨性关节炎的发生,是随着人的年龄增长,关节软骨变得脆弱,软骨因承受不均压力而出现破坏,加上关节过多的活动,易发生骨性关节炎,下肢关节和脊柱的腰椎多见。继发性骨性关节炎,可因创伤、畸形和疾病造成软骨的损害,日久导致本病。

(二) 中医病因病机

　　本病与年老肝肾亏虚,肢体筋脉失养;长期劳损,筋骨受累;外感风寒湿邪等有关。

1. **肝肾亏虚**　肝主筋,肾主骨。肝藏血,血养筋,故肝之合筋也。肾主储藏精气,故肾之合骨也。诸筋者,皆属于节,筋能约束骨节。由于中年以后肝肾亏损,肝虚则血不养筋,筋不能维持骨节之张弛,关节失滑利,肾虚而髓减,致使筋骨均失所养而发本病。

2. **瘀血阻滞**　《素问·宣明五气》曰:"五劳所伤……久立伤骨,久行伤筋。"长期劳损或外伤直接损伤筋骨,血瘀气滞不通,经脉痹阻,不通则痛,形成本病。此外,年老体衰,筋骨懈惰,气血运迟,亦可停而为瘀。

3. **痰瘀互结**　肥胖患者容易发病,因肥人多痰,痰阻则气滞,痰瘀互结于筋骨。

4. **风寒湿邪侵袭**　素体亏虚,筋骨失养,风寒湿乘虚而入,阻于经络,致使本病发作和加重。

综上所述,本病的病机特点概括为"本虚标实",以肝肾亏虚为本。

二、临床表现

本病发病缓慢,起病隐袭,表现为关节疼痛伴活动受限,常发生于晨间,活动后疼痛减。气候变化可诱发。体格检查时可见受累关节轻度肿胀,活动关节时有摩擦声或咯喇声,病情发展严重者,可有肌肉萎缩及关节畸形等。本病疼痛程度和 X 线征象不成正比,受累部位的不同,症状亦有所不同。

1. **症状与体征**　疼痛伴关节活动受限为本病的主要临床症状。初期为轻微钝痛,以后逐渐加剧。如活动后疼痛加剧,休息后好转,亦有休息痛者。随病情发展,疼痛持续时间延长,难以自然缓解。膝骨关节炎屈伸关节时有明显的摩擦感,压痛多在髌骨下极及侧后方。有时可在腘窝一侧或两侧扪及压痛的腱索。病程日久,部分患者呈现股四头肌萎缩。少数患者则呈现明显的关节肿胀积液,屈伸活动明显障碍。年龄在 60 岁以上者,可见关节骨端增大,髌下两侧局部脂肪纤维组织积聚而呈隆起,或有膝内翻畸形。本病后期,则疼痛持续,难以负重,肌肉萎缩,关节畸形,屈伸受限并可叩及明显的碾轧音。

发病于髋关节者,疼痛部位在关节前后两侧,亦有疼痛在膝部内侧。检查可发现患髋呈轻度内收位,屈髋做被动旋转时有不同程度的活动障碍。

指骨间关节可表现为多个手指的晨僵,活动后能改善,或指骨间关节(多为远侧)背侧呈现偏于一侧的骨性结节隆突,疼痛可并不明显,日久关节可呈侧偏畸形。

2. **辅助检查**

(1) 实验室检查:① 血常规、血沉、黏蛋白、类风湿因子、尿常规检查等一般在正常范围。伴有滑膜炎者可出现 C-反应蛋白和血沉轻度升高。② 滑液检查:关节内滑液增多,色泽,透明度正常。白细胞数可增多,其中主要为淋巴细胞、巨噬细胞和滑膜细胞;蛋白量正常或稍增多;铜、镁明显增高,锌、钙高于正常,锰、铁元素含量低于正常。镜检无细菌或结晶,可见到软骨碎片和纤维,从碎片的数目可粗略估计软骨退化程度。

(2) X 线检查:① 早期:可无明显异常。② 中期:由于软骨变形或破坏,关节间隙变窄和不规则;关节韧带、肌腱附着处骨质增生;关节边缘锐利或是唇样变或呈骨赘凸起,并可相连形成骨桥,关节面有骨质致密硬化现象,关节软骨密度增高。关节骨皮质由于退行性假囊肿形成而出现小圆形密度减低阴影或骨组织为纤维组织所取代而出现骨质透亮区。③ 晚期:关节边缘骨赘增加,软骨广泛破坏,使关节间隙狭窄和不规则更为显著。关节软骨下骨端有不同程度的骨质致密、硬化和增生,如象牙质状。关节面增大而不平。可有关节半脱位或关节内游离体影。

(3) CT 检查：病变关节间隙狭窄，关节面骨质毛糙、不规则缺损，边缘硬化密度增高和骨赘形成。

(4) 骨内压测定：骨内压显著增高。

(5) 核素扫描：利用^{99m}Tc 对病变关节进行扫描，可见病变关节放射性核素摄入增加。

三、诊断与鉴别诊断

1. 诊断要点

(1) 初起多见腰腿、腰脊、膝关节等隐隐作痛，屈伸、俯仰、转侧不利，轻微活动稍缓解，气候变化加重，反复缠绵不愈。

(2) 起病隐袭，发病缓慢，多见中老年。

(3) 关节局部可有轻度肿胀，活动时关节可有喀喇声或摩擦声。严重者可见肌肉萎缩，关节畸形，腰弯背驼。

(4) X 线片：关节面不规则，关节间隙狭窄，软骨下骨质硬化，以及边缘唇样改变，骨赘形成。

(5) 查血沉、抗"O"、黏蛋白、类风湿因子等与风湿病、类风湿关节炎鉴别。

2. 鉴别诊断　引起关节疼痛的疾病很多，需与骨关节炎鉴别的有。

(1) 骨关节结核：早期出现低热、盗汗等阴虚内热症状，患部可见脓肿，X 线可显示骨关节破坏。

(2) 风湿关节炎：典型表现为游走性的多关节炎，常呈对称性，关节局部可出现红肿热痛，但不化脓，炎症消退，关节功能恢复，不遗留关节强直畸形，皮肤可有环形红斑和皮下结节。风湿心肌炎是最严重的并发症。

(3) 类风湿关节炎：常为多关节发病，而且累及手足小关节，逐渐出现关节僵硬，肿胀，畸形。血清类风湿因子阳性。

四、治疗

骨关节炎目前尚缺乏治愈的方法。本病治疗的目的主要是缓解疼痛，减轻症状，延缓关节退变，最大限度地保持和恢复患者的日常生活。疼痛明显时应适当休息，限制关节活动，因膝关节、髋关节负重大，可用手杖助行。总的治疗原则是非药物与药物治疗相结合，必要时手术治疗。治疗应个体化，结合患者自身情况(如年龄、性别、体重)、自身危险因素、病变部位及程度等选择合适的治疗方案。

1. 中药治疗　中医治疗根据中医药理论辨证论治。初期瘀血阻络，治宜活血化瘀、祛风散寒、理气止痛，方用身痛逐瘀汤加减。中期肝肾亏虚型，治宜补益肝肾、祛风通络、除湿止痛，方用独活寄生汤加减。后期气阴两虚型，治宜培补肝肾、益气活血、佐以通络，方用十全大补汤。中药外用多用祛风散寒、活血通络药以缓解症状。可用海桐皮汤或五加皮汤局部热敷、熏洗。

2. 手法治疗　根据骨关节炎部位筋出槽和骨错缝的具体情况，施以松解理筋手法或整复合缝手法，手法操作宜定位明确，轻柔深透，切记暴力损伤。

3. 针灸疗法　针灸治疗患部就近取穴或远侧循经取穴或远侧全息对应取穴。针灸能宣通经络，温针则温通经脉气血，皆能祛痹止痛。

4. 练功疗法　关节功能训练如膝关节非负重情况下屈伸活动，以保持关节最大活动度；肌力训练，如股四头肌肌力训练，可以防止肌肉萎缩，维持关节稳定。

5. 手术治疗　骨关节炎后期需行手术治疗才能缓解疼痛和恢复关节功能。手术的目的是：① 进一步协助诊断；② 减轻或缓解疼痛；③ 防止或矫正畸形；④ 防止关节破坏进一步加重；⑤ 改善关节功能；⑥ 综合治疗的一部分。手术治疗适用于严重关节疼痛经各种治疗无效者，严重关节功能障碍影响正常生活者。常用的手术方法有：① 游离体摘除术；② 关节清理术；③ 截骨术；④ 关节融合术；⑤ 关节成形术(人工关节置换术等)。治疗途径主要通过关节镜手术和开放手术。

五、预防与调护

骨关节炎起病隐袭，发展可致关节畸形及关节功能障碍，严重影响患者的生活质量。早期预防，及时诊治，阻止或延缓病情进展，改善关节功能，可解除患者痛苦，提高生活质量。

首先让患者充分了解本病的性质和后果，避免关节剧烈活动和过度负重，以减轻反复损伤，但可有一般轻微活动及静止性肌力训练，以保护关节稳定性。避免过寒过凉。超重者宜减轻体重，纠正不正确的姿势。其他如饮食疗法、药浴疗法、练功疗法可根据具体情况选择应用。

第二节　股骨头无菌性坏死

股骨头无菌性坏死又称股骨头缺血性坏死。本病类似古代医学文献所称髋骨部位的"骨痹""骨蚀"。1907 年 Axhausen 首先描述了股骨头无菌性坏死。股骨头缺血性坏死根据年龄分为发育性股骨头缺血性坏死和成人股骨头缺血性坏死。

一、病因病机

（一）病因

股骨头无菌性坏死与创伤、慢性劳损，减压病、血液病、免疫系统疾病，较长时间使用激素或用量过大，长期过量饮酒，以及接触放射线等原因有关。但同样情况下存在着很大的个体差异。

（二）中医病因病机

1. **肝肾亏损**　肾虚而不能主骨，髓失所养，肝虚而不能藏血，营卫失调，气血不能温煦、濡养筋骨，致生本病。

2. **正虚邪侵**　体质素虚，外伤或感受风、寒、湿邪，脉络闭塞，或嗜欲不节，饮酒过度，脉络张弛失调，血行受阻；或因素体虚弱，复感外伤；或体虚患病，用药不当等骨骼受累。

3. **气滞血瘀**　气滞则血行不畅，血瘀也可致气行受阻，营卫失调，闭而不通，骨失所养。

二、临床表现

询问病史，了解发病原因，以助于分析，确定诊断。

1. **症状**　患侧髋部疼痛，呈隐惭性钝痛，急性发作可出现剧痛，疼痛部位在腹股沟区，站立或行走久时疼痛明显,出现轻度跛行。晚期可因劳累而疼痛加重,跛行,髋关节屈曲、外旋功能明显障碍。

2. 体征　患髋"4"字试验阳性,髋关节屈曲挛缩试验(Thomas 征)阳性。晚期髋关节屈曲、外展、外旋明显受限。患肢短缩畸形,并出现半脱位。髋关节承重机能试验阳性(即 Trendelenburg 氏征)。

3. 辅助检查

(1) X 线检查:由于经济、方便,在基层医院仍用来诊断骨坏死。为了便于诊断,选择治疗方法和评价治疗效果,临床上可将 X 线表现分为 4 期(1985 年 Ficat 及 Arlet 分期)。

0 期和Ⅰ期:X 线片所见正常,但放射性核素扫描及磁共振(MRI)检查有异常,骨内压测定可能高于正常。在临床上没有明显症状,称为静止期。

Ⅱ期:股骨头外形轮廓正常,但在股骨头内可见骨再塑形,包括骨囊肿及骨硬化区域囊肿。

Ⅲ期:软骨下骨塌陷,股骨头下出现半月形密度减低区或股骨头变扁平。

Ⅳ期:关节间隙变窄,髋臼出现继发性退行性变,边缘骨赘,关节软骨破坏。

(2) 计算机断层扫描(CT):为早期诊断股骨头缺血坏死和确定股骨头坏死灶的位置和范围有极大价值。CT 扫描虽然比 X 线能早期发现股骨头坏死,但不如 MRI 和骨放射性核素扫描能在缺血初期发现病变,而且不能显示骨结构的细微变化和显示股骨颈全貌,但可清晰的显示股骨头横断面轮廓,一般可作为早期诊断常规检查。

(3) MRI:是目前早期诊断骨坏死最敏感的方法,能比较早期准确诊断股骨头坏死。

三、诊断与鉴别诊断

1. 诊断要点　股骨头坏死治疗成功率取决于能否在病变早期作出明显的诊断和恰当的治疗,特别是早期准确诊断,对股骨头坏死疾病的转归有决定性作用。股骨头缺血性坏死Ⅲ、Ⅳ期病变,症状明显,X 线片骨破坏、头塌陷等骨坏死明确表现,一般诊断股骨头坏死不困难。股骨头坏死早期,如 0、Ⅰ~Ⅱ期容易误诊和漏诊。

2. 鉴别诊断　股骨头坏死应与以下疾病相鉴别。

(1) 髋关节结核:早期出现低热、盗汗等阴虚内热症状,髋部可见脓肿,X 线可显示骨与关节面破坏。

(2) 类风湿关节炎:关节出现晨僵;至少一个关节活动时疼痛或压痛;从一个关节肿胀到另一个关节肿胀应不超过 3 个月。关节往往呈对称性肿胀。在骨隆起部位或关节伸侧常有皮下结节。实验室检查红细胞沉降率加快,多数患者类风湿因子阳性。X 线片显示关节间隙病变早期因滑膜充血、水肿而变宽,以后变狭窄。骨质疏松,关节周围韧带可出现钙化。

(3) 风湿关节炎:关节出现红、肿、热、痛,疼痛呈游走性。实验室检查血清抗链球菌溶血素"O"可为阳性。X 线片骨结构改变不明显。

四、治疗

1. 中药治疗

(1) 肝肾亏损证:治以滋补肝肾,方用左归丸。

(2) 正虚邪侵证:治以双补气血,方选八珍汤、十全大补汤;若酒湿痰饮,可选用苓桂术甘汤、宣痹汤。

（3）气滞血瘀证：治以行气止痛、活血祛瘀，方用桃红四物汤加枳壳、香附、延胡索。

外用药可将消肿止痛膏敷贴于患处。

2. 手法、牵引等疗法 适用于Ⅰ、Ⅱ期患者，限制负重，或用牵引疗法以缓解髋关节周围软组织痉挛，减低关节内压力，若在下肢外展、内旋位牵引，还可以增加髋臼对股骨头的包容量。此外，还可运用推拿按摩手法，改善髋关节周围软组织血运、缓解肌肉痉挛、增加关节活动度。

3. 手术治疗

（1）钻孔减压术：适用于Ⅰ、Ⅱ期患者，目的以减低骨内压，改善股骨头血供，以期股骨头恢复血运。

（2）带肌蒂或血管蒂植骨术：适用于Ⅱ、Ⅲ期患者，根据病情，可选择缝匠肌蒂骨块植骨术或旋髂深血管蒂骨块植骨术，既减低股骨头骨内压，又通过植骨块对股骨头血管渗透以改善血供。

（3）血管移植术：适用于Ⅱ、Ⅲ期患者，先将股骨颈到股骨头钻一条或两条骨性隧道，再把游离出来的旋股外侧动、静脉血管支植入。

（4）人工关节置换术：适用于Ⅳ期患者，年龄最好选择在50岁以上，对年青患者必须慎用。在股骨头置换和全髋置换术的选择上，最好选择全髋置换术，以避免或减轻术后疼痛，避免术后因髋臼被磨损而发生人工股骨头中心性脱位。

五、预防与调护

生活中要注意少饮酒，最好不饮酒；髋关节部因创伤骨折后，要及时正确的治疗，避免发生创伤性股骨头无菌性坏死。因病使用激素治疗，要在医嘱下进行，医务人员也不能滥用激素；接触放射线要注意防护。一旦发生本病，要早诊断，早治疗，不要延误病情。患病后减轻负重，少站、少走，以减轻股骨头受压。早期患者可于患髋应用活血化瘀中药液湿热敷，并作推拿按摩手法，以促进局部血液循环，缓解关节周围肌肉痉挛，防止肌肉萎缩。手术治疗患者需作好手术后护理。

附：儿童股骨头发育性缺血性坏死

儿童股骨头缺血性坏死是指发育期的儿童因为股骨近端骨血运遭到破坏而发生的非炎症性、特发性股骨头缺血性坏死。其最明显的后遗症是股骨头的畸形改变，因此也被称作扁平髋等。儿童股骨头缺血性坏死属于中医学的儿童骨蚀病的范畴。西医学又称为Legg-Calve-Perth病或Perthes病。流行病学研究显示本病发病率约为1/9 000。有80%的患儿发病于4～9岁。男女比例为4：1。该病多为单侧发病，仅10%为双侧受累。

一、病因病机

（一）病因

西医学对本病明确的病因尚不清楚。许多学者认为Perthes病的发病与下列因素有关。

1. 生理因素 4～7岁儿童只有一条血管即外骺动脉供应股骨头血运。此阶段血运最差，与本病的好发年龄吻合。而7岁以后股骨头由圆韧带动脉和外骺动脉两条血管提供血运，因而发病率显著下降。青少年期骨骺板闭合,干骺端血管进入股骨头而成为成人型血管分布,故不患此病。

2. 关节和骨的因素　关节内压或骨内压增高,骨内静脉回流障碍,导致股骨头骨骺缺血。

3. 环境因素　包括围生期和出生后的生活条件。据报道,臀位产儿童的发病率是正常儿童的4倍。出生时父母年龄偏大和家庭经济状况差的儿童易患本病。

4. 创伤　大约1/5的患儿发病前有明确的外伤史。但引起本病的创伤常不严重,可能为多次反复损伤。也有人认为患本病的患儿对损伤的敏感度比正常儿童高。

5. 其他因素　如发育异常、内分泌紊乱、自身免疫性疾病、过敏反应等。还有的学者认为本病可能与遗传有关。

(二)中医病因病机

中医认为本病的发生与先天不足、后天失养、跌仆损伤、肝肾阴亏、筋骨失养有关。

1. 禀赋不足,后天失养　先天肾精不足,则骨不充、髓不生。肾气不足,中气不生,脾胃则虚,水谷不能运化后天之精补充先天之不足,则骨枯筋弱发为此病。

2. 跌仆损伤　筋出槽、骨错缝使气血不流通,气滞血瘀,经络不畅,筋失津养,骨痿无力。

3. 肝肾阴亏　肾精不足,无以养髓,肝阴亏损,不足以养筋,骨枯而筋挛。

二、临床表现

1. 症状与体征　早期主要表现为疼痛和髋关节活动范围受限(尤其是外展和内旋)。疼痛部位往往在腹股沟、大腿内侧和膝关节内侧。关节过度活动、行走或跑步后可使疼痛加重,休息后明显减轻。患儿行走时可有疼痛性跛行步态,早期髋关节周围肌肉可出现疼挛,臀部和股部肌肉可发生轻度萎缩。晚期主要表现为Trendelenburg步态。当出现功能性髋内翻畸形时,由于髋外展肌功能紊乱,行走时,患侧骨盆上下起伏,躯干左右摇摆,双髋也同时左右摇摆,呈"鸭步"表现。

2. 辅助检查

(1) X线检查是临床诊断本病的主要手段和依据。通过定期拍摄高质量的双髋正位和蛙位X线片,可动态观察整个病变过程中的形态变化,包括病变部位、范围,同时可反映出病理改变。早期可出现股骨头密度增加,随着病程进展逐步可出现骨质碎裂、股骨头扁平髋关节半脱位等表现。

(2) 近年MRI和放射性核素骨扫描都已应用于Perthes病的诊断检查。

三、诊断与鉴别诊断

1. 诊断要点　根据临床表现、体征和影像学检查可作出诊断,实验室检查一般无明显异常。

目前,Perthes病主要的几种分期系统都是根据X线片上的形态表现进行划分的。虽然已有研究者尝试了基于MRI表现的分期系统,但并未被广泛接受。

(1) Catterall分型:1971年Catterall根据正位和轴位X线片上股骨头病变涉及范围进行分型(表17-1),并且Catterall还特别指出了预后的危险征表现(表17-2)。

表17-1　Catterall分型

分　型	表　现
Ⅰ型	只有前外象限受累
Ⅱ型	股骨头前半部受累
Ⅲ型	股骨头3/4受累,仅后方小部分完整
Ⅳ型	整个股骨头受累

表 17 - 2　危险征表现

危 险 征	表 现
外侧钙化	X 线片上股骨头外侧出现钙化影
半脱位	股骨头中心向外侧移位
干骺端受累	干骺端和骺板交界处出现囊变表现
Gage 征	股骨头外侧出现三角形的低密度影
水平骺板	股骨头骺板的走行接近水平位

（2）病理分期：Perthes 病从开始发病到完成修复可能经历数年的时间。发病年龄和病程成反比。判断不同病程阶段，对于治疗方法的选择具有重要参考价值(表 17 - 3)。

表 17 - 3　病理分期

分 期	表 现
坏死期	X 线片上股骨头密度轻度增高,关节间隙可增宽,一般持续 6 个月
破裂期	X 线片上股骨头骨骺碎裂,可见密度降低和硬化区,一般持续 6 个月
修复期	股骨头进一步骨化,X 线片上密度趋于正常,一般持续 18 个月
晚期	修复完成后不同程度形表现(正常形态、扁平髋、髋臼增大等),一般持续 3 年

2. 鉴别诊断

（1）髋关节暂时性滑膜炎：为无菌性炎症,多与外伤有关,好发于 3～9 岁儿童。主要表现为髋关节疼痛和跛行,与股骨头缺血性坏死相似,早期 X 线检查亦难以区别。但本病一般经休息、理疗、中药治疗后很快会痊愈,病程很少会超过 4 周。条件允许时,应早期进行核素三相骨扫描检查,将有助于鉴别诊断;因为股骨头缺血性坏死早期可有局部放射性减少或浓集,而本病完全正常或仅有关节腔轻度浓集。

（2）髋关节结核：本病有较明显的全身症状,血沉快,髋关节活动明显受限,托马斯征阳性,有结核病史或其他脏器结核。X 线片显示早期表现为股骨近端弥散性骨质疏松,继而骨质破坏和关节间隙变窄。而Perthes 病全身症状不明显,血沉正常,关节功能受限出现较晚。

（3）双侧 Perthes 病还需与全身性疾病如多发骨发育不良、脊柱骨骺发育不良等病鉴别。

四、治疗

由于 Perthes 病的病因未明,因此很难针对病因进行治疗。治疗原则是为骨发育和塑形营造一个好的外部环境,防止或减轻股骨头继发畸形,使坏死的股骨头顺利地完成其自限性的修复过程。为达到这一目的,主要围绕以下三方面设计治疗方法：① 恢复髋关节的正常活动,防止股骨头塌陷;② 将股骨头完全包容在髋臼内,依靠正常髋臼的塑形和包容作用,防止或减轻股骨头的继发畸形;③ 改善股骨头血运。

本病治疗的技术和方法都不复杂,但重要的是根据病情发展和严重程度选择合适的治疗方法。Perthes病处于碎裂期之前、处于修复期或处于后遗症期阶段,有不同的治疗侧重。而患者的年龄、股骨头畸形和与髋关节的匹配程度都是在选择治疗方法时需要考虑的重要因素。中医药适用于本病治疗的全过程,早期起到主导作用,中晚期起到辅助作用。

1. 药物治疗

（1）中药辨证治疗：Perthes 病的临床辨证表现可能不典型。

1）气滞血瘀证：治以行气止痛,活血祛瘀,方用桃红四物汤加味。

2）肝肾不足证：治以补益肝肾,方用六味地黄汤加减,可加健脾和胃中药。

3) 气滞血瘀兼肝肾不足证：治以活血祛瘀，兼补肝肾，方用桃红四物汤合六味地黄汤加减。

（2）西药治疗：目前生长因子和二膦酸盐酸盐的治疗研究正被大家所关注，但临床上尚未得到广泛认可。

2. 固定　对于依从性差的患儿开始用石膏固定逐渐过渡到外展支具固定。依从性好的患儿可以直接采用矫形支具固定。将髋关节固定在外展 35°～45°、内旋 5°～10°的位置，目的是增加股骨头的包容。每 3 个月复查 X 线 1 次，了解头生长情况。整个疗程一般需要 1～1.5 年。

3. 手法治疗　根据"筋束骨"理论进行手法治疗。

（1）点按揉捏：用拇指、中指点压腹股沟中点、环跳等，揉捏髋部周围肌肉，达到止痛、活血通络之功。

（2）屈伸回旋：轻柔屈伸关节，范围逐渐加大，屈曲挤压髋部，回旋活动关节，以松解挛缩筋肉、活络关节、减轻滑膜炎症。

（3）牵拉放松：抓住患儿足踝部，牵拉髋关节，轻轻摇动，做外展、内收动作，以减少关节压力。手法宜轻柔，每天 1～2 次，每次 20～30 min。

4. 手术治疗　手术疗法很多，主要是改善股骨头和髋臼匹配关系的手术，如 Salter 截骨术、Chiari 截骨术、股骨近端内翻截骨术、髋臼加盖术等。由于 Perthes 病是一种自限性疾病，近年对于手术方法的选择更为慎重。

5. 练功疗法　每天指导患儿进行臀肌及股四头肌的舒缩活动，逐渐进行关节活动度的训练。

6. 其他疗法　一般采用单纯卧床休息或患肢皮肤牵引，可缓解疼痛，解除肌肉痉挛，减轻滑膜炎症。

五、预防与调护

目前难以开展对 Perthes 病的预防干预，但医护人员和患者家属相互配合，注意一些调护方法有助于患儿的早日康复。医护人员针对不同患儿的具体特点而制订系列关节主动康复训练计划。坚持定期复查，接受医师随访，以促进康复，迅速恢复日常生活和工作能力，及时发现异常情况并进行相应的处理。

第三节　强直性脊柱炎

强直性脊柱炎（Ankylosing Spondylitis，AS）是以骶髂关节和脊柱附着点炎症为主要症状的疾病，与 HLA－B27 呈强关联，某些微生物（如克雷白杆菌）与易感者自身组织具有共同抗原，可引发异常免疫应答，是四肢大关节，以及椎间盘纤维环及其附近结缔组织纤维化和骨化，以及关节强直为病变特点的慢性炎性疾病。强直性脊柱炎属风湿病范畴，是血清阴性脊柱关节病的一种。该病病因尚不明确，是以脊柱为主要病变部位的慢性病，累及骶髂关节，引起脊柱强直和纤维化，造成不同程度眼、肺、肌肉、骨骼病变，属自身免疫性疾病。

一、病因病机

（一）病因

该病很可能在遗传因素的基础上的受环境因素（包括感染）如风、寒、湿等多方面的影响而致病。遗传因素在 AS 的发病中具有重要作用。一般认为和 HLA－B27 有直接关系，HLA－B27 阳性者 AS 发病率为 10%～20%，免疫因素也是其中一个病因。创伤、内分泌、代谢障碍和变态反应等亦被疑为发病因素。

(二) 中医病因病机

1. **感受外邪** 风、寒、湿、热侵袭致病,如营卫失调,外感风寒或冒雨涉水、久居湿地或寒湿之处,或暑热阴雨湿气入内,或夏季汗出当风等,使外邪入内,邪气壅滞,闭塞脉络,筋脉失养而发病。

2. **脏腑失养** 正气不足脏腑功能失养导致气血亏虚,容易遭受外邪侵袭;反之,外邪入内加重脏腑损害,气血无源化生,使筋骨络脉失养,或气血不足阴阳失衡,或肝肾阴亏,或脾肾阳虚使经脉关节筋骨失涵养而发病。

3. **跌打损伤、气滞血瘀** 外伤造成关节筋脉瘀血内停,气血不畅,筋脉拘挛,关节失养而发病。

4. **痰湿内停** 肥胖之人或饮食肥甘之品或嗜酒成瘾,入内化热,水谷不化,痰浊内生,痰湿闭塞脉络,壅滞筋骨关节而发病。

5. **先天不足** 肾气亏虚外邪入内。《素问·脉要精微论》指出:"腰者,肾之府,转摇不能,肾将惫矣。"本病多见于男性青年,本应是肾气充盛,精充髓满之时,但患者出现腰腿疼痛、拘挛无力。患者驼背僵直,说明先天不足,肾气亏虚,精不能充髓,髓不足以壮骨而风寒湿热邪入内闭阻脉络,使筋骨失濡养而发病;外邪入内,寒凝湿阻加重肾脏损害则使病情加重或迁延不愈。

6. **肾精不足、督脉空虚** 肾与督脉关系密切,肾阳虚则督脉空,不能使阳气沿督脉温煦。督脉"循背而行于身后,为阳脉之总督,督之为病,脊强而厥"。督脉空虚则腰背不温,隐隐作痛。

7. **肾阳亏虚、痰湿内停** 肾阳不足,督脉空虚,不能温化水谷化生气血,阳虚则阴寒盛,水湿内停,湿聚化为痰,痰独闭塞经脉,血滞气不行,不通则痛。

本病以肾督虚为本,外感风寒湿热为标,内外合邪而发病,因患者体质不同,外邪有寒热从化不同,但本病以阳虚体质为多,寒化为主,但发病多为青壮年,正气乃与外邪抗争可出现交争的症状,因此当审其根本,辨别虚实。

二、临床表现

1. **症状与体征** 对于16～25岁青年,尤其是青年男性。强直性脊柱炎一般起病比较隐匿,早期可无任何临床症状,有些病人在早期可表现出轻度的全身症状,如乏力、消瘦、长期或间断低热、厌食、轻度贫血等。由于病情较轻,患者大多不能早期发现,致使病情延误,失去最佳治疗时机。

(1) 关节病变表现:AS患者多有关节病变,且绝大多数首先侵犯骶髂关节,以后上行发展至颈椎。少数患者先由颈椎或几个脊柱段同时受侵犯,也可侵犯周围关节。

1) 骶髂关节炎:约90%的患者最先表现为骶髂关节炎。以后上行发展至颈椎,表现为反复发作的腰痛,腰骶部僵硬感,间歇性或两侧交替出现腰痛和两侧臀部疼痛,可放射至大腿,伸直抬腿试验阴性,但直接按压或伸展骶髂关节可引起疼痛。有些患者无骶髂关节炎症状,仅X线检查发现有异常改变。

2) 腰椎病变:腰椎受累时,多数表现为下背部和腰部活动受限。腰部前屈、背伸、侧弯和转动均可受限。体检可发现腰椎脊突压痛,腰椎旁肌肉痉挛;后期可有腰肌萎缩。

3) 胸椎病变:胸椎受累时,表现为背痛、前胸和侧胸痛,最常见为驼背畸形。如肋椎关节、胸骨柄体关节、胸锁关节及肋软骨间关节受累时,则呈束带状胸痛,胸廓扩张受限,吸气咳嗽或打喷嚏时胸痛加重。严重者胸廓保持在呼气状态,胸廓扩张度较正常人降低50%以上,因此只能靠腹式呼吸辅助。由于胸腹腔容量缩小,造成心肺功能和消化功能障碍。

4) 颈椎病变:少数患者首先表现为颈椎炎,先有颈椎部疼痛,沿颈部向头部臂部放射。颈部肌肉开始时痉挛,以后萎缩,病变进展可发展至颈胸椎后凸畸形。头部活动明显受限,常固定于前屈位,不能上仰、侧弯或转动。严重者仅能看到自己足尖前方的小块地面,不能抬头平视。

5)周围关节病变:约半数AS患者有短暂的急性周围关节炎,约25%有永久性周围关节损害。一般多发生于大关节,下肢多于上肢。

此外,耻骨联合亦可受累,骨盆上缘、坐骨结节、股骨大粗隆及足跟部可有骨炎症状,早期表现为局部软组织肿、痛,晚期有骨性粗大。一般周围关节炎可发生在脊柱炎之前或以后,局部症状与类风湿关节炎不易区别,但遗留畸形者较少。

(2)关节外表现:AS的关节外病变,大多出现在脊柱炎后,偶有骨骼肌肉症状之前数月或数年发生关节外症状。AS可侵犯全身多个系统,并伴发多种疾病。

1)心脏病变:以主动脉瓣病变较为常见。临床有不同程度主动脉瓣关闭不全者约1%;约8%发生心脏传导阻滞,可与主动脉瓣关闭不全同时存在或单独发生,严重者因完全性房室传导阻滞而发生阿-斯综合征。当病变累及冠状动脉口时,可发生心绞痛。少数发生主动脉肌瘤、心包炎和心肌炎。

2)眼部病变:25%AS患者有结膜炎、虹膜炎、眼色素层炎或葡萄膜炎,后者偶可并发自发性眼前房出血。虹膜炎易复发,眼部疾病常为自限性,有时需用皮质激素治疗,有的未经恰当治疗可致青光眼或失明。

3)耳部病变:在发生慢性中耳炎的AS患者中,其关节外表现明显多于无慢性中耳炎的AS患者。

4)肺部病变:少数AS患者后期可并发上肺叶斑点状不规则的纤维化病变,表现为咳痰、气喘,甚至咯血,并可能伴有反复发作的肺炎或胸膜炎。

5)神经系统病变:由于脊柱强直及骨质疏松,易使颈椎脱位和发生脊柱骨折,从而引起脊髓压迫症。如发生椎间盘炎则引起剧烈疼痛。AS后期可侵犯马尾,发生马尾综合征,而导致下肢或臀部神经根性疼痛,骶神经分布区感觉丧失,跟腱反射减弱及膀胱和直肠等运动功能障碍。

6)淀粉样变:为AS少见的并发症。

7)肾及前列腺病变:与RA相比,AS极少发生肾功能损害,但有发生IgA肾病的报告。AS并发慢性前列腺炎较对照组增高,其意义不明。

2.辅助检查

(1)X线检查:对AS的诊断有极为重要的意义,98%～100%病例早期即有骶髂关节的X线改变,是本病诊断的重要依据。早期X线表现为骶髂关节炎,病变一般在骶髂关节的中下部开始,为两侧性。开始多侵犯髂骨侧,进而侵犯骶骨侧。可见斑点状或块状,髂骨侧明显。继而可侵犯整个关节,边缘呈锯齿状,软骨下有骨硬化,骨质增生,关节间隙变窄。最后关节间隙消失,发生骨性强直。骶髂关节炎X线诊断标准分为5期:0级为正常骶髂关节,Ⅰ期为可疑骶髂关节炎,Ⅱ期为骶髂关节边缘模糊,略有硬化和微小侵袭病变,关节间隙无改变,Ⅲ期为中度或进展性骶髂关节炎,伴有一项(或以上)变化:近关节区硬化、关节间隙变窄/增宽、骨质破坏或部分强直,Ⅳ期为关节完全融合或强直伴或不伴硬化。

脊柱病变的X线表现,早期为普遍性骨质疏松,椎小关节及椎体骨小梁模糊(脱钙),椎体呈"方形椎",腰椎的正常前弧度消失而变直,可引起一个或多个椎体压缩性骨折。病变发展至胸椎和颈椎椎间小关节,间盘间隙发生钙化,纤维环和前纵韧带钙化、骨化、韧带骨赘形成,使相邻椎体连合,形成椎体间骨桥,呈最有特征的"竹节样脊柱"。原发性AS和继发于炎性肠病、Reiter综合征、牛皮癣关节炎等伴发的脊柱炎,X线表现类似,但后者为非对称性强直。在韧带、肌腱、滑囊附着处可出现骨质糜烂和骨膜炎,最多见于跟骨、坐骨结节、髂骨嵴等。其他周围关节亦可发生类似的 X 线变化。

(2) CT 检查:能清晰显示骶髂关节间隙,对于测定关节间隙有无增宽、狭窄、强直或部分强直有独到之处。

(3) 磁共振(MRI):和单光子发射计算机断层扫描(SPECT)MRI 和 SPECT 闪烁造影骶髂关节拍片,非常有助于极早期诊断和治疗,从这个角度看明显优于普通 X 线,但费用昂贵,不提倡作为常规检查。

(4) 实验室检查:白细胞计数正常或升高,淋巴细胞比例稍增加,少数病人有轻度贫血(正细胞低色素性),血沉可增快,但与疾病活动的相关性不大,而 C 反应蛋白则较有意义。血清白蛋白减少,α1 和 γ 球蛋白增加,血清免疫球蛋白 IgG、IgA 和 IgM 可增加,血清补体 C_3 和 C_4 常增加。约 50%患者碱性磷酸酶升高,血清肌酸磷酸激酶也常升高。血清类风湿因子阴性。虽然 90%~95% 以上 AS 患者 HLA‐B27 阳性,但一般不依靠 HLA‐B27 来诊断 AS,HLA‐B27 不作常规检查。

三、诊断与鉴别诊断

1. 诊断要点

(1) 临床标准:① 腰和(或)脊柱、腹股沟、臀部或下肢酸痛不适,或不对称性外周寡关节炎,尤其是下肢寡关节炎,症状持续≥6 周。② 夜间痛或晨僵明显。③ 活动后缓解。④ 足跟痛或其他肌腱附着点病。⑤ 虹膜睫状体炎现在症或既往史。⑥ AS 家族史或 HLA‐B27 阳性。⑦ 非甾体抗炎药(NSAIDs)能迅速缓解症状。

(2) 影像学或病理学标准:① 双侧 X 线骶髂关节炎≥Ⅲ期。② 双侧 CT 骶髂关节炎≥Ⅱ期。③ CT 骶髂关节炎不足 Ⅱ 级者,可行 MRI 检查。如表现软骨破坏、关节旁水肿和(或)广泛脂肪沉积,尤其动态增强检查关节或关节旁增强强度>20%,且增强斜率>10%/min 者。④ 骶髂关节病理学检查显示炎症者。

符合临床标准第 1 项及其他各项中之 3 项,以及影像学、病理学标准之任何一项者,可诊断 AS。

2. 鉴别诊断

(1) 腰骶关节劳损:慢性腰骶关节劳损为持续性、弥漫性腰痛,以腰骶部最重,脊椎活动不受限,X 线无特殊改变。急性腰骶关节劳损,疼痛因活动而加重,休息后可缓解。

(2) Forestier 病(老年性关节强直性骨肥厚):脊椎亦发生连续性骨赘,类似 AS 的脊椎竹节样变,但骶髂关节正常,椎间小关节不受侵犯。

(3) 结核性脊椎炎:临床症状如脊椎疼痛、压痛、僵硬、肌肉萎缩、驼背畸形、发热、血沉快等与 AS 相似,但 X 线检查可资鉴别。结核性脊柱炎时,脊椎边缘模糊不清,椎间隙变窄,前楔形变,无韧带钙化,有时有脊椎旁结核脓疡阴影存在,骶髂关节为单侧受累。

(4) 类风湿关节炎:现已确认 AS 不是 RA 的一种特殊类型,两者有许多不同点可资鉴别。RA 女性多见,通常先侵犯手足小关节,且呈双侧对称性,骶髂关节一般不受累,如侵犯脊柱,多只侵犯颈椎,且无椎旁韧带钙化,有类风湿皮下结节,血清 RF 常阳性,HLA‐B27 抗原常阴性。

(5) 此外,也当与血清阴性脊柱关节病如 Reiter 综合征和银屑病关节炎、肠病性关节炎、反应性关节炎等相鉴别。

四、治疗

AS 治疗的目的在于控制炎症,减轻或缓解症状,维持正常姿势和最佳功能位置,防止畸形。要达到上述目的,关键在于早期诊断早期治疗,采取综合措施进行治疗,包括教育患者和家属、体疗、理疗、药物和外科治疗等。

1. 中药治疗

(1) 中药治疗中药内服可根据具体证候分而治之。

1) 寒湿痹阻证:散寒除湿、温经通络,方药如蠲痹汤加减;湿象明显者,出现关节肿胀可加薏苡仁、茯苓、泽泻、防己、车前子等。

2) 湿热阻络证:清热燥湿、通络止痛,方药如四妙丸和宣痹汤加减;关节肿胀明显者加茯苓、泽泻;热象明显伴发热加生石膏、金银花、蒲公英、玄参、土茯苓、白花蛇舌草。

3) 肾虚督空证:温肾补督、壮阳通络,方药如青娥丸合右归丸加减;阳虚重者加桂枝、巴戟天、淫羊藿;督脉空虚,腰骶酸软无力者,加鹿角胶、狗脊、续断、锁阳、菟丝子等;瘀血明显,疼痛剧者,可加桃仁、红花、穿山甲、䗪虫等。

4) 肝肾阴虚证:滋补肝肾、通络止痛,方药如左归丸合健步虎潜丸加减;关节肿痛明显日轻夜重者,加穿山甲、䗪虫、全蝎;阴虚内热重者加知母、地骨皮、玄参、牡丹皮等;伴有阳虚表现者,可加狗脊、肉桂、补骨脂、淫羊藿等。

5) 痰瘀阻络证:活血化瘀、通络止痛,方药如身痛逐瘀汤合导痰汤加减。

(2) 中医外治疗法药袋热敷、针刺疗法、推拿疗法、药浴疗法、练功疗法等可根据情况选择应用。

2. 西药治疗

(1) 非甾体类抗炎药(NSAIDs):有消炎止痛、减轻僵硬和肌肉痉挛作用。副作用为胃肠反应、肾脏损害、延长出血时间等。妊娠及哺乳期妇女,更应特别注意。

(2) 柳氮磺胺吡啶(SSZ):SSZ 是 5-氨基水杨酸(5-ASA)和磺胺吡啶(SP)的偶氮复合物,20 世纪 80 年代开始用于治疗 AS。副作用主要为消化道症状、皮疹、血象及肝功改变等,但均少见。用药期间宜定期检查血象及肝肾功能。

(3) 甲氨蝶呤(MTX):据报道疗效与 SSZ 相似。口服和静脉用药疗效相似。副作用有胃肠反应、骨髓抑制、口腔炎、脱发等,用药期间定期查肝功和血象,忌饮酒。

(4) 肾上腺皮质激素:一般情况下不用肾上腺皮质激素治疗 AS,但在急性虹膜炎或外周关节炎用 NSAIDs 治疗无效时,可用 CS 局部注射或口服。

(5) 雷公藤多甙:国内最初用雷公藤酊治疗 AS,有消炎止痛作用,疗效较酊剂好,服用方便。副作用有胃肠反应、白细胞减少、月经紊乱及精子活力降低等,停药后可恢复。

(6) 生物制剂:肿瘤坏死因子(TNF-α)拮抗剂等(如益赛普、阿达木单抗等)是目前治疗 AS 等脊柱关节疾病的最佳选择,有条件者应尽量选择。

3. 物理治疗 理疗一般可用热疗,如热水浴、水盆浴或淋浴、矿泉温泉浴等,以增加局部血液循环,使肌肉放松,减轻疼痛,有利于关节活动,保持正常功能,防止畸形。

4. 手术治疗 严重脊柱驼背、畸形,待病情稳定后可作矫正手术,腰椎畸形者可行脊椎截骨术矫正驼背。对颈 7 胸 1 截骨术可矫正颈椎严重畸形。

5. 练功疗法 功能锻炼对各种慢性疾病均有好处,对 AS 更为重要。可保持脊柱的生理弯曲,防止畸形。保持胸廓活动度,维持正常的呼吸功能。保持骨密度和强度,防止骨质疏松和肢体废用性肌肉萎缩等。患者可根据个人情况采取适当的运动方式和运动量。

五、预防与调护

应避免强力负重,慎防外伤,使病变加重,避免长时间维持一个姿势不动,睡觉时最好是平躺保持背部直立,热敷对于缓解局部疼痛亦有部分疗效,不抽烟,以免造成肺部伤害,注意保暖,避免憋尿及便秘。

第四节 | 骨 质 疏 松 症

骨质疏松症(osteoporosis,OP)是以骨量低下、骨微结构损坏、导致骨强度下降、骨脆性增加、而易于发生骨折为特征的一种全身性骨病。骨强度反映骨骼的两个主要方面,即骨矿密度和骨质量。

骨质疏松症是一种退化性疾病,随着年龄的增长,其患病风险逐渐增加。骨质疏松症的严重后果是发生骨质疏松性骨折(脆性骨折),即在受到轻微创伤或日常活动中即可发生的骨折。骨质疏松性骨折的常见部位是跟骨、椎体、髋部和前臂远端。由于社会人口老龄化的加剧,骨质疏松症及其导致的骨质疏松性骨折已成为威胁人类的重要健康问题。

一、病因病机

根据原发性骨质疏松症的临床表现和发病特点,与中医学医籍中记载的"骨痿""骨痹""腰背痛"等近似。基于中医"肾藏精""肾主骨"理论,肾精亏虚是本病发生的基本病机,并与中医肝、脾密切相关。中年之后,烦劳过度,耗损肾阴,水不胜火,虚火内盛,两者互为因果,终致虚者愈虚,盛者愈盛,肾精匮乏,髓无以生,骨失所养而发骨痿。腰为肾之府,腰痛的病因虽多,但终与肾虚有关。可见与骨质疏松症相近的骨痿、腰痛等症,其本皆为肾虚。至于疼痛的原因,中医学认为"不通"和"不荣"均可引起疼痛,肾阴亏虚,骨失濡养,虚火内盛,灼伤脉络,可致疼痛;肾气不足,鼓动乏力,气虚血瘀,闭阻经脉,亦可引发疼痛。

因此,肝肾精亏、筋骨失养,脾胃虚弱、化源匮乏,复加轻微外伤,则易成筋伤骨损之症。常见证候为肝肾阴虚、脾肾阳虚、肾虚血瘀、脾胃虚弱、血瘀气滞等。

二、临床表现

1. **疼痛** 疼痛是骨质疏松症最常见、最主要的症状。其最常见部位是腰背部和足跟部,负荷增加时疼痛加重或活动受限,严重时翻身、坐起及行走均有困难。急性发作者,比较剧烈的腰背痛原因常常是骨质疏松导致的椎体压缩性骨折所致。在应力作用下,由于骨强度明显下降导致椎体楔形变而引发疼痛;由于骨变形,导致附着在骨上的肌肉张力出现变化,肌肉易于疲劳,出现痉挛,从而产生肌膜性疼痛。

2. **圆背并身长缩短** 圆背、身长缩短,也是骨质疏松症的重要临床表现之一。由于松质骨容易发生骨质疏松改变,脊椎椎体几乎全部由松质骨组成,而脊椎是身体的支柱,负重量大,因此容易产生以上表现。除圆背外,有的患者还可出现脊柱侧凸、后侧凸、鸡胸等胸廓畸形。

3. **骨折** 骨质疏松症患者受轻微的外力就易发生骨折。其骨折发生的特点是在扭转身体、持重物、跌坐、剧烈咳嗽等过程中,即使没有较大的外力作用便发生骨折,骨折发生的部位比较固定,好发部位为胸腰段椎体、桡骨远端、股骨上段、跟骨、踝关节等。

三、诊断与鉴别诊断

1. 诊断要点

(1)骨质疏松症的诊断:疼痛、脊柱变形和发生脆性骨折是骨质疏松症最典型的临床表现。但许多骨质疏松症患者早期常无明显症状,往往在脆性骨折发生后经 X 线或骨密度检查地才发现已有骨质疏松症。因此,临床上参照以下两项之一进行诊断。

1)在没有外伤或轻微外伤情况发生了脆性骨折,临床即可诊断为骨质疏松症。

2)基于骨密度测量的诊断标准:采用双能 X 线吸收法(DXA)测量骨矿密度,检测结果与同性别、同种族峰值骨量比较,其标准偏差(T 值)≥－1.0 SD 为正常;－2.5 SD<T 值<－1.0 SD 为骨量低下;T 值≤－2.5 SD 为骨质疏松;T 值≤－2.5 SD、同时伴有一处或多处脆性骨折者为严重骨质疏松。以上标准适用于绝经后女性和 50 岁以上的男性;对于儿童、绝经前妇女及小于 50 岁的男性,则将测得的骨矿密度值与同性别、同种族、同年龄层人群的平均骨量进行比较,参考得出的标准偏差(Z 值)进行诊断。

(2)中医辨证诊断:常见的中医证候分型有以下五种。

1)肝肾阴虚证:腰膝酸痛,手足心热,下肢抽筋,驼背弯腰,两目干涩,形体消瘦,眩晕耳鸣,潮热盗汗,失眠多梦,舌红少苔,脉细数。

2)脾肾阳虚证:腰膝冷痛,食少便溏,腰膝酸软,双膝行走无力,弯腰驼背,畏寒喜暖,腹胀,面色㿠白,舌淡胖,苔白滑,脉沉迟无力等。

3)肾虚血瘀证:腰脊刺痛,腰膝酸软,下肢痿弱,步履艰难,耳鸣,舌质淡紫,脉细涩等。

4)脾胃虚弱证:形体瘦弱,肌软无力,食少纳呆,神疲倦怠,大便溏泄,面色萎黄,舌质淡,苔白,脉细弱等。

5)血瘀气滞证:骨节刺痛,痛有定处,痛处拒按,筋肉挛缩,骨折,多有骨折史,舌质紫黯,有瘀点或瘀斑,脉涩或弦等。

2. 鉴别诊断

(1)骨质软化症:由于维生素 D 缺乏、严重维生素 D 活性障碍引起;特点为骨有机质增多,钙化过程发生障碍;临床常有脂肪痢,胃大部切除和肾病病史。好发于青壮年,血清钙、磷水平减低,血清碱性磷酸酶水平升高,X 线片表现假骨折线、骨变形。

(2)多发性骨髓瘤:临床表现主要为贫血、骨痛、肾功能不全、出血、关节痛。骨痛和骨骼病变由于骨髓瘤细胞在骨髓腔内无限增生,分泌破骨细胞活动因子,促使骨质吸收,引起弥漫性骨质疏松或局限性骨质破坏,因此骨骼疼痛是早期主要症状,开始时骨痛轻微,随病情发展而逐渐加重。骨骼病变多见于脊椎、颅骨、锁骨、肋骨、骨盆、肱骨及股骨近端,常见的疼痛部位在腰背部,其次是胸廓和肢体。骨质破坏处可引起病理性骨折,多发生于肋骨、下胸椎和上腰椎,如多处肋骨及脊椎骨折可引起胸廓和脊柱畸形。X 线片可见脊柱、肋骨和骨盆等处弥漫性骨质疏松;溶骨病变常见于颅骨、骨盆、脊椎、股骨、肱骨头、肋骨。可出现单发,也可出现多发,呈圆形、边缘清楚如钻凿状的骨质缺损阴影;病理性骨折,以肋骨和脊柱最为常见,脊椎可呈压缩性骨折。实验室检查:骨髓象呈增生性反应,骨髓中出现大量骨髓瘤细胞,此为最主要的诊断依据。一般应超过 10%,且具形态异常;高球蛋白血症,主要为"M"成分球蛋白血症或凝溶蛋白尿的表现。

（3）原发性甲状旁腺功能亢进症:是由于甲状旁腺腺瘤、增生肥大或腺癌所引起的甲状旁腺激素分泌过多,发病年龄以 20～50 岁者较多见,女性多于男性。临床表现为高血钙、低血磷症,如消化系统症状可见胃纳不佳、腹胀、恶心、呕吐、便秘等;肌肉可出现四肢肌肉松弛,张力减退;泌尿系统可出现尿中钙、磷排泄增多,尿结石发生率高,患者多尿、口渴、多饮,骨骼系统症状有骨痛,背部、脊椎、胸肋骨、髋部、四肢伴有压痛。逐渐出现下肢不能支持重量,行走困难。病久后出现骨骼畸形,身长缩短。可有病理性骨折。X 线片可见骨膜下皮质吸收、脱钙,弥漫性骨质疏松,骨囊性病变。全身性骨骼如骨盆、颅骨、脊柱或长短骨等处的脱钙、骨折、畸形等改变。指骨内侧骨膜下皮质吸收、颅骨斑点状脱钙,牙槽骨板吸收和骨囊肿形成为本病的好发病变。实验室检查:本病患者早期血钙大多增高,平均在 2.2～2.7 mmol/L 以上,对诊断很有意义;血磷多数低于 1.0 mmol/L;90%患者的血清免疫活性甲状旁腺激素(IPTH)明显高于正常值;尿钙增多。

（4）成骨不全症:本病有家族遗传史,高达 50%左右。由于周身骨胶原组织缺乏,成骨细胞数量不足,软骨成骨过程正常,钙化正常。致使钙化软骨不能形成骨质,因此骨皮质菲薄,骨质脆弱。由于该病患者的巩膜变薄,透明度增加,使脉络膜色素外露而出现蓝巩膜;因听骨硬化,不能传达音波,出现耳聋。

四、治疗

骨质疏松症治疗的终点目的是降低骨折的发生,阶段性目标是维持或升高骨量,缓解临床症状。

1. **中药治疗**　中药内服根据不同证候进行施治。肝肾阴虚者,治以补益肝肾,方用左归丸、左归饮、六味地黄丸加减,或用中成药骨疏康、骨松宝、芪骨胶囊等。脾肾阳虚者,治以温补肾阳,方用右归丸、右归饮、金匮肾气丸化裁,或用中成药人工虎骨粉胶囊、淫羊藿苷胶囊、淫羊藿总黄酮胶囊、续断提取物制剂等。肾虚血瘀者,治以补肾活血,方用龟鹿二仙胶汤、血府逐瘀汤加减,或用中成药人工虎骨粉胶囊、仙灵骨葆胶囊。脾胃虚弱者,补中益气汤、济生肾气丸化裁。血瘀气滞者,复元活血汤、桃红四物汤化裁,或用中成药伤科接骨片、七厘胶囊等。

2. **中医外治疗法**　如针灸疗法、推拿手法、练功疗法等可根据具体情况选择应用。

3. **西药治疗**　抑制骨吸收为主的药物有降钙素、双膦酸盐、雌激素等,促进骨形成为主的药物有甲状旁腺激素等。

4. **营养素**　治疗骨质疏松症需要适当补充一定的营养素,包括钙、维生素 D 等。

5. **其他疗法**　适当运动,多晒太阳,避免外伤或跌倒。

五、预防与调护

骨质疏松症且发生骨折,生活质量下降,出现各种合并症,可致残或致死,因此骨质疏松症的预防比治疗更为现实和重要。

在日常生活中,要注意饮食营养,加强体育锻炼,增强体质以减少发生骨质疏松症的机会。重视绝经后和随年龄增大而发生的骨量丢失。对已患骨质疏松症的老年人还应加强陪护,预防发生骨折。对绝经后妇女和老年人注意饮食调养以保证足量的钙、蛋白质和维生素的摄入。体育锻炼对于骨量的积累及减少极其有益并有利于提高机体质素。

第五节 类风湿关节炎

类风湿关节炎(rheumatoid arthritis, RA)是一种病因未明的慢性、以炎性滑膜炎为主的系统性疾病。其特征是手、足小关节的多关节、对称性、侵袭性关节炎症,经常伴有关节外器官受累及血清类风湿因子阳性,可以导致关节畸形及功能丧失。

一、病因病机

(一)病因病理

RA 的发病可能与遗传、感染、性激素等有关。RA 的病理主要有滑膜衬里细胞增生、间质大量炎性细胞浸润,以及微血管的新生、血管翳的形成及软骨和骨组织的破坏等。

(二)中医病因病机

1. 风湿热毒之邪痹阻经络 体虚或劳累过度或七情内伤致气血营卫不足,卫外不固,风湿热毒之邪乘虚而入,滞留关节、经络、筋脉使气血不通,风、湿、热内壅,关节肿胀疼痛而发病。

2. 风寒湿痹阻经络 阳气不足或久居寒湿之地,卫外不固,寒湿之邪侵入人体,寒湿属阴入内使阳气亏耗,风寒湿瘀阻关节痹阻经络,阳气虚则虚热内生,使寒湿化热或寒热并存、交错,关节气血不适,筋脉不舒,肿胀疼痛,关节障碍。

3. 瘀血痰浊痹阻经络 正气不足,邪气不去致气血亏虚,脏腑失调,造成气、血、阴津生成代谢障碍。血虚则脉行无力,瘀血内生,水谷不化而为痰浊,痰瘀互结,痹阻经络关节,使关节肿大而发病。

本病属本虚而标实,本虚为气血阴阳脏腑亏损失调,表实为外邪瘀血痰湿;病机特点为经络闭阻、气血运行不畅;病变在关节、筋骨、肌肉。一般从病程上初期以邪实为主,后期则多属正虚邪恋或虚实夹杂。

二、临床表现

女性好发,发病率为男性的 2～3 倍。可发生于任何年龄,高发年龄为 40～60 岁。

1. 症状与体征

(1) 晨僵:早晨起床时关节活动不灵活的主观感觉,它是关节炎症的一种非特异表现,其持续时间与炎症的严重程度成正比。

(2) 关节受累的表现:① 多关节受累:呈对称性多关节炎(常≥5 个关节)。易受累的关节有手、足、腕、踝及颞颌关节等,其他还可有肘、肩、颈椎、髋、膝关节等。② 关节畸形:手的畸形有梭形肿胀、尺侧偏斜、天鹅颈样畸形、纽扣花样畸形等。足的畸形有跖骨头向下半脱位引起的仰趾畸形、外翻畸形、跖趾关节半脱位、弯曲呈锤状趾及足外翻畸形。③ 其他 可有正中神经/胫后神经受压引起的腕管/跗管综合征,膝关节腔积液挤入关节后侧形成腘窝囊肿(Baker 囊肿),颈椎受累(第

2、第 3 颈椎多见)可有颈部疼痛、颈部无力及难以保持其正常位置,寰枢关节半脱位,相应有脊髓受压及椎基底动脉供血不足的表现。

(3) 关节外表现:① 一般表现:可有发热、类风湿结节(属于机化的肉芽肿,与高滴度 RF、严重的关节破坏及 RA 活动有关,好发于肘部、关节鹰嘴突、骶部等关节隆突部及经常受压处)、类风湿血管炎(主要累及小动脉的坏死性小动脉炎,可表现为指、趾端坏死、皮肤溃疡、外周神经病变等)及淋巴结肿大。② 心脏受累:可有心包炎、心包积液、心外膜、心肌及瓣膜的结节、心肌炎、冠状动脉炎、主动脉炎、传导障碍、慢性心内膜炎及心瓣膜纤维化等表现。③ 呼吸系统受累:可有胸膜炎、胸腔积液、肺动脉炎、间质性肺疾病、结节性肺病等。④ 肾脏表现:主要有原发性肾小球及肾小管间质性肾炎、肾脏淀粉样变和继发于药物治疗(金制剂、青霉胺及 NSAIDs)的肾损害。⑤ 神经系统:除周围神经受压的症状外,还可诱发神经疾病、脊髓病、外周神经病、继发于血管炎的缺血性神经病、肌肥大及药物引起的神经系统病变。⑥ 贫血:是 RA 最常见的关节外表现,属于慢性疾病性贫血,常为轻至中度。⑦ 消化系统:可因 RA 血管炎、并发症或药物治疗所致。⑧ 眼:幼年患者可有葡萄膜炎,成人可有巩膜炎,可能由血管炎所致。还可有干燥性结膜角膜炎、巩膜软化、巩膜软化穿孔、角膜溶解。

(4) Felty 综合征:1%的 RA 患者可有脾大、中性粒细胞减少及血小板减少、红细胞计数减少,常有严重的关节病变、高滴度的 RF 及 ANA 阳性,属于一种严重型 RA。

(5) 缓解性血清阴性、对称性滑膜炎:伴凹陷性水肿综合征(RS3PE)男性多见,常于 55 岁以后发病,呈急性发病,有对称性腕关节、屈肌腱鞘及手小关节的炎症,手背可有凹陷性水肿。晨僵时间长(0.5~1 日),但 RF 阴性,X 线多没有骨破坏。有 56%的患者为 HLA-B7 阳性。治疗上对单用 NSAIDs 药物反应差,而小剂量糖皮质激素疗效显著。常于 1 年后自发缓解,预后好。

(6) 成人 Still 病(AOSD):以高热、关节炎、皮疹等的急性发作与缓解交替出现的一种少见的 RA 类型。因临床表现类似于全身起病型幼年类风湿关节炎(Still 病)而得名。部分患者经过数次发作转变为典型的 RA。

(7) 老年发病的 RA:常>65 岁起病,性别差异小,多呈急性发病,发展较快(部分以 OA 为最初表现,几年后出现典型的 RA 表现)。以手足水肿、腕管和跗管综合征及多肌痛为突出表现,晨僵明显,60%~70%RF 阳性,但滴度多较低。X 线以骨质疏松为主,很少侵袭性改变。患者常因心血管、感染及肾功能受损等合并症而死亡。选用 NSAIDs 要慎重,可应用小剂量激素,对慢作用抗风湿药(SAARD)反应较好。

2. 辅助检查

(1) 一般检查:血、尿常规、血沉、C-反应蛋白、生化(肝、肾功能)、免疫球蛋白、蛋白电泳、补体等。

(2) 自身抗体:自身抗体的检出,是 RA 有别于其他炎性关节炎如银屑病关节炎、反应性关节炎和骨关节炎的标志之一。

(3) 遗传标记:HLA-DR4 及 HLA-DR1 亚型。

(4) X 线片:关节 X 线片可见软组织肿胀、骨质疏松及病情进展后的关节面囊性变、侵袭性骨破坏、关节面模糊、关节间隙狭窄、关节融合及脱位。X 线分期:① Ⅰ期:正常或骨质疏松;② Ⅱ期:骨质疏松,有轻度关节面下骨质侵袭或破坏,关节间隙轻度狭窄;③ Ⅲ期:关节面下明显的骨质侵袭和破坏,关节间隙明显狭窄,关节半脱位畸形;④ Ⅳ期:上述改变合并有关节纤维性或骨性强直。胸部 X 线片可见肺间质病变、胸腔积液等。

(5) CT 检查:胸部 CT 可进一步提示肺部病变,尤其高分辨 CT 对肺间质病变更敏感。

（6）MRI检查：手关节及腕关节的MRI检查可提示早期的滑膜炎病变，对发现类风湿关节炎患者的早期关节破坏很有帮助。

（7）超声：关节超声是简易的无创性检查，对于滑膜炎、关节积液以及关节破坏有鉴别意义。

3. 特殊检查

（1）关节穿刺术：对于有关节腔积液的关节，关节液的检查包括：关节液培养、类风湿因子检测、抗CCP抗体检测、抗核抗体等，并做偏振光检测鉴别痛风的尿酸盐结晶。

（2）关节镜及关节滑膜活检：对RA的诊断及鉴别诊断很有价值，对于单关节难治性的RA有辅助的治疗作用。

三、诊断与鉴别诊断

1. 诊断要点

（1）美国风湿病学会1987年修订的RA分类标准：如下≥4条并排除其他关节炎可以确诊RA。① 晨僵至少1小时（≥6周）。② 3个或3个以上的关节受累（≥6周）。③ 手关节（腕、MCP或PIP关节）受累（≥6周）。④ 对称性关节炎（≥6周）。⑤ 有类风湿皮下结节。⑥ X线片改变。⑦ 血清类风湿因子阳性。

（2）2012年早期RA（ERA）分类诊断标准如下≥3条可诊断RA。① 晨僵≥30分钟；② 大于3个关节区的关节炎；③ 手关节炎；④ 类风湿因子（RF）阳性；⑤ 抗CCP抗体阳性。

14个关节区包括：双侧肘、腕、掌指、近端指间、膝、踝和跖趾关节。

（3）病情分期：① 早期：有滑膜炎，无软骨破坏。② 中期：介于上、下间（有炎症、关节破坏、关节外表现）。③ 晚期：已有关节结构破坏，无进行性滑膜炎。

（4）关节功能分级

Ⅰ级：功能状态完好，能完成平常任务无碍（能自由活动）。

Ⅱ级：能从事正常活动，但有1个或多个关节活动受限或不适（中度受限）。

Ⅲ级：只能胜任一般职业性任务或自理生活中的一部分（显著受限）。

Ⅳ级：大部分或完全丧失活动能力，需要长期卧床或依赖轮椅，很少或不能生活自理（卧床或轮椅）。

2. 鉴别诊断

（1）骨关节炎：多见于中、老年人，起病过程大多缓慢。手、膝、髋及脊柱关节易受累，而掌指、腕及其他关节较少受累。病情通常随活动而加重或因休息而减轻。晨僵时间多小于半小时。双手受累时查体可见Heberden和Bouchard结节，膝关节可触及摩擦感。不伴有皮下结节及血管炎等关节外表现。类风湿因子多为阴性，少数老年患者可有低滴度阳性。

（2）银屑病关节炎：银屑病关节炎的多关节炎型和类风湿关节炎很相似。但本病患者有特征性银屑疹或指甲病变，或伴有银屑病家族史。常累及远端指间关节，早期多为非对称性分布，血清类风湿因子等抗体为阴性。

（3）强直性脊柱炎：本病以青年男性多发，以中轴关节如骶髂及脊柱关节受累为主，虽有外周关节病变，但多表现为下肢大关节，为非对称性的肿胀和疼痛，并常伴有棘突、大转子、跟腱、脊肋关节等肌腱和韧带附着点疼痛。关节外表现多为虹膜睫状体炎、心脏传导阻滞障碍及主动脉瓣闭锁不全等。X线片可见骶髂关节侵袭、破坏或融合，患者类风湿因子阴性，并且多为HLA-B27抗原阳性。本病有更为明显的家族发病倾向。

(4) 系统性红斑狼疮：本病患者在病程早期可出现双手或腕关节的关节炎表现，但患者常伴有发热、疲乏、口腔溃疡、皮疹、血细胞减少、蛋白尿或抗核抗体阳性等狼疮特异性、多系统表现，而关节炎较类风湿关节炎患者程度轻，不出现关节畸形。实验室检查可发现多种自身抗体。

(5) 反应性关节炎：本病起病急，发病前常有肠道或泌尿道感染史。以大关节（尤其下肢关节）非对称性受累为主，一般无对称性手指近端指间关节、腕关节等小关节受累。可伴有眼炎、尿道炎、龟头炎及发热等，HLA-B27可呈阳性而类风湿因子阴性，患者可出现非对称性骶髂关节炎的X线改变。

四、治疗

类风湿关节炎治疗的主要目的在于减轻关节炎症反应，抑制病变发展及不可逆骨质破坏，尽可能保护关节和肌肉的功能，最终达到病情完全缓解或降低疾病活动度的目标。

1. **中药治疗** 中药内服可根据具体证候分而治之。

(1) 湿热蕴结证：治以清热利湿、宣痹通络，方药如黄柏、金银花、蒲公英、赤小豆、薏苡仁、防己、苍术、川牛膝、泽泻、土茯苓、萆薢等；关节肿胀明显或积液较多加车前草、猪苓，热毒内盛者加生石膏、虎杖、板蓝根，热盛伤阴者加石斛、花粉、牡丹皮、生地黄等。

(2) 阴虚内热证：治以养阴清热、清凉解毒，方药如生地黄、石斛、牡丹皮、秦艽、青蒿、白薇、金银花、蒲公英、川牛膝、天花粉、独活等；偏湿者加苍术、黄柏、薏苡仁、土茯苓等。

(3) 风寒湿痹证：治以祛风散寒、除湿通络，方药如独活、羌活、桂枝、秦艽、防己、当归、川芎、桑枝、威灵仙、络石藤；风盛者加防己、白芷，寒盛者加附子、细辛，湿盛者加萆薢、苍术等。

(4) 寒热夹杂证：治以温经散寒、祛风清热除湿，方药如桂枝芍药知母汤加减，麻黄、桂枝、防风、知母、赤芍、防己、土茯苓、威灵仙、独活、川芎、细辛、甘草等。

2. **中医外治疗法** 如针灸疗法、推拿手法、药浴疗法、练功疗法等可选择应用。

3. **西药治疗** 方案应个体化，药物治疗主要包括非甾体抗炎药、慢作用抗风湿药、免疫抑制剂、免疫和生物制剂及植物药等。

(1) 非甾体抗炎药：有抗炎、止痛、解热作用，是类风湿关节炎治疗中最为常用的药物，适用于活动期等各个时期的患者。常用的药物包括双氯芬酸、萘丁美酮、美洛昔康、塞来昔布等。

(2) 抗风湿药(DMARDs)：又被称为二线药物或慢作用抗风湿药物。常用的有甲氨蝶呤(MTX)，口服或静注；柳氮磺吡啶，从小剂量开始，逐渐递增，以及羟氯喹、来氟米特、环孢素、金诺芬、白芍总苷等。

(3) 云克：即锝[^{99}Tc]亚甲基二磷酸盐注射液，是一种非激发状态的同位素，治疗类风湿关节炎缓解症状时起效快，不良反应较小。

(4) 糖皮质激素：激素不作为治疗类风湿关节炎的首选药物。但在下述四种情况可选用激素：① 伴随类风湿血管炎：包括多发性单神经炎、类风湿肺及浆膜炎、虹膜炎等。② 过渡治疗：在重症类风湿关节炎患者，可用小量激素快速缓解病情，一旦病情控制，应首先减少或缓慢停用激素。③ 经正规慢作用抗风湿药治疗无效的患者，可加用小剂量激素。④ 局部应用：如关节腔内注射可有效缓解关节的炎症。总原则为短期小剂量(10 mg/d以下)应用。

(5) 生物制剂：目前在类风湿关节炎的治疗上，已经有几种生物制剂被批准上市，并且取得了一定的疗效，尤其在难治性类风湿关节炎的治疗中发挥了重要作用。① Infliximab(英夫利昔单抗)，早期应用的效果更好，需与MTX联合应用，抑制抗抗体的产生。② Etanercept(依那西普)，治疗类风湿关节炎和 AS 疗效肯定,耐受性好。③ adalimumab(阿达木单抗),是针对 TNF-的全人源化的单克隆抗体。④ Tocilizumab(妥珠单抗),IL-6 受体拮抗剂,主要用于中重度 RA,对 TNF-α 拮抗剂反应欠佳的患者可能有效。⑤ 抗 CD20 单抗 Rituximab(利妥昔单抗),可与环磷酰胺或甲氨蝶呤联合用药。

(6) 植物药:目前,已有多种用于类风湿关节炎的植物药,如雷公藤、白芍总甙、青藤碱等。部分药物对治疗类风湿关节炎具有一定的疗效,但作用机制需进一步研究。

4. 免疫净化　除药物治疗外,可选用免疫净化疗法,可快速去除血浆中的免疫复合物和过高的免疫球蛋白、自身抗体等。目前常用的免疫净化疗法包括血浆置换、免疫吸附和淋巴细胞/单核细胞去除术。应用此方法时需配合药物治疗。

5. 手术治疗　经内科治疗不能控制及严重关节功能障碍的类风湿关节炎患者,外科手术是有效的治疗手段。外科治疗的范围从腕管综合征的松解术、肌腱撕裂后修补术至滑膜切除及关节置换术。

五、预防与护理

类风湿关节炎患者生存期与正常人生存期相比,没有缩短。此外,患者的受教育程度也与预后有关。提示类风湿关节炎的严重程度及预后较差的因素包括:关节持续性肿胀、高滴度抗体、HLA-DR4/DR1 阳性、伴发贫血、类风湿结节、血管炎、神经病变或其他关节外表现者。类风湿关节炎在晚期、重症或长期卧床患者,因合并感染,消化道出血,心、肺或肾病变等可危机患者生命。

功能锻炼是类风湿关节炎患者关节功能得以恢复及维持的重要方法。一般说来,在关节肿痛明显的急性期,应适当限制关节活动。但是,一旦肿痛改善,应在不增加患者痛苦的前提下进行功能活动。对无明显关节肿痛,但伴有可逆性关节活动受限者,应鼓励其进行正规的功能锻炼。

第六节　痛风性关节炎

痛风是由单钠尿酸盐(MSU)沉积所致的晶体相关性关节病,与嘌呤代谢紊乱和(或)尿酸排泄减少所致的高尿酸血症直接相关,特指急性特征性关节炎和慢性痛风石疾病,主要包括急性发作性关节炎、痛风石形成、痛风石性慢性关节炎、尿酸盐肾病和尿酸性尿路结石,重者可出现关节残疾和肾功能不全。痛风常伴腹型肥胖、高脂血症、高血压、2 型糖尿病及心血管病等表现。

一、病因病机

(一) 病因病理

痛风最重要的生化基础是高尿酸血症,依病因不同可分为原发性和继发性两大类。

原发性痛风多有遗传性,但临床有痛风家族史者仅占 10%～20%。尿酸生成过多在原发性高尿酸血症的病因中占 10%。原发性肾脏尿酸排泄减少约占原发性高尿酸血症的 90%,具体发病机制不清,可能为多基因遗传性疾病,但应排除肾脏器质性疾病。继发性痛风指继发于其他疾病过程中的一种临床表现,也可因某些药物所致。骨髓增生性疾病如白血病、淋巴瘤、多发性骨髓瘤、红细胞计数增多症、溶血性贫血和恶性肿瘤等可造成尿酸产生增多。肾脏疾病包括慢性肾小球肾炎、肾盂肾炎、多囊肾、铅中毒和高血压晚期等引起的肾小球滤过功能减退，可使尿酸排泄减少。药物如噻嗪类利尿药、呋塞米、乙胺丁醇、吡嗪酰胺、小剂量阿司匹林和烟酸等，可竞争性抑制肾小管排泄尿酸而引起高尿酸血症。另外，肾移植患者长期服用免疫抑制剂也可发生高尿酸血症，可能与免疫抑制剂抑制肾小管排泄尿酸有关。

（二）中医病因病机

痛风根据其临床表现，以急、慢性关节炎为主要表现时，应属于中医学中的"痹证""痛风""白虎历节风"的范畴。

基本病机是先天脾肾功能失调，脾虚或脾胃湿热，湿浊排泄缓少致痰湿外流注经脉、关节、内留滞脏腑。其病位初期表现在肢体、关节之经脉，继而侵蚀筋骨，内损脏腑。本病在出现症状之前，即有先天脾肾功能失调，不可忽略。本病的性质为本虚标实，以脾肾亏虚，脾运失调，脏腑蕴热为本，以湿浊、毒邪、痰瘀为标。

1. **饮食不节**　嗜食膏粱厚味、多食乳酪之品，致脾胃运化功能紊乱，酿湿生痰，积湿生热，湿热内生，外注皮肉关节，内留脏腑而发病。

2. **脾虚湿阻**　素体脾虚，脾失健运，水谷不化、酿生湿浊。湿浊留注关节，气血不畅，发为痹痛。湿浊留滞脏腑经络，易阻碍气机，导致气机升降失调，经络阻滞不畅，脾不升清降浊，影响脾运，形成恶性循环，使病情逐渐加剧。

3. **脏腑积热**　素体阳盛，脏腑积热、热郁为毒，热毒气堕于血脉，循于经络，攻于骨节而发病。

4. **脾胃湿热**　湿热浊毒，根于脾胃。若素日过食膏粱厚味，醇酒肥甘，湿热蕴于中焦，日久聚湿为浊毒，留滞血脉，壅闭经络，流注骨节，湿浊邪毒日久不除，循经窜络，附于骨干，形成痰核，坚硬如石。脾胃湿热是形成痛风病的内在原因之一。

5. **痰瘀痹阻**　风痰浊毒邪留滞血中，不得泄利，积滞日久，致血脉不畅，瘀血内生，痰瘀互结为患，闭阻经络，突发骨节剧痛，变生痛风结节，久之痰浊瘀腐，则关节僵肿畸形。由于郁闭之邪最易化热，其证又多兼热象，热邪与湿浊相合，湿热为患，煎耗尿液，可见石淋、尿血。

6. **脾肾阳虚**　肾为先天之本，主骨藏精。患者多因肾气先虚，导致外邪浸淫，痰瘀凝滞，气血不行，骨失所养，不荣则痛。日久，肾虚脾弱，水液运化失常，出现水肿，小便不利。或浊毒久稽，内扰脏腑，脏腑受损，穷则及肾。肾阳虚不能温煦脾土，则脾阳亦虚。虚实夹杂，寒热杂错、浊毒之邪壅塞三焦，发为"关格"。

二、临床表现

痛风多见于中年男性，女性仅占 5%，主要是绝经后女性，痛风发生有年轻化趋势。痛风的自然病程可分为四期，即无症状高尿酸血症期、急性期、间歇期、慢性期。

1. **症状与体征**

（1）急性痛风性关节炎：多数患者发作前无明显征兆，或仅有疲乏、全身不适和关节刺痛等。典型发作常于深夜因关节痛而惊醒，疼痛进行性加剧，在 12 小时左右达高峰，呈撕裂样、刀割样或咬噬样，难以忍受。受累关节及周围组织红、肿、热、痛和功能受限。多于数天或 2 周内自行缓解。首次发作多侵犯单关节，大部分发生在第一跖趾关节，其次为足背、足跟、踝、膝、腕和肘等关节，肩、髋、脊柱和颞颌等关节少受累，可同时累及多个关节，表现为多关节炎。部分患者可有发热、寒战、头痛、心悸和恶心等全身症状,可伴白细胞计数升高、红细胞沉降率增快和C反应蛋白增高等。

(2)间歇发作期痛风:发作持续数日至数周后可自行缓解,一般无明显后遗症状,或遗留局部皮肤色素沉着、脱屑及刺痒等,以后进入无症状的间歇期,历时数月、数年或十余年后复发,多数患者1年内复发,越发越频,受累关节越来越多,症状持续时间越来越长。受累关节一般从下肢向上肢、从远端小关节向大关节发展,出现指、腕和肘等关节受累,少数患者可影响到肩、髋、骶髂、胸锁或脊柱关节,也可累及关节周围滑囊、肌腱和腱鞘等部位,症状趋于不典型。少数患者无间歇期,初次发病后呈慢性关节炎表现。

(3)慢性痛风石病变期:皮下痛风石和慢性痛风石性关节炎是长期显著的高尿酸血症、大量单钠尿酸盐晶体沉积于皮下、关节滑膜、软骨、骨质及关节周围软组织的结果。皮下痛风石发生的典型部位是耳郭,也常见于反复发作的关节周围及鹰嘴、跟腱和髌骨滑囊等部位。外观为皮下隆起的大小不一的黄白色赘生物,皮肤表面菲薄,破溃后排出白色粉状或糊状物,经久不愈。皮下痛风石常与慢性痛风石性关节炎并存。关节内大量沉积的痛风石可造成关节骨质破坏、关节周围组织纤维化和继发退行性改变等。临床表现为持续关节肿痛、压痛、畸形及功能障碍。慢性期症状相对缓和,但也可有急性发作。

(4)肾脏病变:长期高尿酸血症,可出现慢性尿酸盐肾病,尿酸性尿路结石,甚至急性尿路梗阻导致急性肾功能衰竭。后者多由恶性肿瘤及其放化疗(即肿瘤溶解综合征)等继发原因引起。

2. 辅助检查

(1)血尿酸测定:男性血尿酸值超过 7 mg/dl,女性超过 6 mg/dl 为高尿酸血症。

(2)尿尿酸测定:低嘌呤饮食 5 天后,24 小时尿尿酸排泄量＞600 mg 为尿酸生成过多型(约占 10％);＜300 mg 提示尿酸排泄减少型(约占 90％)。在正常饮食情况下,24 小时尿尿酸排泄量以 800 mg 进行区分,超过上述水平为尿酸生成增多。这项检查对有痛风家族史、年龄较轻、血尿酸水平明显升高、伴肾结石的患者更为必要。通过检测,可初步判定高尿酸血症的生化分型,有助于降尿酸药选择及判断尿路结石性质。

(3)尿酸盐检查:偏振光显微镜下表现为负性双折光的针状或杆状的单钠尿酸盐晶体。急性发作期,可见于关节滑液中白细胞内外;也可见于在痛风石的抽吸物中;在发作间歇期,也可见于曾受累关节的滑液中。

(4)影像学检查:急性发作期仅见受累关节周围非对称性软组织肿胀;反复发作的间歇期可出现一些不典型的放射学改变;慢性痛风石病变期可见单钠尿酸盐晶体沉积造成关节软骨下骨质破坏,出现偏心性圆形或卵圆形囊性变,甚至呈虫噬样、穿凿样缺损,边界较清,相邻的骨皮质可膨起或骨刺样翘起。重者可使关节面破坏,造成关节半脱位或脱位,甚至病理性骨折;也可破坏软骨,出现关节间隙狭窄及继发退行性改变和局部骨质疏松等。

(5)超声检查:受累关节的超声检查可发现关节积液、滑膜增生、关节软骨及骨质破坏、关节内或周围软组织的痛风石及钙质沉积等。超声下出现肾髓质特别是锥体乳头部散在强回声光点,则提示尿酸盐肾病,也可发现 X 线下不显影的尿酸性尿路结石。

(6)其他实验室检查:尿酸盐肾病可有尿蛋白浓缩功能不良,尿比重 1.008 以下,最终可进展为氮质血症和尿毒症等。

三、诊断与鉴别诊断

1. 诊断要点　中老年男性肥胖者,突然反复发作的单个跖趾、跗跖、踝等关节红肿剧痛,可自行缓解及间歇期无症状者,应首先考虑到痛风性关节炎;同时合并高尿酸血症及对秋水仙碱治疗有效者可诊断为痛风;滑液或滑膜活检发现尿酸盐结晶者即可确诊。

2. 鉴别诊断

(1) 原发性痛风和继发性痛风的鉴别:继发性痛风有以下特点:① 青少年、女性、老年人多见;② 高尿酸血症程度较重;③ 部分患者24小时尿尿酸排出增多;④ 肾受累多见,甚至发生急性肾衰竭;⑤ 痛风性关节炎症状往往较轻或不典型;⑥ 可能有明确的相关用药史。

(2) 与其他关节病变的鉴别。

1) 类风湿关节炎:一般以青、中年女性多见,好发于四肢的小关节,表现为对称性多关节炎,受累关节呈梭形肿胀,常伴晨僵,反复发作可引起关节畸形。类风湿因子多阳性,但血尿酸不高。X线片可见关节面粗糙和关节间隙狭窄,晚期可有关节面融合,但骨质穿凿样缺损不如痛风明显。

2) 化脓性关节炎和创伤性关节炎:创伤性关节炎一般都有关节外伤史,化脓性关节炎的关节囊液可培养出致病菌,两者的血尿酸均不高,关节滑液检查无尿酸盐结晶。

3) 关节周围蜂窝织炎:关节周围软组织明显红肿,畏寒和发热等全身症状突出,但关节疼痛往往不如痛风显著,周围血白细胞计数明显增高,血尿酸正常。

四、治疗

原发性痛风缺乏病因治疗,不能根治。

治疗痛风目的:① 迅速控制急性发作;② 预防复发;③ 纠正高尿酸血症,预防尿酸盐沉积造成的关节破坏及肾脏损害;④ 手术剔除痛风石,对毁损关节进行矫形手术,提高生活质量。

1. 中药治疗　中药内服可根据具体情况进行辨证论治。

(1) 湿热壅盛证:治以清热利湿、宣痹通络,方药如四妙丸加味,热盛加知母、生石膏、栀子以清热;湿重加车前草、汉防己以增利水之力;关节痛甚者加延胡索、全蝎、蜈蚣以活血止痛。

(2) 风寒湿盛证:治以祛风散寒、除湿通络,方药如薏苡仁汤加味,上肢痛甚加姜黄、威灵仙;下肢痛甚者可加牛膝、木瓜;皮下结节加天南星、炮山甲。

(3) 瘀血阻络证:活血祛瘀、利湿通络,方药如活血汤加味,上肢痛甚,加桂枝领行于上;下肢痛剧加牛膝引药下行;剧痛难寐者,加延胡索、乳香、蒲黄、荜茇以助活血止痛。

(4) 痰瘀互结证:治以消痰散结、活血化瘀,方药如消痰汤加减,血瘀明显者加丹参、红花;痰核破溃者加黄芪。

(5) 膀胱湿热证:治以清热利湿、通淋排石,方药如石韦散加减,尿血者加白茅根、小蓟以清热利尿、凉血止血;腰腹绞痛者加延胡索、白芍以理气缓急止痛。

(6) 脾肾阳虚证:治以健脾温肾,方药如附子汤加减,呕吐恶甚,加半夏、生姜;气虚水肿明显,重用黄芪,加防己。

2. 中医外治疗法　如推拿手法、外敷疗法、练功疗法等可根据具体情况选用。

3. 西医治疗

(1) 急性痛风性关节炎:卧床休息,抬高患肢,冷敷,疼痛缓解72小时后方可恢复活动。尽早治疗,防止迁延不愈。应及早、足量使用以下药物,见效后逐渐减停。急性发作期不开始降尿酸治疗,已服用降尿酸药物者发作时不需停用,以免引起血尿酸波动,延长发作时间或引起转移性发作。

1) 非甾体类抗炎药(NSAIDs):非甾体类抗炎药均可有效缓解急性痛风症状,为一线用药。

2) 秋水仙碱:是治疗急性发作的传统药物。秋水仙碱不良反应较多,主要是胃肠道反应,也可引起骨髓抑制、肝损害、过敏和神经毒性等。不良反应与剂量相关,肾功能不全者应减量使用。

3) 糖皮质激素:治疗急性痛风有明显疗效,通常用于不能耐受非甾体类抗炎药和秋水仙碱或肾功能不全者。单关节或少关节的急性发作,可行关节腔抽液和注射长效糖皮质激素,以减少药物全身反应,但应除外合并感染。对于多关节或严重急性发作可口服、肌内注射、静脉使用中小剂量的糖皮质激素。为避免停药后症状"反跳",停药时可加用小剂量秋水仙碱或非甾体类抗炎药。

(2) 间歇期和慢性期:目的是长期有效控制血尿酸水平,防止痛风发作或溶解痛风石。使用降尿酸药指征包括急性痛风复发、多关节受累、痛风石、慢性痛风石性关节炎或受累关节出现影像学改变、并发尿酸性肾石病等。治疗目标是使血尿酸<6 mg/dl,以减少或清除体内沉积的单钠尿酸盐晶体。目前临床应用的降尿酸药主要有抑制尿酸生成药和促进尿酸排泄药,均应在急性发作终止至少 2 周后,从小剂量开始,逐渐加量。根据降尿酸的目标水平在数月内调整至最小有效剂量并长期甚至终身维持。仅在单一药物疗效不好、血尿酸明显升高、痛风石大量形成时可合用 2 类降尿酸。在开始使用降尿酸药物同时,服用低剂量秋水仙碱或非甾体类抗炎药至少 1 个月,以预防急性关节炎复发。

1) 抑制尿酸生成药:为黄嘌呤氧化酶抑制剂。广泛用于原发性及继发性高尿酸血症,尤其是尿酸产生过多型或不宜使用促尿酸排泄药者。

2) 促尿酸排泄药:主要通过抑制肾小管对尿酸的重吸收,降低血尿酸。主要用于肾功能正常,尿酸排泄减少型。对于 24 小时尿尿酸排泄>3.57 mmol 或已有尿酸性结石者,或慢性尿酸盐肾病的患者、急性尿酸性肾病患者,不宜使用。在用药期间,特别是开始用药数周内应碱化尿液并保持尿量。① 丙磺舒;② 苯磺唑酮;③ 苯溴马隆。

3) 碱性药物:尿酸在碱性环境中可转化为溶解度更高的尿酸盐,利于肾脏排泄,减少尿酸沉积造成的肾脏损害。使尿 pH 值保持在 6.5 左右,同时保持尿量,是预防和治疗痛风相关肾脏病变的必要措施。

(3) 肾脏病变的治疗:痛风相关的肾脏病变均是降尿酸药物治疗的指征,应选用别嘌醇,同时均应碱化尿液并保持尿量。慢性尿酸盐肾病如需利尿时,避免使用影响尿酸排泄的噻嗪类利尿剂及呋塞米等,其他处理同慢性肾炎。对于尿酸性尿路结石,经过合理的降尿酸治疗,大部分可溶解或自行排出,体积大且固定者可行体外冲击碎石、内镜取石或开放手术取石。对于急性尿酸性肾病急危重症,迅速有效地降低急骤升高的血尿酸,除别嘌醇外,也可使用尿酸酶,其他处理同急性肾衰竭。

五、预防与护理

如果及早诊断并进行规范治疗,大多数痛风患者可正常工作生活。慢性期病变经过治疗有一定的可逆性,皮下痛风石可缩小或消失,关节症状和功能可改善,相关的肾脏病变也可减轻、好转。患者起病年龄小、有阳性家族史、血尿酸显著升高和痛风频发,提示预后较差。伴发高血压、糖尿病或其他肾病者,发生肾功能不全的风险增加,甚至危及生命。

对于无症状高尿酸血症患者,预防痛风发作以非药物治疗为主,主要包括饮食控制和戒酒,避免用使血尿酸升高的药物。此外应注意避免剧烈运动或损伤,控制体重,多饮水,长期碱化尿液等。

(詹红生 张 俐 王建伟)

第十八章 骨与关节感染性疾病

导学

熟悉急、慢性骨髓炎；**了解**化脓性关节炎。

第一节 急性血源性骨髓炎

由急性血源性化脓菌引起的髓腔、骨和骨膜化脓性炎症称之为急性血源性骨髓炎。急性血源性骨髓炎最常见的致病菌是溶血性金黄色葡萄球菌，其次为链球菌及白色葡萄球菌。多发生于儿童及青少年，男孩多于女孩，其比例约为 4∶1。虽然全身所有骨骼均可发生，但常见于长骨的干骺端，尤以股骨下端、胫骨上端为多。病灶形成后脓肿被骨质包绕，引流不通畅，多有严重的毒血症表现，以后脓肿扩大依局部阻力大小而向不同方向蔓延(图 18-1)。

一、病因病机

(一)病因

1. **外因是高度感染力的细菌侵入人体** 引起急性化脓性骨髓炎的病因为化脓菌性细菌感染。任何细菌都可以引起骨髓炎，而最常见的细菌是溶血性金黄色葡球菌(占 80%～90%)，其次为乙型链球菌和大肠杆菌。肺炎双球菌、白色葡萄球菌、伤寒杆菌等则少见。一般进入骨骼途径有三种。

(1) 血源性：化脓性细菌通过循环在局部骨质发生病变，即为血源性骨髓炎。感染病灶常为扁桃腺炎、中耳炎、疖、痈等。患者大多身体衰弱，营养较差，过度疲劳或急性病后发生。外伤常为一诱因，病人有时有轻度外伤史，外伤有时决定发病部位，如局部轻度挫伤后可发生股骨或胫骨骨髓炎。

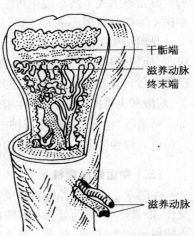

干骺端
滋养动脉
终末端

滋养动脉

图 18-1 儿童长骨干骺端滋养动脉为终末端，血流缓慢，细菌易于停留

（2）外伤性：系直接感染，由火器伤或其他外伤引起的开放性骨折，伤口污染，未经及时彻底清创而发生感染，即为外伤性骨髓炎。骨与关节手术时，无菌操作不严，也可引起化脓性感染。

（3）骨骼附近软组织感染扩散引起，如脓性指头炎，若不及时治疗，可以引起指骨骨髓炎。

2. 内因是全身或局部骨骼的抗菌力降低 在正常人的血液里有时有少数细菌侵入，但由于机体抵抗力而被消灭，如在机体抵抗力降低，并有感染病灶时，细菌可从病灶进入血液，机体未能将其全部消灭，细菌随循环可侵入骨骼。是否发生感染，要看当时机体对感染的敏感性，局部的抵抗力等条件决定。从解剖学上看，在长骨干骺端有很多的终末小动脉，循环丰富，血流较慢，利于细菌繁殖。细菌积聚愈多，毒力愈大，则消灭愈难，发生骨髓炎的机会也就增加。有的细菌如葡萄球菌，常积聚成团，在细小动脉内可形成栓塞，使该血管的末端阻塞，使局部组织坏死，利于细菌生长和感染的发生。临床上骨髓炎的发生常和外伤（扭伤、挫伤等）有关，局部损伤常为诱因，有利于细菌生长。

（二）病理

急性期以骨质吸收、破坏为主；慢性期以感染的骨组织增生、硬化、坏死、包壳、瘘孔、窦道、脓肿并存，反复发作。

大量的菌栓停滞在长骨的干骺端，阻塞了小血管，骨骼缺乏营养，迅速发生骨坏死，并有充血、渗出与白细胞浸润。白细胞释放的蛋白溶解酶破坏了细菌、坏死的骨组织与邻近的骨髓组织。渗出物和破坏的碎屑成为小型脓肿并逐渐增大，使容量不能扩张的坚硬骨腔内的压力更高。其他的血管亦受到压迫而形成更多的坏死骨组织。脓肿不断扩大并与邻近的脓肿合并成更大的脓肿。脓腔内高压的脓液可以沿着哈佛管蔓延至骨膜下间隙将骨膜掀起成为骨膜下脓肿。骨密质外层1/3的血供系来自骨膜，骨膜的掀起会剥夺了外层骨密质的血供而成为死骨。骨膜穿破后脓液便沿着筋膜间隙流注而成为深部脓肿，穿破皮肤，排出体外，成为窦道。脓液还可以沿着骨髓腔蔓延，破坏了骨髓组织、松质骨和内层2/3密质骨的血液供应。严重病例骨密质的内、外面都浸泡在脓液中而失去血供，这样便会形成大片的死骨。

脓液进入邻近关节比较少见，因为成人骺板已经融合，骨骺板具有屏障作用。但少儿阶段，脓肿可直接进入关节腔形成化脓性关节炎，少儿股骨头骺板位于髋关节囊内，该处骨髓炎可以直接穿破干骺端骨密质而进入关节。

骨组织失去血供后，部分骨组织因缺血而坏死，在周围形成炎性肉芽组织，死骨的边缘逐渐被吸收，使死骨与主骨完全脱离。在死骨形成过程中，病灶周围的骨膜因炎性充血和脓液的刺激而产生新骨，包围在骨干的外层，形成"骨性包壳"，包壳上有数个小孔与皮肤窦道相通。包壳内有死骨、脓液和炎性肉芽组织，往往引流不畅，成为骨性死腔。小片死骨可以被肉芽组织吸收，或为吞噬细胞所清除，也可经皮肤窦道排出。大块死骨难以吸收或排出，长期留存体内，使窦道经久不愈合，疾病进入慢性阶段。

（三）中医病因病机

中医学称急性血源性骨髓炎为"附骨疽"，认为此病好发于四肢长骨，始则全身不适，继而寒热交作、筋骨疼痛，甚而壮热不退或伴有汗出，便秘尿赤，表面虽不红不热，其内肌骨胀痛，疼痛彻骨，不能屈伸转动、拒按，是为实热之证。局部胖肿，附筋着骨，推之不移，疼痛彻骨；成脓期湿热瘀滞于骨，热盛肉腐骨败，则焮肿日著，寒热交作，或日晡更甚；病久则寒郁化热，腐肉成脓，而外形仍漫肿无头，皮色不变。溃后诸症渐伏，患肢疼痛可略缓解，精神渐佳，唯疮口脓水淋漓，迟迟不敛，或有腐骨从疮口排出,形成漏道。若经久不愈,耗伤气血,则见气血两虚之象。

1. **热毒注骨** 患疔毒疮疖或麻疹、伤寒等病后,余毒未尽,热毒深蕴于内,伏结入骨成痈;或因跌打闪挫,气滞血瘀,经络阻塞,积瘀成痈,循经脉流注入骨,繁衍聚毒为病。

2. **创口成痈** 跌打、金刃所伤,皮破骨露,创口脓毒炽盛,入骨成痈,久不愈则成骨疽。

3. **正虚邪侵** 《外科正宗》曰:"夫附骨疽者,乃阴寒入骨之病也,但人之气血生平壮实,虽遇寒冷邪不入骨。"正气内虚,毒邪侵袭,正不胜邪,毒邪深窜入骨,致病成骨疽。

二、临床表现

1. **症状与体征**

(1)全身症状:恶寒、高热、呕吐,呈败血症样发作。新生儿及乳儿易兴奋、拒乳,换尿布时哭闹。

(2)局部症状:按感染部位、范围、年龄等,表现不同的病象。首先是出现自发痛,新生儿及乳儿因不会讲话,疼痛表现为患肢不动(假性麻痹),换尿布时哭闹。局限在骨干骺部的压痛最重要,是最早出现的局部表现。发热、发红是典型的急性炎症表现,出现关节肿胀、关节液的潴留。随着骨髓内的脓疡向骨外排出,骨髓腔内压下降而疼痛减轻,但肿胀、发红、发热持续,在骨包壳尚未形成的亚急性期,可出现或可不出现骨膜增殖,死骨存在,甚至大段骨完全坏死、病理骨折、畸形、假关节;多发窦道形成。股骨近远干骺端、肱骨近端形成化脓性关节炎。化脓性关节炎也可直接波及干骺端,引起干骺端及骨骺的骨髓炎。

2. **辅助检查**

(1)实验室检查:在急性血源性骨髓炎,血常规可见白细胞总数增高,可达$(30\sim40)\times10^9/L$,中性白细胞增加,一般有均伴血红蛋白降低。血沉增快,可用于病情的观测。局部脓液培养有化脓性细菌。血液细菌培养可获知具体致病菌,但并非每次培养均可获阳性结果,特别是已经用过抗生素者血培养阳性率更低。在寒战高热期抽血培养或初诊时每隔2小时抽血培养1次,共3次,可以提高血培养阳性率。所获致病菌均应作药物敏感试验,以便调整抗生素。

(2)X线片检查:急性化脓性骨髓炎最初的7~10日内,用软组织摄影,常可见到邻近的肌肉肿胀,其脂肪间隙模糊或消失。发病2周左右时,即可见到骨质的早期X线表现(图18-2):干骺端松质骨开始显示骨质稀疏、密度减低,骨小梁模糊不清,甚至消失而形成边缘模糊的斑点状透亮区。由于骨膜下脓肿的刺激引起修复作用,在皮质周围产生明显的骨膜新骨,呈一层较淡而不规则的致密影,与骨干平行,有时骨膜新骨呈花边状,由于骨膜掀起以及血栓性动脉炎,使骨质血液供应受阻,产生骨皮质坏死,沿长轴形成大片长条状死骨。因肉芽组织和脓液将其与骨干分离而在其周围呈现一透亮带,加之周围的骨质稀疏,使死骨显得相对浓白。这种较大的长条状死骨片是化脓性骨髓炎的特征。在急性期,以骨破坏为主,但增生修复作用已开始。除骨膜增生骨化外,在髓腔内的破坏透亮区周围可见骨质增生硬化,两者关系密切,此种改变见于整个病变区。

(3)同位素骨扫描:具有很高的敏感性,在发病数小时内

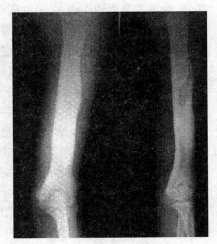

图 18-2 急性骨髓炎

即有患骨的代谢异常,出现放射性同位素浓聚,这对于临床高度怀疑早期急性化脓性骨髓炎,而 X 线片骨改变阴性时,对确定诊断很有帮助。

(4) CT 表现:急性化脓性骨髓炎早期的髓内和周围软组织的充血水肿,CT 表现为骨髓密度的减低,肌肉密度下降,肌间脂肪变薄和移位。对及早发现软组织和骨膜下脓肿作用较大,表现为边界较清楚的囊状低密度区,增强扫描后脓肿壁明显强化,而脓腔不强化,使脓肿范围更清楚。此外,对显示死骨 CT 比平片优越。

(5) MRI 表现:早期骨髓的炎性渗出与水肿,MRI 尤其敏感,表现为 T1 加权骨髓正常的高信号被低信号取代,T2 加权病变的骨髓信号比正常更高。周围软组织水肿在 T2 加权呈高信号,皮下脂肪水肿在 T1 加权表现为高信号的脂肪层内出现不规则的低信号影。MRI 能够全方位显示早期的骨膜下和软组织脓肿的范围,脓肿在 T1 加权为低信号,在 T2 加权呈均匀高信号影,增强见脓肿壁明显强化。正常皮质骨在 T1 加权和 T2 加权均呈低信号,骨破坏表现为低信号的骨皮质变薄不规则或消失,被高信号取代。MRI 对死骨的发现不如平片和 CT 敏感。

三、诊断与鉴别诊断

1. 诊断标准 ① 有感染史或有外伤史;② 起病急骤,始有寒战高热,患部疼痛彻骨,不能活动,动则剧痛,局部肿胀;③ 骨膜穿刺可抽出脓液;④ 脓肿穿破骨膜后疼痛缓解,溃后脓水淋漓,不能愈合,可形成窦道;⑤ 化验检查,血白细胞总数及中性粒细胞明显增高,血培养可阳性;⑥ X 线片 2~3 周后能显示骨影模糊区、骨膜反应、骨皮质有虫蛀样破坏。

2. 鉴别诊断

(1) 蜂窝组织炎:局部出现红、肿、热、痛是所有发炎最初的症状,会引发蜂窝组织炎就不止于此,开始出现局部灼热感及压痛现象,局部会有水肿、红斑的情形。同时也会有发烧、畏寒、全身倦怠、头痛或关节痛等,血液检查时,血中白血球会明显的上升。若不即时治疗,等到出现淋巴腺肿时,表示细菌已经侵入血液中,严重的话,甚至会引发败血症而死亡。当细菌造成严重时的发炎可能已找不到伤口,或是细菌转移至其他部位而不在原来的伤口处发炎。

(2) 化脓性关节炎:有两种类型一为病原体直接侵犯关节,如金黄色葡萄球菌、肺炎双球菌、脑膜炎双球菌、淋球菌及链球菌等感染,尤其发生败血症时。在原发感染的基础上,病人出现寒战、高热、受累关节剧烈疼痛,关节肿胀活动障碍。尤其下肢负重关节,如髋关节和膝关节发病最多,不对称,多为单关节炎。关节腔穿刺液呈化脓性改变。涂片或培养可找到细菌。关节 X 线片可见关节局部脱钙、骨质侵蚀及关节间隙变窄,易并发骨膜炎及骨髓炎。另一为感染继发变态反应性关节炎;在感染过程中,由于细菌毒素或代谢产物所致。如金黄色葡萄球菌败血症、亚急性细菌性心内膜炎、猩红热后关节炎、菌痢后关节炎、脑膜炎后关节炎及布氏杆菌性关节炎等。主要表现为四肢大关节游走性疼痛,可有局部红肿,一般经 1~2 周自愈。

(3) 风湿性关节炎:多见于儿童及青年,以急性发热及关节肿痛起病。主要侵犯大关节,如膝关节、踝关节、腕、肘、肩等关节,关节红肿热痛,呈游走性,一处关节炎症消退,另处关节起病。关节炎症消退后不留永久性损害,X 线关节摄片骨质无异常,血清类风湿因子阴性,抗链球菌溶血素、抗链激酶及抗透明质酸酶阳性。

(4) 骨样骨瘤:常易诊断为局限性脓肿,但其特征为经常性隐痛,夜间疼痛较重,局部压痛明显,但无红肿,少有全身症状,X 线片可进一步提供鉴别依据。

(5) 骨干肉瘤:局部及 X 线片表现偶可与骨髓炎混淆,但根据发病部位、年龄,临床表现及 X

线片特征可资鉴别。骨髓炎病程长窦道久治不愈,局部疼痛剧烈,有异常肉芽,脓液量多且有恶臭味,应注意有恶变的可能。

四、治疗

1. 中医治疗

(1) 内治法:中医治疗急性化脓性骨髓炎以消法为主,宜清热解毒,活血通络,分 3 种证型论治。

1) 风热炽盛证:证见寒战、高热、面红,气热息粗,便秘溲赤,渴喜冷饮。舌质红,苔黄,脉滑数。当采用清热解毒,疏风通络之法,方以黄连解毒汤合仙方活命饮加减。

2) 脓毒蕴积证:证见患部掀肿日增,疼痛,寒热交作或日晡尤甚,口干不甚喜饮。舌苔黄腻,脉滑数。当采用清营、托里、透脓之法,方以五味消毒饮或托里消毒饮加味。

3) 正虚恋邪证:证见疮色晦暗不鲜,脓水淋漓,面色苍白或萎黄,唇淡,全身倦怠,或心悸,失眠,自汗,短气。舌淡苔少,脉细数或无力。当采用扶正托毒、调补气血。方以十全大补汤合五味消毒饮加减。

(2) 外治法:初起:皮色不变者,以冲和膏外敷,若皮色转红时,宜洪宝丹冷茶调敷或敷以如意金黄散。脓成:宜及时切开排脓,并于疮口纳入纸捻以利引流;也可酌情用二黄煎液冲洗脓腔。溃后:宜用七三丹或八二丹药线引流,红油膏或冲和膏盖贴。如触及死骨松动者,可用镊子钳去。形成窦道者,用千金散或五五丹药线腐蚀窦道,后改用八二丹药线,太乙膏或红油膏盖贴。也可做手术清创,脓尽改用生肌散,生肌白玉膏。

2. 西医治疗

(1) 全身支持疗法:包括充分休息与良好护理,注意水、电解质平衡,少量多次输血,预防发生褥疮及口腔感染等,给予易消化的富于蛋白质和维生素的饮食,使用镇痛剂,使患者得到较好的休息。

(2) 药物治疗:及时采用足量而有效的抗菌药物,开始可选用广谱抗生素,常 2 种以上联合应用,以后再依据细菌培养和药物敏感试验的结果及治疗效果进行调整。抗生素应继续使用至体温正常、症状消退后 2 周左右。大多可逐渐控制毒血症,少数可不用手术治疗。如经治疗后体温不退,或已形成脓肿,则药物应用需与手术治疗配合进行。

3. 局部治疗

用适当夹板或石膏托限制活动,抬高患肢,以防止畸形,减少疼痛和避免病理骨折。如早期经药物治疗,症状消退,可延缓手术或无须手术治疗。但如已形成脓肿,应及时切开引流。如脓肿不明显,症状严重,药物在 24~48 小时内不能控制,患骨局部明显压痛,应及早切开引流,以免脓液自行扩散,造成广泛骨质破坏。

4. 手术治疗

目的是引流脓液,减少毒血症症状;阻止急性骨髓炎转变为慢性骨髓炎。手术治疗宜早,最好在抗生素治疗后 48~72 小时仍不能控制局部症状时进行手术。慢性骨髓炎手术目的是彻底清除病灶。

急性期治疗有钻孔引流或开窗减压两种。在干骺端压痛最明显处作纵形切口,切开骨膜,放出骨膜下脓肿内高压脓液。如无脓液,向两端各剥离骨膜 2 cm,不宜过广,以免破坏骨密质的血液循环,在干骺端以 4 mm 口径的钻头钻孔数个。如有脓液溢出,可将各钻孔连成一片,用骨刀去除一部分骨密质,称为骨"开窗"。一般有骨膜下脓肿存在时,必然还有骨内脓肿。即使钻孔后未发现有骨内脓肿,损伤亦不大。不论有无骨内脓肿,不要用探针去探髓腔,亦不要用刮匙清理髓腔内。

手术伤口的处理：① 作闭式灌洗引流,引流管留置3周,或体温下降,引流液连续3次培养阴性即可拔除引流管。② 单纯闭式引流：脓液不多者可放单根引流管接负压吸瓶,每日经引流管注入少量高浓度抗生素液。③ 伤口暂不缝合,5～10日后再作延迟缝合。

五、预防与调护

(1) 饮食调理：患者应进食高蛋白、高热量、富含维生素的清淡可口的食物,少食多餐,以补充营养,增强机体抵抗力;高热时,及时进食温糖盐开水,以防虚脱,并加速毒物排泄。

(2) 体位与休息：卧床休息,尽量减少患肢活动以减轻疼痛,防止病理性骨折和关节畸形。

(3) 坚持使用抗生素至体温正常后2周,以巩固疗效,防止转为慢性。

(4) 伤口愈合后又出现红、肿、热、痛、流脓等,则提示转为慢性,需及时诊治。

第二节 慢 性 骨 髓 炎

慢性骨髓炎是急性化脓性骨髓炎的延续,全身症状大多消失,一般症状限于局部,是整个骨组织的慢性化脓性疾病。其特点为感染的骨组织增生、硬化、坏死、无效腔、包壳、瘘孔、窦道、脓肿并存,反复发作,缠绵难愈。

一、病因病机

(一) 病因病理

金黄色葡萄球菌是最常见的致病菌。在急性期未能及时和适当治疗,有大量死骨形成;有死骨或弹片等异物和无效腔的存在;局部广泛瘢痕组织及窦道形成,血循环不佳,利于细菌生长。大多数慢性骨髓炎是因急性骨髓炎治疗不当或不及时,病情发展的结果。如急性骨髓炎的致病菌毒力较低,或患者抵抗力较强,也可能在起病开始即为亚急性或慢性,并无明显急性症状。如果急性血源性骨髓炎在早期能得到及时有效的治疗,就可使慢性骨髓炎的发病率明显降低。

从急性骨髓炎到慢性骨髓炎,是一个逐渐发展变化的过程。若在急性期未能得到及时适当的治疗,形成死骨,虽脓液穿破皮肤后得以引流,急性炎症逐渐消退,但因死骨未能排除,其周围骨质增生,成为无效腔。有时大片死骨不易被吸收,骨膜下新骨不断形成,可将大片死骨包裹起来,形成死骨外包壳,包壳常被脓液侵蚀,形成瘘孔,经常有脓性分泌物自瘘管流出。病灶无效腔内含炎性肉芽组织和脓液。无效腔死骨及附近瘢痕组织等病灶内,由于缺乏血液供应,身体抗菌能力和药力难以达到,故常有细菌残留。窦道常为时愈时发,因脓液得不到引流,死骨、弹片等异物存在,或因患者抵抗力降低,即出现急性炎症症状。待脓液重新穿破流出,炎症渐趋消退,伤口可暂时愈合。如是反复发作,则成为慢性骨髓炎。骨质增生硬化,周围软组织有致密瘢痕增生,皮肤不健康,有色素沉着。窦道附近皮肤长期受炎性分泌物刺激,如治疗不当,久之可发生癌变。

(二) 中医病因病机

中医认为急、慢性骨髓炎同为"附骨疽",由热毒壅结、正虚邪滞、肾虚瘀阻所致。

二、临床表现

1. **症状与体征**　慢性骨髓炎一般周身症状轻微,有反复发作病史,有局部肿胀,骨质增厚,表面粗糙,有压痛。如有窦道,伤口长期不愈,偶有小块死骨排出。有时伤口暂时愈合,但由于存在感染病灶,炎症扩散,可引起急性发作,有全身发冷发热,局部红肿,经切开引流,或自行穿破,或药物控制后,全身症状消失,局部炎症也逐渐消退,伤口愈合,如此反复发作。由于反复发作,多处窦道,对肢体功能影响较大,有肌肉萎缩;如发生病理骨折,可有肢体短缩或成角畸形;如发病接近关节,多有关节挛缩或僵硬。

2. **辅助检查**

(1) X线、CT可显示死骨及大量较致密的新骨形成,有时有空腔,如系战伤,可有弹片存在。布劳德脓肿X线片显示长骨干骺端有圆形稀疏区,脓肿周围骨质致密。加利骨髓炎骨质一般较粗大致密,无明显死骨,骨髓腔消失(图18-3)。

(2) 病理检查慢性骨髓炎窦道口皮肤因长期受到炎症脓性分泌物刺激,当可疑窦道恶变时,病理检查可排除癌变。

3. **中医辨证分型**

(1) **热毒蕴结**:患部疼痛,皮肤红肿,触痛明显,肢体局部可触及波动感,或窦道可见脓性分泌物流出,可闻及异常气味,受累肢体关节主被动活动受限,或伴寒战、发热,舌红,苔黄,脉弦数或滑数。

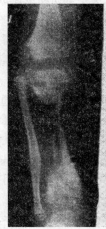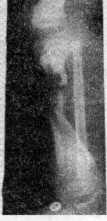

图18-3　慢性骨髓炎

(2) **正虚邪滞**:患部时有疼痛,活动、劳累或逢阴雨天气后加重,皮肤轻肿不红,触痛轻微,窦道时愈时溃,脓液或稠或稀伴轻度异常气味,间或可见死骨排出,受累肢体关节僵硬时轻时重,偶见低热,舌质淡红,苔薄腻或薄黄,脉滑。

(3) **肾虚瘀阻**:肢体畸形,关节僵硬,活动障碍,患部隐隐作痛,局部肤色晦暗,漫肿不消,隐痛不适,得温痛减。窦道周围皮肤暗紫无弹性,窦道久不收口,脓水清稀不断不伴异常气味,骨质萎缩缺损,骨折久不愈合或延迟愈合,伴形体羸瘦,面色苍白,肢冷畏寒,倦怠乏力,舌质暗淡,苔薄或无苔,脉沉细、沉迟。见肾亏骨空、虚寒内生、气血不足之象。

三、诊断与鉴别诊断

1. **诊断要点**

(1) 有急性血源性骨髓炎、开放性骨折或外伤史。

(2) 有长期不愈合的窦道或皮肤溃脓,局部红肿、疼痛、流脓,可伴有恶寒、发热等全身症状,反复发作。

(3) 窦道周围皮肤有色素沉着、瘢痕,口内肉芽组织增生;曾有死骨流出。

(4) X线、CT检查见病变骨质失去原有外形,骨干增粗、皮质增厚,密度普遍增高硬化,骨髓腔不规则、变窄甚至消失,有大小不等的死骨。

(5) 血白细胞计数可以正常,但红细胞沉降率和C-反应蛋白多增高。

(6) 血细菌培养见致病菌生长可以明确诊断。

(7) 病理检查应作为确诊的依据,并排除癌变。

2. **鉴别诊断** 应与骨结核相鉴别。骨结核一般多侵入关节,病史较缓慢,有结核或结核病接触史等。X 线片显示以骨质破坏为主而少有新骨形成。

四、治疗

1. **中药治疗** 中医治疗慢性骨髓炎,要充分体现内外兼治的原则。

(1) 热毒蕴结证:清热解毒,消肿排脓。内服可选用仙方活命饮加减。同时局部未溃破者,以清热解毒,活血消肿类中药研粉或制成软膏外敷于患处。局部溃破者,以清热解毒,活血消肿类中药水煎泡洗溃破处。

(2) 正虚邪滞证:补气养血,托毒透脓。内服可选用内补黄芪汤加减。局部无窦道者,以活血消肿,托毒排脓类中药研粉或制成软膏外敷于患处。局部溃破形成窦道者,以活血消肿,托毒排脓类中药水煎泡洗窦道。

(3) 肾虚瘀阻证:益肾填髓,温通化滞,托里排脓。内服阳和汤加减。局部无窦道者,以温经通络,敛疮生肌类中药研粉或制成软膏外敷于患处。局部溃破形成窦道者,以温经通络,敛疮生肌类中药水煎泡洗窦道。

2. **西药治疗** 根据细菌培养及药敏试验结果,选择有效抗生素,应联合足量应用抗生素,在全身用药的同时结合局部用药。局部用药可使病灶内抗生素比全身用药高数倍,甚至数十倍,从而大大提高了疗效。

3. **手术治疗** 如有死骨、窦道及空洞、异物等,则除药物治疗外,应手术根治。手术应在全身及局部情况好转,死骨分离,包壳已形成,有足够的新骨,可支持肢体重力时进行。手术原则是彻底清除病灶,包括死骨、异物、窦道、感染肉芽组织、瘢痕等,术后适当引流,才能完全治愈骨髓炎。骨髓炎手术一般渗血多,要求尽量在止血带下进行,做好输血准备。常用的手术术式有病灶清除开放引流法、清除病灶加滴注引流法、消灭死腔的手术、病骨切除、截肢等。

五、预防与调护

1. **饮食调理** 注意调理患者饮食,多食滋补肝肾及补气养血的食品,如动物肝、肾、瘦肉、牛奶等,提高机体素质,增强抗病能力。

2. **情志调理** 做好慢性疾病患者心理疏导及宣教工作,增加治疗依从性。

附:局限性骨脓肿

局限性骨脓肿是骨髓炎的另一种表现,又称 Brodie 脓肿,急性化脓性骨髓炎后由于身体抵抗力强,细菌毒性低,但局部病灶完全消灭,残留在干骺端中心,使之局限化而不向周围扩散,病灶周围形成圆形骨硬化带。多发生于青壮年,多见于胫骨上端、股骨下端和上端、肱骨上端等长骨两端。

一、临床表现

病程往往呈迁延性,可持续数年之久,当劳累或轻微外伤后局部有疼痛及皮温升高,使用抗生素后炎症表现迅速消退；少数炎症不能控制的病例则脓肿可穿破皮肤使脓液流出。

患者表现为局部隐痛、肿、热，有时毫无不适。一旦体质差，可局部急性发作。X 线片示干骺端囊样破坏区，周围骨质硬化，直径 1～7 cm 不等，有时在病灶内可能有小死骨碎片。经抗生素治疗和休息可好转，但不能根治，易复发。

X 线检查表现为长骨干骺端有椭圆形密度减低区，边缘有清晰的骨质硬化，病变与邻近正常骨髓腔境界清楚，需与骨囊肿鉴别。骨囊肿周围只有薄层成带状硬化骨。

二、诊断与鉴别诊断

(1) 诊断要点：① 起病时无明显全身症状。② 局部有红肿热痛症状，时轻时重。③ 休息或用抗生素治疗后好转。④ X 线表现为长骨干骺端处可见圆形或椭圆形透亮区，周围有硬化骨环。

(2) 鉴别诊断：应与骨样骨瘤、非骨化性纤维瘤、骨囊肿相鉴别。

三、治疗

骨脓肿的治疗方法以手术刮除为主，术前、术后应用抗生素，术中可见病灶内肉芽及黏液样脓液，应彻底刮除脓肿，完全切除硬化骨，局部空腔冲洗干净后缝合伤口，也可作自体松质骨植骨，效果满意，预后良好。

第三节 | 化脓性关节炎

关节的化脓性感染称化脓性关节炎，儿童多见。中医学称"关节流注"或"流注病"。清代高憩云著《外科医镜》指出："流注病多生十一二岁，或七八岁，三两岁小儿最多，大都先天不足，寒乘虚入里。"一般病变为单发性，多为败血症的并发症。也可因关节外伤、关节火器伤和手术感染所致。

常见的病原菌占 85% 以上是金黄色葡萄球菌，感染途径多数为血源性传播，少数为感染直接蔓延。本病常见于 10 岁左右儿童。最常发生在髋关节和膝关节，其次是肘、肩、距小腿和骶髂关节，以单发关节为主。髋关节由于部位深的关系或因全身其他部位感染症状所掩盖而被漏诊或延误诊断，使关节丧失功能常有发生。所以该病治疗效果强调早诊断，早治疗是确保关节功能不致发生障碍和丧失的关键。

一、病因病机

(一) 病因

本病是由化脓性细菌感染所致，感染途径以血源性感染最常见。细菌也可由伤口直接进入关节发生感染。有时关节附近的化脓性骨髓炎可直接蔓延至关节而发病，这种情况多见于髋关节。任何化脓性细菌均可引起本病，其中最常见者为金黄色葡萄球菌，其他如溶血性链球菌、淋病球菌、肺炎球菌、脑膜炎球菌、铜绿假单胞菌、伤寒杆菌、大肠杆菌等，也可引起感染。

(二) 病理

病理发展大致可分为三个阶段，在发展过程中有时并无明确的界限。① 浆液渗出期：关节滑膜充血、水肿，有白细胞浸润。关节腔内有浆液性渗出液，关节软骨尚未被破坏，这一阶段若治疗正

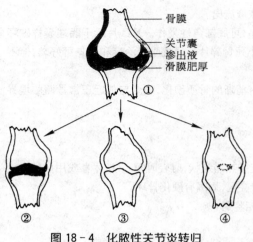

图 18-4 化脓性关节炎转归
① 化脓性关节炎 ② 痊愈
③ 纤维性强直 ④ 骨性强直

确,渗出液可被吸收,关节功能不受影响。② 浆液纤维蛋白渗出期:渗出液增多且黏稠混浊,关节内纤维蛋白沉积而造成关节粘连。由于中性多核细胞释放大量溶酶体类物质,关节软骨遭破坏,导致关节功能障碍。③ 脓性渗出期:滑膜和关节软骨被破坏,关节活动有严重障碍,甚至完全强直(图 18-4)。

(三)中医病因病机

中医学认为本病的机制是机体正气不足,邪毒壅滞关节所致。《外科理例》指出:"或腠理不密,寒邪客于经络,或闪仆,或产后,瘀血流注关节,或伤寒余毒未尽为患,皆因真气不足,邪得乘之。"主要可概括为以下四个方面。

1. 热毒余邪,流注关节 疔疮疖肿等失于治疗,或余毒未尽,而机体正气不足以使其内消外散,邪毒走散,流注于关节而发病。

2. 感受外邪 尤其是暑湿之邪,客于营卫,阻于经脉、肌肉之内,流注于关节而发病。

3. 瘀血停滞,化热成毒 积劳、过累,或因跌仆闪挫,瘀血停滞,郁而化热成毒,聚注关节为害。

4. 损伤感染 开放损伤,或因关节手术,关节腔封闭治疗,邪毒随之而入引起。

二、临床表现

1. 症状与体征

(1)全身表现:常起病急骤,初期全身不适,纳差,继而寒战高热,脉紧数。高热可达 40℃以上,小儿往往发生惊厥,或表现为脓毒血症或败血症。

(2)局部表现

1)关节疼痛:为本病最早的局部表现,程度因病情轻重而异。当活动受累关节时疼痛加重,髋关节化脓性关节炎可引起放射性膝关节疼痛。

2)关节肿胀:浅表的关节如肘、腕、膝、距小腿关节,早期就可见局部肿胀,甚者按之波动,伴有红、热。在膝关节可有浮髌现象。在髋关节等肌肉较多的关节,早期常不易发现肿胀。

3)关节功能障碍:由于炎症和疼痛的刺激,患肢肌肉发生保护性痉挛,肢体多呈屈曲位。同时,随着炎症的发展和关节内脓液的增多,使关节常固定在关节间隙充分扩大的位置。如髋关节往往处于屈曲、外展、旋外位,且关节不敢活动。

4)关节脱位:由于关节囊积液膨胀而囊腔扩大,加之强烈的肌肉痉挛,常发生病理性脱位或半脱位。此时,关节的主动和被动活动均丧失。

2. 辅助检查

(1)血液检查:白细胞总数增高,有时可高达$(20\sim40)\times10^9/L$以上,中性粒细胞80%、90%以上,血沉增快。血培养常为阳性,如早期阴性,可多次反复培养,有助于诊断。

(2)关节液检查:关节液穿刺对本病的诊断具有重要价值。抽出液除大体检查外,还可作细胞计数、细菌培养和涂片。大体检查:早期可能为淡黄色澄清液体,继而出现黄色混浊样液体,晚期为脓性液体。镜检：早期有红细胞、白细胞，可无细菌。继而可出现大量纤维蛋白，白细胞总数可达 $50×10^9/L$ 以上，中性粒细胞达 90％以上。晚期见到脓细胞、细菌和坏死组织。

（3）X 线检查：早期骨与软骨多无改变，仅软组织肿胀和关节内积液，可见关节周围软组织肿胀的影像和骨质疏松的表现，关节囊边界模糊，关节间隙增宽。以后随着渗出液增多，关节腔膨胀，可见脱位现象。晚期关节软骨破坏，关节间隙变窄，周围有骨质增生、硬化。如病情严重可致关节间隙消失，发生纤维性强直或骨性强直。

三、诊断与鉴别诊断

1. 诊断要点

（1）询问身体有无感染灶及外伤史。

（2）全身表现为起病急、食欲差、全身不适、畏寒及高热等。

（3）局部可有关节疼痛、肿胀、积液、皮肤温度增高、关节拒动及呈半屈曲位。可发生脱位。

（4）关节穿刺液呈混浊样或脓性。

（5）白细胞总数及中性粒细胞数明显增加、血沉增快，血培养可阳性。

（6）X 线摄片早期关节间隙变宽，较晚期间隙变窄，晚期关节破坏，关节间隙消失等表现，早期应与对侧关节对比。

2. 鉴别诊断

（1）急性化脓性骨髓炎。

（2）关节结核：发病较急的关节结核与发病缓慢的化脓性关节炎有时不易区别，但关节液检查的结果可作出区别。

（3）非化脓性关节疾病：如风湿性或类风湿关节炎局部症状明显时也需加以区别。但此类疾病关节肿痛为游走性，间歇性发作，关节液内无脓细胞、无细菌，血清抗链球菌溶血素"O"或类风湿因子试验常为阳性。

四、治疗

（一）中医分期治疗

1. 初期

（1）内治法：清热解毒，利湿化瘀。方用黄连解毒汤、五神汤。

（2）外治法：① 患肢制动一方面可解除肌肉痉挛对于关节软骨形成的压力以减轻疼痛；另一方面可以防止畸形、脱位的发生和晚期非功能位强直。如患者已有关节屈曲畸形，切不可急于纠正，必须在抗感染治疗同时通过牵引逐步纠正。② 局部敷药选用拔毒消疽散、玉露膏、金黄膏等。

2. 酿脓期

（1）内治法：清热解毒，凉血利湿。方用五味消毒饮合黄连解毒汤。

（2）外治法：① 局部敷药同初期。② 关节穿刺如抽出液为脓性，应吸尽关节内积液，用冰黄液或抗生素冲洗。③ 患肢制动：以牵引制动效果较好。

3. 溃脓期

（1）内治法：补益气血，托里透脓。方用托里消毒饮或透脓散，八珍汤或十全大补汤。

（2）外治法：① 局部敷药局部外用五加皮、白莲、芒硝水湿敷，以促进感染局限和早日溃脓。② 患肢制动：患肢继续牵引制动。

4. 恢复期 炎症消退,病灶愈合,全身情况恢复良好,即应开始进行关节功能锻炼。同时,用五加皮汤或海桐皮汤熏洗,还可用手法、理疗促进血液循环和粘连松解,以早日恢复功能。若关节强直在功能位,关节稳定、不痛,对工作、生活影响不大者,一般不需特殊处理。

(二)西医治疗

早期诊断,早期治疗,是治疗本病的关键。及时、足量、有效的抗生素,不仅能保护患者生命,还可保留肢体功能,最大限度地防止患肢致残。一旦关节内脓液已形成,应尽早切开排脓。如果关节破坏严重,功能已丧失,必须使关节固定在功能位,以免关节非功能位强直而严重影响功能。必要时,尚需输血、补液,注意水、电解质和酸碱平衡失调的纠正。如全身中毒反应严重,甚至出现中毒性休克者,应积极抗休克治疗。

(1)早期足量全身性使用抗生素,原则同急性血源性骨髓炎。

(2)关节腔内注射抗生素:每日作1次关节穿刺,抽出关节液后,注入抗生素。如果抽出液逐渐变清,而局部症状和体征缓解,说明治疗有效,可以继续使用,直至关节积液消失,体温正常。如果抽出液性质转劣而变得更为混浊甚至成为脓性,说明治疗无效,应改为灌洗或切开引流。

(3)经关节镜灌洗:在关节镜直视下反复冲洗关节腔,清除脓性渗液、脓苔与组织碎屑,灌洗后在关节腔内留置敏感的抗生素,可望减轻症状。

(4)关节腔持续性灌洗:适用于表浅的大关节,如膝部在膝关节的两侧穿刺,经穿刺套管插入两根塑料管或硅胶管留置在关节腔内。退出套管,用缝线固定两根管子在穿刺孔皮缘以防脱落;或在关节镜灌洗后在关节内置放2根管子,一根为灌注管,另一根为引流管。每日经灌注管滴入抗生素溶液2 000~3 000 ml。引流液转清,经培养无细菌生长后可停止灌洗,但引流管仍继续吸引数天,如引流量逐渐减少至无引流液可吸出,而局部症状和体征都已消退,可以将管子拔出。

(5)关节切开引流:适用于较深的大关节,穿刺插管难以成功的部位,如髋关节,应该及时作切开引流术。切开关节囊,放出关节内液体,用盐水冲洗后,在关节腔内留置2根管子后缝合切口,作关节腔持续灌洗。关节切开后以凡士林油布或碘仿纱条填塞引流往往引流不畅而成瘘管,不宜采用。

(6)为防止关节内粘连尽可能保留关节功能可作持续性关节被动活动。在对病变关节进行了局部治疗后即可将肢体置于下(上)肢功能锻炼器上作24小时持续性被动运动,开始时有疼痛感,很快便会适应。至急性炎症消退时,一般在3周后即可鼓励病人作主动运动。没有下(上)肢功能锻炼器时应将局部适当固定,用石膏托固定或用皮肤牵引以防止或纠正关节挛缩。3周后开始锻炼,关节功能恢复往往不甚满意。

(7)后期病例如关节强直于非功能位或有陈旧性病理性脱位者,须行矫形手术,以关节融合术或截骨术最常采用。为防止感染复发,术前、术中和术后都须使用抗生素。此类病人作人工全膝关节置换术感染率高,须慎重考虑。

五、预防与调护

(1)治疗中预防病理性骨折:由于骨质受炎症侵犯后,髓腔破坏,骨质疏松,一旦局部缺乏保护,容易发生病理性骨折。观察邻近关节是否有红、肿、热、痛及身体其他部位有无病灶转移,警惕骨组织感染后发生骨质疏松及破坏而骨折。

(2)预防肌肉萎缩、关节僵直:① 肢体位置,患肢制动,保持患肢关节功能位,以防感染扩散,减轻肌肉痉挛及疼痛,防止畸形及病理脱位,减轻对关节软骨面的压力及软骨破坏,防止非功能性痉挛或僵直。② 关节活动:急性炎症消退后,关节未明显破坏者,体温平稳后两周,即可逐渐进行关节伸屈练习。关节腔灌洗管拔除后,开始主动练习关节功能活动,做股四头等长收缩练习;拔管后5～7日,做关节屈曲运动。根据关节功能改善及肌力恢复及肌肉恢复情况,逐步增加活动量。功能锻炼贵在坚持,知道恢复正常活动为止。

(3) 增加营养,多食牛奶、瘦肉、鸡蛋及豆类等营养丰富且易消化之食物。

(4) 遵医嘱坚持使用抗生素至临床症状消失后.2～3 周。

(唐　瑞)

第十九章 骨与关节结核

导学

了解骨与关节结核。

骨关节结核是结核杆菌经血行引起的继发性骨与关节慢性感染性疾病。中医学认为此病可发生在骨关节及其附近,或在邻近的筋肉间隙处形成脓肿,破溃后脓液稀薄如痰,故发于环跳部的曰"附骨痰";发于背脊的曰"龟背痰";发于腰椎两旁的曰"肾俞虚痰";发于膝部的曰"鹤膝痰";发于踝部的曰"穿拐痰"等,统称流痰。本病后期因耗损气血严重,呈虚劳征象,故又称"骨痨"。

发病以青少年最多,一般为单发,常发生在脊椎,其次为膝、髋及肘关节等。发病缓慢,可有下午低热,患处疼痛、压痛、叩痛及肌肉痉挛,关节活动受限。稍晚期形成不红、不热脓肿,称为寒性脓肿;破溃以后,形成窦道,继发混合感染可出现关节强直。病变活动期血沉增快,淋巴细胞增高;脓液中可能找到结核杆菌,病理检查有助于确诊。X线检查可见骨质疏松及骨质破坏,椎间隙或关节间隙狭窄及脓肿阴影。治疗的关键是早期诊治,包括休息及局部制动,增加营养及应用抗结核药物,脓肿穿刺排脓并注入抗结核药物;必要时行病灶清除术、关节切除术、关节固定术及脊椎融合术。

一、病因病机

(一)病因病理

骨关节结核95％继发于肺结核,其次是消化道结核、淋巴结结核或由邻近的结核病灶直接侵袭骨关节。当结核杆菌侵入骨关节后,引起的病理变化可分为渗出期、增殖期、干酪样变性期,三期不能截然分开。病理演变有两种结果:一是病灶可逐渐修复,由纤维化、钙化或骨化,渐趋静止或愈合;二是病灶发展而干酪样物液化,形成脓肿,破坏加重。根据病变过程可分为下列三种类型。

1. 单纯骨结核(图19-1)

(1)松质骨结核:病灶在松质骨中心部的中心型松质骨结核,可有炎症浸润、肉芽、干酪样物、脓液和小块死骨。死骨吸收后形成空洞,其周围可见骨质硬化;若死骨较大不被吸收,可形成脓肿,致使病灶反复发作。病灶在松质骨边缘部的骨结核,易形成骨质缺损和脓肿,若脓肿穿破可进入关节内或空腔脏器中。

(2)皮质骨结核:常见于四肢短管状骨。形成溶骨性破坏和脓液,进而形成骨膜下脓肿,出现骨膜增生的新骨。老年患者由于以溶骨性破坏为主,易发生病理性骨折。

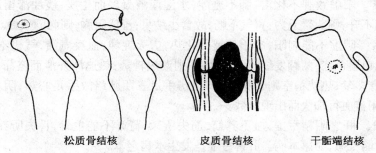

| 松质骨结核 | 皮质骨结核 | 干骺端结核 |

图 19 - 1　不同部位骨结核的病理特征

（3）干骺端结核：同时有松质骨结核的溶骨性破坏和皮质骨结核的骨膜增生特征。

2. **滑膜结核**　滑膜受累后充血、水肿、增厚，关节内有浆液性渗出液。继而表面增生，深层有干酪样坏死和小的化脓灶。

3. **全关节结核**　由滑膜结核发展而来的，继而侵犯软骨和软骨下骨板；来自骨结核的全关节结核，从骨组织开始，继而发展到软骨下、软骨和滑膜，最终使关节软骨面完全游离缺损，关节间隙变窄甚至消失（图 19 - 2）。

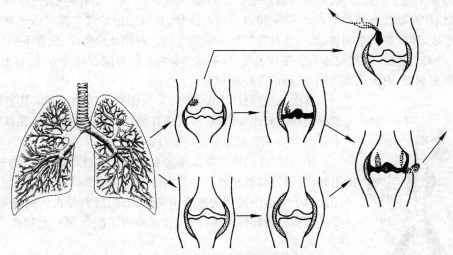

图 19 - 2　骨与关节结核的病理发展

根据病变部位和发展情况可分为单纯性骨结核，单纯性滑膜结核和全关节结核。当病变仅局限于骨组织或滑膜组织时，关节软骨尚无损害，如能在此阶段治愈，关节多能保存。单纯性(骨或滑膜)结核进一步发展，均可破坏关节软骨，而使关节的三个组成部分(骨、滑膜、软骨)同时受累，即为全关节结核。在单纯性骨结核，病灶未侵入关节前即予消除，可防止全关节结核的发生，在单纯滑膜型结核，早期去除滑膜病灶可防止其发展为全关节结核，并保留关节的一定功能，通过全关节结核病灶清除术和关节融合术，可达到该关节结核病的治愈，保留肢体的一定功能，因此，及时适当的治疗对病理过程常有决定性的影响。

（二）中医病因病机

中医学认为，此病与体质虚弱，抵抗力低下密切相关。

1. **阳虚痰凝** 阳虚致脾不化湿,肺不施津,水湿津液凝聚而生痰,痰浊滞留筋骨,易生本病。湿痰阻塞致清阳不升,则头晕乏力;胃气不畅,故食少纳呆;湿痰阻胸,则胸闷气促。

2. **阴虚内热** 阴虚不能制阳,虚阳偏盛而化热,虚火耗津,血凝气滞,气机不畅,病邪乘虚而入。热炽脉络则口唇色赤,两颧发红;阴虚生内热则潮热骨蒸;热迫津外泄而盗汗;热扰神志,则心胸烦躁不宁,少寐多梦;热扰精室则遗精早泄;热伤手足三阴脉络故手足心热;阴虚血少不能充于脉则脉细,阴虚阳盛血行加快而出现脉数。

3. **肝肾亏虚** 肝之阴精亏虚,血不养筋,筋失所荣;肾虚不能主骨,骨失所养;或儿童先天不足,肾气未充,骨骼稚嫩,易感本病。肝肾亏虚是发生本病之本。

二、临床表现

1. 症状与体征

(1) 全身症状:起病缓慢,有低热、乏力、盗汗、消瘦、食欲不振及贫血等症状;也有起病急骤,有高热及毒血症状,一般多见于儿童。

(2) 局部症状:骨关节结核一般多为单发,多发的只占少数。病人常同时有肺、胸膜或淋巴腺结核,因此,除检查骨与关节外,还应常规检查胸部和淋巴结。

首先观察步态和肢体位置,然后检查局部有无肿胀、窦道和疼痛。如有肿胀,皮肤颜色是否正常,有无热感和波动。有波动则进行穿刺,检查脓液的性状,并做细菌培养。如窦道是寒性脓肿自行破溃后形成,要观察窦道的性状,与急性炎症脓肿破溃鉴别。对病灶位置深、死骨不明显、窦道长期不愈,应做窦道造影,明确窦道的径路和来源,供手术作参考。检查能否自动活动,有无活动受限和活动时疼痛加重,有无局部压痛,压痛的部位和程度。

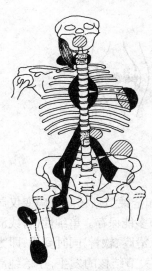

图 19-3 脊柱结核

其次,观察脊柱生理曲度,又无侧弯和后凸畸形。注意脓肿的部位和流向。如颈椎结核,可发现在纵隔两侧有脓肿,胸腰椎结核可在小腿上 1/3 发现脓肿(图 19-3)。

第三,脊柱结核并发截瘫的初期症状是肌力减弱,活动失灵,腱反射减弱,感觉减退及膀胱和肛门括约肌功能障碍,甚至完全丧失控制。因此对于主诉不灵活的患者不能忽视,应想到是否为截瘫早期症状,要进行脊柱和神经系统检查,通过检查才能判定有无截瘫,及其与脊柱有无关系。

2. 辅助检查

(1) 影像学检查

1) X 线检查:是诊断骨关节结核的重要手段之一。通过 X 线平片和断层片,它不但能够确定病变的部位和程度,而且还能明确病变的性质和病理改变,对于早期诊断和指导治疗都有重要价值。骨关节结核初期的 X 线片所见为局部骨质疏松,关节间隙或椎间隙狭窄模糊。继而骨质局部骨纹理结构紊乱,密度减低,境界模糊不清。骨松质结核的一般表现为周围骨质疏松,而没有明显的增生。

病变靠近边缘,骨纹理紊乱发展为溶骨破坏,在 X 线片上呈现磨玻璃样改变,病变位于中央,在破坏区内有时可见到半溶骨的条块状密度增高的死骨阴影。病变处于进展期时,病灶周边境界一般表现模糊不清,而且周围骨质一般无明显密度增高的增生阴影。病变稳定时期时,破坏区的境界比较清晰,但仍无明显的骨质增生。治愈修复期时,境界清晰并有密度增高硬化现象。

脊柱结核除椎体和椎间隙改变外,还可见到脓肿的阴影。颈椎结核侧位像常显示椎前有弧形脓肿阴影。胸椎结核正位像显示病变双侧椎旁有梭形脓肿阴影。腰椎结核正位像可见腰大肌内脓肿阴影增宽。

2) CT检查:对于脊柱结核,CT检查较一般的X线检查更具优越性,不仅发现椎体、椎间盘以及附件的改变,还可发现其周围软组织如腰大肌等部位的改变,从而能确切定位,也给定性及手术治疗提供依据。

CT检查对椎体结核可提供更多的信息,如椎体破坏呈碎片状,或散在椎旁低密度软组织中呈碎片型;椎体前缘或中心骨破坏成溶骨型;椎体前缘参差不齐的骨破坏,椎旁有环形或半环形钙化灶呈骨膜下型;或破坏区周围有硬化带呈局限性骨破坏。

3) MRI检查:对于骨与关节结核的诊断目前主要还是依靠X平片和CT。但对于一些复杂疑难病例或为进一步明确病变的程度和范围以及行早期或特异性诊断,MRI检查会更有帮助。特别是对脊柱结核的诊断意义更大。

(2) 实验室检查

1) 血沉:血沉增快是结核病活动期的一种表现。虽不是结核病所特有,但测定血沉对诊断结核有帮助。血沉的变化比X线反应的要快,因此定期检查血沉可随时判断病变活动程度。但是必须结合临床及影像学,需要与炎症和恶性肿瘤相鉴别。

2) 结核菌素试验:这种试验对5岁以下儿童在早期诊断上有帮助,因为阴性转阳性表明感染结核时间不长。至于5岁以上的儿童,大部分已经阳性,做此试验对诊断帮助不大。但是出现强阳性反应时,亦应给予足够重视。

3) 结核菌培养:脓液结核菌培养一般阳性率在50%~60%,因此依靠脓液培养来确定诊断骨与关节结核的诊断率不高。

4) 动物接种:结核性脓液进行动物接种阳性率较高,对诊断有帮助。但是动物接种手续复杂,时间较长。

5) 病理检查:对于早期和不易诊断的滑膜结核和骨关节结核可以取活组织做病理检查,一般即可确诊。活组织采取的方法:① 穿刺针活检;② 小切口活检;③ 手术探查采取标本。

三、诊断与鉴别诊断

1. **类风湿关节炎**　单纯滑膜结核常不易与单关节的类风湿关节炎鉴别,确诊往往要靠滑膜切取活检和关节液细菌学检查。类风湿关节炎一般多发,关节积液而不发生混浊和脓性变,而且从不破溃。X线片关节面不出现软骨下骨质的深层破坏。

2. **化脓性关节炎**　急性化脓性关节炎不易与关节结核混淆;但当结核呈急性发展或化脓性关节炎表现为亚急性或慢性病变时,两者不易区别。病史、其他结核病或化脓病灶的存在、关节穿刺液的细菌学检查,有助于鉴别。

3. **化脓性骨髓炎**　急性化脓性骨髓炎发病急剧,全身和局部症状明显,2周后X线片可广泛的骨质破坏、大块坏死骨和大量骨膜新骨形成,所以较容易与骨结核鉴别。慢性化脓性骨髓炎发生在骨端或骨干或发生在骨松质,由病史、病程、体征、X线较易鉴别,确诊需要细菌学和病理学检查。椎体的急性炎症的剧痛和全身感染反应及X线片检查,不难与结核鉴别。

4. **骨肿瘤**　骨干结核须与Ewing肉瘤做鉴别。椎体中心型结核与转移癌或网织细胞肉瘤做鉴别。掌、指骨骨干结核须与内生软骨瘤做鉴别。寒性脓肿有时会被误诊为肿瘤,但前者微波动感,穿刺为脓液;后者一般质地较硬,呈实体感,穿刺可得到肿瘤组织或血液;根据患者的年龄、病史临床特点、实验室和X线所见外,必要时采取切开活检确诊。

5. **色素性绒毛结节性滑膜炎**　应与滑膜结核区别,多发生于膝关节,发展非常缓慢,体温、血沉正常。受累关节肿胀积液,穿刺液呈咖啡色,关节功能受限少,一般活动不痛,沿关节周围可以摸到不规则结节状物,压痛不重,病理活检可以确诊。

四、治疗

关键是早期诊断和早期治疗。治疗的目的是要求增加全身抵抗力,消除局部病灶,缩短疗程,减少残疾,防止并发症,争取早日康复。在方法上,要求全身疗法与局部疗法相结合;非手术疗法与手术疗法相结合;中医治疗与西医治疗相结合。

1. **中医治疗**　依临床证候分而治之。

(1)阳虚痰凝证:周身消瘦,面色无华,局部发凉,不红不热,脓稀量多,可沿松疏组织流注到远离病灶的地方,形成窦道,溃口入不愈合,脉象沉细,舌质白腻。治以补肾温经,散寒化痰,方用阳和汤加减。外用回阳玉龙膏、阳和解凝膏,配合隔姜灸。

(2)阴虚内热证:喜凉恶热,患部红肿疼痛,朝轻暮重,脓包处按之有波动感,脓汁黄臭,脉象滑数,舌红少苔。治以养阴清热托毒,方用六味地黄丸合清骨散、透脓散加减。脓已成可穿刺抽脓,或切开引流。

(3)肝肾亏虚证:局部肤色暗红,皮肤无热,脓稀量少,患部活动受限,脉象沉细,舌质暗红。治以补养肝肾,方用左归丸。若窦道凹陷,周围皮色紫暗,不易收口,可外用贴敷生肌玉红膏。

2. **西药治疗**　包括休息营养疗法及抗结核药物。常用的抗结核药物有异烟肼、链霉素、对氨基水杨酸钠、乙胺丁醇、卡那霉素、利福平及吡嗪酰胺等。为了避免耐药菌株产生,通常联合应用3种或3种以上药物,以3个月为1个疗程,各种药物可交替使用。一般应用药1年以上。

3. **局部治疗**

(1)局部制动:包括牵引疗法、夹板或石膏绷带制动。制动可减少病区活动,免除负重,缓解疼痛,有利于修复。牵引还可以纠正挛缩畸形及缓解痉挛。有的挛缩畸形也可以用石膏管型加楔矫正。制动的肢体位置最好保持在功能位。

(2)脓肿的处理:小的脓肿可以自然吸收或钙化而沉着于结缔组织中,但需相当长的期间,甚至十几年以上,抗结核药物往往对脓肿内的结核菌不起作用。因此,较大的脓肿应及早行排脓术。排脓的方法有穿刺排脓及切开排脓2种方式。穿刺排脓时应当从脓肿范围以外的健康皮肤进针,在皮下斜行一段,然后刺入脓肿,这样可防止穿刺后形成窦道。切开排脓往往与病灶清除术同时进行。

(3)病灶清除术:在抗结核药物配合下,通过不同的手术途径显露病灶,彻底清除脓液、干酪样物质、死骨、肉芽组织及坏死的组织,这种手术适用于任何部位有明显死骨,较大的脓肿或经久不愈的窦道。也用于非手术治疗未能控制的单纯骨结核或滑膜结核,以及脊椎结核合并截瘫者。这种手术不适于全身衰弱及全身广泛的多发性结核,以及伴有心脏、肾脏疾患的患者。也不适于急性活动期的骨关节结核。此外,老年及幼儿也应慎重使用。

(4)手术治疗:关节融合术、脊椎融合术、关节切除术或关节成形术,以及截骨术。关节融合术用于全关节结核破坏严重者,方法是切除病灶并将关节的两端骨组织固定在一起。形成骨性强直愈合,这种手术常用于成人的全关节结核,脊椎融合术可在病灶清除术时,同时行病椎间植骨术;也可在病变静止期,从后方将病椎及上下相邻的一两节脊椎的棘突及椎板间融合在一起,关节切除术是切除患病的关节,常用于肘关节,可保留部分屈伸功能,但是不十分稳定。关节成形术仅用于病变静止期,很少应用。

五、预防与调护

(1) 定时足量、全程服用抗痨药。积极防治原发的结核病灶,以降低骨关节结核的发病率。

(2) 注意环境卫生和个人卫生,避免接触结核病环境。

(3) 休息、制动和营养:休息使机体代谢降低,消耗减少,体温下降,体重增加,有利于体力的恢复。局部制动使病变处负重减轻,活动减少,既能减少疼痛,又能防止病变扩散,有利于组织修复。局部还可用皮牵引、夹板、石膏托或支架制动。但也不应制动过久,观察肢体血循环,有无压疮;并发截瘫患者需按截瘫常现护理。改善患者营养状态也很重要,一般患者以多种食物杂食为佳,避免偏食,乳类、蛋类、鱼类、青菜、水果都可用。

(唐　瑞)

第二十章 骨肿瘤

导学

了解骨肿瘤。

凡发生在骨内或起源于骨内各种组织成分如骨、软骨、纤维组织、脂肪组织、造血组织、神经组织和未分化的网状内皮结构等的肿瘤统称为骨肿瘤，多发生于男性，发病率为 2‰～3‰，有升高的趋势，有良性、恶性之分，良性骨肿瘤易根治，预后良好；恶性骨肿瘤发展迅速，预后不佳，死亡率高。骨肿瘤好发于生长活跃的部位，如股骨下端、胫骨和肱骨上端。股骨和胫骨是良性骨肿瘤好发部位，其次是手部骨骼、下颌骨和胫骨。在良性骨肿瘤中，骨软骨瘤发病率最高，大部分良性肿瘤的发病年龄高峰在 11～20 岁，但骨巨细胞瘤以 21～40 岁为好发年龄。一般原发恶性骨肿瘤好发生在四肢的长骨，如骨肉瘤、尤文肉瘤好发生在膝关节上下；骨瘤和骨血管瘤多发于颅骨和颌骨；骨样骨瘤和成骨细胞瘤多见于胫骨。继发性骨肿瘤多见于骨盆、脊柱和股骨等。

中医对骨肿瘤早有认识，记述多散在于各种中医古籍中，病名有"骨瘤""石痈""石疽""胫阴疽""石榴疽""肉瘤""肉疽""多骨疽"等骨肿瘤称谓。古代中医治疗骨肿瘤的方法，包括针烙法、灸法、点法、枯法、扎法、搽擦法、敷贴法(软坚散结类、祛腐拔毒法、温经散寒类、活血止痛类、祛邪解毒类中药)、内外合治法。

一、病因病机

(一) 病因病理

良性肿瘤有骨母细胞瘤、骨巨细胞瘤、骨软骨瘤、软骨瘤、骨化性纤维瘤等。恶性骨肿瘤又可分为原发性骨肿瘤、继发性骨肿瘤与转移性骨肿瘤三种，原发性骨肿瘤是指由局部组织长出的恶性骨肿瘤，以骨肉瘤、软骨肉瘤、尤文肉瘤常见；继发性骨肿瘤由良性骨肿瘤转变而来，如软骨瘤、骨软骨瘤、成骨细胞瘤等均可恶变为肉瘤；转移性骨肿瘤则是由其他组织或器官的恶性肿瘤经血液循环、淋巴系统转移至骨骼的后果。

(二) 中医病因病机

中医学认为骨肿瘤主要是由肾虚骨弱，正气不足，六淫侵袭，七情郁结，气滞、痰凝、血瘀所致。如《外科正宗·瘿瘤论》云："肾主骨，悠欲伤肾，肾火郁遏，骨无荣养而为肿，曰骨瘤。"在《医学入门》

中记载"因七情劳欲,复被外邪,生痰聚癖,随气流住,故又曰瘤"。

因青少年肾气未充或禀赋不足,骨骼未坚,老年肾精已亏,骨质萎弱,若外感六淫,内伤七情,或跌仆损伤,导致气滞、血瘀、痰凝积聚于骨,而发为本病。

二、临床表现

1. **症状与体征**　良性骨肿瘤除有肿块外,多无明显症状。恶性骨肿瘤症状和体征较多且较明显。常见的症状和体征如下。

(1) 疼痛:良性骨肿瘤除少数肿瘤,如骨样骨瘤外,一般无疼痛,或仅有轻度疼痛;恶性骨肿瘤一般疼痛剧烈,夜间尤甚。

(2) 肿块与肿胀:可在体表触摸到肿块,周围组织肿胀。骨瘤和骨软骨瘤多以肿块为首发症状。骨肉瘤、骨巨细胞瘤等多在长骨干骺端的一侧肿胀,当肿瘤穿破骨膜时可在局部出现较大的肿块。

(3) 压迫症状:巨大的良性骨肿瘤,可压迫附近的软组织而引起相应的症状。脊柱肿瘤不论良恶性,都可能出现脊髓压迫而造成截瘫。

(4) 功能障碍:长骨干骺端的骨肿瘤,病变靠近关节,局部的疼痛、肿块可影响关节的活动,患处将出现活动受限或伴有肌肉萎缩。

(5) 病理性骨折:因肿瘤造成的骨破坏,损坏了骨的稳固性,轻微外力也容易出现病理性骨折,良、恶性骨肿瘤以及瘤样病变均可发生。

(6) 全身症状:转移恶性骨肿瘤可经血行或淋巴转移到其他部位。如发生肺转移,可引起咳嗽、咯血、胸痛等症状,转移到区域淋巴结则会出现相应淋巴结的肿大。其他器官的原发癌转移至骨则会引起转移处的顽固性疼痛。可有与其他恶性肿瘤类似的消瘦、食欲减退、失眠、精神不振、恶病质等表现。

2. **辅助检查**

(1) 实验室检查:恶性骨肿瘤应测定血钙、血磷、碱性磷酸酶或酸性磷酸酶等。骨质破坏迅速的骨肿瘤可有血钙增高。骨肉瘤可有碱性磷酸酶和乳酸脱氢酶的增高。骨髓瘤可有血沉增快,约半数患者尿中 Bence - Jones 蛋白阳性。前列腺癌骨转移者,血清酸性磷酸酶可增高。

(2) X 线检查:在骨肿瘤及瘤样病变的诊断中占重要地位。X 线片具有检查部位较全、方法简单、价格低廉的特点,最早运用于临床,在 CT、MRI 等现代影像学手段取得长足进步,X 射线依然是骨肿瘤诊断中首选的常规检查方式,其主要可以反映出肿瘤的部位、病变的范围及生长的方式、与周围组织的破坏情况等,空间分辨率高,可以清晰显示细薄的骨膜反应、大部分骨肿瘤造成的骨质改变及大部分病灶内大小不一钙化,但对于对解剖复杂的病变组织如骨盆、头颅等肿瘤诊断困难,对软组织阴影显示程度不足。临床上,良性骨肿瘤和恶性骨肿瘤有不同的表现特点(表 20-1)。

表 20-1　良性和恶性骨肿瘤的表现特点

项　目	良　　　性	恶　　　性
生长情况	生长缓慢,不侵及邻近组织,可能引起压迫移位,无转移	生长迅速,常侵及邻近组织,器官可有转移
局部骨质变化	呈膨胀性骨质破坏,与正常骨界限清楚,边缘锐利,骨皮质变薄,膨胀,保持其连续性	呈浸润性骨质破坏,病变区与正常骨界限模糊,边缘不整,累及骨皮质,造成不规则破坏和缺损,可有肿瘤骨

项　目	良　性	恶　性
骨膜反应	一般无骨膜增生,病理骨折后可能有少量骨膜增生,骨膜新生骨生骨不被破坏	不同形式的骨膜增生且多不成熟,并可被肿瘤侵犯破坏,形成较有特异性骨膜三角
周围软组织变化	多无肿胀或肿块影,如有肿块,边缘清楚	常侵入软组织形成肿块,与周围组织分界不清

（3）CT检查：能确定肿瘤的部位、范围、形态及结构,准确显示骨质破坏、增生、硬化和钙化等病灶边界,即使位于脊柱、颅底、骨盆等结构复杂部位的较小肿瘤也能明确显示,且对软组织阴影也能清晰显示,同时可行局部的三维重建显示病变与周围组织的空间毗邻关系,但在显示骨膜反应上不如X线。MRI也是检查骨肿瘤的重要手段,凭借极高的软组织分辨率和任意切面成像等优势在骨肿瘤诊断中异军突起,可清晰显示软组织的累及范围和髓腔内的蔓延程度,并可发现髓内的跳跃性病灶。但MRI显示病灶钙化、骨皮质破坏及骨膜反应不如X线片和CT,对疾病的定性诊断与鉴别诊断有一定的困难。因此,在骨肿瘤的诊断中应合理应用X线片、CT和MRI等影像学检查。

（4）活检：骨肿瘤关键的诊断方法是切取活检,由于取材部位精确,获取少量病变组织送病理科,通过显微镜观察或者免疫组织化学方法获得更为准确的组织学诊断。活检分为闭合活检、切开活检及切除活检,其中闭合活检又分为针吸穿刺活检及套管针穿刺活检。病理检查可鉴定骨肿瘤的性质。可采用切开活检或穿刺活检,获得的病理诊断结果对治疗方案的制定具有重要的指导意义。临床表现、X线和病理检查是诊断骨肿瘤的三个重要步骤,缺一不可。尤其在采用截肢手术之前,必须获得上述三个方面的确诊后方可实施

穿刺活检是目前骨肿瘤专家获取术前病理诊断的主要途径,应由经验丰富的骨肿瘤专科医师操作,最好由主刀医生亲自进行活检操作,以提高穿刺活检准确率,减少并发症,有利于确诊后完整切除肿瘤。

三、诊断与鉴别诊断

临床表现、影像学、病理相结合作为骨肿瘤的病理诊断依据,此外,不同的生物学行为可能表现为不同部位出现相同的病理性大转变,如四肢端发生分化良好的肿瘤性软骨会诊断为软骨瘤,若在躯干位置则考虑为恶性的软骨肉瘤等。

四、治疗

1. **手术治疗**　骨肿瘤的手术切除是常用的手段,不论良、恶性肿瘤,手术时均需遵循一定的原则,其一,切除时要有适当的界限,否则残余肿瘤细胞会复发。其二,手术中必须严格无瘤操作,否则会造成肿瘤细胞的种植,这也是造成复发的重要原因。

2. **中药治疗**　中医药治疗骨肿瘤,应以辨证与辨病相结合,注重病程演变中正邪消长情况,予以攻补兼施,兼顾扶正与祛邪两个方面,对于增强体质,提高抗病能力,改善机体及脏腑功能,调补气血,攻伐邪毒等均有良好的作用。由于肿瘤病情复杂多变,在发展过程中正气日渐衰弱,邪气日渐旺盛,故治疗时必须根据临床表现,进行准确辨证,标本同治,攻补兼施,局部与整体并重,方能奏

效。早期一般体质较好,则以攻邪为主;中期脏腑受损,宜攻补兼施;晚期则固护正气,减轻病苦,随证治之。常用的治法有行气解郁、活血解毒、软坚散结、扶正固本。

气滞为主者,宜行气解郁治之,常用药物有苏梗、陈皮、木香、厚朴等。瘀血为主者,宜活血解毒,常用药物有丹参、红花、桃仁等。痰结者,宜化痰散结,软坚散结或化瘀散结,常用药物有南星、生半夏等。湿聚为主者,佐以健脾渗湿药,常用药物有藿香、佩兰、薏苡仁、苍术等。邪热毒蕴者,实热用金银花、连翘、败酱草、蒲公英等;虚热伤津者,用西洋参、麦门冬、沙参等。气虚者,予以党参、黄芪、白术、黄精、紫河车、山药等补益气血。血虚者,予以熟地黄、白芍、鸡血藤、当归、桑葚、龙眼肉、阿胶等。有些中药有一定的增强人体免疫系统功能或抑制癌细胞生长的作用,应用时可根据临床表现,在辨证的基础上,随证选用。

3. 化学疗法　对于常见的骨原发肿瘤,治疗的总体方案归结为以手术为主导,放化疗为辅助的综合治疗,患者的生存率较前大大提高,复发率明显降低,功能评定显著改善。阿霉素、顺铂和MTX 的应用临床,使骨肉瘤的存活率有了很大提高。但这一疗法对身体的整体状况有较大的损害(药物的副作用),而且有一定比例的患者对化疗的抑瘤作用并不明显。故开发廉价有效、副作用低的抗癌药物依然是一个十分艰巨的任务。

4. 免疫疗法　免疫治疗是调动机体自身的免疫功能来杀伤肿瘤细胞,包括特异性免疫治疗、非特异性免疫治疗、免疫导向治疗和过继免疫治疗。免疫疗法副作用小,对微小的肺内亚临床转移灶有抑制和杀灭作用,如分子瘤苗,单链抗体,可作为一种辅助疗法。

5. 放射疗法　主要用于恶性软组织肉瘤切除后的辅助疗法,对于某些特殊部位肿瘤无法施行手术者,可作为一种缓解症状甚至控制肿瘤的方法。

6. "饥饿"疗法　研究发现一个转移性病灶的形成必须有自己供应血管的形成,在没有新生血管的情况下,转移灶的体积不可能超过 1～2 mm,也不会形成临床可查见的实体肿瘤。如何抑制转移灶新生血管的形成,将是肿瘤治疗学上的一个里程碑。目前,美国已批准为 II 期或 III 期临床试验的药物近 20 种,包括 Suramin、Ag3340、Bay129566、Marimastat 等。

7. 介入疗法　既是肿瘤姑息治疗,又是保肢手术的辅助治疗。其分为血管内介入和非血管介入。非血管介入是指经皮穿刺行肿瘤消融术,血管内介入包括动脉内灌注化疗和动脉栓塞,不仅有利于治疗组织的缩小,而且能够减少术中肿瘤组织的出血。

知识拓展

随着现代科技的飞跃发展,化疗的引入,手术技术的提高,综合治疗和规范化治疗的倡导,骨肿瘤的诊治水平和基础研究有了长足的发展。人们对疾病病因、发生、发展、发病机制和形态变化从传统的形态学概念深入到分子或基因水平。先进的实验方法和高度精密的仪器相互结合取得的发展,使人们深入了解骨肿瘤的组织形态特征、分子生物学、分子遗传学等,对骨肿瘤的发生、发展和转归有了进一步认识。微波灭活、导航辅助技术、射频消融、粒子放疗等新技术越来越多地应用于病例。自体骨灭活再植技术在某些特定人群特定环境下的应用,仍不失为最佳选择。另一方面,仍然有许多骨肿瘤的治疗效果进入了平台期,典型的例子是骨肉瘤生存率,在目前规范治疗的背景下,难以企及其疗效再次显著上升。同样,对于复杂解剖部位的原发肿瘤外科切除边界,对于高恶肿瘤早期多发转移病变的控制,对于良性肿瘤彻底切除前提下达到微创等等,诸多课题仍在探索阶段。

中药及其提取物在治疗骨肿瘤的临床实验方面取得了诸多进展,许多学者在中药提取物诱导和抑制骨肿瘤细胞凋亡方面取得了不少成绩。一些中药提取物能够抑制肿瘤细胞,阻止细胞增殖,甚至诱导骨肿瘤细胞凋亡,同时提高骨密度,改善骨矿物质含量,能促进 T 淋巴细胞活化、增强人体机体免疫力,临床上,中药汤剂能够减轻患者病痛、提高患者的生存质量,利于手术后的调养。

(韦 坚)

附 方 索 引

二 画

二陈汤《太平惠民和剂局方》
【组成】 半夏 15 g 陈皮 15 g 茯苓 9 g 炙甘草 5 g 乌梅 1 个 生姜 7 片
【功效与适应证】 燥湿化痰,理气和中。适用于痰浊内阻,中脘不适或痰窜经络,气滞痹阻等。
【制用法】 为粗末。每服 12 g,水煎服。

二妙丸《医学纲目》
【组成】 黄柏末 苍术末
【功效与适应证】 清热燥湿。主治湿热下注之足膝肿痛,痿证,湿疮,湿疹,丹毒,白带,腰痛。
【制用法】 炼蜜为丸,如梧桐子大。

七三丹《中医外科学讲义》
【组成】 熟石膏 7 份 升丹 3 份
【功效与适应证】 提脓拔毒去腐。用于流痰、附骨疽、瘰疬、有头疽等证,溃后腐肉难脱、脓水不净者。
【制用法】 共研细末。掺于创面,或制成药条,插入瘘管中。

七厘散《良方集腋》
【组成】 血竭 30 g 麝香 0.36 g 冰片 0.36 g 乳香 4.5 g 没药 4.5 g 红花 4.5 g 朱砂 3.6 g 儿茶 7.2 g
【功效与适应证】 活血祛瘀,定痛止血。治跌打损伤,瘀滞肿痛,筋断骨折,创伤出血。
【制用法】 研细末。每用 0.2～0.3 g,每日 1～2 次。

八二丹《外科正宗》
【组成】 熟石膏 24 g 升丹 6 g
【功效与适应证】 提腐祛脓。主治溃疡脓洗不畅。
【制用法】 为细末。掺于疮面,或制成药线插入疮中,外用膏药或油膏盖贴。

八正散《和剂局方》
【组成】 车前子 木通 瞿麦 萹蓄 滑石 栀子 仁 大黄 甘草 灯心
【功效与适应证】 清热泻火,利水通淋。用于腰部、骨盆损伤后并发少腹急满、尿频、尿急、尿痛、淋沥不畅或癃闭,渴欲冷饮,脉数实等症。
【制用法】 上药各等份,共研细末。用灯心汤进服,每服 6～10 g,每日服 4 次。亦可根据临床需要拟定药量作汤剂,水煎服,每日服 1～3 次。

八仙逍遥汤《医宗金鉴》
【组成】 防风 荆芥 川芎 甘草各 3 g 当归 6 g 苍术 丹皮 川椒各 10 g 苦参 15 g 黄柏 6 g
【功效与适应证】 祛风散寒,活血通络。治损伤后肢体瘀肿疼痛,或感受风寒湿邪,筋骨酸痛者。
【制用法】 煎水熏洗患处。

八珍汤《正体类要》
【组成】 党参 10 g 白术 10 g 茯苓 10 g 炙甘草 5 g 川芎 6 g 当归 10 g 熟地 10 g 白芍 10 g 生姜 3 片 大枣 2 枚
【功效与适应证】 补益气血。治气血俱虚者。
【制用法】 清水煎服,每日 1 剂。

九一丹《医宗金鉴》
【组成】 煅石膏 9 份 升丹 1 份
【功效与适应证】 提腐祛脓。用于溃疡、瘘管脓流未尽者。
【制用法】 研极细末。掺于疮面,或制成药线插入疮口或瘘管。

十全大补汤《医学发明》
【组成】 党参 10 g 白术 12 g 茯苓 12 g 当归 10 g 川芎 6 g 熟地 12 g 炙甘草 5 g 白芍 12 g 黄芪 10 g 肉桂 0.6 g(焗冲服)
【功效与适应证】 补益气血。治气血衰弱,自汗,盗汗,萎黄消瘦,不思饮食,倦怠气短等症。
【制用法】 水煎服,日 1 剂。

丁桂散《中医伤科学讲义》经验方

【组成】 丁香、肉桂各等份

【功效与适应证】 祛风散寒,温经通络。治阴证肿疡疼痛。

【制用法】 共研细末。加在膏药上,烘热后贴患处。

人参养荣汤《三因极一病证方论》

【组成】 人参6g 白术10g 炙黄芪10g 炙甘草10g 陈皮10g 肉桂1g(冲服) 当归10g 熟地7g 茯苓7g 远志5g 五味子5g 白芍10g 大枣10g 生姜10g

【功效与适应证】 补益气血,养心宁神。治骨病后期气血虚弱或虚损劳热者。

【制用法】 水煎服,日1剂。或做丸剂,每服10g,日2次。

三　画

三色敷药《中医伤科学讲义》

【组成】 黄荆子(去衣炒黑)8份 紫荆皮(炒黑)8份 全当归2份 木瓜2份 丹参2份 羌活2份 赤芍2份 白芷2份 片姜黄2份 独活2份 甘草半份 秦艽1份 天花粉2份 怀牛膝2份 川芎1份 连翘1份 威灵仙2份 木防己2份 防风2份 马钱子2份

【功效与适应证】 消肿止痛,祛风湿,利关节。治损伤初、中期局部肿痛,亦治风寒湿痹痛。

【制用法】 共研细末。用蜜糖或饴糖调拌如厚糊状。

三妙丸《医学正传》

【组成】 黄柏120g 苍术180g 川牛膝60g

【功效与适应证】 清热燥湿。主治湿热下注之痿痹。

【制用法】 上为细末,面糊为丸,如梧桐子大。每服10~15g,空腹,姜、盐汤下。

三棱和伤汤《中医伤科学讲义》

【组成】 三棱 莪术 青皮 陈皮 白术 枳壳 当归 白芍 党参 乳香 没药 甘草

【功效与适应证】 活血祛瘀,行气止痛。治胸胁陈伤,隐隐作痛。

【制用法】 根据病情需要决定各药量,水煎内服,日1剂。

三痹汤《妇人良方》

【组成】 独活6g 秦艽12g 防风6g 细辛3g 川芎6g 当归12g 生地黄15g 芍药10g 茯苓12g 肉桂1g(冲) 杜仲12g 牛膝6g 党参12g 甘草3g 黄芪12g 续断12g

【功效与适应证】 补肝肾,祛风湿。治气血凝滞,手足拘挛,筋骨痿软,风湿痹痛等。

【制用法】 水煎服,日1剂。

下肢损伤洗方《中医伤科学讲义》

【组成】 伸筋草15g 透骨草15g 五加皮12g 三棱12g 莪术12g 秦艽12g 海桐皮10g 红花10g 苏木10g

【功效与适应证】 活血舒筋。治下肢损伤挛痛者。

【制用法】 水煎,熏洗患肢。

下瘀血汤《金匮要略》

【组成】 大黄9g 桃仁20枚 䗪虫20枚

【功效与适应证】 破血下瘀。主治下焦蓄血,瘀热互结。

【制用法】 上药三味为末,炼蜜和为4丸。以酒200毫升,煎1丸,取160毫升,顿服之。

大成汤《仙授理伤续断秘方》

【组成】 大黄20g 芒硝10g(冲服) 当归10g 木通10g 枳壳20g 厚朴10g 苏木10g 川红花10g 陈皮10g 甘草10g

【功效与适应证】 攻下逐瘀。治跌仆损伤后瘀血内蓄,昏睡,二便秘结者,或腰椎损伤后伴发肠麻痹,腹胀。

【制用法】 水煎服,药后得下即停。

大红丸《理伤续断方》

【组成】 赤敛(即何首乌,焙干)一斤 川乌(火煨坼)一斤七两 天南星(焙)一斤 芍药(焙)一斤 土当归(焙)十两 骨碎补(姜制,焙)一斤 牛膝(酒浸,焙)十两 细辛(去苗叶,焙)八两 赤小豆(焙)二升 自然铜(煅存性)四两 青桑炭(煅,醋淬)五斤。欠此一味亦可。其上俱要制焙后,方秤斤两)五斤

【功效与适应证】 常服补损,坚筋固骨,滋血生力。主治扑损伤折,骨碎筋断,疼痛痹冷,内外俱损,瘀血留滞,外肿内痛,肢节痛倦。

【制用法】 上敛、星、芍、归、补、膝、辛七味,并用当土者,同余药罗为末,醋煮面糊为丸,如梧桐子大,朱砂为衣。每服三十丸,温酒送下;醋汤亦可。损在上,食后服;在下,空心服;伤重不拘时服。

大补阴丸《丹溪心法》

【组成】 黄柏120g 知母120g 熟地180g 龟甲180g

【功效与适应证】 养阴清热。适用于流痰所致肝肾阴虚者。

【制用法】 研细末,猪脊髓蒸熟、炼蜜为丸。每服9g,日2次。

大承气汤《伤寒论》

【组成】 大黄12g 厚朴15g 枳实12g 芒硝9g

【功效与适应证】 峻下热结。适用于:① 阳明腑实证。大便不通,频传矢气,脘腹痞满,腹痛拒按,按之硬,甚或潮热谵语,手足漐然汗出,舌苔黄燥起刺或焦黑燥裂,脉沉实。② 热结旁流。下利清水,色纯青,脐腹疼痛,按之坚硬有块,口舌干燥,脉滑实。③ 里热实证之热厥、痉病或发狂等。

【制用法】 水煎,大黄后下,芒硝溶服。

大活络丹(丸)《兰台轨范》引《圣济总录》

【组成】 白花蛇100g 乌梢蛇100g 威灵仙100g 两头尖100g 草乌100g 天麻100g 全蝎100g 首乌100g 龟甲100g 麻黄100g 贯仲100g 炙甘草100g 羌活100g 肉桂100g 藿香100g 乌药100g 黄连100g 细辛50g 赤芍50g 没药50g 丁香50g 乳香50g 僵蚕50g 天南星50g 青皮50g 骨碎补50g 白蔻50g 安息香50g 黑附子50g 黄芩50g 茯苓50g 香附50g 玄参50g 白术50g 防风125g 葛根75g 虎骨用代用品75g 当归75g 血竭25g 地龙25g 水牛角25g 麝香25g 松脂25g 牛黄7.5g 龙脑7.5g 人参150g 蜜糖适量

【功效与适应证】 行气活血,通利经络。治中风瘫痪,痿痹痰厥,拘挛疼痛,跌打损伤后期筋肉挛痛。

【制用法】 为细末,炼蜜为丸。每服3g,日服2次,陈酒送下。

大黄白茅根汤（经验方）

【组成】 大黄9g 黄芪15g 白茅根15g 芒硝15g 桃仁6g

【功效与适应证】 清热利尿。治严重挤压伤发生水湿潴留者。

【制用法】 水煎服。

大黄牡丹汤《金匮要略》

【组成】 大黄10g 牡丹皮9g 桃仁12g 冬瓜子30g 芒硝9g(冲服)

【功效与适应证】 泻热破瘀,散结消肿。治伤后瘀血内蓄,少腹疼痛拒按,大便秘结等里实证。

【制用法】 水煎内服。

大黄䗪虫丸（《金匮要略》）

【组成】 大黄1份 黄芩2份 甘草3份 桃仁1份 杏仁1份 芍药4份 干漆1份 虻虫1份 水蛭1份 蛴螬1份 䗪虫半份 蜜糖适量 干地黄10份

【功效与适应证】 祛瘀生新,通络攻毒。用于骨肿瘤瘀阻实证。

【制用法】 共为细末,炼蜜为丸如绿豆大。每服5丸,日服2次,黄酒送服。

万应宝珍膏（亦称万应膏,成药）

【组成】 荆芥 山柰 麻黄 南刘寄奴 羌活 藁本 柴胡 地黄 生川乌 防风 苍术 川芎 独活 续断 威灵仙 何首乌 生草乌 赤芍 附子等

【功效与适应证】 舒筋活血,解毒。用于跌打损伤,风湿痹痛,痈疽肿痛等。

【制用法】 黑膏药。加温软化,贴于患处。阴疽肿痛慎用。

万灵膏《医宗金鉴》

【组成】 鹳筋草 透骨草 紫丁香根 当归 自然铜 没药 血竭各30g 川芎25g 半两钱1枚(醋淬) 红花30g 川牛膝 五加皮 石菖蒲 茅术各25g 木香 秦艽 蛇床子 肉桂 附子 半夏 石斛 萆薢 鹿茸各10g 人工虎骨1对 麝香6g 麻油5 000g 黄丹2 500g

【功效与适应证】 消瘀散毒,舒筋活血,止痛接骨。治跌打损伤,骨折后期或寒湿为患,局部麻木疼痛者。

【制用法】 血竭、没药、麝香各分别研细末另包,余药先用麻油微火煨浸3日,然后熬黑为度,去渣,加入黄丹,再熬至滴水成珠,离火,俟少时药温,将血竭、没药、麝香末放入,搅匀取起,去火毒,制成膏药。用时烘热外贴患处。

上肢损伤洗方《中医伤科学讲义》

【组成】 伸筋草15g 透骨草15g 荆芥9g 防风9g 红花9g 千年健12g 刘寄奴9g 桂枝12g 苏木9g 川芎9g 威灵仙9g

【功效与适应证】 活血舒筋。用于上肢骨折、脱位、扭挫伤后筋络挛缩酸痛。

【制用法】 煎水熏洗患肢。

小活络丸《太平惠民和剂局方》

【组成】 川乌(炙) 草乌(炙) 胆南星各 45g 当归 川芎 香附(醋炙)各 30g 白芍 15g 乳香(炙) 没药(炙) 地龙肉各 22.5g

【功效与适应证】 散风止痛,活血通络。治风湿痹痛,麻木不仁,四肢酸痛,半身不遂。可用于脑血栓形成,脑溢血后遗症和慢性风湿性关节炎的关节疼痛,筋脉拘挛,经久不愈而证候属湿痰凝滞经络者。

【制用法】 蜜丸,每丸 3g。每次 1 丸,每日 2 次,孕妇禁用。

小活络丹《和剂局方》

【组成】 制南星 3 份 制川乌 3 份 制草乌 3 份 地龙 3 份 乳香 1 份 没药 1 份 蜜糖适量

【功效与适应证】 温寒散结,活血通络。治跌打损伤,瘀阻经络,风寒湿侵袭经络作痛,肢体不能伸屈及麻木,日久不愈等症。

【制用法】 共为细末,炼蜜为丸,每丸重 3g。每次服 1 丸,每日服 1~2 次。

小蓟饮子《济生方》

【组成】 小蓟 10g 生地黄 25g 滑石 15g 蒲黄(炒)6g 通草 6g 淡竹叶 10g 藕节 12g 当归 10g 栀子 10g 甘草 6g

【功效与适应证】 凉血止血,利水通淋。治泌尿系损伤瘀热结于下焦,血淋者。

【制用法】 水煎内服。

千金散《朱仁康临床经验集》

【组成】 乳香 没药 轻粉 朱砂 白信 赤石脂 五倍子(醋制) 蛇含石 雄黄

【功效与适应证】 上为细末。将药末以冷开水调涂患处。

【制用法】 水煎服,日 1 剂。

川芎行气洗剂（深圳平乐骨伤科医院自制药剂）

【组成】 当归 川芎 伸筋草 透骨草 红花 艾叶等

【功效与适应证】 行气活血,消肿止痛、舒筋通络

【制用法】 煎水外洗。

四 画

天麻钩藤饮《杂病证治新义》

【组成】 天麻 6g 钩藤 10g 牛膝 12g 石决明 15g(先煎) 杜仲 12g 黄芩 6g 栀子 6g 益母草 10g 桑寄生 10g 夜交藤 10g 茯神

10g

【功效与适应证】 清热化痰,平肝潜阳。治脑震荡而引起的眩晕、抽搐及阴虚阳亢,肝风内动,兼见痰热内蕴之证。

【制用法】 水煎服,日 1 剂。

云南白药（成药）

【组成】 三七 麝香 草乌等

【功效与适应证】 活血止血,祛瘀定痛。治损伤瘀滞肿痛,创伤出血,骨疾病疼痛等。

【制用法】 内服每次 0.5g,隔 4 小时 1 次。外伤创面出血,可直接掺撒在出血处然后包扎,亦可调敷。

五五丹《外伤科学》

【组成】 熟石膏 5 钱 升丹 5 钱

【功效与适应证】 提脓祛腐。主治流痰、附骨疽、瘰病等溃后腐肉难脱,脓水不净者。

【制用法】 上为细末,掺于疮面;或制成药线,插入疮中,外盖膏药或油膏,每日换药 1 至 2 次。

五仁丸《世医得效方》

【组成】 桃仁 30g 杏仁(麸炒去皮尖)30g 松子仁 5g 柏子仁 15g 郁李仁 3g 陈皮(另研末)120g

【功效与适应证】 润肠通便。主治津枯肠燥证,大便艰难,以及年老和产后血虚便秘,舌燥少津,脉细涩。

【制用法】 五仁研为膏,陈皮为末,炼蜜为丸。每服 9 克,每日 1~2 次温开水送下。

五汁饮《温病条辨》

【组成】 梨汁 荸荠汁 鲜苇根汁 麦冬汁 藕汁(或用蔗浆)

【功效与适应证】 甘寒清热,生津止渴。主治太阴温病,热灼津伤,口渴,吐白沫,黏滞不快者。

【制用法】 取上五汁,临时斟酌多少,和匀凉服。不甚喜凉者,重汤炖温服。

五加皮汤《医宗金鉴》

【组成】 当归(酒洗)10g 没药 10g 五加皮 10g 皮硝 10g 青皮 10g 川椒 10g 香附子 10g 丁香 3g 地骨皮 3g 丹皮 6g 老葱 3 根 麝香 0.3g

【功效与适应证】 和血定痛舒筋。用于伤患后期。

【制用法】 煎水外洗(可去麝香)。

五苓散《伤寒论》

【组成】 茯苓 9g 猪苓 9g 白术 9g 泽泻 15g

桂枝 6 g

【功效与适应证】 化气利水,温阳化气。用于外有表寒,内停水湿,症见头痛发热、烦渴饮水或水入则吐、小便不利,或吐泻频作,舌苔白腻,脉浮者。可用本方加减或与其他疗剂配伍,治疗各种原因之水肿、水泻、黄疸等。

【制用法】 水煎服,日 1 剂。或捣为散,日 1 剂分 3 次服,多饮温水。

五味消毒饮《医宗金鉴》

【组成】 金银花 10 g 野菊花 10 g 蒲公英 15 g 紫花地丁 15 g 紫背天葵子 12 g

【功效与适应证】 清热解毒。治骨关节感染初期。

【制用法】 水煎服,每日 1～3 剂。

五神汤《洞天奥旨》

【组成】 茯苓 12 g 金银花 15 g 牛膝 10 g 车前子 12 g 紫花地丁 15 g

【功效与适应证】 清热利湿。用于附骨疽等湿热凝结而成者。

【制用法】 水煎服,日 1 剂。

太乙膏《外科正宗》

【组成】 玄参 100 g 白芷 100 g 当归身 100 g 肉桂 100 g 赤芍 100 g 大黄 100 g 生地黄 100 g 土木鳖 100 g 阿魏 15 g 轻粉 20 g 柳枝 100 g 血余 50 g 东丹 2 000 g 乳香 25 g 没药 15 g 槐枝 100 g 麻油 2 500 g

【功效与适应证】 清热消肿,解毒生肌。治各种疮疡及创伤。

【制用法】 除东丹外,将余药入油煎,熬至药枯。滤去渣滓,再入东丹(一般每 500 g 油加东丹 20 g)熬搅拌匀成膏。隔火炖烊,摊于纸或布料敷贴。

少腹逐瘀汤《医林改错》

【组成】 小茴香 7 粒 干姜 3 g 延胡索 6 g 没药 3 g 当归 9 g 川芎 3 g 肉桂 1 g 赤芍 6 g 蒲黄 10 g 五灵脂 6 g

【功效与适应证】 活血祛瘀,温经止痛。治腹部挫伤,气滞血瘀,少腹肿痛。

【制用法】 水煎服,日 1 剂。

内补黄芪汤《外科正宗》

【组成】 黄芪 当归 熟地 川芎 白芍 人参 茯苓 甘草 麦冬 肉桂 远志 生姜 大枣

【功效与适应证】 补益气血、养阴生肌。治诸疮肿发背已破后虚弱无力,体倦懒言语。

【制用法】 水煎服。

内疏黄连汤《素问病机气宜保命集》

【组成】 黄连 芍药 当归 槟榔 木香 黄芩 山栀子 薄荷 桔梗 大黄 甘草各 30 g 连翘 60 g

【功效与适应证】 清热解毒,消肿散结。疮疡热毒炽盛,肿硬木闷,根盘深大,皮色不变,呕哕烦热,大便秘结,脉象沉实者。

【制用法】 上药除槟榔、木香为细末外,余并锉。每服 30 g,用水 220 毫升,煎至 150 毫升,先服一二服。以后每服加大黄 3～6 g,以利为度。

化坚膏《中医伤科学讲义》

【组成】 白芥子 2 份 甘遂 2 份 地龙肉 2 份 威灵仙 2 份半 急性子 2 份半 透骨草 2 份半 麻根 3 份 细辛 3 份 乌梅肉 4 份 生山甲 4 份 血余 1 份 江子 1 份 全蝎 1 份 防风 1 份 生草乌 1 份 紫硇砂半份(后入) 香油 80 份 东丹 40 份

【功效与适应证】 祛风化瘀。用于损伤后期软组织硬化或粘连等。

【制用法】 用香油敷药至枯,去渣,炼油滴水成珠时下东丹,将烟搅净后再下硇砂。

化斑汤《类证活人书》

【组成】 人参半两 石膏半两 萋蕤 知母 甘草各一分

【功效与适应证】 主治斑毒。

【制用法】 上锉,如麻豆大。每服五钱匕,水一盏半,加糯米一合,煎至八分,取米熟为度,去滓温服。

丹栀逍遥散《内科摘要》

【组成】 逍遥散加丹皮 山栀

【功效与适应证】 疏肝解郁,健脾和营,兼清郁热。主治肝郁化火,潮热颧红,月经不调,少腹胀痛,经行乳胀,崩漏,带下。

【制用法】 水煎取汁,分二次服,日服一剂。

乌头汤《金匮要略》

【组成】 麻黄 9 g 芍药 9 g 炙黄芪 9 g 制川乌 9 g 炙甘草 9 g

【功效与适应证】 温经通络,祛寒逐湿。用于损伤后风寒湿邪乘虚入络者。

【制用法】 水煎服。

六味地黄汤(丸)《小儿药证直诀》

【组成】 熟地黄 25 g 淮山药 10 g 茯苓 10 g

泽泻 10 g　山茱萸 10 g　牡丹皮 10 g

【功效与适应证】　滋水降火。治肾水不足,腰膝酸痛,头晕目眩,咽干耳鸣,潮热盗汗,骨折后期迟缓愈合等。

【制用法】　水煎服,日 1 剂。作丸,将药研末,蜜丸,每服 10 g,日 3 次。

双柏膏(散)《中医伤科学讲义》

【组成】　侧柏叶 2 份　黄柏 1 份　大黄 2 份　薄荷 1 份　泽兰 1 份

【功效与适应证】　活血解毒,消肿止痛。治跌打损伤早期,疮疡初起,局部红肿热痛,或局部包块形成而无溃疡者。

【制用法】　共研细末,作散剂备用,用时以水、蜜糖煮热调成厚糊状外敷患处。亦可加入少量米酒调敷,或用凡士林调煮成膏外敷。

五　画

玉枢丹《百一选方》

【组成】　山慈菇三两　红大戟一两半　千金子霜一两　五倍子三两　麝香三钱　雄黄一两　朱砂一两

【功效与适应证】　化痰开窍,辟秽解毒,消肿止痛。主治脘腹胀闷疼痛,恶心呕吐。

【制用法】　上为细末,糯米糊作锭子,阴干。口服,每次 0.6～1.5 g,每日 2 次;外用醋磨,调敷患处。

玉屏风散《究原方》

【组成】　防风 30 g　黄芪 60 g　白术 60 g

【功效与适应证】　益气固表止汗。主治表虚自汗。

【制用法】　每服 9 g,用水一盏半,加大枣 1 枚,煎至七分,去滓,食后热服。现代用法:研末,每日 2 次,每次 6～9 g,大枣煎汤送服;亦可作汤剂,水煎服,用量按原方比例酌减。

玉露散(膏)《外伤科学》

【组成】　木芙蓉叶

【功效与适应证】　清热解毒凉血。治各种感染局部红肿热痛者。

【制用法】　单味研成细末。水、蜜调煮外敷,或以麻油、菊花露调敷。亦可用凡士林 8/10、药末 2/10 调煮成膏外敷。

正红花油(成药)

【组成】　人造桂油　白樟油　桂叶油　松节油　桂醛　水杨酸甲酯　血竭　液体石蜡

【功效与适应证】　消炎消肿,止血止痛。主治心腹诸痛,四肢麻木,风湿骨痛、腰酸背痛、扭伤瘀肿、跌打刀伤、烫火烧伤、蚊虫蜂咬、恶毒阴疽。

【制用法】　外用,用于跌打损伤、外伤诸痛,擦患处。烫火刀伤、血流不止,用纱布药棉浸油敷患处。

正骨水(成药)

【组成】　龙川　豆豉姜　降香　虎杖　横经席　薄荷脑　皂荚　五味藤　穿壁风　樟脑　碎骨木　土鳖虫　莪术　徐长卿　羊耳菊　朱砂根　木香　两面针　买麻藤　过江龙　草乌　香加皮　海风藤　香樟　千斤拔　鹰不扑

【功效与适应证】　活血祛瘀,舒筋活络,消肿止痛。用于跌打扭伤,骨折脱位以及体育运动前后消除疲劳。

【制用法】　用药液轻搽患处;重症者用药液湿透药棉敷患处 1 小时,每日 2～3 次。

正骨烫药(《中医伤科学讲义》)

【组成】　当归 12 g　羌活 12 g　红花 12 g　白芷 12 g　乳香 12 g　没药 12 g　骨碎补 12 g　防风 12 g　木瓜 12 g　川椒 12 g　透骨草 12 g　川断 12 g

【功效与适应证】　活血舒筋。

【制用法】　上药装入布袋后放在蒸笼内,蒸热后敷患处。

正骨紫金丹《医宗金鉴》

【组成】　丁香 1 份　木香 1 份　血竭 1 份　儿茶 1 份　熟大黄 1 份　红花 1 份　牡丹皮 1/2 份　甘草 1/3 份　白芍 2 份　当归头 2 份　莲肉 2 份　白茯苓 2 份

【功效与适应证】　活血祛瘀,行气止痛。治跌仆堕坠、闪挫伤的疼痛、瘀血凝聚等症。

【制用法】　共研细末,炼蜜为丸。每限 10 丸,黄酒送服。

甘姜苓术汤《金匮要略》

【组成】　甘草　白术各 6 克　干姜　茯苓各 12 克

【功效与适应证】　温脾胜湿。主治身劳汗出,衣里冷湿,致患肾着,身重,腰及腰以下冷痛,如坐水中,腹重,口不渴,小便自利,饮食如故。

【制用法】　水煎服。

术附汤《医宗金鉴》

【组成】　白术 12 g　附子 9 g(炮)

【功效与适应证】　温运脾阳,祛寒燥湿。治寒湿相搏致肢体疼痛。

【制用法】　水煎服。

左归丸《景岳全书》

【组成】 熟地黄 4 份　淮山药 2 份　山茱萸 2 份　枸杞子 2 份　菟丝子 2 份　鹿角胶 2 份　龟甲 2 份　川牛膝 1 份半　蜜糖适量

【功效与适应证】 补益肾阴。治损伤日久或骨疾病后,肾水不足,精髓内亏,腰膝腿软,头昏眼花,虚热,自汗盗汗等症。

【制用法】 药为细末,炼蜜为丸如豆大。每服 10 g,每日 1~2 次,饭前服。

右归丸《景岳全书》

【组成】 熟地黄 4 份　淮山药 2 份　山茱萸 2 份　枸杞子 2 份　菟丝子 2 份　杜仲 2 份　鹿角胶 2 份　当归 1 份半　附子 1 份　肉桂 1 份　蜜糖适量

【功效与适应证】 补益肾阳。治骨及软组织伤患后期,肝肾不足、精血虚损而致神疲气怯,或心跳不宁,或肢冷痿软无力。

【制用法】 共为细末,炼蜜为小丸。每服 10 g,每日 1~2 次。

石韦散《外台秘要》

【组成】 通草 60 g　石韦 60 g(去毛)　王不留行 30 g　滑石 60 g　甘草(炙)　当归各 60 g　白术　瞿麦　芍药　葵子各 90 g

【功效与适应证】 清热利水,活血通淋。主治膀胱有热,致患石淋、劳淋、热淋,小便不利,淋沥频数,胞中满急,脐腹疼痛。

【制用法】 上十味,捣筛为散。每次以麦粥清送服 1~3 g,日 3 服。

龙胆泻肝汤《医宗金鉴》

【组成】 龙胆草(酒炒)10 g　黄芩(炒)6 g　栀子(酒炒)6 g　泽泻 6 g　木通 6 g　当归(酒洗)15 g　车前子 3 g　柴胡 6 g　甘草 1.5 g　生地(炒)6 g

【功效与适应证】 泻肝经湿热。治肝经所过之处损伤而有瘀热者,或痈疽之病表现有肝经实火而津液未伤者均可使用。

【制用法】 水煎服,日 1~2 剂。

归芎养骨合剂(深圳平乐骨伤科医院自制剂)

【组成】 当归　川芎　生地黄　天花粉　续断　骨碎补等

【功效与适应证】 祛瘀止痛,益肾养骨。用于四肢骨折,瘀血肿痛,愈合缓慢,肾气不足。

【制用法】 水煎服。

归脾汤《济生方》

【组成】 白术 10 g　当归 3 g　党参 3 g　黄芪 10 g　酸枣仁 10 g　木香 1.5 g　远志 3 g　炙甘草 4.5 g　龙眼肉 4.5 g　茯苓 10 g

【功效与适应证】 养心健脾,补益气血。治骨折后期气血不足,神经衰弱,慢性溃疡等。

【制用法】 水煎服,日 1 剂。亦可制成丸剂服用。

四生丸《妇人良方》

【组成】 生地黄 12 g　生艾叶 10 g　生荷叶 10 g　生侧柏叶 10 g

【功效与适应证】 凉血、止血。治损伤出血,血热妄行,吐血或衄血。

【制用法】 水煎服,或将生药捣汁服。或等量为丸,每服 6~12 g,日 3 次。

四生散(原名青州白丸子《和剂局方》)

【组成】 生川乌 1 份　生南星 6 份　生白附子 4 份　生半夏 14 份

【功效与适应证】 祛风逐痰,散寒解毒,通络止痛。治跌打损伤肿痛,肿瘤局部疼痛,关节痹痛。

【制用法】 共为细末,存放待用,用时以蜜糖适量调成糊状外敷患处。用醋调煮外敷亦可。如出现过敏性皮炎即停敷。亦可为丸内服,但须防止中毒。

四君子汤《和剂局方》

【组成】 党参 10 g　炙甘草 6 g　茯苓 12 g　白术 12 g

【功效与适应证】 补益中气,调养脾胃。主治损伤后期中气不足,脾胃虚弱,肌肉消瘦,溃疡日久未愈。

【制用法】 水煎服,日 1 剂。

四妙丸(散)《成方便读》

【组成】 黄柏　苍术　牛膝　薏苡仁各 240 g

【功效与适应证】 清热利湿,舒筋壮骨。主治湿热痿证,两足麻木,痿软,肿痛。

【制用法】 为散剂,各等分,每次服 3~5 g;或水泛为丸,每服 6~9 g,温开水送下。

四妙勇安汤《验方新编》

【组成】 金银花 90 g　玄参 90 g　当归 30 g　甘草 15 g

【功效与适应证】 清热解毒,活血止痛。用于脱疽,热毒炽盛,患肢黯红微肿灼痛。

【制用法】 水煎服,连服 10 剂,药味不可少,并忌抓擦为要。

四物止痛汤《中医伤科学》

【组成】 当归9g 川芎6g 白芍9g 生地黄12g 乳香6g 没药6g

【功效与适应证】 活血止痛。治各部损伤之瘀血疼痛。

【制用法】 水煎服,日1剂。

四物汤《仙授理伤续断秘方》

【组成】 川芎6g 当归10g 白芍12g 熟地黄12g

【功效与适应证】 养血补血。治伤患后期血虚之证。

【制用法】 水煎服,日1剂。

四肢损伤洗方《中医伤科学讲义》

【组成】 桑枝 桂枝 伸筋草 透骨草 牛膝 木瓜 乳香 没药 红花 羌活 独活 落得打 补骨脂 淫羊藿 草薢

【功效与适应证】 温经通络,活血祛风。用于四肢骨折、脱位、扭挫伤后筋络挛缩酸痛。

【制用法】 煎水熏洗患处。

四逆汤《伤寒论》

【组成】 熟附子10g 干姜9g 炙甘草6g

【功效与适应证】 回阳救逆。治损伤或骨疾病出现汗出肢冷,脉沉微或浮大无根等的亡阳证。

【制用法】 水煎服。

四黄散(膏)《证治准绳》

【组成】 黄连1份 黄柏3份 大黄3份 黄芩3份

【功效与适应证】 清热解毒,消肿止痛。治创伤感染及痈疽局部红肿热痛者。

【制用法】 共研细末,以水、蜜调敷或用凡士林调制成膏外敷。

四温丹《疡科纲要》

【组成】 上猺桂(去粗皮)60g 北细辛(去净泥垢)30g 干姜24g 公丁香15g

【功效与适应证】 温经通络,祛湿止痛。治痈疽初起,不论深浅大小皆可用。

【制用法】 各为细末,小证每用0.6~0.9g,上用温煦薄料摊贴;大证则用9~15g,调入温煦薄料中摊贴,或再加入麝香少许。

生血补髓汤《伤科补要》

【组成】 生地12g 芍药9g 川芎6g 黄芪9g 杜仲9g 五加皮9g 牛膝9g 红花5g 当归9g 续断9g

【功效与适应证】 调理气血,舒筋活络。治扭挫伤及脱位骨折的中后期患处未愈合并有疼痛者。

【制用法】 水煎服,日1剂。

生肌八宝散(丹)《中医伤科学讲义》

【组成】 煅石膏3份 赤石脂3份 东丹1份 龙骨1份 轻粉3份 血竭1份 乳香1份 没药1份

【功效与适应证】 生肌收敛,用于各种创口。

【制用法】 共研成极细末,外撒创口。

生肌玉红膏(《外科正宗》)

【组成】 当归5份 白芷1.2份 白蜡5份 轻粉1份 甘草3份 紫草半份 血竭1份 麻油40份

【功效与适应证】 活血祛腐,解毒镇痛,润肤生肌。治溃疡脓腐不脱,新肌难生者。

【制用法】 先将当归、白芷、紫草、甘草4味,入油内浸3日,慢火热微枯,滤清,再煎滚,入血竭化尽,次入白蜡,微火化开。将膏倾入预放水中的盅内,候片刻,把研细的轻粉末放入,搅拌成膏。将膏匀涂纱布上,敷贴患处。并可根据溃疡局部情况的需要,掺撒提脓、祛腐药在膏的表面上外敷,效果更佳。

生肌散(膏)《外伤科学》

【组成】 制炉甘石50份 滴乳石30份 滑石100份 琥珀30份 朱砂10份 冰片1份

【功效与适应证】 生肌收口。治溃疡脓性分泌已经比较少,期待肉芽生长者。

【制用法】 研极细末。掺创面上,外再盖膏药或油膏。亦可用凡士林适量,调煮成油膏外敷,其中冰片亦可待用时才掺撒在膏的表面外敷。

生脉散(饮)《内外伤辨惑论》

【组成】 人参1.6g 麦门冬1.6g 五味子7粒

【功效与适应证】 益气敛汗,养阴生津。治热伤气津,或损伤气血耗损,汗出气短,体倦肢凉,心悸脉虚者。

【制用法】 水煎服,或为散冲服,日1~4剂,或按病情需要酌情使用。

失笑散《太平惠民和剂局方》

【组成】 五灵脂(酒研,淘去沙土) 蒲黄(炒香)各6g

【功效与适应证】 活血祛瘀,散结止痛。主治瘀血停滞证。心腹刺痛,或产后恶露不行,或月经不调,少腹急痛等。

【制用法】 共为细末,每服 6 g,用黄酒或醋冲服,亦可每日取 8～12 g,用纱布包煎,作汤剂服。

代抵当丸《证治准绳·类方》

【组成】 大黄四两 桃仁六十枚 当归尾 生地黄 穿山甲 芒硝各一两 桂三钱或五钱

【功效与适应证】 行瘀血。主治蓄血。

【制用法】 上为极细末,炼蜜为丸,如梧桐子大。畜血在上焦,丸如芥子大,临卧去枕仰卧以津咽之,令停留喉下搜逐膈上;中焦食远,下焦空心,俱梧桐子大,以百劳水煎汤下之。

代痛散《伤科补要》

【组成】 生川乌 15 g 乳香 30 g 没药 30 g 草乌 15 g 何首乌 30 g 蟾酥 9 g

【功效与适应证】 敷伤处便觉麻木,其痛可止。主治跌打损伤。

【制用法】 上为末。用烧酒调敷;或姜汁调亦可。

仙方活命饮《外科发挥》

【组成】 炮穿山甲 3 g 天花粉 3 g 甘草节 3 g 乳香 3 g 白芷 3 g 赤芍 3 g 贝母 3 g 防风 3 g 没药 3 g 皂角刺(炒) 3 g 归尾 3 g 陈皮 10 g 金银花 10 g

【功效与适应证】 清热解毒,消肿溃坚,活血止痛。用于骨痈初期。

【制用法】 水煎服。

仙灵骨葆胶囊（成药）

【组成】 淫羊藿 续断 丹参 知母 补骨脂 地黄

【功效与适应证】 滋补肝肾,活血通络,强筋壮骨。用于骨质疏松和骨质疏松症,骨折,骨关节炎,骨无菌性坏死等。

【制用法】 口服,每次 3 粒,每日 2 次;4～6 周为1 个疗程;或遵医嘱。

白虎汤《伤寒论》

【组成】 石膏 50 g 知母 18 g 甘草 6 g 粳米 9 g

【功效与适应证】 清热生津。主治气分热盛证,壮热面赤,烦渴引饮,汗出恶热,脉洪大有力。

【制用法】 上四味,以水一斗,煮米熟汤成,去滓,温服一升,日三服。

白降丹《医宗金鉴》

【组成】 朱砂 1 份 雄黄 1 份 水银 5 份 硼砂 2 份半 火硝 7 份 食盐 7 份 白矾 7 份 皂矾 7 份

【功效与适应证】 腐蚀平胬。治溃疡脓腐难击,或已成瘘管、肿疡成脓不能自溃,以及赘疣、瘰疬等症经外用其他消散药物而无效者。

【制用法】 研制成细末,以清水调敷病灶上,或做成药捻,插入疮口、瘘管中,外盖药膏,每次用 0.01～0.05 g,每 1～2 日换药 1 次。

外用接骨散《中医伤科学讲义》

【组成】 骨碎补 血竭 硼砂 当归 乳香 没药 川断 自然铜 大黄 䗪虫各等份

【功效与适应证】 消肿止痛,接骨续筋。用于骨折及扭挫伤。

【制用法】 共为细末,饴糖或蜂蜜调敷。

加味二妙散《丹溪心法》

【组成】 黄柏 苍术 牛膝 防己 草薢 当归 龟甲

【功效与适应证】 清热利湿。治湿热下注,两脚麻痹痿软,扪之有热感,心烦口渴,溺赤。

【制用法】 研粗末,水煎服。

加味二妙汤《医宗金鉴·外科心法要诀》

【组成】 黄柏 炒苍术 牛膝各 9 g 槟榔 泽泻 木瓜 乌药各 6 g 当归尾 45 g 黑豆 49 粒 生姜 3 片

【功效与适应证】 清热燥湿,强筋壮骨。主治牙疳龈肿,腿肿色青。

【制用法】 水煎服。

加味术附汤《杂病源流犀烛》

【组成】 白术 6 g 附子 4.5 g 甘草 4.5 g 赤茯苓 4 g 生姜 7 片 大枣 2 枚

【功效与适应证】 祛湿散寒。治寒湿腰痛偏于湿重者。

【制用法】 水煎服。

圣愈汤《正体类要》

【组成】 熟地黄 5 g 生地黄 5 g 人参 5 g 川芎 5 g 当归 2.5 g 黄芩 2.5 g

【功效与适应证】 清营养阴,益气除烦。治创伤出血过多,或化脓性感染病灶溃后,脓血出多,以致热燥不安,或哺热作渴等症。

【制用法】 水煎服。

六 画

托里消毒饮(散)《医宗金鉴》

【组成】 生黄芪 10 g 皂角刺 10 g 金银花 12 g 甘草 6 g 桔梗 10 g 白芷 6 g 川芎 6 g 当

归 10 g　白术 10 g　茯苓 12 g　党参 12 g　白芍 10 g

【功效与适应证】　补益气血,托里消毒。治疮疡体虚邪盛,脓毒不易外达者。

【制用法】　水煎服,日 1 剂,日服 3 次;或制成散剂冲服。

地龙汤(散)《医宗金鉴》

【组成】　地龙 15 g　苏木 12 g　麻黄 6 g　当归 10 g　桃仁 10 g　黄柏 12 g　甘草 6 g　肉桂 1 g(研末冲服)

【功效与适应证】　舒筋活血,散瘀止痛。治损伤早中期肿痛积瘀。

【制用法】　水煎服,每日 1 剂。

百草伤膏 (杭州富阳中医骨伤医院自制剂)

【组成】　乳香　没药　制草乌　肉桂　白芷　细辛　血竭　川芎　人工麝香等

【功效与适应证】　用于跌打损伤中后期,以及瘀血阻滞、阳虚寒凝、肾虚髓亏证的筋骨关节疾病。

【制用法】　外敷。

夺命丸《伤科补要》

【组成】　归尾 60 份　桃仁 60 份　血竭 10 份　䗪虫 30 份　儿茶 10 份　乳香 20 份　没药 10 份　红花 10 份　自然铜 40 份　大黄 60 份　朱砂 10 份　骨碎补 20 份　麝香 1 份

【功效与适应证】　祛瘀宣窍。治头部内伤昏迷及骨折的早期重伤。

【制用法】　共为细末,用黄明胶化为丸如绿豆大,朱砂为衣。每次服 10～15 g,每日服 3～4 次。

至宝丹《和剂局方》

【组成】　水牛角 100 份　玳瑁 100 份　琥珀 100 份　朱砂 100 份　雄黄 100 份　龙脑 1 份　麝香 1 份　牛黄 50 份　安息香 150 份(原方有金箔、银箔各 50 份,现已少用)

【功效与适应证】　开窍安神,清热解毒。治感染性疾病高热所致的昏迷、烦躁不安、抽搐等证;头部内伤的脑震荡昏迷等。

【制用法】　研细末为丸。每丸 3 g,每服 3 g,小儿酌减。

当归四逆汤《伤寒论》

【组成】　当归 15 g　桂枝 6 g　芍药 9 g　细辛 3 g　通草 3 g　大枣 8 枚

【功效与适应证】　活血温经,通络止痛。治血虚寒凝,经脉不通,四肢周身痹痛等症。

【制用法】　水煎服,每日 1 剂。

当归导滞汤《玉机微义》

【组成】　大黄　当归各 12 g

【功效与适应证】　化瘀导滞。主治跌仆瘀血在内,胸腹胀满,或大便不通,或喘咳吐血。

【制用法】　水煎服。

当归补血汤《内外伤辨惑论》

【组成】　黄芪 15～30 g　当归 3～6 g

【功效与适应证】　补气生血。治血虚发热,以及大出血后,脉芤,重按无力,气血两虚等证。

【制用法】　水煎服。

回阳玉龙膏(散)《外科正宗》

【组成】　草乌(炒)6 份　干姜(煨)6 份　赤芍(炒)2 份　白芷 2 份　南星(煨)2 份　肉桂 1 份

【功效与适应证】　温经散寒通络。治阴证肿疡。

【制用法】　共研细末作散剂。直接撒在疮面上,或水调外敷。亦可用凡士林 8/10,药散 2/10,调煮成软膏,外用。

伤油膏《中医伤科学讲义》

【组成】　血竭 60 g　红花 6 g　乳香 6 g　没药 6 g　儿茶 6 g　琥珀 3 g　冰片 6 g(后下)　香油 1500 g　黄蜡适量

【功效与适应证】　活血止痛。多用在施行理伤手法时,涂擦在患处。同时起到润滑作用。

【制用法】　除冰片、香油、黄蜡外,共为细末,后入冰片再研,将药末溶化于炼过的油内,再入黄蜡收膏。

伤科接骨片 (成药)

【组成】　红花　土鳖虫　朱砂　马钱子　粉炙没药　三七　海星　炙鸡骨　冰片　煅自然铜　炙乳香　甜瓜子

【功效与适应证】　活血化瘀,消肿止痛,舒筋壮骨。用于跌打损伤,闪腰岔气,伤筋动骨,瘀血肿痛,损伤红肿等症。

【制用法】　口服。成人每次 4 片;10～14 岁儿童每次 3 片。每日 3 次,以温开水或温黄酒送服。

伤筋药水 (《中医伤科学讲义》)

【组成】　生草乌 120 g　生川乌 120 g　羌活 120 g　独活 120 g　生半夏 120 g　生栀子 120 g　生大黄 120 g　生木瓜 120 g　路路通 120 g　生蒲黄 90 g　樟脑 90 g　苏木 90 g　赤芍 60 g　红花 60 g　生南星 60 g　白酒 1 000 g　米醋 2 500 g

【功效与适应证】 活血通络止痛。治筋络挛缩，筋骨酸痛，风湿麻木。

【制用法】 药在酒醋中浸泡 7 日，严密盖闭，装入瓶中备用。患处热敷或熏洗后，用棉花蘸本品在患处轻擦，日擦 3～5 次。

伤湿止痛膏（成药）

【组成】 白芷 山柰 干姜 五加皮 肉桂 落打得 荆芥 生姜 防风 老鹳草 樟脑 乳香 没药 生川乌 生草乌 马钱子(沙炒) 公丁香 冰片 薄荷脑 冬绿油 颠茄流浸膏 芸香膏

【功效与适应证】 祛风湿止痛。用于风湿痛、神经痛、扭伤及肌肉酸痛。

【制用法】 将皮肤洗净后外敷贴患处。但对橡皮膏过敏者禁用。

血府逐瘀汤《医林改错》

【组成】 当归 10 g 生地黄 10 g 桃仁 12 g 红花 10 g 枳壳 6 g 赤芍 6 g 柴胡 3 g 甘草 3 g 桔梗 4.5 g 川芎 4.5 g 牛膝 10 g

【功效与适应证】 活血逐瘀，通络止痛。治瘀血内阻，血行不畅，经脉闭塞疼痛。

【制用法】 水煎服，日 1 剂。

壮筋养血汤《伤科补要》

【组成】 当归 9 g 川芎 6 g 白芍 9 g 续断 12 g 红花 5 g 生地 12 g 牛膝 9 g 牡丹皮 9 g 杜仲 6 g

【功效与适应证】 活血壮筋。用于软组织损伤。

【制用法】 水煎服。

壮筋续骨丹（丸）《伤科大成》

【组成】 当归 60 g 川芎 30 g 白芍 30 g 熟地 120 g 杜仲 30 g 川断 45 g 五加皮 45 g 骨碎补 90 g 桂枝 30 g 三七 30 g 黄芪 90 g 人工虎骨 30 g 补骨脂 60 g 菟丝子 60 g 党参 60 g 木瓜 30 g 刘寄奴 60 g 蟅虫 90 g

【功效与适应证】 壮筋续骨。用于骨折、脱位、伤筋中后期。

【制用法】 共研细末，糖水泛丸。每次服 12 g，温酒下。

壮腰健肾汤（经验方）

【组成】 熟地 杜仲 山芋 枸杞子 补骨脂 红花 羌活 独活 肉苁蓉 菟丝子 当归

【功效与适应证】 调肝肾，壮筋骨。治骨折及软组织损伤。

【制用法】 水煎服。

冲和膏《古方汇精》

【组成】 赤芍 60 g 白芷 30 g 防风 30 g 独活 90 g 龙脑 9 g 石菖蒲 45 g。

【功效与适应证】 祛湿散寒。治外症初起，坚肿色淡。

【制用法】 各取净末，以瓷瓶收贮，不可泄气。临用时以姜汁、醋调敷，日 1 换。

安宫牛黄丸（《温病条辨》）

【组成】 牛黄 4 份 郁金 4 份 黄连 4 份 黄芩 4 份 栀子 4 份 水牛角 4 份 雄黄 4 份 朱砂 4 份 麝香 1 份 冰片 1 份 珍珠 2 份 蜜糖适量

【功效与适应证】 清心解毒，开窍安神。治神昏谵语，身热，狂躁，痉厥以及头部内伤晕厥。

【制用法】 研极细末，炼蜜为丸。每丸 3 g，每服 1 丸，每日 1～3 次。

导赤散《制小儿药证直诀》

【组成】 生地黄 木通 甘草梢各等份

【功效与适应证】 清热利水。用于急性泌尿系感染，小便短赤而涩，尿时刺痛。

【制用法】 加入竹叶适量，水煎服。

导痰汤《济生方》

【组成】 半夏 6 g 橘红 3 g 茯苓 3 g 枳实 3 g 南星 3 g 甘草 1.5 g

【功效与适应证】 治一切痰厥，头目眩晕；或痰饮留食不散，胸膈痞塞，胁肋胀满，头痛吐逆，喘急痰漱，涕唾稠粘，坐卧不安，饮食少思。

【制用法】 水煎服。

阳和汤《外科证治全生集》

【组成】 熟地 30 g 肉桂 3 g 麻黄 2 g 鹿角胶 9 g 白芥子 6 g 姜炭 2 g 生甘草 3 g

【功效与适应证】 温阳通脉，散寒化痰。用于流痰、附骨疽和脱疽的虚寒型。

【制用法】 水煎服。

阳和解凝膏《外科正宗》

【组成】 鲜牛蒡子、根、叶、梗各 90 g 鲜白凤仙梗 12 g 川芎 10 g 附子 6 g 桂枝 6 g 大黄 6 g 当归 6 g 肉桂 6 g 草乌 6 g 地龙 6 g 僵蚕 6 g 赤芍 6 g 白芷 6 g 白蔹 6 g 白及 6 g 乳香 6 g 没药 6 g 续断 3 g 防风 3 g 荆芥 3 g 五灵脂 3 g 木香 3 g 香橼 3 g 陈皮 3 g 菜油 500 g 苏合油 12 g 麝香 3 g 黄丹 210 g

【功效与适应证】 行气活血,温经和阳,祛风化痰,散寒通络。治各类疮疡属阴证者。

【制用法】 先将鲜牛蒡、白凤仙入锅中,加入菜油,熬枯去渣,次日除乳香、没药、麝香、苏合油外,余药俱入锅煎枯,去渣滤净,加入黄丹,熬至滴水成珠,不黏指为度,离火后,再将乳、没、麝、苏合油入膏搅和,半月后可用。用时,加热烊化,摊于布上贴患处。

防风归芎汤《中医伤科学讲义》

【组成】 川芎 当归 防风 荆芥 羌活 白芷 细辛 蔓荆子 丹参 乳香 没药 桃仁 苏木 泽兰叶

【功效与适应证】 活血化瘀,祛风止痛。治跌打损伤,青紫肿痛。

【制用法】 水煎温服。

如意金黄散（成药）

【组成】 姜黄 大黄 黄柏 苍术 厚朴 陈皮 甘草 生天南星 白芷 天花粉

【功效与适应证】 清热解毒,消肿止痛。用于热毒瘀滞肌肤所致疮疖肿痛,症见肌肤红、肿、热、痛,亦可用于跌打损伤。

【制用法】 外用。红肿,烦热,疼痛,用清茶调敷;漫肿无头,用醋或葱酒调敷;亦可用植物油或蜂蜜调敷。一日数次。

如圣金刀散《外科正宗》

【组成】 松香5份 生矾1份 枯矾1份

【功效与适应证】 止血燥湿。治创面渗血或溃烂流液。

【制用法】 共研细末,掺撒溃创面。

红升丹《医宗金鉴》

【组成】 朱砂15g 雄黄15g 水银30g 火硝120g 白矾30g 皂矾18g

【功效与适应证】 祛腐敛疮,拔毒生肌,燥湿杀虫。治一切疮疡溃后,疮口坚硬,内暗紫黑者。

【制用法】 先将硝矾同炒,再与他药同研至不见水银星为度。装入陶罐内,用铁盏盖好,用纸条密封,用盐泥封固。用炭火烧炼该陶罐,先用底火煅1小时,次用半罐火煅1小时,再用平罐火煅1小时。去火,煅炼过程频频用冷水指拭罐口的铁盏盖,使之冷却,罐内外上的药物冷凝在铁盏盖上,即是红升丹;罐下残余物即灵药渣,又称红粉底。候罐冷后,开罐,取下升丹及灵药渣,分别收藏备用。同时把升丹研为极细粉末,供掺撒用;或制成

1%~2%的凡士林软膏纱布,供敷贴或作填塞引流深而大的溃腔;亦可制成条剂,供插条用。一般1~2日更换1次。

红油膏《中医伤科学讲义》

【组成】 九一丹10份 东丹1份半 凡士林100份

【功效与适应证】 化腐生肌。治溃疡不敛。

【制用法】 先将凡士林加热至全部呈液状,然后把两丹药粉调入和匀为膏,摊在敷料上敷贴患处。

七 画

坎离砂（成药）

【组成】 麻黄 归尾 附子 透骨草 红花 干姜 桂枝 牛膝 白芷 荆芥 防风 木瓜 生艾绒 羌活 独活各等份 醋适量

【功效与适应证】 祛风散寒止痛。治腰腿疼痛,风湿性关节疼痛。

【制用法】 用醋、水各半,将药熬成浓汁,再将铁砂炒红后搅拌制成。使用时加醋约半两,装入布袋内,自然发热,敷在患处。如太热可来回移动。

花蕊石散《本草纲目》引《和剂局方》

【组成】 花蕊石1份 石硫黄2份

【功效与适应证】 化瘀止血。治创伤出血。

【制用法】 共入瓦罐煅研为细末,外掺伤面后包扎。

芪骨胶囊（成药）

【组成】 淫羊藿 制何首乌 黄芪 石斛 肉苁蓉 骨碎补 菊花

【功效与适应证】 滋养肝肾,强筋健骨。用于女性绝经后骨质疏松症肝肾不足证,症见腰膝酸软无力、腰背疼痛、步履艰难、不能持重。

【制用法】 口服。一次3粒,一日3次,疗程6个月。

苏木煎《简明正骨》

【组成】 苏木 大力草各30g 卷柏9g 艾叶30g 羌活 牛膝各9g 伸筋草 鸡血藤各30g

【功用】 通经活络,疏利关节。治损伤后期关节僵凝,气血停滞之症。

【制用法】 水煎洗。

苏气汤《伤科汇纂》

【组成】 乳香3g 没药3g 大黄3g 苏叶9g 山羊血1.5g 荆芥9g 丹皮9g 当归15g 白芍15g 羊踯躅15g 桃仁14粒

【功效与适应证】 行气活血。用于从高坠下,昏厥不苏。

【制用法】 水煎服。方中羊踯躅毒性峻烈,当视患者身体强弱,适当减量。

苏合香丸(《和剂局方》)

【组成】 白术2份 青木香2份 乌犀屑代用品2份 香附子(炒去毛)2份 朱砂(研水飞)2份 诃黎勒(煨去皮)2份 白檀香2份 安息香(研为末用无灰酒一升熬膏)2份 沉香2份 麝香(研)2份 荜茇2份 龙脑(研)1份 乳香(研)1份 苏合香油1份(入安息香膏内) 白蜜糖适量

【功效与适应证】 温宣通窍。治头部内伤昏迷。

【制用法】 固体药分别研成末,安息香以酒熬膏后与苏合香油混合,再把各药末加入,并炼蜜为丸,每丸3g。每服1丸,温开水送服,小儿减半。

坚骨壮筋膏《中医伤科学讲义》

【组成】

第一组:骨碎补90g 川断90g 马钱子60g 白及60g 硼砂60g 生草乌60g 生川乌60g 牛膝60g 苏木60g 杜仲60g 伸筋草60g 透骨草60g 羌活30g 独活30g 麻黄30g 五加皮30g 皂角核30g 红花30g 泽兰叶30g 虎骨代用品24g 香油500g 黄丹2 500g

第二组:血竭30g 冰片15g 丁香30g 肉桂60g 白芷30g 甘松60g 细辛60g 乳香30g 没药30g 麝香1.5g

【功效与适应证】 强壮筋骨。用于伤筋骨折后期。

【制用法】 第一组药,熬成膏药后温烊摊贴。第二组药,共研为细末,临贴时撒于药面。

伸筋丹(成药)

【组成】 地龙 制马钱子 红花 乳香(醋炒) 防己 没药(醋炒) 香加皮 烫骨碎补

【功效与适应证】 舒筋通络,活血祛瘀,消肿止痛。用于血瘀络阻引起的骨折后遗症、颈椎病、肥大性脊椎炎、慢性关节炎、坐骨神经痛、肩周炎。

【制用法】 口服,一次5粒,一日3次,饭后服用或遵医嘱。

身痛逐瘀汤《医林改错》

【组成】 秦艽9g 川芎9g 桃仁6g 红花6g 甘草3g 羌活9g 没药9g 五灵脂9g 香附9g 牛膝9g 地龙9g 当归15g

【功效与适应证】 活血行气,祛瘀通络,通痹止痛。主治气血痹阻经络所致的肩、腰、腿或周身疼痛,经久不愈。

【制用法】 水煎服。忌生冷油腻,孕妇忌服。

皂角通关散(经验方)

【组成】 皂角6g 知母9g 黄柏9g 小葱30g 路路通7个

【功效与适应证】 通关开窍,清泄下焦。治严重挤压伤瘀阻下焦,尿少黄赤者。

【制用法】 水煎服。

龟鹿二仙胶汤《兰台轨范》

【组成】 鹿角6g 龟甲9g 枸杞子9g 人参6g

【功效与适应证】 填精养血,助阳益气。治气阴两虚,精血亏虚所致腰膝酸软。

【制用法】 水煎服,日1剂,日服3次。

羌活胜湿汤《内外伤辨惑论》

【组成】 羌活15g 独活15g 藁本15g 防风15g 甘草6g 川芎10g 蔓荆子10g

【功效与适应证】 祛风除湿。治伤后风湿邪客者。

【制用法】 水煎服。药渣可煎水热洗患处。

补中益气汤《东垣十书》

【组成】 黄芪15g 党参12g 白术12g 陈皮3g 炙甘草5g 当归10g 升麻5g 柴胡5g

【功效与适应证】 补中益气。治疮疡日久,元气亏损,损伤气血耗损,中气不足诸症。

【制用法】 水煎服。

补阳还五汤《医林改错》

【组成】 黄芪30g 归尾6g 赤芍4.5g 地龙3g 川芎3g 桃仁3g 红花3g

【功效与适应证】 活血补气,疏通经络。治气虚而血不行的半身不遂、口眼歪斜,以及外伤性截瘫。

【制用法】 水煎服。

补肾壮阳汤(经验方)

【组成】 熟地15g 生麻黄3g 白芥子3g 炮姜6g 杜仲12g 狗脊12g 肉桂6g 菟丝子12g 牛膝9g 川断9g 丝瓜络6g

【功效与适应证】 温通经络,补益肝肾。用于腰部损伤的中后期。

【制用法】 水煎服。

补肾壮筋汤(丸)《伤科补要》

【组成】 熟地黄10g 当归12g 牛膝10g 山

茱萸 12 g　茯苓 12 g　续断 12 g　杜仲 10 g
白芍 10 g　青皮 5 g　五加皮 10 g

【功效与适应证】 补益肝肾,强壮筋骨。治肾气虚损,习惯性关节脱位等。

【制用法】 水煎服,日 1 剂。或制成丸剂服。

补肾活血汤《伤科大成》

【组成】 熟地 10 g　杜仲 3 g　枸杞子 3 g　破故纸 10 g　菟丝子 10 g　归尾 3 g　没药 3 g　山茱萸 3 g　红花 2 g　独活 3 g　淡苁蓉 3 g

【功效与适应证】 补肾壮筋,活血止痛。治伤患后期各种筋骨酸痛无力等症,尤以腰部伤患更宜。

【制用法】 水煎服。

补筋丸《医宗金鉴》

【组成】 沉香 30 g　丁香 30 g　川牛膝 30 g　五加皮 30 g　蛇床子 30 g　茯苓 30 g　白莲蕊 30 g　肉苁蓉 30 g　当归 30 g　熟地 30 g　丹皮 30 g　木瓜 24 g　人参 9 g　广木香 9 g

【功效与适应证】 补肾壮筋,益气养血,活络止痛。治跌仆伤筋,血脉壅滞,青紫肿痛。

【制用法】 共为细末,炼蜜为丸,如弹子大,每丸重 9 g,每次服 1 丸,用无灰酒送下。

附子汤《伤寒论》

【组成】 附子 18 g　茯苓 9 g　人参 6 g　白术 12 g　芍药 9 g

【功效与适应证】 温经散寒。治少阴病,得之一二日,口中和,其背恶寒者,少阴病,身体痛,手足寒,骨节痛,脉沉者。

【制用法】 上以水八升,煮取三升,去滓,温服一升,一日三次。服药前先灸之。

陀僧膏《伤科补要》

【组成】 南陀僧 40 份　赤芍 1 份　当归 1 份　乳香 1 份　没药 1 份　赤石脂半份　百草霜 4 份　苦参 8 份　桐油 64 份　香油 32 份　血竭 1 份　儿茶 1 份　大黄 16 份

【功效与适应证】 解毒止血。治创伤,局部感染疼痛等。

【制用法】 陀僧研成细末,用香油把其他药煎熬,去渣后入陀僧末,制成膏,外用。

鸡鸣散《伤科补要》

【组成】 归尾　桃仁　大黄

【功效与适应证】 攻下逐瘀。治胸腹部挫伤,疼痛难忍,并见大便秘结者。

【制用法】 根据病情实际需要酌情拟定剂量,水煎服。

驳骨散《外伤科学》经验方

【组成】 桃仁 1 份　黄连 1 份　金耳环 1 份　川红花 1 份　栀子 2 份　生地黄 2 份　黄柏 2 份　黄芩 2 份　防风 2 份　甘草 2 份　蒲公英 2 份　赤芍 2 份　自然铜 2 份　䗪虫 2 份　侧柏 6 份　大黄 6 份　骨碎补 6 份　当归尾 4 份　薄荷 4 份　毛麝香 4 份　牡丹皮 4 份　金银花 4 份　透骨消 4 份　鸡骨香 4 份

【功效与适应证】 消肿止痛,散瘀接骨。治骨折及软组织扭挫伤的早、中期。

【制用法】 共研细末,水、酒、蜂蜜或凡士林调煮外敷患处。

八　画

青娥丸《太平惠民和剂局方》

【组成】 胡桃肉 30 个　补骨脂　杜仲各 180 g

【功效与适应证】 治肾气虚弱,风冷乘之,或血气相搏,腰痛如折,起坐艰难,俯仰不利,转侧不能;或因劳役过度,伤于肾经,或处卑湿,地气伤腰,或坠堕伤损,成风寒客搏,或气滞不散,皆令腰痛。

【制用法】 上药为细末,入研药令匀,酒糊为丸,如梧桐子大。每服 30～50 丸,空腹时用温酒或盐汤下。

苓桂术甘汤《伤寒论》

【组成】 茯苓 2 g　桂枝 9 g　白术 9 g　炙甘草 6 g

【功效与适应证】 温化痰饮,健脾渗湿。治中焦阳虚,水饮内停所致诸症。

【制用法】 水煎服,日 1 剂,日服 3 次。

虎潜丸《丹溪心法》

【组成】 虎骨代用品 2 份　干姜 1 份　陈皮 4 份　白芍 4 份　锁阳 2 份半　熟地 4 份　龟甲(酒炙)8 份　黄柏 16 份　知母(炒)2 份

【功效与适应证】 滋阴降火,强壮筋骨。治损伤之后肝肾不足,筋骨痿软,腿足瘦削,步履乏力等症。

【制用法】 为末,用酒或米糊制丸如豆大小。每服 10 g,每日 1～2 次,空腹淡盐汤送服。

肾气丸《备急千金要方》

【组成】 干地黄 8 份　肉苁蓉 6 份　麦门冬　远志　防风　干姜　牛膝　地骨皮　葳蕤　山药　石斛　细辛　甘草　附子　桂心　茯苓　山茱萸各 4 份　钟乳粉 10 份　公羊肾 1 具

【功效与适应证】 温补肾阳。用于虚劳,肾气不足,腰痛阴寒,小便频数,或有余沥,阴囊湿冷,阳痿不起。

【制用法】 为末,炼蜜为丸,梧桐子大。每服15～30丸,酒送下,日3次。

肾气丸《脉因症治》

【组成】 苍术(米泔浸) 熟地黄各500g 五味子250g 川芎15～30g(冬30g,夏10g,春、秋各21g)

【功效与适应证】 补肾健脾。用于肾脾不足,房室虚损。

【制用法】 为末,枣肉为丸,米汤送下。

知柏地黄汤(丸)《医宗金鉴》

【组成】 知母9g 黄柏9g 熟地24g 淮山药12g 山茱萸12g 茯苓9g 泽泻9g 牡丹皮9g

【功效与适应证】 滋阴降火。治骨病阴虚火旺,潮热骨蒸等症。

【制用法】 水煎服;或制成丸剂,淡盐汤送服。

和营止痛汤《伤科补要》

【组成】 赤芍9g 当归尾9g 川芎6g 苏木6g 陈皮6g 桃仁6g 续断12g 乌药9g 乳香6g 没药6g 木通6g 甘草6g

【功效与适应证】 活血止痛,祛瘀生新。治损伤积瘀肿痛。

【制用法】 水煎服。

和营通气散《中医伤科学讲义》

【组成】 当归 丹参 香附各90g 川芎 延胡索 小青皮 生枳壳各30g 郁金 半夏各60g 广木香 大茴香各15g

【功效与适应证】 活血止痛行气。治躯干内伤,气阻血滞,胸膜闷胀不舒,呼吸不利。

【制用法】 共为细末,每服1.5g,每日2次吞服。

金枪铁扇散《中医伤科学讲义》

【组成】 乳香2份 没药2份 象皮2份 老材香2份 明矾1份 炉甘石1份 降香1份 黄柏1份 血竭1份

【功效与适应证】 收敛、拔毒、生肌。治各种创伤溃疡。

【制用法】 共为极细末。直接掺于伤口或溃疡面上。

金铃子散《圣惠方》

【组成】 金铃子 延胡索各等量

【功效与适应证】 理气止痛。治跌仆损伤后心腹胸胁疼痛,时发时止,或流窜不定者。

【制用法】 共为细末。每服9～12g,温开水或温酒送下,每日2～4次。

金黄(散)膏《医宗金鉴》

【组成】 大黄2500g 黄柏2500g 姜黄2500g 白芷2500g 制南星500g 陈皮500g 苍术500g 厚朴500g 甘草500g 天花粉5000g

【功效与适应证】 清热解毒,散瘀消肿。治感染阳证,跌打肿痛。

【制用法】 研细末。用酒、油、菊花、金银花膏、丝瓜叶或生姜等捣汁调敷,或按凡士林8份、金黄膏2份的比例调制成膏外敷。

金匮肾气丸《金匮要略》

【组成】 熟地25g 淮山药12g 山茱萸12g 泽泻10g 茯苓10g 丹皮10g 肉桂3g(冲服) 熟附子10g

【功效与适应证】 温补肾阳。治肾阳亏虚。

【制用法】 水煎服;或制成丸剂,淡盐汤送服。

肢伤一方《外伤科学》

【组成】 当归13g 赤芍10g 桃仁10g 红花6g 黄柏10g 防风10g 木通10g 甘草6g 生地黄12g 乳香5g

【功效与适应证】 行气活血,祛瘀止痛。治跌打损伤,瘀肿疼痛。用于四肢骨折或软组织损伤初期。

【制用法】 水煎服。

肢伤二方《外伤科学》经验方

【组成】 当归12g 赤芍10g 续断12g 威灵仙12g 生薏仁30g 桑寄生30g 骨碎补12g 五加皮12g

【功效与适应证】 祛瘀生新,舒筋活络。治跌打损伤,筋络挛痛。用于四肢损伤的中、后期。

【制用法】 水煎服。

肢伤三方《外伤科学》

【组成】 当归12g 白芍10g 续断10g 骨碎补12g 威灵仙12g 川木瓜10g 天花粉10g 黄芪15g 熟地黄15g 自然铜10g 土鳖10g

【功效与适应证】 补益气血,促进骨合。治骨折后期。

【制用法】 水煎服。

狗皮膏（成药）

【组成】 枳壳 青皮 大风子 赤石脂 赤芍 天麻 乌药 牛膝 羌活 威灵仙 生川乌 续断 桃仁 生附子 川芎 生草乌 杜仲 穿山甲 青风藤 木香 肉桂 轻粉 乳香 没药 血竭 樟脑 植物油 铅丹

【功效与适应证】 散寒止痛,舒筋活络。治跌打损伤及风寒痹痛。

【制用法】 烘热外敷患处。

定痛散《伤科汇纂》

【组成】 当归 川芎 白芍药 升麻 防风 官桂各3g 山柰9g 紫丁香根 红花各15g 麝香0.9g

【制用法】 为细末,老葱汁调和,敷患处。

定痛膏《疡医准绳》

【组成】 芙蓉叶4份 紫荆皮1份 独活1份 生南星1份 白芷1份

【功效与适应证】 祛风消肿止痛。治跌打损伤肿痛,疮疡初期肿痛。

【制用法】 共研细末。用姜汁、水、酒调煮热敷;可用凡士林调煮成软膏外敷。

定痛和血汤《伤科补要》

【组成】 桃仁 红花 乳香 没药 当归 秦艽 川断 蒲黄 五灵脂

【功效与适应证】 活血定痛。用于各部损伤,瘀血疼痛。

【制用法】 水、酒各半,煎服。

宝珍膏（成药）

【组成】 生地1份 茅术1份 枳壳1份 五加皮1份 莪术1份 桃仁1份 山柰1份 当归1份 川乌1份 陈皮1份 乌药1份 三棱1份 大黄1份 首乌1份 草乌1份 柴胡1份 香附1份 防风1份 牙皂1份 肉桂1份 羌活1份 赤芍1份 南星1份 荆芥1份 白芷1份 藁本1份 续断1份 良姜1份 独活1份 麻黄1份 甘松1份 连翘1份 冰片1份 樟脑1份 乳香1份 没药1份 阿魏1份 细辛1份 刘寄奴1份 威灵仙1份 海风藤1份 小茴香1份 川芎2份 血余7份 麝香2/3份 木香2/3份 附子2/3份 东丹30份

【功效与适应证】 行气活血,祛风止痛。治风湿关节痛及跌打损伤疼痛。

【制用法】 制成药膏贴患处。近年来药厂制成黏胶布形膏药,名为伤湿宝珍膏,使用更方便。

参附汤《世医得效方》

【组成】 人参12g 附子(炮去皮)10g

【功效与适应证】 回阳救逆。治伤患阳气将脱表现休克,四肢厥冷,气短呃逆,喘满汗出,脉微细者。

【制用法】 水煎服。

参苓白术散《和剂局方》

【组成】 白扁豆12g 党参12g 白术12g 茯苓12g 炙甘草6g 淮山药12g 莲子肉10g 薏苡仁10g 桔梗6g 砂仁5g 大枣4枚

【功效与适应证】 补气健脾渗湿。治气血受损,脾失健运者。

【制用法】 水煎服,或制成药散,其中大枣煎汤送散服。

九 画

草乌散《世医得效方》

【组成】 皂角 木鳖子 紫金皮 白芷 半夏 乌药 川芎 当归 川乌各150g 大茴香 坐孥草(酒煎熟) 草乌各30g 木香9g

【功效与适应证】 麻醉止痛。用于骨折、脱臼等整骨手术麻醉。

【制用法】 为末,每服6g,红酒调下。若伤重刺痛,手不得近者,加坐孥草、曼陀罗各15g。

栀子金花丸（成药）

【组成】 栀子 黄连 黄芩 黄柏 大黄 金银花知母 天花粉

【功效与适应证】 清热泻火,凉血解毒。用于肺胃热盛,口舌生疮,牙龈肿痛,目赤眩晕,咽喉肿痛,大便秘结。

【制用法】 口服。一次9克,一日1次。

骨松宝颗粒（成药）

【组成】 淫羊藿 续断 赤芍 川芎 知母 莪术三棱 地黄 牡蛎(煅)

【功效与适应证】 补肾活血,强筋壮骨。用于骨痿(骨质疏松)引起的骨折、骨痛、骨关节炎,以及预防更年期骨质疏松。

【制用法】 颗粒剂。口服,每次1袋。治疗骨折及骨关节炎,日3次;预防骨质疏松,日2次;30日为1个疗程。

骨疏康颗粒（成药）

【组成】 淫羊藿 熟地黄 黄芪 丹参等

【功效与适应证】 补肾益气,活血壮骨。主治肾虚、气血不足所致的中老年骨质疏松症,伴有腰脊酸痛,足膝酸软,神疲乏力等症状者。

【制用法】 颗粒剂。口服,每次 12 g,日 3 次,饭后开水冲服。

香砂六君子汤《古今名医方论》

【组成】 人参一钱 白术二钱 茯苓二钱 甘草七分 陈皮八分 半夏一钱 砂仁八分 木香七分

【功效与适应证】 疏补化痰。治气虚肿满,痰饮结聚,脾胃不和,变生诸证者。

【制用法】 上加生姜二钱,水煎服。

复元活血汤《医学发明》

【组成】 柴胡 15 g 天花粉 10 g 当归尾 10 g 红花 6 g 穿山甲 10 g 酒浸大黄 30 g 酒浸桃仁 10 g

【功效与适应证】 活血祛瘀,消肿止痛。治跌打损伤,血停积于胁下,肿痛不可忍者。

【制用法】 水煎,分 2 次服,如服完第一次后,泻下大便,得利痛减,则停服,如 6 小时之后,仍无泻下者,则服下第二次。以利为度。

复原通气散《正体类要》

【组成】 木香 茴香(妙) 青皮 穿山甲(炙) 陈皮 白芷 甘草 漏芦 贝母各等份

【功效与适应证】 理气止痛。治打仆损伤气滞作痛。

【制用法】 共研细末,每次服 3～6 g,温酒调下。

复元通气散《丹溪心法》

【组成】 茴香 穿山甲(蛤粉炒) 穿山甲(生用)各 60 g 炒白牵牛子 延胡索炒 甘草 陈皮各 30 g 木香 45 g

【功效与适应证】 理气通培。治气不宣流,或成痈疽;并内挫腰痛,诸气滞闭,耳聋、耳疼。

【制用法】 为末,每服一钱,热酒调下。

顺气活血汤《伤科大成》

【组成】 苏梗 厚朴 枳壳 砂仁 归尾 红花 木香 赤芍 桃仁 苏木 香附

【功效与适应证】 行气活血,祛瘀止痛。用于胸腹挫伤、气滞胀满作痛。

【制用法】 按病情拟定药量,水煎,可加入少量米酒和服。

独圣散《普济方》

【组成】 诃子

【功效与适应证】 定喘。治伤后血凝气滞之疼痛。

【制用法】 上为末。每服一钱,糯米饮调下。

独参汤《景岳全书》

【组成】 人参 10～20 g

【功效与适应证】 补气,摄血,固脱。治失血后气血虚衰,虚烦作渴,气随血脱之危症。

【制用法】 水炖服。

独活寄生汤《千金方》

【组成】 独活 6 g 防风 6 g 川芎 6 g 牛膝 6 g 桑寄生 18 g 秦艽 12 g 杜仲 12 g 当归 12 g 茯苓 12 g 党参 12 g 熟地黄 15 g 白芍 10 g 细辛 3 g 甘草 3 g 肉桂 2 g(焗冲)

【功效与适应证】 益肝肾,补气血,祛风湿,止痹痛。治腰脊损伤后期,肝肾两亏,风湿痛及腿足屈伸不利者。

【制用法】 水煎服。可复煎外洗患处。

洪宝丹《仙传外科集验方》

【组成】 天花粉 90 g 姜黄 30 g 白芷 30 g 赤芍药 60 g

【功效与适应证】 治诸般热证、痈肿之毒,金疮之证。

【制用法】 上为末,茶、酒、汤使,随证热涂

活血汤（经验方）

【组成】 柴胡 6 g 归尾 9 g 赤芍 9 g 桃仁 9 g 鸡血藤 15 g 枳壳 9 g 红花 5 g 血竭 3 g

【功效与适应证】 活血祛瘀,消肿止痛。用于骨折早期。

【制用法】 水煎服。

活血止痛汤(丸)《伤科大成》

【组成】 当归 12 g 川芎 6 g 乳香 6 g 苏木 5 g 红花 5 g 没药 6 g 地鳖虫 3 g 三七 3 g 赤芍 9 g 陈皮 5 g 落得打 6 g 紫荆藤 9 g

【功效与适应证】 活血止痛,治跌打损伤肿痛。

【制用法】 水煎服。目前临床上常去紫荆藤。

活血止痛膏（成药）

【组成】 生南星 干姜 独活 甘松 樟脑 冰片 辣椒 丁香 白芷 牡丹皮 细辛 山柰 没药 五加皮 当归 生半夏 桂枝 乳香 辛夷等

【功效与适应证】 舒筋通络,活血止痛。用于筋骨疼痛,肌肉麻痹,关节酸痛,局部肿痛。

【制用法】 橡皮膏剂。外用,烘热软化,贴患处。

活血止痛散(胶囊)（成药）

【组成】 当归 三七 乳香(制) 冰片 土鳖虫

自然铜(煅)

【功效与适应证】 活血散瘀,消肿止痛。用于跌打损伤,瘀血肿痛。亦可用于冠心病。

【制用法】 散剂,每次 1.5 g;胶囊,每次 6 粒(粒重 0.25 g)。口服,日 2 次。温黄酒或温开水冲服。孕妇忌服。本品只宜于损伤时在短期内服用,久服易影响胃,慢性胃病者慎用或忌用。

活血祛瘀汤《中医伤科学》经验方

【组成】 当归 15 g 红花 6 g 地鳖虫 9 g 自然铜 9 g 狗脊 9 g 骨碎补 15 g 没药 6 g 乳香 6 g 三七 3 g 路路通 6 g 桃仁 9 g 加减法:便秘,去骨碎补、没药、乳香,加郁李仁 15 g,火麻仁 15 g;疼痛剧烈者,加延胡索 9 g;食欲不振,加砂仁 9 g;心神不宁,加龙齿 15 g、磁石 15 g、枣仁 9 g、远志 9 g;尿路感染,加知母 9 g、黄柏 15 g、车前子 15 g、泽泻 15 g。

【功效与适应证】 活血化瘀,通络消肿,续筋接骨。用于骨折及软组织损伤的初期。

【制用法】 水煎服,日 1 剂。

活血酒 (《中医正骨经验概述》)

【组成】 活血散 15 g 白酒 500 g

【功效与适应证】 通经活血。用于陈旧性扭挫伤,寒湿偏胜的腰腿痛。

【制用法】 将活血散泡于白酒中,7～10 日即成。

活血散《中医正骨经验概述》

【组成】 乳香 15 g 没药 15 g 血竭 15 g 贝母 9 g 羌活 15 g 木香 6 g 厚朴 9 g 制川乌 3 g 制草乌 3 g 白芷 24 g 麝香 1.5 g 紫荆皮 24 g 生香附 15 g 炒小茴 9 g 甲珠 15 g 煅自然铜 15 g 独活 15 g 续断 15 g 虎骨代用品 15 g 川芎 15 g 木瓜 15 g 肉桂 9 g 当归 24 g

【功效与适应证】 活血舒筋,理气止痛。治跌打损伤,瘀肿疼痛,或久伤不愈。

【制用法】 共研细末,开水调成糊状外敷患处。

活血舒肝汤 (河南正骨研究所郭氏验方)

【组成】 当归 10 g 柴胡 10 g 赤芍 10 g 黄芩 6 g 桃仁 5 g 红花 3 g 枳壳 10 g 槟榔 10 g 陈皮 5 g 大黄(后下)10 g 厚朴 6 g 甘草 3 g

【功效与适应证】 破血逐瘀,行气止痛。治伤后瘀血初起。

【制用法】 水煎服。

活络油膏《中医伤科学讲义》

【组成】 红花 60 g 没药 60 g 白芷 60 g 当归 240 g 白附子 30 g 钩藤 120 g 紫草 60 g 栀子 60 g 黄药子 30 g 甘草 60 g 刘寄奴 60 g 丹皮 60 g 梅片 60 g 生地 240 g 制乳香 60 g 露蜂房 60 g 大黄 120 g 白药子 30 g

【功效与适应证】 活血通络。用于损伤后期软组织硬化或粘连。

【制用法】 上药置大铁锅内,再加入麻油 4 500 g,用文火将药炸透存性,过滤去渣,再入锅内武火烧熬,放黄蜡 1 500 g、梅片 60 g,用木棍调和装盒。用手指蘸药擦患处。

活络效灵丹《医学衷中参西录》

【组成】 当归 丹参 生明乳香 生明没药各 15 克

【功效与适应证】 用于各种瘀血阻滞之痛症,尤适合跌打损伤,症见伤处疼痛,伤筋动骨或麻木酸胀,或内伤血瘀,心腹疼痛,肢臂疼痛等症。

【制用法】 上药全研细末,备用,亦可水泛为丸。

济生肾气丸《济生丸》

【组成】 炮附子 9 g 熟地 6 g 山药 6 g 山茱萸 6 g 泽泻 6 g 茯苓 6 g 丹皮 6 g 车前子 6 g 肉桂 3 g 川牛膝 6 g

【功效与适应证】 温补肾阳,利水消肿。治肾(阳)虚水肿,腰重脚肿,小便不利。

【制用法】 上为细末,炼蜜和丸,如梧桐子大,每服 70 丸(9 g)。

恒古骨伤愈合剂 (成药)

【组成】 黄芪 人参 红花 三七 杜仲 鳖甲 陈皮 钻地风 洋金花

【功效与适应证】 活血益气,补肝肾,接骨续筋,消肿止痛,促进骨折愈合。用于新鲜骨折及陈旧骨折、股骨头坏死、骨关节病、腰椎间盘突出症等症。

【制用法】 口服,成人每次 25 ml,6～12 岁每次 12 ml,每 2 日服用 1 次。饭后 1 小时服用,12 日为 1 个疗程。

宣痹汤《温病条辨》

【组成】 防己 15 g 杏仁 15 g 滑石 15 g 连翘 9 g 栀子 9 g 薏苡仁 15 g 半夏(醋炒)9 g 晚蚕砂 9 g 赤小豆皮 9 g

【功效与适应证】 清利湿热,宣通经络。治湿热痹证,症见寒战热炽,骨节烦痛,小便短赤,舌苔灰滞或黄腻。

【制用法】 水煎服。

神犀丹《温热经纬》

【组成】 水牛角尖 石菖蒲 黄芩各 180 g 生地 金银花各 500 g 甘中黄 120 g 连翘 300 g 板蓝根 270 g 豆豉 240 g 玄参 210 g 天花粉 紫草各 120 g

【功效与适应证】 清热凉血,解毒。治热入营血,热毒内陷,神昏谵妄,发斑发疹,舌绛,耳赤,烦躁。

【制用法】 将石菖蒲、鲜生地捣汁,豆豉煮烂,将余药研粉和匀,再相互打和搅匀为丸,每料成480 丸,日服 1 丸,分 2～4 次,凉开水调化。

十 画

损伤风湿膏《中医伤科学讲义》

【组成】 生川乌 4 份 生草乌 4 份 生南星 4 份 生半夏 4 份 当归 4 份 黄金子 4 份 紫荆皮4 份 生地 4 份 苏木 4 份 桃仁 4 份 桂枝4 份 僵蚕 4 份 青皮 4 份 甘松 4 份 木瓜4 份 山柰 4 份 地龙 4 份 乳香 4 份 没药2 份 羌活 2 份 独活 2 份 川芎 2 份 白芷2 份 苍术 2 份 木鳖子 2 份 穿山甲片 2 份川断 2 份 山栀子 2 份 䗪虫 2 份 骨碎补 2 份赤石脂 2 份 红花 2 份 丹皮 2 份 落得打 2 份白芥子 2 份 细辛 1 份 麻油 320 份 黄铅粉60 份

【功效与适应证】 祛风湿,行气血,消肿痛。治损伤肿痛或损伤后期并风湿痹痛。

【制用法】 风麻油将药浸泡 7～10 日后以文火煎熬,至色枯,去渣,再用油熬 2 小时左右,滴水成珠,离火,将黄铅粉徐徐筛入搅匀,成膏收贮,摊用。

桂枝芍药知母汤《金匮要略》

【组成】 桂枝 12 g 芍药 9 g 甘草 6 g 麻黄12 g 生姜 15 g 白术 15 g 知母 12 g 防风12 g 附子 10 g

【功效与适应证】 祛风除湿,通阳散寒,佐以清热。主治诸肢节疼痛、身体尪羸、脚肿如脱、头眩短气、温温欲吐者。

【制用法】 上九味,以水 700 ml,煮取 210 ml,每次温服 70 ml,日三服。

桂枝汤

【组成】 一方(《伤寒论》):桂枝 9 g 芍药 9 g甘草 6 g 生姜 9 g 大枣 4 枚
二方(《伤科补要》):桂枝 赤芍 枳壳 香附 陈皮 红花 生地 归尾 延胡索 防风 独活

【功效与适应证】 祛风胜湿,和营止痛。用于失枕、上肢损伤、风寒湿侵袭经络作痛等症。

【制用法】 一方:水煎服;二方:各等份,童便、陈酒煎服。

桂枝附子汤《伤寒论》

【组成】 桂枝 12 g 附子 15 g 生姜 9 g 大枣12 枚 炙甘草 6 g

【功效与适应证】 祛风温经,助阳化湿。治伤寒八九日,风湿相搏,身体疼烦,不能自转侧,不呕不渴,脉浮虚而涩者。

【制用法】 以水六升 (1 200 ml),煮取二升(400 ml),去滓温服,每日 3 次。

桂麝散《药蔹启秘》

【组成】 麻黄 15 g 细辛 15 g 肉桂 30 g 牙皂10 g 半夏 25 g 丁香 30 g 生南星 25 g 麝香 1.8 g 冰片 1.2 g

【功效与适应证】 温化痰湿,消肿止痛。治疮疡阴证未溃者。

【制用法】 共研细末。掺膏药上,贴患处。

桃仁四物汤《中国医学大辞典》

【组成】 桃仁 25 粒 川芎 3 g 当归 3 g 赤芍 3 g生地黄 2 g 红花 2 g 牡丹皮 3 g 制香附 3 g延胡索 3 g

【功效与适应证】 通络活血,行气止痛。用于骨伤患者气滞血瘀而肿痛者。

【制用法】 水煎服。

桃仁承气汤《温疫论》

【组成】 桃仁 9 g 大黄 15 g(后下) 芒硝 6 g(冲服) 当归 9 g 芍药 9 g 丹皮 9 g

【功效与适应证】 活血祛瘀,泄热泻下。治跌打损伤,血滞作痛,大便秘结,或下腹蓄瘀等症。

【制用法】 水煎服。

桃红四物汤(又名元戎四物汤《医宗金鉴》)

【组成】 当归 川芎 白芍 生地 桃仁 红花

【功效与适应证】 活血祛瘀。用于损伤血瘀证。

【制用法】 水煎服。

桃花散《外科正宗》

【组成】 白石灰 6 份 大黄 1 份

【功效与适应证】 止血。治创伤出血。

【制用法】 先将大黄煎汁,泼入白石灰内,为末,再炒,以石灰变成红色为度,将石灰过筛备用。用时掺撒于患处,纱布紧扎。

桃核承气汤《伤寒论》

【组成】 桃仁10g 大黄12g(后下) 桂枝6g 甘草6g 芒硝6g(冲服)

【功效与适应证】 攻下逐瘀。治跌打损伤,瘀血停积,或下腹蓄瘀,疼痛拒按,瘀热发狂等症。

【制用法】 水煎服。

柴胡疏肝散(《景岳全书》)

【组成】 柴胡 芍药 枳壳各6g 甘草3g 川芎 香附 陈皮各6g

【功效与适应证】 疏肝理气止痛。治胸胁损伤。

【制用法】 按病情拟定药量,并酌情加减,煎服。

透脓散《外科正宗》

【组成】 生黄芪12g 穿山甲片(炒)6g 川芎6g 当归9g 皂角刺5g

【功效与适应证】 托毒排脓。治痈疽诸毒,脓已成,不易外溃,或因气血虚弱不能化毒成脓者。

【制用法】 共为末,开水冲服。亦可水煎服。

健步虎潜丸《伤科补要》

【组成】 龟胶2份 鹿角胶2份 虎骨代用品2份 何首乌2份 川牛膝2份 杜仲2份 锁阳2份 当归2份 熟地2份 威灵仙2份 黄柏1份 人参1份 羌活1份 白芍1份 白术1份 大川附子1份半 蜜糖适量

【功效与适应证】 补气血,壮筋骨。治跌打损伤,血虚气弱,筋骨痿软无力,步履艰难。

【制用法】 共为细末,炼蜜为丸如绿豆大。每服10g,空腹淡盐水送下,每日2~3次。

健脾养胃汤(《伤科补要》)

【组成】 党参 黄芪 淮山药各15g 当归身12g 白术 茯苓 白芍 泽泻各10g 小茴香6g 陈皮5g

【功效与适应证】 调理脾胃。治伤损后脾胃功能失调者。

【制用法】 水煎服。

息伤乐酊(成药)

【组成】 血竭 三七 草乌 大黄 透骨草 白芷 冰片等

【功效与适应证】 温经通络,消瘀化滞,宣痹解凝。治急慢性扭挫伤、跌打损伤、骨折、关节脱位、肌腱断裂、风湿痹证及毒痒等。

【制用法】 加酒精制成药水,外涂患处。

益肝煎《医方简义》

【组成】 柴胡(醋炒)1钱 丹参(酒炒)3钱 生左

牡蛎4钱 乌药1钱 制香附1钱 当归3钱(小茴5分拌炒) 琥珀8分 桑叶1钱 巨胜子3钱 荔枝5枚

【功效与适应证】 主治肝经病,痞满,嗳逆呕哕,心胃痛,腹满。

【制用法】 水煎服。

消肿散《中医伤科学》

【组成】 制乳香1份 制没药1份 玉带草1份 四块瓦1份 洞青叶1份 虎杖1份 五香血藤1份 天花粉2份 生甘草2份 叶下花2份 叶上花2份 虫蒌粉2份 大黄粉2份 黄芩2份 五爪龙2份 白及粉2份 红花1份 苏木粉2份 龙胆草1份 土黄连1份 飞龙掌血2份 绿葡萄根1份 大红袍1份 凡士林适量

【功效与适应证】 消瘀退肿止痛。治各种闭合性损伤肿痛。

【制用法】 研末混合,用适量凡士林调煮成膏。外敷患处。

消肿止痛膏(《外伤科学》)

【组成】 姜黄 羌活 干姜 栀子 乳香 没药

【功效与适应证】 祛瘀,消肿,止痛。治损伤初期瘀肿疼痛者。

【制用法】 共研细末,用凡士林调成60%软膏外敷患处。

消瘀止痛药膏《中医伤科学讲义》

【组成】 木瓜60g 栀子30g 大黄150g 蒲公英60g 地鳖虫30g 乳香30g 没药30g

【功效与适应证】 活血祛瘀,消肿止痛。用于骨折伤筋,初期肿胀疼痛剧烈者。

【制用法】 共为细末,饴糖或凡士林调敷。

消瘀膏《中医伤科学》

【组成】 大黄1份 栀子2份 木瓜4份 蒲公英4份 姜黄4份 黄柏6份 蜜糖适量

【功效与适应证】 祛瘀,消肿,止痛。用于损伤瘀肿疼痛。

【制用法】 共为细末,水蜜各半调敷。

消肿活血汤《简明正骨》

【组成】 苏木 羌活 威灵仙各9g 红花 没药 乳香各6g 丹参 五加皮各15g

【功效与适应证】 行气活血,消肿止痛。治损伤中期。

【制用法】 水煎洗患处。

消痰汤《疡医大全》

【组成】 白茯苓15g 海藻 半夏 贝母 白芥子 天南星 人参 桔梗各9g 昆布 生甘草各3g 附子0.3g

【功效与适应证】 除痰结,利肺气。主治瘿瘤。

【制用法】 水煎服。

海桐皮汤《医宗金鉴》

【组成】 梅桐皮6g 透骨草6g 乳香6g 没药6g 当归5g 川椒10g 川芎3g 红花3g 威灵仙3g 甘草3g 防风3g 白芷2g

【功效与适应证】 活络止痛。治跌打损伤疼痛。

【制用法】 共为细末,布袋装,煎水熏洗患处。亦可内服。

润肠丸《脾胃论》

【组成】 大黄15g 当归梢15g 羌活15g 桃仁30g 麻子仁38g

【功效与适应证】 润肠通便、活血祛风。主治饮食劳倦,大便秘结或干燥秘结不通,全不思食以及风结、血结等证。

【制用法】 上药为末,炼蜜为丸。每服12g,空腹温开水送服。

宽筋散《伤科补要》

【组成】 羌活2份 续断2份 防风2份 白芍2份 桂枝1份 甘草1份 当归1份

【功效与适应证】 舒筋止痛。治损伤后期筋肉拘痛。

【制用法】 共为末,每服30g,陈酒送下,每日3次。

通关散《丹溪心法附余》

【组成】 猪牙皂 细辛各等份

【功效与适应证】 通关开窍。治中恶客忤或痰厥所致猝然口噤气寒、人事不省、牙关紧闭、痰涎壅盛,属闭证、实证者。

【制用法】 研极细末,和匀,吹少许入鼻中取嚏。

通窍活血汤《医林改错》

【组成】 赤芍3g 川芎3g 红花9g 桃仁9g 鲜生姜9g 老葱3根 红枣7枚 麝香0.15g (冲服)

【功效与适应证】 活血通窍。用于头面等上部出血,或颅、脑损伤瘀血,或头部损伤后头晕、头痛或脑震荡等。

【制用法】 将前七味加入黄酒250g,煎一盅,去渣,将麝香入酒内,再煎沸,临卧服。

十一画

接骨散《丹溪心法》

【组成】 没药乳香各15g 自然铜(煅淬)30g 滑石60g 龙骨赤石脂各90g 麝香(另研)0.3g

【功效与适应证】 和营定痛,接骨续筋。主治骨折疼痛。

【制用法】 为末,好醋浸没,煮干、炒燥,临卧时以麝香少许留舌上,温酒送药末。若骨已接、尚痛,去龙骨、赤石脂。

接骨七厘片(成药)

【组成】 乳香 没药 当归 土鳖虫 骨碎补 硼砂 龙骨血竭 自然铜 大黄

【功效与适应证】 活血化瘀,接骨止痛。用于跌打损伤,续筋接骨,血瘀疼痛。

【制用法】 口服。一次5片,一日2次,温开水或黄酒送服。

接骨丹

【组成】

一方(又名十宝散《外科证治全生集》):真血竭4.8g 明雄黄12g 上红花12g 净儿茶0.72g 朱砂3.6g 净乳香3.6g 当归尾30g 净没药4.2g 麝香0.09g 冰片0.36g

二方(又名夺命接骨丹《中医伤科学讲义》):归尾12g 乳香30g 没药30g 自然铜30g 骨碎补30g 桃仁30g 大黄30g 雄黄30g 白及30g 血竭15g 䗪虫15g 三七15g 红花15g 儿茶15g 麝香15g 朱砂6g 冰片6g

【功效与适应证】 活血止痛接骨。用于跌打损伤筋断骨折。

【制用法】 共为细末。每服2~3g,每日服2次。

续骨活血汤(魏氏伤科李国衡经验方)

【组成】 川断9g 骨碎补9g 自然铜9g 落得打9g 大生地12g 当归尾9g 杭白芍9g 地鳖虫6g 乳没药各9g

【功效与适应证】 主治骨折骨碎,肿胀疼痛。

【制用法】 煎药内服,每日1剂,服两煎。

接骨续筋药膏《中医伤科学讲义》

【组成】 自然铜3份 荆芥3份 防风3份 五加皮3份 皂角3份 茜草根3份 续断3份 羌活3份 乳香2份 没药2份 骨碎补2份 接

骨木 2 份 红花 2 份 赤芍 2 份 䗪虫 2 份 白及 4 份 血竭 4 份 硼砂 4 份 螃蟹末 4 份 饴糖或蜂蜜适量

【功效与适应证】 接骨续筋。治骨折,筋伤。

【制用法】 共为细末,饴糖或蜂蜜调煮外敷。

接骨紫金丹《杂病源流犀烛》

【组成】 䗪虫 乳香 没药 自然铜 骨碎补 大黄 血竭 硼砂 当归各等量

【功效与适应证】 祛瘀,续骨,止痛。治损伤骨折,瘀血内停者。

【制用法】 共研细末。每服 3～5 g,开水或少量酒送服。

黄土汤《金匮要略》

【组成】 甘草 干地黄 白术 附子 阿胶 黄芩各 9 g 灶心黄土 30 g

【功效与适应证】 温阳健脾,养血止血。治阳虚便血,或吐血、衄血、四肢不温,面色萎黄,舌淡,味沉细无力。

【制用法】 水煎服。

黄芪桂枝五物汤《金匮要略》

【组成】 黄芪 9 g 桂枝 9 g 芍药 9 g 生姜 18 g 大枣 4 枚

【功效与适应证】 益气温经,和血通痹。主治血痹。肌肤麻木不仁,脉微涩而紧。

【制用法】 上药,以水六升,煮取二升,温服七合,日三服。

黄连解毒汤《外台秘要》

【组成】 黄连 黄芩 黄柏 栀子

【功效与适应证】 泻火解毒。治创伤感染,附骨痈疽等。

【制用法】 按病情拟定药量,水煎,日分 2～3 次服。

麻桂温经汤《伤科补要》

【组成】 麻黄 桂枝 红花 白芷 细辛 桃仁赤芍 甘草

【功效与适应证】 通经活络去瘀。治损伤之后风寒客注而痹痛。

【制用法】 按病情决定剂量,水煎服。

清热利湿汤《刘奉五妇科经验》

【组成】 茵陈 30 g 垂盆草 30 g 金钱草 30 g 板蓝根 15 g 六月雪 15 g 白花蛇舌草 15 g 赤芍 15 g 炒麦芽 15 g 柴胡 9 g 焦山栀 9 g 青皮 9 g 甘草 6 g

【功效与适应证】 清热利湿,行气活血,化瘀止痛。

【制用法】 水煎服。

清骨散《证治准绳》

【组成】 青蒿 6 g 鳖甲 10 g 地骨皮 10 g 秦艽 10 g 知母 10 g 银柴胡 6 g 胡黄连 5 g 甘草 3 g

【功效与适应证】 养阴清热。治流痰溃久,骨蒸潮热者。

【制用法】 水煎服,日 1 剂,日服 3 次。

清热地黄汤《医略六书》

【组成】 生地 15 g 黄连 4.5 g 白芍 4.5 g 荆芥 4.5 g 知母 4.5 g 黄柏 4.5 g 当归 9 g 丹皮 4.5 g 地榆 9 g

【功效与适应证】 主治血崩烦热,脉洪涩者。

【制用法】 水煎,去滓,温服。

清营汤《温病条辨》

【组成】 生地黄 25 g 玄参 9 g 淡竹叶 12 g 金银花 15 g 连翘 15 g 黄连 6 g 丹参 12 g 麦门冬 9 g 水牛角 1 g(锉细末冲)

【功效与适应证】 清营泄热,养阴解毒。治创伤或骨关节感染后,温热之邪入营内陷,症见高热烦渴,谵语发癫,舌绛而干者。

【制用法】 水煎服。

消营退肿膏(《中医伤科学讲义》)

【组成】 大黄 2 份 芙蓉叶 2 份 黄芩 1 份 黄柏 1 份 花粉 1 份 滑石 1 份 东丹 1 份 凡士林适量

【功效与适应证】 清热祛瘀消肿。治骨折、软组织损伤初期,或疮疡焮热作痛。

【制用法】 共为细末,凡士林调煮成膏外敷。

续骨活血汤《中医伤科学讲义》

【组成】 当归尾 12 g 赤芍 10 g 白芍 10 g 生地黄 15 g 红花 6 g 䗪虫 6 g 骨碎补 12 g 煅自然铜 10 g 续断 12 g 落得打 10 g 乳香 6 g 没药 6 g

【功效与适应证】 祛瘀止血,活血续骨。治骨折及软组织损伤。

【制用法】 水煎服。

十二画

散瘀和伤汤《医宗金鉴》

【组成】 番木鳖 15 g 红花 15 g 生半夏 15 g 骨碎补 9 g 甘草 9 g 葱须 30 g 醋 60 g (后下)

【功效与适应证】 活血祛瘀止痛。治软组织损伤瘀肿、疼痛及骨折、关节脱位后期筋络挛痛。

【制用法】 用水煎药,沸后,入醋再煎5～10 min,熏洗患处,每日3～4次,每次熏洗都把药液煎沸后用。

葛根汤《伤寒论》

【组成】 葛根15 g 麻黄8 g 桂枝15 g 白芍15 g 甘草5 g 生姜3片 大枣3枚

【功效与适应证】 解肌散寒。治颈部扭伤兼有风寒乘袭者。

【制用法】 水煎服,煎渣热敷颈部。

紫荆皮散《证治准绳》

【组成】 紫荆皮 天南星 半夏 黄柏 草乌 川乌 当归 川芎 乌药 补骨脂 白芷 刘寄奴 牛膝 桑白皮各等份

【功效与适应证】 消肿止痛。治跌打损伤,伤处浮肿及一切肿痛未破者。

【制用法】 共研细末,饴糖调敷。

紫雪丹《和剂局方》

【组成】 石膏 寒水石 滑石 磁石 玄参 升麻 甘草 芒硝 硝石 丁香 朱砂 木香 麝香 水牛角 羚羊角 黄金 沉香

【功效与适应证】 清热解毒,宣窍镇痉。治高热烦躁,神昏谵语,发癍发黄,疮疡内陷,疔毒走黄及药物性皮炎等症,或颅脑损伤后高热昏迷。

【制用法】 剂量、制法详见《医方集解》,每服1～2 g,重症可每次服3 g,每日1～3次。

跌打万花油(亦称万花油,成药)

【组成】 野菊花 乌药 水翁花 徐长卿 大蒜 马齿苋 葱 金银花叶 威灵仙 苏木 大黄 泽兰 红花 防风 侧柏叶 马钱子等

【功效与适应证】 消肿止痛,解毒消炎。治跌打伤肿痛,烫伤等。

【制用法】 敷贴:将万花油装在消毒容器内,再把消毒纱布放在容器内浸泡片刻,即成为万花油纱布块,可直接敷贴在患处。如是敷在伤口处,每日换药;如无伤口者,1～3日换1次;若是不稳定型骨折,用小夹板固定者,换药时可不解松夹板,由夹板之间的间隙泵入药油,让原有的纱布块吸上即可。涂擦:把药油直接涂擦在患处。亦可在施行按摩手法时配合使用。

舒筋丸(又称舒筋壮力丸《刘寿山正骨经验》)

【组成】 麻黄2份 制马前子2份 制乳香1份 制没药1份 血竭1份 红花1份 自然铜(煅,醋淬)1份 羌活1份 独活1份 防风1份 钻地风1份 杜仲1份 木瓜1份 桂枝1份 怀牛膝1份 贝母1份 生甘草1份 蜂蜜适量

【功效与适应证】 散寒祛风,舒筋活络。用于各种筋伤肢冷痹痛。

【制用法】 共为细末,炼蜜为丸,每丸5 g。每服1丸,日服1～3次。

舒筋汤

【组成】

一方《外伤科学》:当归10 g 白芍10 g 姜黄6 g 宽筋藤15 g 松节6 g 海桐皮12 g 羌活10 g 防风10 g 续断10 g 甘草6 g

二方《中医伤科学》:当归12 g 陈皮9 g 羌活9 g 骨碎补9 g 伸筋草15 g 五加皮9 g 桑寄生15 g 木瓜9 g

【功效与适应证】 祛风舒筋活络。治骨折及关节脱位后期,或软组织病变所致的筋络挛痛。

【制用法】 水煎服。

舒筋活血汤《伤科补要》

【组成】 羌活6 g 防风6 g 荆芥6 g 独活6 g 当归12 g 续断12 g 青皮5 g 牛膝9 g 五加皮9 g 杜仲9 g 红花6 g 枳壳6 g

【功效与适应证】 舒筋活络。治软组织损伤及骨折脱位后期筋肉挛缩者。

【制用法】 水煎服。

舒筋活血洗方《中医伤科学讲义》

【组成】 伸筋草9 g 海桐皮9 g 秦艽9 g 独活9 g 当归9 g 钩藤9 g 乳香6 g 没药6 g 川红花6 g

【功效与适应证】 舒筋活血止痛。治损伤后筋络挛缩疼痛。

【制用法】 水煎,温洗患处。

舒筋活络药膏《中医伤科学讲义》

【组成】 赤芍1份 红花1份 天南星1份 生蒲黄1份半 旋覆花1份半 苏木1份半 生草乌2份 生川乌2份 羌活2份 独活2份 生半夏2份 生栀子2份 生大黄2份 生木瓜2份 路路通2份 饴糖或蜂蜜适量

【功效与适应证】 活血止痛。治跌打损伤肿痛。

【制用法】 共为细末。饴糖或蜂蜜调敷。凡士林调敷亦可。

温胆汤《三因极一病证方论》

【组成】 半夏竹茹枳实各6 g 橘皮9 g 炙甘草

3 g　白茯苓 4.5 g

【功效与适应证】　理气化痰,清胆和胃。治胆胃不和,痰热内扰证。

【制用法】　水煎服。

温经通络膏《中医伤科学讲义》

【组成】　乳香　没药　麻黄　马前子各等量　饴糖或蜂蜜适量

【功效与适应证】　祛风止痛。治骨关节、软组织损伤肿痛,或风寒湿侵袭,局部痹痛者。

【制用法】　共为细末,饴糖或蜂蜜调成软膏或凡士林调煮成膏外敷患处。

犀角地黄汤《千金方》

【组成】　生地黄 30 g　赤芍 12 g　丹皮 9 g　水牛角 0.6 g(锉细末冲)

【功效与适应证】　清热凉血解毒。治热入血分,疮疡热毒内攻表现吐血、衄血、便血和皮肤瘀斑;高热神昏谵语,烦躁等症。

【制用法】　水煎服。生地黄先煎,水牛角锉末冲或磨汁和服。

象皮膏《伤科补要》

【组成】

第一组:大黄 10 份　川芎 5 份　当归 5 份　生地 5 份　红花 1 份半　川连 1 份半　甘草 2 份半　荆芥 1 份半　肉桂 1 份半　麻油 85 份

第二组:黄古 25 份　白古 25 份

第三组:象皮 2 份半　血竭 2 份半　乳香 2 份半　没药 2 份半　珍珠 1 份　人参 1 份　冰片半份　䗪虫 5 份　白及 1 份半　白蔹 1 份半　龙骨 1 份半　海螵蛸 1 份半　百草霜适量

【功效与适应证】　活血生肌,接筋续损。治开放性损伤及各种溃疡腐肉已去,且已控制感染无明显脓性分泌物,期待其生长进而愈合者。

【制用法】　第一组药,用麻油熬煎至枯色,去渣取油。入第二组药,炼制成膏。第三组药分别为细末,除百草霜外,混合后加入膏内搅拌,以百草霜调节稠度,装瓶备用。用时直接摊在敷料上外敷。近年来,有把药物分别为末后混合,用凡士林调煮,制成象皮膏油纱,外敷用。

十三画以上

槐花散《普济本事方》

【组成】　槐花　柏叶各 12 g　荆芥　枳壳各 6 g

【功效与适应证】　清肠止血,疏风行气。主治风热湿毒,壅遏肠道,损伤血络证。便前出血,或便后出血,或粪中带血,以及痔疮出血,血色鲜红或晦暗,舌红苔黄脉数。

【制用法】　上为细末,用清米饮调下二钱,空心食前服。现代用法:为细末,每服 6 g,开水或米汤调下;亦可作汤剂,水煎服,用量按原方比例酌定。

腾药《刘寿山正骨经验》

【组成】　当归　羌活　红花　白芷　防风　制乳香　制没药　骨碎补　续断　宣木瓜　透骨草　川椒各等量

加减法:手部加桂枝、郁李仁;足部加黄柏、茄根;腿部加牛膝、虎骨代用品;腰部加杜仲、桑寄生;胸部加郁金、茵陈;左肋部加栀子、降香;右肋部加陈皮、枳壳;肩部加川芎、片姜黄;骨折加䗪虫、自然铜;兼风寒加厚朴、肉桂;理气加葱头、天仙藤;理血加汉三七、木槿花;舒筋加芙蓉叶、全果榄。

【功效与适应证】　活血散瘀,温经活络,消肿止痛,舒筋接骨。用于骨折、脱位、筋伤及陈伤、痹证等适于熏洗者。

【制用法】　上药共为粗末,每用 120 g 加入大青盐、白酒各 30 g 拌匀,装入白布袋内缝妥,备用。洗用:煎水熏洗患处。每日 2 次,翌日仍用原汤煎洗,如此复煎,可用数日。腾用(即热熨):用药两袋,干蒸热后轮换敷在患处,每次持续 1 小时左右,每日 2 次。用毕后药袋挂在通风阴凉处,翌日再用时,在药袋上洒上少许白酒,每袋可用 4～7 日。

新伤续断汤《中医伤科学讲义》

【组成】　当归尾 12 g　䗪虫 6 g　乳香 3 g　没药 3 g　丹参 6 g　自然铜(醋煅) 12 g　骨碎补 12 g　泽兰叶 6 g　延胡索 6 g　苏木 10 g　续断 10 g　桑枝 12 g　桃仁 6 g

【功效与适应证】　活血祛瘀,止痛接骨。用于骨损伤初、中期。

【制用法】　水煎服。

膈下逐瘀汤《医林改错》

【组成】　当归 9 g　川芎 6 g　赤芍 6 g　桃仁 9 g　红花 6 g　枳壳 5 g　丹皮 9 g　香附 9 g　延胡索 12 g　乌药 9 g　五灵脂 9 g　甘草 5 g

【功效与适应证】　活血祛瘀。治腹部损伤,蓄瘀疼痛。

【制用法】　水煎服。

增液汤《温病条辨》

【组成】　玄参 30 g　麦冬 25 g　生地黄 25 g

【功效与适应证】 增液润燥。治损伤后津液耗损，口干咽燥，大便秘结，或习惯性肠燥便秘。

【制用法】 水煎服。

增液承气汤《温病条辨》

【组成】 玄参30 g 麦冬24 g 细生地24 g 大黄9 g 芒硝4.5 g

【功效与适应证】 滋阴增液，泻热通便。主治热结阴亏证。燥屎不行，下之不通，脘腹胀满，口干唇燥，舌红苔黄，脉细数。

【制用法】 水八杯，煮取二杯，先服一杯，不知，再服。

黎洞丸《医宗金鉴》

【组成】 牛黄1份 冰片1份 麝香1份 阿魏5份 雄黄5份 大黄10份 孩儿茶10份 血竭10份 乳香10份 没药10份 田三七10份 天竺黄10份 藤黄10份(隔汤煮十数次，去浮沫，用山羊血拌晒，如无山羊血，以子羊血代之)

【功效与适应证】 祛瘀生新。治跌打损伤，瘀阻气滞，剧烈疼痛，或瘀血内攻，不省人事，以及无名肿毒等症。

【制用法】 共研细末，将藤黄化开为丸如芡实大，焙干，稍加白蜜，外用蜡皮固封。每服1丸，开水或酒送服。外用时，用茶卤磨涂。

熟地壮骨合剂（深圳平乐骨伤科医院自制剂）

【组成】 当归 川芎 白芍 熟地 党参 白术 川断 牛膝 甘草 木瓜 龙骨 牡蛎 茯苓等

【功效与适应证】 补益肝肾、强筋壮骨。

【制用法】 水煎服。

薏苡仁汤《类证治裁》

【组成】 薏苡仁30 g 当归10 g 川芎7 g 生姜10 g 桂枝10 g 羌活10 g 独活10 g 防风10 g 白术10 g 甘草6 g 川乌6 g 麻黄6 g

【功效与适应证】 祛风除湿，散寒止痛。主治寒湿痹痛。

【制用法】 水煎服。

蠲痹汤《百一选方》

【组成】 羌活6 g 姜黄6 g 当归12 g 赤芍9 g 黄芪12 g 防风6 g 炙甘草3 g 生姜5片

【功效与适应证】 行气活血，祛风除湿。治损伤后风寒乘虚入络者。

【制用法】 水煎服。